全国高级卫生专业技术资格考试习题集丛书

重症医学习题集

主　　审　　钟南山

名誉主编　　刘大为　　邱海波　　于凯江

主　　编　　管向东　　陈德昌　　康　焰

副 主 编　　杜　斌　　马晓春　　严　静　　王春亭

人民卫生出版社
·北京·

图书在版编目（CIP）数据

重症医学习题集 / 管向东，陈德昌，康焰主编 . —
北京：人民卫生出版社，2023.10（2025.5 重印）
（全国高级卫生专业技术资格考试习题集丛书）
ISBN 978-7-117-35000-6

Ⅰ.①重… Ⅱ.①管… ②陈… ③康… Ⅲ.①险症 –
诊疗 – 资格考试 – 习题集 Ⅳ.①R459.7

中国国家版本馆 CIP 数据核字（2023）第 122907 号

人卫智网	www.ipmph.com	医学教育、学术、考试、健康，
		购书智慧智能综合服务平台
人卫官网	www.pmph.com	人卫官方资讯发布平台

全国高级卫生专业技术资格考试习题集丛书
重症医学习题集
Quanguo Gaoji Weisheng Zhuanye Jishu Zige Kaoshi Xitiji Congshu
Zhongzheng Yixue Xitiji

主　　编：管向东　陈德昌　康　焰
出版发行：人民卫生出版社（中继线 010-59780011）
地　　址：北京市朝阳区潘家园南里 19 号
邮　　编：100021
E - mail：pmph @ pmph.com
购书热线：010-59787592　010-59787584　010-65264830
印　　刷：北京铭成印刷有限公司
经　　销：新华书店
开　　本：787 × 1092　1/16　　印张：24
字　　数：539 千字
版　　次：2023 年 10 月第 1 版
印　　次：2025 年 5 月第 3 次印刷
标准书号：ISBN 978-7-117-35000-6
定　　价：129.00 元

打击盗版举报电话：010-59787491　E-mail：WQ @ pmph.com
质量问题联系电话：010-59787234　E-mail：zhiliang @ pmph.com
数字融合服务电话：4001118166　E-mail：zengzhi @ pmph.com

编　委

出版说明

根据《关于深化卫生事业单位人事制度改革的实施意见》（人发〔2000〕31号）、《关于加强卫生专业技术职务评聘工作的通知》（人发〔2000〕114号），全国高级专业技术资格采取考试和评审结合的办法取得，国家卫生健康委人才交流服务中心组织开展高级卫生专业技术资格考试。目前高级卫生专业技术资格考试开考专业共计114个，全国每年参加考试的人数近30万，并有逐年增长的趋势。

为进一步指导高级卫生人才评价工作，满足对医学创新理念、高精技术总结的需求，国家卫生健康委人才交流服务中心《中国卫生人才》杂志社与人民卫生出版社共同组织全国的权威专家，编写出版了全国高级卫生专业技术资格考试指导和习题集丛书。

"考试指导"在介绍基本理论知识和常用诊疗技术的基础上更注重常见病防治新方法、疑难病例综合分析、国内外学科前沿进展，不仅能指导拟晋升高级职称的应试者进行考前复习，还可以帮助医务工作者提高临床综合服务能力。

"习题集"的内容紧扣考试大纲，题型与真实考试保持一致，包括单选题、多选题和案例分析题。同时附有两套模拟试卷，以帮助考生熟悉考试形式，掌握题型特点。

全国高级卫生专业技术资格考试指导和习题集丛书由各专业知名专家编写，确保了内容的权威性、先进性、实用性和系统性。内容密切结合临床，既能满足考生备考的需求，又能指导广大医务工作者提高临床思维能力和处理疑难病症的能力，以高质量的医疗服务助力健康中国建设。

考生在使用本套丛书时如有任何问题和建议，欢迎将反馈意见发送至邮箱 zcks@pmph.com。

题型介绍

国家卫生健康委人才交流服务中心为各省、自治区、直辖市提供高级卫生专业技术资格考试服务。考试多以计算机形式进行。副高级专业技术资格考试题型包括单选题、多选题、共用题干单选题和案例分析题4种;正高级专业技术资格考试题型包括多选题和案例分析题2种。

每个专业的具体考试题型和各题型所占比例在每次考试中会略有不同。考生在答题前应仔细阅读答题说明,以便在考试时能顺利作答。每个常见题型的格式相对固定,现简介如下。

一、单选题

单选题简称"A型题"。每道考题题干下面有5个备选答案。备选答案中只有1个正确答案,选对得分,选错不得分。

【机考示例】

> ℹ **单选题**
>
> 单选题（每题1个得分点）:以下每道考题有5个备选答案,请选择1个最佳答案。
>
> ✔ 确 定(Y)

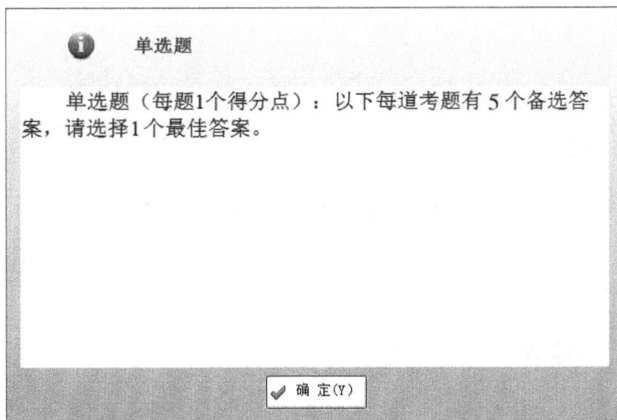

(一) A1型题(单句型最佳选择题)

每道考题由1个题干和5个备选答案组成。备选答案中只有1个正确答案,其余4个均为干扰选项。干扰选项可以完全不正确或部分正确。

1. 与膀胱癌预后关系最密切的是
   A. 肿瘤的大小
   B. 肿瘤的复发时间和频率
   C. 肿瘤的数目
   D. 肿瘤的部位
   E. 肿瘤的病理分级和分期

【答案】E

【解析】膀胱癌的预后主要与肿瘤分级分期、肿瘤的大小、肿瘤复发时间和频率、肿瘤数目,以及是否存在原位癌等因素密切相关。其中肿瘤的病理分级和分期是影响预后的重要因素。

(二) A2 型题(病历摘要型最佳选择题)

每道考题由 1 个简要题干、1 个引导性提问和 5 个备选答案组成。备选答案中只有 1 个正确答案,其余 4 个均为干扰选项。干扰选项可以完全不正确或部分正确。

2. 患者男,50 岁。突然畏寒、发热,咳嗽,咳脓性痰,痰黏稠带血。血白细胞 18×10^9/L。X 线片示右上肺大片实变影,叶间裂下坠。经青霉素治疗无效。诊断可能为
   A. 肺炎球菌性肺炎
   B. 肺炎克雷伯菌肺炎
   C. 葡萄球菌肺炎
   D. 肺结核
   E. 渗出性胸膜炎

【答案】B

【解析】肺炎克雷伯菌肺炎的临床特点是起病急,高热、咳嗽、咳痰、胸痛,痰量较多,呈黏稠脓性,可带血,黄绿色或砖红色胶冻样。X 线片表现多样,为大叶实变,多见于右肺上叶,有多发性蜂窝状脓肿,叶间裂下坠。对庆大霉素及第三代头孢菌素敏感。

二、多选题

多选题简称"X 型题"。每道考题题干下面有 5 个备选答案。备选答案中至少有 2 个正确答案,选对得分,多选、少选、漏选均不得分。

【机考示例】

3. 关于单纯疱疹病毒性脑炎发病和病理变化的描述,正确的是
   A. 病变累及颞叶、岛叶、扣带回
   B. 大脑凸面、枕叶后部也可受累,基底节正常
   C. 双侧发生,但也可不对称
   D. 豆状核常受累
   E. 病程缓慢

【答案】ABC

【解析】单纯疱疹病毒性脑炎多数由Ⅰ型单纯疱疹病毒感染引起。临床常急性起病,伴发热、意识障碍、癫痫发作、弥漫性脑功能损害,通常有前驱期,多有上呼吸道感染的症状。病灶常位于双侧颞叶、岛叶及扣带回,呈对称或非对称性分布,以累及皮层灰质多见,亦可累及枕叶后部、脑干、小脑、丘脑,豆状核常不受累,岛叶病变与豆状核间有清楚的界限,凸面向外,如刀切样,是本病较具特征性的表现。

三、共用题干单选题

每组考题以 1 个叙述专业实践活动情景的题干作为共用题干,供下列多道考题使用。每道考题就共用题干进行提问,提问下面有 5 个备选答案。备选答案中只有 1 个正确答案,选对得分,选错不得分。其余 4 个均为干扰选项。干扰选项可以完全不正确或部分正确。

【机考示例】

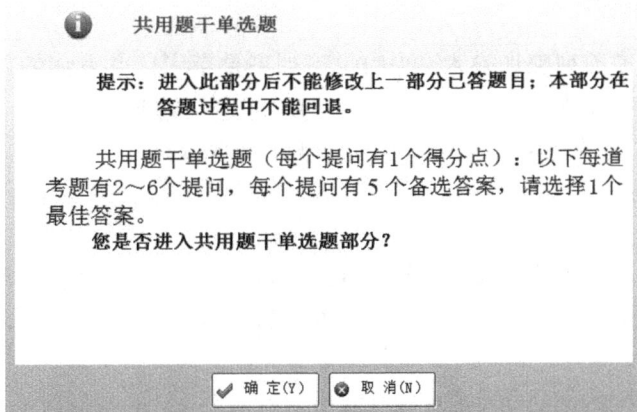

> **ⓘ 共用题干单选题**
>
> **提示:进入此部分后不能修改上一部分已答题目;本部分在答题过程中不能回退。**
>
> 共用题干单选题(每个提问有1个得分点):以下每道考题有2~6个提问,每个提问有 5 个备选答案,请选择1个最佳答案。
>
> **您是否进入共用题干单选题部分?**
>
> ✔ 确 定(Y)   ✖ 取 消(N)

(一)A3 型题(病历组型最佳选择题)

每组考题的共用题干后面分别有 2~3 个提问,每个提问考查的要点之间相互独立。

(4~6 题共用题干)

患者男,72 岁。排尿困难 5 年,近 2 个月加重伴食欲缺乏。直肠指检前列腺明显增大,为 5cm×6cm;叩诊示膀胱已达脐下 3 横指。血 BUN 36mmol/L,Cr 340μmol/L。B 超示双肾中度积水。

4. 下列治疗措施最为合理的是
   A. 经尿道前列腺切除术
   B. 经尿道前列腺热疗

  C. 耻骨上经膀胱前列腺切除术

  D. 留置导尿管或耻骨上膀胱穿刺造瘘

  E. 服用 α 受体拮抗剂和 5α- 还原酶抑制剂

【答案】D

【解析】该患者患有严重的前列腺增生症,并出现并发症,即慢性尿潴留、双肾积水和肾功能不全。此时应立即行留置导尿管或耻骨上膀胱穿刺造瘘引流膀胱,缓解肾功能不全,待肾功能不全缓解后再行进一步处理。目前行外科手术治疗危险性大,不宜进行。此患者已经出现了严重的并发症,仅用药物治疗难以有效,药物治疗应在膀胱引流的基础上作为辅助治疗方法。

5. 良性前列腺增生(BPH)患者**不宜**行手术治疗的情况是

  A. 伴有长期的、反复的下尿路感染　　B. 伴有反复肉眼及镜下血尿

  C. 合并腹股沟斜疝　　D. 有急性尿潴留病史

  E. 伴有尿道括约肌功能障碍

【答案】E

【解析】尿道括约肌功能障碍是手术的禁忌证,而其他选项均为前列腺增生症的手术适应证。前列腺增生症的手术适应证可分为 3 类:①症状明显,严重影响生活质量并且药物治疗效果不佳;②最大尿流率小于 10ml/s 和 / 或残余尿大于 60ml;③伴有并发症,如急、慢性尿潴留,膀胱结石,尿路感染及肾功能不全等。

6. BPH 行经尿道前列腺切除术(TURP),下列**不是**手术后并发症的是

  A. 膀胱颈瘢痕挛缩　　B. 尿道括约肌损伤

  C. 短暂的尿失禁现象　　D. 尿路感染

  E. 术后高钠血症

【答案】E

【解析】TURP 手术的并发症包括 A、B、C、D 选项。手术时采用大量的非离子液体灌注冲洗,患者术后会出现稀释性低钠血症,而不是高钠血症。

(二) A4 型题(病历串型最佳选择题)

  每组考题的共用题干后面分别有 4~6 个相互独立的提问,每个提问可随情景的发展逐步增加部分新信息,以考查考生综合思考和应用的能力。

  (7~10 题共用题干)

  患者男,25 岁,农民。面色苍白、疲乏无力 1 年。血常规:RBC 2.0×10^{12}/L,Hb 60g/L,WBC 7.6×10^{9}/L,N 0.50,L 0.26,E 0.14;SF 10μg/L;血涂片中成熟红细胞中央淡染区扩大。拟诊为缺铁性贫血。

  7. 给患者口服硫酸亚铁,0.3g/ 次,3 次 /d,治疗 1 个月效果不佳,其原因为

  A. 诊断不正确　　B. 病因未去除

  C. 所给铁剂剂量不够　　D. 未合并应用维生素 C

  E. 未使用注射铁剂

【答案】B

【解析】患者有面色苍白、疲乏无力表现,Hb 60g/L,SF 10μg/L,血涂片中成熟红细胞中央淡染区扩大,支持缺铁性贫血诊断。经口服补铁治疗无效,其原因为病因未去除。

8. 该患者可能的病因为
   A. 营养不良　　　　　　　　　B. 吸收障碍
   C. 消化性溃疡　　　　　　　　D. 肠道钩虫病
   E. 胃肠道肿瘤

【答案】D

【解析】患者为男性,农民,嗜酸性粒细胞明显增高,提示该患者可能的病因为肠道寄生虫病。

9. 假设患者为女性,病史方面应补充的内容是
   A. 现病史　　　　　　　　　　B. 个人营养史
   C. 月经生育史　　　　　　　　D. 婚姻史
   E. 家族史

【答案】C

【解析】对于女性缺铁性贫血患者,病史方面应补充月经生育史,以了解是否存在慢性失血。

10. 假设此患者查出有胃肠道肿瘤,需手术治疗。手术前拟行铁剂注射,若患者体重50kg,其需铁剂总量约为
   A. 990mg　　　　　　　　　　B. 1 150mg
   C. 1 320mg　　　　　　　　　D. 1 485mg
   E. 1 650mg

【答案】D

【解析】注射铁剂的总需要量(mg)=(需达到的血红蛋白浓度−患者的血红蛋白浓度)×患者体重(kg)×0.33。此患者注射铁剂的总量 =(150−60)×50×0.33=1 485mg。

四、案例分析题

每个案例分析题以1个叙述专业实践活动的情景为题干,后面至少有3个提问,每个提问有6~12个备选答案,其中正确答案有1个或几个。在所有备选答案中又分为正确选项、关键选项、无关选项和错误选项。每选择1个正确选项得1个得分点,每选择1个关键选项得2个得分点,每选择1个错误选项扣1个得分点,选择无关选项不得分也不扣分,直至扣至本提问得分点为0,即每个提问无得负分的情况。

【机考示例】副高级考试从11个案例中任选8个案例作答;正高级考试从15个案例中任选12个案例作答。

> **ⓘ 案例分析题**
>
> **提示: 进入此部分后不能修改上一部分已答题目; 本部分在答题过程中不能回退。**
>
> 案例分析题: 请从11个案例中任选8个案例作答。每个案例至少有3个提问, 每个提问有6~12个备选答案, 其中正确答案有1个或几个, 每选择1个正确答案得1个得分点, 每选择1个错误答案扣1个得分点, 扣至本提问得分点为0。
>
> **您是否进入案例分析题部分?**
>
> ✔ 确定(Y)   ⊗ 取消(N)

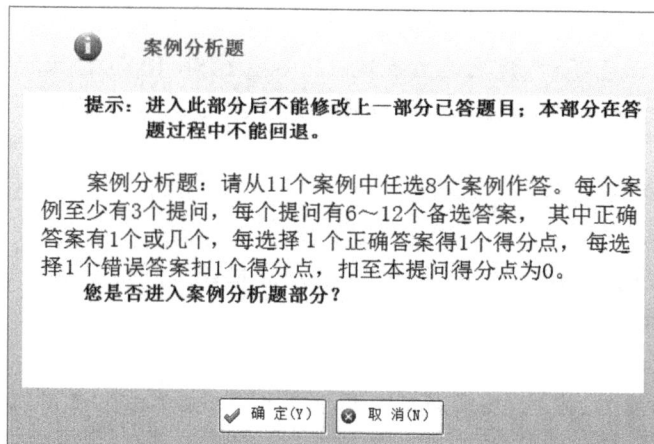

【案例1】患者女,14岁。偶然发现腹部包块。既往有急性胰腺炎病史。腹部超声发现胰尾部低回声包块,建议进一步检查。

第1问:患者下一步应进行的检查是

A. 腹部 X 线平片   B. 腹部 CT

C. 腹部增强 CT   D. 腹部 MRI

E. 腹部增强 MRI   F. 超声内镜

G. 立位腹部 X 线平片

【答案】C

【解析】患者超声检查发现低回声包块,说明有实性成分,应行腹部增强 CT 检查,发现病变及其强化方式,以判断病变性质。MRI 为进一步的影像学检查。

[提示]患者行腹部增强 CT 检查发现,胰腺尾部有 4cm×4cm 的囊实性肿块,边界较清,病变实性成分和囊性成分分界清,实性成分增强可见强化。

第2问:该患者首先考虑的疾病是

A. 胰腺假性囊肿   B. 胰腺黏液性囊腺瘤

C. 胰腺实性假乳头状瘤   D. 胰腺浆液性囊腺瘤

E. 胰腺神经内分泌肿瘤   F. 胰腺转移瘤

【答案】C

【解析】根据患者发病年龄及影像学表现,考虑为胰腺实性假乳头状瘤。

第3问:关于胰腺实性假乳头状瘤的描述,正确的是

A. 良性病变

B. 好发于年轻女性

C. 好发于胰体

D. 病变实性成分表现为明显强化

E. 可以有局部浸润,但远处转移极少发生

F. 同时具有实性和假乳头两种组织学特点

G. 多见胰管扩张

H. 出血较常见

【答案】BEFH

【解析】胰腺实性假乳头状瘤好发于年轻女性,为低度恶性肿瘤。病变实性成分多表现为渐进性强化,可见局部浸润,但远处转移少见。胰腺实性假乳头状瘤同时具有实性和假乳头两种组织学特点,而实际上乳头状结构是由于肿瘤细胞的退行性变及细胞的黏着力下降和囊腔所形成的假乳头。病变引起胰管和胆管扩张少见,出血较常见。

第4问:最终患者确诊为胰腺实性假乳头状瘤,下一步应采取的治疗有

A. 定期随诊 　　　　　　　　　　B. 手术治疗

C. 放疗 　　　　　　　　　　　　D. 化疗

E. 放化疗 　　　　　　　　　　　F. 放弃治疗

G. 手术 + 术后放化疗 　　　　　H. 先放化疗后手术治疗

【答案】B

【解析】胰腺实性假乳头状瘤为低度恶性肿瘤,会发生恶变,手术是其首选的治疗手段。该患者现病变较大,需及时行手术治疗。

➕ **温馨提示**

多数考试机构在进行人机对话考试设计时,设置了"进入下一个题型模块后不能再修改上一部分已经提交的试题选项"的限定。希望考生考试时分配好各个模块的考试时间。

有些题型因为考试内容和目的决定了"没有机会反悔",从而设置了"同一组试题内答题过程不可逆"的限定。请考生认真阅读每个模块中的提示。

前　言

___

　　重症医学是现代医学中快速发展成长的一门新兴专业学科,研究各种危及生命疾病状态的发生、发展规律及其诊治方法。重症患者绝大部分处于生命体征不稳定或潜在不稳定状态,具有一个或多个器官及系统功能受累,因此,诊疗过程中需要精准化监测,根据病情变化进行动态化、滴定式调整治疗方案。我国重症医学在20世纪70年代末开始起步,并在短时间内全面成为支撑各大医院医疗技术进步的"窗口"学科。

　　目前,我国从事重症医学工作的医疗工作者已经超过10万,在执业过程中,经过了全面的重症医学基础理论学习及技能培训。但随着重症医学的快速发展,新的理论及技术层出不穷,绝大部分专业人员都有提升理论及技能的需求。

　　为进一步深化卫生专业技术职称改革,不断完善卫生专业技术职务聘任,进一步指导高级卫生人才评价工作,促进高级卫生人才队伍建设,国家卫生健康委人才交流服务中心《中国卫生人才》杂志社与人民卫生出版社合作,中华医学会重症医学分会牵头,共同组织全国权威专家,编写了《全国高级卫生专业技术资格考试指导　重症医学》及配套的《全国高级卫生专业技术资格考试习题集丛书　重症医学习题集》。

　　考试指导及配套习题集的编者阵容强大,来自全国多家重点医学院校及知名医院,执笔者均为从事多年重症医学临床工作的资深教授。考试指导分为三篇,分别为重症医学科的设置与管理、重症医学的基本理论与监测治疗技术、常见重症的管理,着重介绍了重症医学的相关基础理论知识及最新研究进展、各种重症的病因及诊治进展,希望能为重症医学专业的医生在准备高级卫生专业技术资格考试时提供帮助,同时也可以为重症医学行业的同道在基础研究和临床工作中提供参考。配套的习题集与考试指导章节对应,并附有模拟试卷,可帮助广大拟晋升高级职称的重症医学专业的医生做好考前复习、巩固考试知识、检验复习效果。

　　全体编者为这两本书的出版付出了大量的时间和心血,对他们的无私奉献表示诚挚的感谢! 因为编写内容较多,编者水平有限,书中或仍存在不足及错误之处,恳请广大读者和同道给予批评指正,以便再版时完善。欢迎将意见或建议发送至邮箱:chmy1969@ hotmail.com。

2023 年 10 月

致　谢

（以姓氏笔画为序）

丁仁彧　中国医科大学附属第一医院
王　亮　中国医科大学附属第一医院
王华利　南京市第二医院
司　向　中山大学附属第一医院
邢顺鹏　上海交通大学医学院附属仁济医院
吕嘉贤　中山大学附属第一医院
孙锦明　河南省人民医院
李　旭　中国医科大学附属第一医院
李　卿　东南大学附属中大医院
李百强　中国人民解放军东部战区总医院
杨　威　哈尔滨医科大学附属第一医院
邱春芳　中山大学附属第一医院
何怀武　中国医学科学院北京协和医院
邹　磊　南京市第一医院
张利鹏　内蒙古医科大学第一附属医院
张琳琳　首都医科大学附属北京天坛医院
陈传希　中山大学附属第一医院
邵换璋　河南省人民医院
林佳佳　中国人民解放军东部战区总医院
尚秀玲　福建省立医院
郑以山　南京市第二医院
赵慧颖　北京大学人民医院
姜　琦　首都医科大学附属复兴医院
栾正刚　中国医科大学附属第一医院
梁英健　中国医科大学附属第一医院
裴　飞　中山大学附属第一医院
肇冬梅　中国医科大学附属第一医院

目　录

第一篇　重症医学科的设置与管理

一、单选题

1. 我国重症医学科正式被批准为二级学科的年份是
   - A. 1992 年
   - B. 2005 年
   - C. 2008 年
   - D. 2015 年
   - E. 2020 年

2. 2009 年我国卫生部正式批准重症医学科成为
   - A. 一级诊疗科目
   - B. 二级诊疗科目
   - C. 三级诊疗科目
   - D. 四级诊疗科目
   - E. 五级诊疗科目

3. 根据《重症医学科建设与管理指南(试行)》(卫医政发〔2009〕9号),三级医院重症医学科床位数为医院病床总数的
   - A. 2%~5%
   - B. 5%~8%
   - C. 2%~8%
   - D. 8%~10%
   - E. 5%~10%

4. 根据《重症医学科建设与管理指南(试行)》(卫医政发〔2009〕9号),重症医学科每床的占地面积**不应少于**
   - A. 25 平方米
   - B. 20 平方米
   - C. 18 平方米
   - D. 15 平方米
   - E. 10 平方米

5. 以下关于 ICU 建设要求说法**错误**的是
   - A. 医师人数与床位数之比应为 0.8∶1 以上
   - B. 安装足够的感应式洗手设施和手部消毒装置,单间每床 1 套,开放式病床至少每 3 床 1 套
   - C. 医疗区域内的温度应维持在(24±1.5)℃。每个单间的空气调节系统应该独立控制
   - D. 辅助用房面积与病房面积之比应达到 1∶1 以上
   - E. 护士人数与床位数之比应为 3∶1 以上

   【解析】ICU 建设要求安装足够的感应式洗手设施和手部消毒装置,单间每床 1 套,开放式病床至少每 2 床 1 套。

6. ICU 中院内感染控制的措施**不包括**
   - A. 手卫生
   - B. 医疗废物的规范处理
   - C. 一旦发生耐药菌感染,应暂不允许进行探视
   - D. 抗生素管理
   - E. 开展多重耐药监测

   【解析】发生耐药菌感染时,探视者出入隔离室应遵守隔离室的出入制度和消毒隔离制度。

7. Donabedian 教授提出的医疗质量概念是
   - A. "结构—过程—结果"
   - B. "团队—过程—结果"
   - C. "数据—过程—结果"

答案: 1. C　2. A　3. C　4. D　5. B　6. C　7. A

D. "数据—改进—结果"

E. "过程—改进—结果"

【解析】Donabedian 教授提出的医疗质量概念"结构—过程—结果"质量评价指标系统理论仍是目前医疗质量控制系统的基本理论框架。

二、多选题

1. ICU 团队的组成包括

　　A. 重症监护医师

　　B. 重症监护护士

　　C. 临床药剂师

　　D. 呼吸治疗师

　　E. 临床心理学家

【解析】ICU 团队通常有重症监护医师、重症监护护士、临床药剂师、营养师、呼吸治疗师、康复治疗师以及其他医疗服务提供者（如临床心理学家）。

2. 以下属于重症医学科收治范围的是

　　A. 急性、可逆、已经危及生命的脏器功能不全，经过严密监测和加强治疗短期内可能得到康复的患者

　　B. 存在各种高危因素，具有潜在生命危险，经过严格监护和有效治疗可能减少死亡风险的患者

　　C. 在慢性脏器功能不全的基础上，出现急性加重且危及生命，经过严密监测和治疗可能恢复到原来状态的患者

　　D. 慢性消耗性疾病及肿瘤的终末状态、不可逆性疾病和不能从加强监测治疗中获得益处的患者

　　E. 急性器官或系统功能衰竭已基本纠正患者

【解析】慢性消耗性疾病及肿瘤的终末状态、不可逆性疾病和不能从加强监测治疗中获得益处的患者，一般不是重症医学科的收治范围。急性器官或系统功能衰竭已基本纠正的患者，需要其他专科进一步诊断治疗。

3. 在重症医学科的质量控制中，以下属于结果评价指标的是

　　A. 患者满意度

　　B. 死亡率

　　C. ICU 重返率

　　D. 不良事件发生率

　　E. 床位使用率

【解析】在"结构—过程—结果"的基本理论框架中床位使用率、床位数、医护人数等是质量控制中的结构指标。

答案：　1. ABCDE　2. ABC　3. ABCD

第一章　重症监测与患者评估

一、单选题

1. 对于重症监测的原则,叙述正确的是
   - A. 了解技术的适应证
   - B. 系统监测
   - C. 根据疾病规律,调整监测方案
   - D. 优先应用有创监测技术
   - E. 早期筛查,晚期监测

【解析】重症监测的原则包括:了解技术的适应证和禁忌证;系统与重点监测相结合;合理应用无创和有创的监测技术;早期监测与筛查。

2. 关于重症监测的描述,以下说法**错误**的是
   - A. 与肺动脉漂浮导管相比,PiCCO 不能监测肺水指数
   - B. 监测结果的准确解读是准确评估病情和指导治疗的前提
   - C. 针对不同的病因及不同的监测目标,应该选择不同的监测方式
   - D. 肺动脉漂浮导管不能监测胸腔内血容量
   - E. 评价和指导治疗是重症监测的主要目的

【解析】与肺动脉漂浮导管相比,PiCCO 可监测肺水指数。

3. 一位严重的一氧化碳中毒患者,未吸氧时监测 SpO_2 为 95%,而送检动脉血气时则会发现 SaO_2
   - A. 高于 SpO_2
   - B. 低于 SpO_2
   - C. 与 SpO_2 无相关性
   - D. 等于 SpO_2
   - E. 不好说

【解析】由于患者为一氧化碳中毒,血液中碳氧血红蛋白的数量明显异常,因此 SpO_2 会出现假性增高表现。

4. 患者因冠心病、急性心肌梗死入院,近日来循环恶化,表现为严重休克状态,现床旁拟行有创血流动力学监测,优先选择
   - A. 床旁超声
   - B. 肺动脉漂浮导管
   - C. PiCCO
   - D. 微循环监测
   - E. Masimo

【解析】床旁超声、Masimo 和微循环监测均为无创监测手段;PiCCO 无法准确判断左右心脏的功能情况,而肺动脉漂浮导管则

答案: 1. C　2. A　3. B　4. B

可以相对准确地判定左右心脏的前后负荷情况以及左右心脏做功的情况,利于心功能的精准评估。

5. 患者心肺复苏术后,深度昏迷,使用小剂量血管活性药物,循环维持良好,尿量70ml/h,机械通气状态,目前拟行控制性体温管理,优先选择
   A. 鼻咽温度监测　　B. 肛门温度监测
   C. 腋下温度监测　　D. 膀胱温度监测
   E. 食管温度监测
   【解析】此类患者适合中心温度监测的方式,而鼻咽温度接近颅底,可反映脑部温度,能迅速反映体温变化情况。

6. 某老年女性患者,高空坠落致胸腹部损伤入院,急诊行肠系膜血管缝扎手术,术后第一天早晨突发呼吸急促,机械通气SpO_2 95%,循环尚稳定,目前急需进行的检查是
   A. 血气分析　　B. 胸片
   C. CT　　D. 血常规
   E. 生化

【解析】患者外伤起病,突发呼吸急促,循环稳定,高度怀疑气胸以及 PE 的可能,可床旁行胸片检查,协助诊断。

二、多选题

1. 常用的 ICU 评价疾病严重程度的评分系统包括
   A. APACHE Ⅱ　　B. TISS
   C. SOFA　　D. LODS
   E. MEWS
   【解析】APACHE Ⅱ:急性生理功能和慢性健康状况评分系统Ⅱ;TISS:治疗干预评分系统;SOFA:脓毒症相关性器官功能衰竭评分;LODS:器官障碍逻辑性评分。MEWS:改良早期预警评分。

2. SOFA 评分系统包括
   A. 呼吸系统　　B. 循环系统
   C. 消化系统　　D. 泌尿系统
   E. 神经系统
   【解析】SOFA 评分系统的具体内容见表2-1。

表 2-1　SOFA 评分系统

器官	检测项目	0分	1分	2分	3分	4分
呼吸系统	$PaO_2/FiO_2/mmHg$	>400	<400	<300	<200 且使用呼吸机	<100 且使用呼吸机
血液系统	血小板/($\times 10^9 \cdot L^{-1}$)	>150	101~150	51~100	21~50	<21
肝	胆红素/($\mu mol \cdot L^{-1}$)	<20	20~32	33~101	102~204	>204
循环系统	平均动脉压/mmHg	≥70	<70			
	多巴胺剂量/($\mu g \cdot kg^{-1} \cdot min^{-1}$)			≤5	>5	>15
	肾上腺素剂量/($\mu g \cdot kg^{-1} \cdot min^{-1}$)				≤0.1	>0.1
	去甲肾上腺素剂量/($\mu g \cdot kg^{-1} \cdot min^{-1}$)				≤0.1	>0.1
	dobutamine(是/否)			是		
神经系统	GCS 评分	15	13~14	10~12	6~9	<6
肾	肌酐/($\mu mol \cdot L^{-1}$)	<110	110~170	171~299	300~440	>440
	24h 尿量/($ml \cdot d^{-1}$)	≥500			201~500	<200

答案:　5. A　6. B
　　　　1. ABCD　2. ABCDE

三、共用题干单选题

（1~2题共用题干）

某老年男性患者,因脑外伤急诊行手术治疗。

1. 现术后第四天,机械通气中,呼唤无睁眼,疼痛刺激后肢体屈曲,目前该患者GCS评分为
   A. 3分　　　B. 4分　　　C. 5分
   D. 6分　　　E. 7分

2. 术后1周,患者晨起呼唤后睁眼,疼痛刺激后肢体可躲避,目前该患者GCS评分为
   A. 5分　　　B. 6分　　　C. 7分
   D. 8分　　　E. 9分

【解析】GCS评分即格拉斯哥昏迷评分,具体见表2-2。

表2-2　GCS评分

	项目	评分/分
睁眼（E）	自主睁眼	4
	呼唤睁眼	3
	刺痛睁眼	2
	不睁眼	1
语言（V）	回答正确	5
	回答错误	4
	语句不清	3
	只能发音	2
	无言语	1
运动（M）	能执行检查者命令	6
	能指出疼痛位置	5
	疼痛时能躲避	4
	疼痛时肢体屈曲	3
	疼痛时肢体过伸	2
	无反应	1

（3~4题共用题干）

某患者因车祸入急诊,生命体征稳定,4小时后患者意识清,无明显呼吸困难,未吸氧,监测SpO_2 99%,双肺未闻及异常呼吸音,皮温略低,心率125次/min,血压125/80mmHg。

3. 目前该患者处于
   A. 休克代偿期
   B. 休克失代偿期
   C. 无休克表现
   D. 不确定
   E. 生命体征稳定

4. 1小时后,患者出现血压下降,降至70/50mmHg,HR 153次/min,SpO_2 97%。结合目前患者的情况,建议优先进行的检查是
   A. 胸片　　　　　　B. 血常规
   C. 肝功能　　　　　D. 胸部CT
   E. 肾功能

【解析】需要从多方面检查患者的症状和体征,按照ABC原则进行评定,主要是指气道(airway)、呼吸(breathing)、循环(circulation)三个主要方面,根据患者出现心率增快,结合患者为创伤后,可能存在失血性休克,建议优先送检血常规检查,以排查是否存在出血表现。

（5~6题共用题干）

某年轻男性患者,高空坠落致胸腹部损伤入院,急诊行肠系膜血管缝扎手术,术后第一天早晨突发呼吸急促,机械通气SpO_2 90%,循环尚稳定,查体左侧呼吸音低,双肺未闻及明显啰音。

5. 目前急需进行的检查是
   A. 胸片　　　　　　B. 血常规
   C. 血气分析　　　　D. CT
   E. 心肌梗死定量

答案：　1. E　2. D　3. A　4. B　5. A

6. 患者胸片检查如图 2-1 所示,对患者需
要进行的处理是

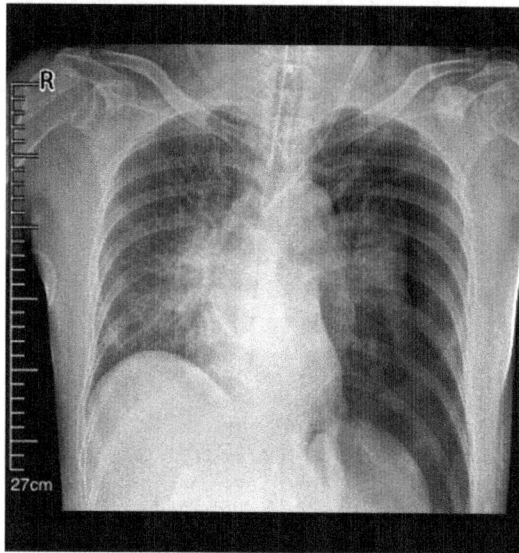

图 2-1　患者的 X 线胸片

A. 胸腔闭式引流术

B. 增加 PEEP

C. 增加 VT

D. 增加呼吸频率

E. 脱机拔管

【解析】此患者外伤入院,突发呼吸困难,伴有氧合下降,呼吸音不对称,高度怀疑气胸,故早期行床旁胸片检查便于明确病因,一旦确定,及早行胸腔闭式引流即可。

（7~10 题共用题干）

某老年男性患者,有冠心病、心功能不全病史 10 年,此次因重症肺炎入急诊,查体提示意识模糊、呼吸急促,听诊双肺呼吸音粗,未闻及明显啰音,心率 110 次/min,血压 115/65mmHg,外院胸部 CT 提示双肺斑片状渗出。

7. 目前急需进行的检查是

A. 血常规

B. 胸片

C. 动脉血气分析

D. 肝肾功能

E. 心肌梗死定量

8. 急诊送检动脉血气分析提示:pH 7.35,PaO_2 60mmHg,$PaCO_2$ 55mmHg,HCO_3^- 19mmol/L。目前最需要采取的治疗措施是

A. 输血

B. 有创机械通气

C. 无创通气

D. 纠正酸中毒

E. 鼻导管吸氧

9. 立即予该患者气管插管接呼吸机辅助通气,气道内可吸出大量黄脓痰,呼吸机支持条件:PEEP 5cmH_2O,FiO_2 60%。患者目前生命体征:T 38.5℃,BP 85/50mmHg,SpO_2 98%,RR 30 次/min,复查动脉血气:pH 7.40,PCO_2 30mmHg,PO_2 150mmHg,Lac 4.5mmol/L。下一步诊疗措施**错误**的是

A. 补液试验

B. 血流动力学监测

C. 床旁心彩超检查评估心功能

D. 深度镇痛、镇静

E. 呼吸力学检查

10. 予右侧颈内静脉置管,测 CVP 3cmH_2O,补液 500ml 后患者血压能升高至 110/60mmHg,CVP 升高至 7cmH_2O,继续补液,但患者逐渐出现指脉氧饱和度下降,最低至 93%,并逐渐出现心率增快,最快至 120 次/min,伴频发室性期前收缩,血压维持在 100~110/60~70mmHg 之间。下列诊疗措施**错误**的是

A. 复测 CVP

B. 心电图

答案：　6. A　7. C　8. B　9. D　10. E

C. 心肌酶检查

D. 心彩超检查

E. 继续快速补液

【解析】患者重症肺炎、ARDS 入院，结合查体考虑患者存在 ARDS，需判断病情严重程度，指导后期治疗，因此需急诊行血气分析检查，一旦明确呼吸功能损伤情况，结合患者意识障碍，需要紧急开通人工气道行有创机械通气，便于呼吸功能的改善以及气道管理，为后期的治疗创造有利条件。患者插管后出现血压下降、乳酸升高，考虑休克，应评估患者容量状态及容量反应性、心功能等并予补液维持循环，因患者气道内有大量黄脓痰，为保持痰液引流通畅且未确定患者呼吸力学状况时不应给予深度镇痛、镇静。患者在大量补液后出现氧合下降、心率增快，结合患者有冠心病、心功能不全病史，需考虑心源性肺水肿、冠心病 ACS 可能，因此需监测心肌酶、心电图等相关指标，并复测血流动力学，补液速度应根据复测结果适当调整。

第二章 呼吸系统功能障碍

一、单选题

1. 某机械通气患者,VT 500ml,峰流速(Flow) 60L/min,PEEP 3cmH$_2$O,监测 P_{peak} 35cmH$_2$O, P_{plat} 25cmH$_2$O,PEEP$_{tot}$ 5cmH$_2$O,请问气道阻力(R)和顺应性(C)分别是

  A. $R10,C23$ B. $R17,C40$

  C. $R20,C25$ D. $R10,C25$

  E. $R20,C40$

【解析】$R=(P_{peak}-P_{plat})/Flow=(35-25)/60/60=10$

$C=\Delta V/\Delta P=VT/(P_{plat}-PEEP_{tot})=500/(25-5)=25$。

2. 下列关于平台压的描述,**错误**的是

  A. 平台压通常代表肺泡压

  B. 平台压是决定肺泡扩张程度的唯一因素

  C. 平台压 <30cmH$_2$O 时不易出现气压伤

  D. 对于肥胖患者平台压上限可适当提高到 35cmH$_2$O

  E. 吸气后屏气时的压力

【解析】平台压不是决定肺泡扩张程度的唯一因素,还有肺泡的弹性阻力、患者的自主呼努力程度等。

3. 关于肺顺应性,下列叙述**错误**的是

  A. 是弹性的倒数

  B. 是单位压力下的肺容积变化

  C. ARDS 患者肺顺应性降低

  D. 肺气肿患者肺顺应性增加

  E. 吸气流速越大肺顺应性越高

【解析】肺顺应性的大小和吸气流速无关。

4. 患者女,67 岁。在胸腹动脉瘤修复术中,给予 6.5 号气管内插管进行机械通气。在机械通气大约 20 分钟的过程中,该患者的脉搏血氧仪测量的氧饱和度开始从 97% 下降到 91%,呼气末二氧化碳从 36mmHg 升高至 52mmHg。监测的流速-容积曲线见图 2-2。下列措施最为合适的是

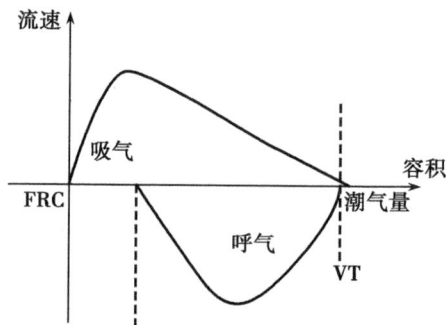

图 2-2 流速-容积曲线

  A. 降低潮气量

  B. 给予支气管舒张剂

  C. 加强吸痰

  D. 给患者重新插管

  E. 检查气管插管气囊是否充气

【解析】流速-容积曲线示吸气潮气量大于呼气潮气量,提示漏气。

答案: 1. D 2. B 3. E 4. E

5. 重度 ARDS 患者,监测 PEEP FRC 600ml, PEEP 10cmH$_2$O 时,EELV 1 200ml,PEEP Vrec 容积 50ml,VT 450ml。请问 PEEP 10cmH$_2$O 时,总肺应变是

A. 0.84　　B. 0.92　　C. 1.26

D. 1.62　　E. 1.76

【解析】PEEP 时总肺应变(Global strain at PEEP)=PEEP 时静态肺应变(static strain at PEEP)+PEEP 时动态肺应变(dynamic strain at PEEP)=[呼气末肺容积(EELV)+肺功能残气量(FRC)+潮气量(VT)]/[功能残气量(FRC)+肺可复张容积(Vrec)]。

6. 患者男,83 岁。平素体健,因胆囊炎在全麻下行腹腔镜胆囊切除术。手术顺利,术后通过 SBT 后拔除气管插管转入 ICU,生命体征平稳,鼻导管吸氧2L/min。查体:神清,对答切题,心肺查体未见明显异常,腹膨隆,叩诊鼓音,测腹内压 21cmH$_2$O,四肢活动可。血气分析示 pH 7.32,PaCO$_2$ 50mmHg,PaO$_2$ 76mmHg,PaO$_2$/FiO$_2$ 254mmHg,Lac 1.0mmol/L。此时最应该采取的措施是

A. 气管插管接呼吸机辅助通气

B. 无创呼吸机辅助通气

C. 灌肠通便

D. 外出行腹部 CT 检查

E. 暂观察,动态复查血气分析

【解析】该患者为腹腔镜下手术治疗后,腹腔镜使用二氧化碳气体制造气腹,二氧化碳吸收后会导致血二氧化碳水平升高,该患者一般情况可,生命体征平稳,所以可以暂观察,密切关注血二氧化碳水平变化。

7. 呼吸机设置压力触发灵敏度 2cmH$_2$O, PEEP 5cmH$_2$O,若要触发呼吸机,则患者吸气努力至少为

A. 1cmH$_2$O　　B. 2cmH$_2$O

C. 3cmH$_2$O　　D. 5cmH$_2$O

E. 7cmH$_2$O

【解析】吸气触发灵敏度即患者的吸气努力。

8. 给某患者用 SIMV 模式进行通气,设置呼吸次数为 10 次/min,监测到实际呼吸次数 20 次/min,则这 20 次呼吸中呼吸机触发次数和患者触发次数分别为

A. 呼吸机触发 0 次/min,患者触发 20 次/min

B. 呼吸机触发 10 次/min,患者触发 10 次/min

C. 呼吸机触发 0~10 次/min,患者触发 10~20 次/min

D. 呼吸机触发 0~20 次/min,患者触发 0~20 次/min

E. 呼吸机触发 10~20 次/min,患者触发 10~20 次/min

【解析】设置的呼吸频率,可能是患者在触发窗内患者自主呼吸触发,也可能是没有触发呼吸机强制送气,设置的呼吸频率以上的呼吸则全部为患者触发,故呼吸机触发为 0~10 次/min,患者触发为 10~20 次/min。

9. A/C(VC)时设定 I:E 为 1:2,呼吸次数设定为 10 次/min,监测到的呼吸次数为 20 次/min,则实际 I:E 为

A. 1:1　　B. 1:2

C. 2:1　　D. 1:1.5

E. 1.5:1

【解析】A/C 模式是固定吸气时间的,当设定 I:E 为 1:2,呼吸次数为 10 次/min 时,可计算得出吸气时间为 2 秒,此时不管患者有多少次自主呼吸,吸气时间不变,故监测到呼吸次数为 20 次/min 时,实际 I:E 为 2:1。

答案:　5. D　6. E　7. B　8. C　9. C

10. **不适合** NAVA 通气的患者是
    A. 存在人机不同步的患者
    B. 可能需要较长时间机械通气的患者
    C. 自主呼吸试验失败的患者
    D. 高位截瘫患者
    E. COPD 患者的序贯脱机

【解析】NAVA 通气需自主呼吸触发,而高位截瘫患者呼吸节律不规则,故不适用。

11. 下列氧疗装置**不属于**低流量氧疗系统的是
    A. 鼻导管
    B. 普通面罩
    C. Venturi 面罩
    D. 部分重复呼吸面罩
    E. 无重复呼吸面罩

【解析】普通面罩的最大 FiO_2 为 60%,为满足更高浓度吸氧要求,可在面罩上加装储气囊,面罩和储气囊之间无单向活瓣的称为部分重复呼吸面罩,而有单向活瓣的称为无重复呼吸面罩,以上均属于低流量氧疗系统;Venturi 面罩是根据 Venturi 原理设置的特殊面罩,属高流量氧疗系统。

12. 判断气管插管位于气管内的金标准是
    A. 听诊胸部呼吸音
    B. 呼气末二氧化碳波形
    C. 呼吸机呼吸流速波形
    D. 气管插管"气雾现象"
    E. 通气后腹部不膨隆

【解析】呼气末二氧化碳浓度方波是判断气管导管在位的金标准。

13. 俯卧位通气的保护作用机制**不包括**
    A. 增加重力依赖区域肺组织的通气
    B. 增加功能残气量
    C. 减少肺内分流

D. 促进 CO_2 排出
E. 改善 $\dot{V}/\dot{Q}$

【解析】俯卧位通气不能促进 CO_2 排出。

14. 患者女,50 岁。因车祸致严重面部创伤。查体:嗜睡,双瞳孔等大等圆,对光反射迟钝,HR 85 次/min,RR 40 次/min,BP 120/70mmHg,心律齐,心音有力;腹软,肝脾不大;双上肢肌力 2 级,双下肢肌力 0 级。动脉血气分析提示:高流量面罩吸氧条件下 pH 7.20,$PaCO_2$ 65mmHg,PaO_2 60mmHg。现决定为该患者插管以保护气道和机械通气。以下保护气道的最佳方法是
    A. 光纤经鼻插管
    B. 经口气管插管
    C. 环状软骨切开术
    D. 盲式经鼻气管插管
    E. 经口气管插管并行颈椎固定

【解析】患者面部创伤情况未知,不应进行任何形式的经鼻插管,患者的面部损伤可能与筛板骨折有关,而筛板容易使插管导管进入颅腔,采用直接喉镜和手动颈椎同轴轴向牵引进行经口气管插管是一种很好的选择,患者四肢肌力明显减退,应高度怀疑合并脊髓损伤,故应选择经口气管插管并行颈椎固定。只有当患者的呼吸状况突然恶化,无法进行经口气管插管时,才需要行环状软骨切开。

15. 患者男,55 岁。因"发热伴呼吸困难 6 天"入院。入院诊断为"重症肺炎 ARDS 中度",予气管插管接呼吸机辅助通气,并拟按照 ARDS 肺保护原则对患者进行呼吸管理。当设置潮气量为 6ml/kg 时,测得平台压为 35cmH_2O,但患者体型肥胖,BMI 为 40kg/m^2,此时患

者测得的平台压与实际跨肺压关系的最佳表述为

A. 不能反映跨肺压

B. 可能高估跨肺压

C. 可能低估跨肺压

D. 可正常反映跨肺压

E. 跨肺压高于平台压

【解析】患者体型肥胖,BMI 为 $40kg/m^2$,胸廓顺应性明显下降,此时使用平台压估算跨肺压时会明显高估跨肺压,通过测量食管压可以更准确地反映患者的跨肺压。

二、多选题

1. 临床常用肺通气功能评价指标

A. 每分钟通气量(VE)

B. 每分钟肺泡通气量(VA)

C. 用力肺活量(FVC)和 1 秒钟用力呼气容积(FEV_1)

D. 最大呼气中段流量(MMEF)

E. 潮气量(VT)

【解析】临床常用肺通气功能评价指标为每分钟通气量(VE)、每分钟肺泡通气量(VA)、用力肺活量(FVC)和 1 秒钟用力呼气容积(FEV_1)以及最大呼气中段流量(MMEF)。

2. 气体在肺部的弥散量取决于

A. 肺泡气与肺毛细血管气间分压差

B. 肺泡的面积与厚度

C. 气体的弥散常数

D. 血液与肺泡接触的时间

E. 每分钟肺泡通气量

【解析】气体在肺部的弥散量取决于肺泡气与肺毛细血管气间分压差,肺泡的面积与厚度,气体的弥散常数和血液与肺泡接触的时间。

3. 如果图 2-3 的 A 图为正常肺泡通气/血流比值($\dot{V}/\dot{Q}$)示意图,则 B 图见于

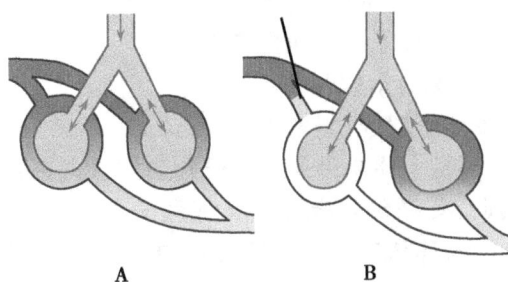

图 2-3 通气/血流比值示意图

A. $\dot{V}/\dot{Q}$ 增大

B. $\dot{V}/\dot{Q}$ 减少

C. 死腔通气

D. 肺栓塞

E. 肺炎

【解析】B 图提示肺血管无血流,但相应的肺泡有通气,临床上见于 $\dot{V}/\dot{Q}$ 增大、死腔通气和肺栓塞。

4. 降低内源性 PEEP 的处理措施包括

A. 降低呼吸频率

B. 应用扩张气道的药物

C. 降低潮气量

D. 缩短呼气时间

E. 给予镇静镇痛药

【解析】缩短呼气时间会导致内源性 PEEP 增大。

5. ARDS 患者 PEEP 滴定的方法有

A. 静态压力-容积(P-V)曲线低位转折点法

B. 最大氧输送法

C. 最大顺应性法

D. 肺牵张指数法

E. 跨肺压法

答案: 1. ABCD 2. ABCD 3. ACD 4. ABC 5. ABCDE

6. 以下可反映肺复张效果的指标是
 A. PaO_2 增加
 B. $PaCO_2$ 降低
 C. 呼吸系统顺应性增加
 D. 氧合指数升高
 E. 功能残气量增加

【解析】临床上最方便进行的肺可复张性判断,是评估复张后是否有氧合指数升高、$PaCO_2$ 降低及肺顺应性改善,有两条指标改善即认为肺有可复张性。

7. HFNC 的生理学效应是
 A. 产生一定水平的呼气末正压
 B. 冲刷上呼吸道生理死腔
 C. 维持黏液纤毛清除系统功能
 D. 降低患者上气道阻力
 E. 降低呼吸功

三、共用题干单选题

(1~4 题共用题干)

给予某 ARDS 患者镇静剂、肌松剂治疗后监测有创呼吸机面板 $P\text{-}t$ 曲线,如图 2-4 所示。

1. 请问该患者气道驱动压是
 A. 13cmH_2O
 B. 18cmH_2O
 C. 23cmH_2O
 D. 28cmH_2O
 E. 29cmH_2O

【解析】驱动压 = 平台压−PEEP=40−12=28cmH_2O。

2. 请问该患者跨肺驱动压是
 A. 5cmH_2O B. 10cmH_2O
 C. 15cmH_2O D. 23cmH_2O
 E. 28cmH_2O

【解析】跨肺驱动压 = (P_{plat}-Pes end-insp)−(PEEP-Pes end-exp)=15。

3. 请问该患者吸气末跨肺压是
 A. 5cmH_2O B. 10cmH_2O
 C. 15cmH_2O D. 23cmH_2O
 E. 28cmH_2O

【解析】吸气末跨肺压 = 吸气末气道压−吸气末食管压 =40−30=10。

4. 请问该患者呼气末跨肺压是
 A. −5cmH_2O B. 5cmH_2O
 C. 15cmH_2O D. 23cmH_2O
 E. 28cmH_2O

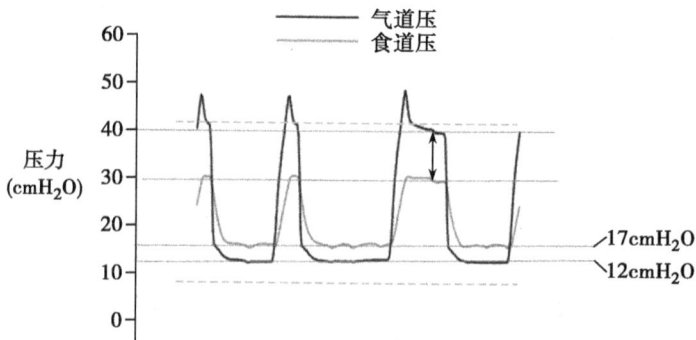

图2-4 $P\text{-}t$ 曲线

答案: 6. BCD 7. ABCDE
 1. D 2. C 3. B 4. A

【解析】呼气末跨肺压＝呼气末气道压–呼气末食管压＝12–17＝–5。

（5~9题共用题干）

患者男，36岁。"发热5天，呼吸困难3小时"入院。入院前5天，有发热，最高39.7℃，伴有咳嗽、少痰、全身酸痛，3小时前开始面色青紫，喘气费力。PE：呼吸极度窘迫，全身大汗，立即给予吸氧、心电监护，监护仪显示RR 36次/min，SpO_2 92%，HR 128次/min，BP 159/90mmHg，两下肺可闻及少许湿啰音，心律齐，各瓣膜区未闻及病理性杂音，腹部未查见阳性体征，双下肢无水肿。床旁胸部X线检查，提示两肺斑片状浸润影（图2-5）。急查血液，检查结果回报：血常规WBC 2.6×10^9/L，Hb 120g/L，PLT 136×10^9/L，N 79.2%。TNI 0.03ng/ml；吸氧5L/min情况下动脉血气分析：pH 7.30，PaO_2 65mmHg，$PaCO_2$ 21mmHg，Lac 2.1mmol/L。

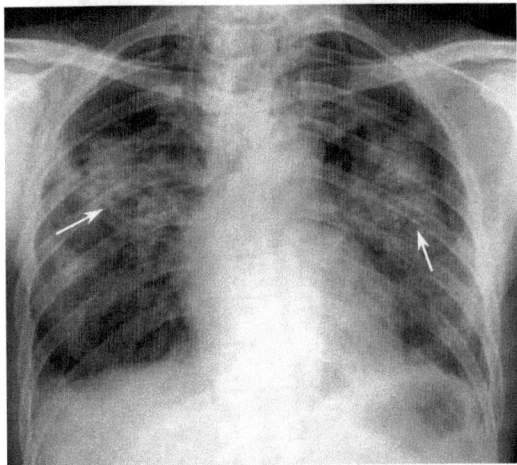

图2-5　胸部X线片（箭头示浸润影）

5. 该患者目前最可能的诊断是
   A. 肺部感染 ARDS（轻度）
   B. 肺部感染 ARDS（中度）
   C. 重症肺炎 ARDS（轻度）
   D. 重症肺炎 ARDS（中度）
   E. 重症肺炎 ARDS（重度）

【解析】患者肺炎合并呼吸衰竭，呼吸频率大于30次/min，符合重症肺炎诊断标准，根据ARDS柏林诊断标准，该患者属于中度ARDS。

6. 该患者目前需要的紧急处理**不包括**
   A. 适当镇痛镇静，缓解呼吸窘迫
   B. 尝试给予无创通气治疗
   C. 尝试经鼻高流量氧疗
   D. 尝试清醒俯卧位通气
   E. 提高鼻导管吸入氧浓度

【解析】中度ARDS可以先尝试无创通气治疗或经鼻高流量氧疗、清醒俯卧位通气，密切监测氧合。

7. 该患者接受无创通气治疗已经2小时，SpO_2 无改善，予以有创机械通气，模式为VCV，下列为保护性通气策略的是
   A. 根据理想体重一般采用3ml/kg或以下的潮气量
   B. 限制平台压，控制平台压在35cmH_2O以下
   C. 控制驱动压，在15cmH_2O以下
   D. 设置合适的PEEP，在15~20cmH_2O
   E. 设置合适的吸氧浓度，目标指脉氧大于95%

【解析】保护性通气策略，包括小潮气量通气，控制平台压在28~30cmH_2O及以下，驱动压在15cmH_2O以下，根据中度ARDS，PEEP一般设置在10~15cmH_2O。

8. 该患者给予有创通气后，VCV模式，呼吸力学监测指标**不包括**
   A. 气道峰压
   B. 平台压

答案：　5. D　6. E　7. C　8. E

C. 呼吸系统顺应性

D. 气道阻力

E. 吸气流速

【解析】VCV 模式下,吸气流速是设置参数。

9. 经过了 6 小时的治疗,患者呼吸窘迫略改善,呼吸频率 30 次/min,但痰液量仍较多。调整呼吸机条件［SIMV+PS 模式,VT 420ml(6ml/kg),FiO$_2$ 70%,f 18 次/min,PEEP 8cmH$_2$O］,SpO$_2$ 90%,氧合不理想,监测平台压 36cmH$_2$O,肺复张一次,无效。将潮气量降低至 280ml(4ml/kg),氧合无变化,监测气道平台压为 32cmH$_2$O。查胸片提示两肺弥漫性斑片状浸润影,较前变化不大。复查血气分析提示 pH 7.30,PO$_2$ 52mmHg,PCO$_2$ 46mmHg,Lac 2.5mmol/L。ScvO$_2$ 55%,可选择采取的下一步措施**不包括**

A. 充分镇痛镇静

B. 必要时加用肌松剂

C. 俯卧位通气

D. 高频振荡通气

E. VV-ECMO

【解析】目前 ARDS 的治疗,不推荐高频振荡通气。

四、案例分析题

【案例1】患者男,64 岁。身高 178cm,有慢性阻塞性肺疾病病史,肠梗阻术后转入 ICU,夜间病情平稳。术后第二天,患者出现呼吸窘迫,听诊双肺可闻及哮鸣音。BP 80/40mmHg(NE 40μg/min),RR 45 次/min,SpO$_2$ 88%(SIMV+PS VT 420ml,PEEP 5cmH$_2$O,RR 25 次/min,FiO$_2$ 100%)。如图 2-6 和图 2-7 所示。

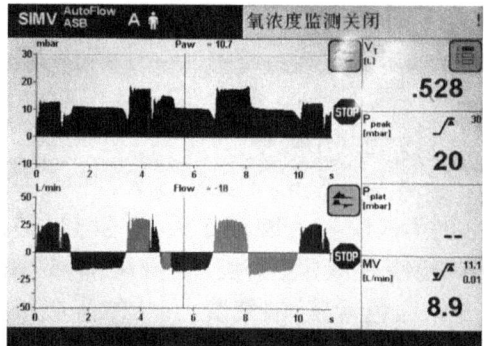

图 2-6 呼吸机波形图

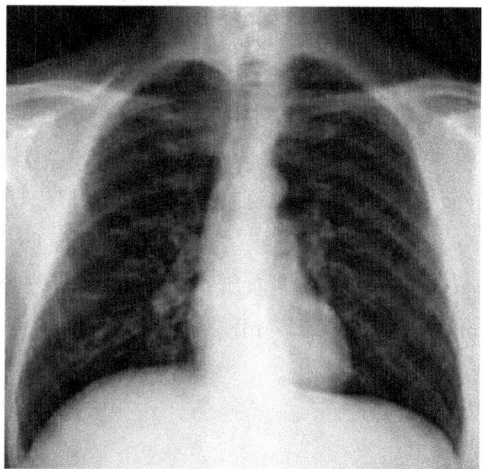

图 2-7 胸部 X 线片

第 1 问:该患者目前考虑的诊断是

A. 慢性阻塞性肺疾病

B. 休克

C. 气胸

D. 肠梗阻术后

E. 呼吸衰竭

F. 气道梗阻

【解析】根据患者病史、查体及辅助检查可知。

第 2 问:该患者出现目前的状况,考虑的原因是

A. 气道梗阻

B. 吸气努力过强

C. 主动呼气

D. 气胸

E. 气体陷闭

F. 呼吸机参数设置不当

【解析】呼气流速波形示呼气峰流速低，且呼气末流速没有到零，胸部 X 线片示肺过度充气状态，提示该患者存在气体陷闭现象。

第 3 问：对于该患者，应该给予最合适的治疗是

A. 加强镇静镇痛

B. 静脉给予肌松剂

C. 增加 PEEP

D. 降低 PEEP

E. 解痉平喘

F. 吸痰

【解析】呼吸机波形示患者气道阻力高，故需给予解痉平喘治疗。

第 4 问：此时呼吸机模式及参数的调整方式是

A. 降低呼吸频率

B. 增加 PEEP

C. 降低 PEEP

D. 降低潮气量

E. 延长呼气时间

F. 呼吸机模式改为 BiPAP 模式

【解析】患者存在气体陷闭会导致内源性 PEEP 的出现，所以呼吸机模式及参数的调整需降低内源性 PEEP，降低内源性 PEEP 的方法有延长呼气时间、降低呼吸频率及降低潮气量。内源性 PEEP 的产生与呼吸机模式无明显相关，题目条件未给出外源性 PEEP 该如何调整。

【案例 2】患者男，45 岁。身高 170cm，实际体重 100kg。因工作时从 13.7 米高的电线杆上摔下致蛛网膜下腔出血、肺挫裂伤、2 级肝及肾撕裂伤、右股骨及髋臼骨折入 ICU。患者 GCS 评分 12 分，中度低氧，非循环呼吸面罩条件下氧饱和度为 88%，急诊科予气管插管。随后 2 天内，患者氧合进一步恶化，考虑创伤及肺挫裂伤后 ARDS 可能。给予患者深度镇静，以及顺阿曲库铵肌松剂，不需要行颅内压检测。呼吸机参数：VCV 模式，RR 35 次/min，FiO_2 100%，PEEP 22cmH_2O，P_{peak} 40cmH_2O，P_{plat} 35cmH_2O，VT 6ml/kg。最近一次血气分析：pH 7.24，$PaCO_2$ 60mmHg，PaO_2 50mmHg。

第 1 问：该患者氧合指数（P/F）是

A. 50mmHg　　B. 60mmHg

C. 110mmHg　　D. 150mmHg

E. 200mmHg　　F. 无法计算

【解析】P/F=PaO_2/FiO_2=50/100%=50。

第 2 问：按保护性肺通气策略，该患者的潮气量应该设置为

A. 600ml　　B. 528ml

C. 520ml　　D. 420ml

E. 400ml　　F. 360ml

【解析】模式 VCV 或 PCV，保护性通气策略，设置潮气量 6ml/kg（身高 170cm，理想体重为 66kg，潮气量约为 400ml）。理想体重计算方式：男 =50+0.91×（身高 -152.4），女 =45.5+0.91×（身高 -152.4）。

第 3 问：该患者的驱动压为

A. 5cmH_2O　　B. 10cmH_2O

C. 12cmH_2O　　D. 13cmH_2O

E. 15cmH_2O　　F. 18cmH_2O

【解析】驱动压 = 平台压 -PEEP=35-22=13cmH_2O。

答案：3. E　4. ACDE　【案例 2】1. A　2. E　3. D

第4问:对该患者采取的下一步治疗措施最恰当的是

A. 吸入一氧化氮

B. 增加呼吸频率,改善呼吸性酸中毒

C. 增加 PEEP 改善氧合

D. 俯卧位通气

E. 改呼吸机 PC 为 VC 模式,FiO$_2$ 及 PEEP 保持不变

F. ECMO 治疗

【解析】按 ARDS 的治疗原则,保护性肺通气、选择合适 PEEP 及肌松药物后,患者仍存在呼吸窘迫、呼吸衰竭及气压伤风险时需考虑行俯卧位通气。

【案例3】患者女,65岁。因"发热、咳嗽1周,呼吸困难1天"入院。患者1周前出现发热,体温最高39℃,伴畏寒,无寒战,咳嗽,无咳痰,于社区医院退热、输液后无好转,1天前出现进行性加重的呼吸困难,入我院急诊室。患者有"高血压病"20余年,血压最高达 180/110mmHg,服"雅施达"治疗,血压控制在 140~150/70~80mmHg。否认其他疾病。入急诊室后查体:T 38.2℃,PR 120 次/min,RR 36 次/min,BP 90/70mmHg,SpO$_2$ 88%(储气囊面罩吸氧 10L/min),神志清楚,双瞳孔等大等圆,对光反射灵敏。口唇发绀,两肺呼吸音粗,双下肺可闻及中等量湿性啰音,未闻及哮鸣音。心率 120 次/min,律齐,二尖瓣听诊区可闻及Ⅲ级收缩期吹风样杂音。

第1问:为明确诊断,下一步应完善的必要检查是

A. 动脉血气分析　　B. 血常规

C. 心电图　　　　　D. 痰培养

E. 肺功能　　　　　F. 胸部 CT

G. 心脏超声　　　　H. 肺动脉造影

【解析】患者为老年女性,以发热、呼吸困难为主要表现,同时心脏听诊可闻及二尖瓣

听诊区Ⅲ级收缩期吹风样杂音,应首先明确患者低氧严重程度,有无组织灌注不足表现,并重点鉴别感染性疾病及二尖瓣关闭不全,心功能不全所致低氧可能。

第2问:经检查,患者血常规提示:WBC 10.3×10^9/L,N 80.2%,L 10.1%,Hb 91g/L,PCT 0.35mmol/L。血气分析示:pH 7.38,PaCO$_2$ 29.7mmHg,PaO$_2$ 60.3mmHg,HCO$_3^-$ 18mmol/L,Lac 3.8mmol/L。心脏彩超提示二尖瓣关闭不全,左心房左心室扩大,EF 35%,IVC 2.45cm。胸部 CT 见两肺渗出性改变,两下肺不张伴胸腔积液。此时可进一步采取的措施是

A. 高流量吸氧

B. 无创呼吸机辅助通气

C. 气管插管

D. 完善血流动力学监测

E. 扩容补液,维持组织灌注

F. 升压药物的应用

G. 利尿剂的应用

H. 硝酸酯类药物的应用

I. 选用广谱抗生素抗感染

J. 选用喹诺酮类药物抗感染

【解析】患者面罩吸氧 10L/min 条件下测得氧分压 60.3mmHg,提示存在严重呼吸衰竭,结合辅助检查结果考虑二尖瓣关闭不全、心功能不全、心源性肺水肿可能性大,此时合适的呼吸支持方式为提供一定的正压通气,即无创呼吸机或有创呼吸机辅助通气,同时完善血流动力学监测。患者存在休克,心脏超声提示容量过负荷可能性大,此时可适当应用升压药物,同时减轻心脏前负荷。患者感染依据不充分,暂不应用抗菌药物。

第3问:给予患者气管插管有创通气,呼吸机模式为 VCV 模式:FiO$_2$ 40%,VT 360ml

(6ml/kg),RR 12 次/min,PEEP 10cmH$_2$O,Ti 1.4 秒,SpO$_2$ 97%,持续予以深度镇痛镇静治疗,复测 HR 82 次/min,BP 112/68mmHg。血气分析:pH 7.28,PaCO$_2$ 65mmHg,PaO$_2$ 87mmHg,HCO$_3^-$ 16mmol/L,Lac 6.8mmol/L。此时可进一步采取的措施是

 A. 提高 FiO$_2$ 60%

 B. 设置潮气量 480ml（8ml/kg）

 C. 增加 RR 20 次/min

 D. 升压药物的应用

 E. 扩容补液,维持组织灌注

 F. 给予碳酸氢钠纠酸

【解析】予以该患者深度镇静、有创通气后,患者缺氧得到改善,复测血气提示呼吸性合并代谢性酸中毒,故不需要提高吸氧浓度,但需增加分钟通气量,如增加潮气量、提高呼吸频率。循环波动,存在休克,考虑系心源性休克,容量充足,不建议扩容,可予以强心、升压药处理,提升血压。

第 4 问:予以调整呼吸机参数:潮气量 480ml,RR 20 次/min,并予以去甲肾上腺素

1μg/(kg·min) 泵入,呋塞米共 80mg 分次静脉注射,4 小时后,尿量共 35ml,心电监护示:T 37.2℃,PR 62 次/min,RR 20 次/min,BP 104/62mmHg,SpO$_2$ 98%;复测血气:pH 7.14,PaCO$_2$ 39mmHg,PaO$_2$ 84mmHg,K$^+$ 6.2mmol/L,HCO$_3^-$ 12mmol/L,Lac 9.8mmol/L。此时可进一步采取的措施是

 A. 予以多巴酚丁胺静脉泵入

 B. 予以肾上腺素静脉泵入

 C. 给予碳酸氢钠纠酸

 D. 给予葡萄糖酸钙静脉滴注

 E. 给予高糖 + 胰岛素静脉滴注

 F. 给予呋塞米持续静脉泵入

 G. 床边 CRRT 治疗

【解析】患者目前主要问题是心源性休克不能纠正,出现急性肾损伤,且伴有严重的高钾、代谢性酸中毒,故需加强强心治疗,多巴酚丁胺、肾上腺素均是可能使用的,目前的高钾需紧急予以降钾处理。前期使用呋塞米反应极差,故泵入利尿剂效果不佳,该患者建议予以 CRRT 治疗。

答案:　4. ABCDEG

第三章 循环系统功能障碍

一、单选题

1. 容量与容量反应性的说法**不正确**的是
   A. 容量状态是指患者的前负荷状态
   B. 容量反应性指扩容后的效果,即前负荷的储备
   C. 容量反应性是前负荷与心功能状态的综合反映
   D. 患者容量反应性好,则患者可以从液体复苏中获益
   E. 患者无容量反应性,则患者一般不能从液体复苏中获益

   【解析】容量状态是指患者的前负荷状态,结合患者病史及临床表现,通过反映前负荷压力和容量指标进行评估。容量反应性指扩容后的效果,即前负荷的储备,是前负荷与心功能状态的综合反映。容量反应性好是扩容治疗的基本前提,容量反应性好不代表患者可能从液体复苏中获益。容量状态和容量反应性密切相关,但容量状态又不能直接代表容量反应性。

2. 下列关于 CVP 的描述**不准确**的是
   A. CVP 是指腔静脉与右心房交界处的压力,代表体循环静脉回流的末端压力
   B. 中心静脉压客观反映了右心房或者上腔静脉局部的压力
   C. CVP 受静脉回流、肺动脉压力、心脏功能和胸腔/腹腔/心包腔内压力的影响
   D. CVP 作为器官血液回流的末端压力,是影响器官灌注最主要的压力
   E. 血流动力学治疗过程中,作为压力指标,CVP 均是越低越好

   【解析】CVP 作为器官血液回流的末端压力,器官灌注压力主要由平均动脉压与 CVP 的差值决定,还受其他因素的影响。

3. 以下**不属于**氧代谢监测的是
   A. 氧输送/氧消耗
   B. 乳酸
   C. 心排血量
   D. $ScvO_2$
   E. $Pcv-aCO_2/Ca-vO_2$

   【解析】心排血量属于宏观血流动力学监测,不属于氧代谢监测,其他选项均为氧代谢监测。

4. 患者男,50 岁。入院时患者监测血乳酸为 5mmol/L,经过积极补液升压治疗 2 天后,患者血压逐渐恢复,四肢回暖,尿量每小时达到 60ml,患者肝功能指标正常,此时测患者血乳酸为 10mmol/L,较前升高,此时乳酸升高最可能的原因是
   A. 休克加重
   B. 血压回升但组织灌注仍差
   C. "洗出现象"
   D. 实验室检查误差
   E. 出现乳酸性酸中毒并发症

答案: 1. D 2. D 3. C 4. C

【解析】血乳酸水平反映的是生成和清除之间的平衡状态,在严重的外周循环不良状态时,乳酸可因蓄积在组织中难以进入循环,而表现为血乳酸水平正常,一旦循环改善,血乳酸水平反而增加,这种现象称为乳酸"洗出现象"。

5. 左心室舒张功能的评价参数**不包括**
 A. 等容舒张时间
 B. 二尖瓣血流速度
 C. 二尖瓣环舒张期运动速度
 D. 跨二尖瓣口舒张期血流速度
 E. 左心室压力最大上升速度(dP/dt_{max})

【解析】左心室压力最大上升速度是评价左心室收缩功能的指标。

6. 下列有关右心功能不全的说法**不正确**的是
 A. CVP 可用于评估右心舒张功能
 B. 单纯容量过负荷也会导致室间隔左移使左心室舒张受限
 C. 静脉回流的压力梯度 = 平均动脉压 − 右心房压
 D. 正压通气通常是右心功能不全的不利因素
 E. ARDS 合并 ACP 时采取俯卧位通气是降低肺循环阻力的重要措施

【解析】静脉回流的压力梯度为体循环平均充盈压−右心房压。

7. 下腔静脉扩张固定的常见病因**不包括**
 A. 容量过负荷
 B. 急性心脏压塞
 C. 急性肺栓塞
 D. 急性肺源性心脏病
 E. 分布性休克

【解析】通常情况分布性休克时下腔静脉不扩张固定。

8. 下列常用的胶体液中,对肾功能影响最小的是
 A. 羟乙基淀粉
 B. 琥珀酰明胶
 C. 中分子右旋糖酐
 D. 人白蛋白
 E. 低分子量右旋糖酐

【解析】人工胶体对肾功能影响较大,人白蛋白相对安全。

9. 作为 β 受体激动剂效果最弱的儿茶酚胺类药物是
 A. 多巴胺 　　 B. 去甲肾上腺素
 C. 肾上腺素 　　 D. 异丙肾上腺素
 E. 去氧肾上腺素

【解析】儿茶酚胺类药物是最常用的血管活性药物,不同儿茶酚胺类药物由于结构不同,对 α 和 β 受体的亲和力有所差别,去氧肾上腺素相对对 β 受体作用较小。

10. 下列方法中,**不能**实现左心卸负荷的是
 A. IABP
 B. 房间隔穿刺
 C. 合用 Impella
 D. 左心房置管
 E. 提高 ECMO 流量

【解析】ECMO 流量增加,可能导致左心后负荷增加,影响主动脉瓣开闭。

二、多选题

1. 早期识别休克患者的 3 个临床评估窗口是
 A. 皮肤灌注程度
 B. 乳酸

答案: 5. E　6. C　7. E　8. D　9. E　10. E
 1. ACD

  C. 每小时尿量

  D. 意识状态

  E. 低血压

【解析】休克定义为危及生命的急性循环衰竭,伴有细胞氧利用障碍。急性循环衰竭的诊断应当根据临床表现、血流动力学及生化指标进行综合评估。休克通常伴有组织灌注不足的临床体征。目前对于以下3个器官能够较为容易地进行组织灌注的临床评估:皮肤(皮肤灌注程度)、肾(每小时尿量)、脑(意识状态)。

2. 动态前负荷指标包括

  A. CVP   B. SVV

  C. GEDV   D. PPV

  E. PCWP

【解析】利用心肺交互作用的原理,通过呼吸周期对指标的周期性影响获得动态前负荷指标:脉压变异率(PPV)、收缩压变异(SPV)、每搏变异率(SVV);心脏超声评估心内流量、心肺相互作用、呼气末二氧化碳(ETCO$_2$)的变化(ΔETCO$_2$)以及上腔静脉的扩张变异度等。

3. 关于 Pcv-aCO$_2$ 描述正确的是

  A. Pcv-aCO$_2$ 和流量具有很好的相关性,其与流量成反比

  B. Pcv-aCO$_2$ 越高,心排血量越低

  C. Pcv-aCO$_2$ 越高,心排血量越高

  D. Pcv-aCO$_2$ 可反映组织缺氧

  E. Pcv-aCO$_2$ 不能反映组织缺氧

【解析】多数研究已经证实,Pcv-aCO$_2$ 和流量具有很好的相关性,其与流量成反比,与二氧化碳产生量成正比。对于大循环而言,Pcv-aCO$_2$ 越高,心排血量越低;对于微循环而言,Pcv-aCO$_2$ 越高,微循环血流越低。Pcv-aCO$_2 \geq 6$mmHg 时,无论 ScvO$_2$ 是否正常,都表明机体没有足够血流冲洗组织产生的 CO$_2$,心排血量不足以维持外周组织灌注。Pcv-aCO$_2$ 升高只能反映血流不足,并不能反映组织缺氧。

4. 关于 Pcv-aCO$_2$/Ca-vO$_2$ 或 Pv-aCO$_2$/Ca-vO$_2$ 描述正确的是

  A. Pcv-aCO$_2$/Ca-vO$_2$ 本质上反映的是机体呼吸商

  B. Pv-aCO$_2$/Ca-vO$_2$ 可以用来反映机体是否存在无氧代谢

  C. Pv-aCO$_2$/Ca-vO$_2$ 可以用来反映机体血流是否充足

  D. Pv-aCO$_2$/Ca-vO$_2$ 越高越好

  E. Pv-aCO$_2$/Ca-vO$_2$ 的参考范围为 1~1.8

【解析】Pcv-aCO$_2$/Ca-vO$_2$ 体现二氧化碳的生成量和氧消耗量之间的比值,本质上反映的是机体呼吸商。在有氧代谢的情况下,VO$_2$ 和 CO$_2$ 的产生(VCO$_2$)则成固定比例,一般为1,但是在细胞缺氧时,因为有氧代谢不足以满足机体的需求,进而启动无氧代谢,但无氧代谢时没有 O$_2$ 消耗利用,此时呼吸商趋向无限大。另外,无氧代谢产生酸性的代谢产物通过 HCO$_3^-$ 缓冲可以进一步产生 CO$_2$,这样综合的总效应导致 Pv-aCO$_2$/Ca-vO$_2$ 异常升高。因此,Pv-aCO$_2$/Ca-vO$_2$ 可以用来反映机体是否存在无氧代谢。

5. 关于下腔静脉预测容量反应性,下列说法**不正确**的是

  A. IVC 直径 >2.0cm,提示患者一定没有容量反应性

  B. 机械正压通气时,IVC 直径 <1.5cm,应进行扩容

  C. IVC 的呼吸变异率 >50%,提示患者容量不足

答案: 2. BD   3. ABE   4. ABE   5. ABCD

D. 腋后线经肝测量 IVC 直径 >2.0cm 提示容量过负荷

E. IVC 的呼吸变异率受呼吸活动度影响,应结合 IVC 内径绝对值和临床灌注状态决定是否具有容量反应性

【解析】下腔静脉的直径并不能直接反映容量反应性,IVC 内径大不代表没有容量反应性,IVC 内径小也不代表有容量反应性。

6. 下列关于右心的描述正确的是
    A. 右心是静脉回流的终点,为左心呈递容量的动力
    B. 右心的定性评估主要包括右心大小、右心运动和室间隔形态
    C. 右心的定量评估包括大小测量,以及收缩功能、舒张功能和肺动脉压力评估
    D. 右心存在自主恶化的恶性循环,治疗干预需要及时
    E. 右心室收缩时横径缩短多而纵轴缩短少

【解析】右心室的收缩主要以纵轴收缩为主。

7. 下列指标**不提示**右心慢性病变的是
    A. 右心房明显增大
    B. 右心室流出道近端直径 3cm
    C. 右心室游离壁厚度 4mm
    D. 右心室：左心室 >1
    E. TAPSE 1.4cm

【解析】右心房增大提示右心存在慢性病变。

8. IABP 的绝对禁忌证包括
    A. 重度主动脉关闭不全
    B. 主动脉夹层

C. 严重动脉粥样硬化
    D. 高龄
    E. 终末期肾病

【解析】主动脉关闭不全时,IABP 可能增加反流;主动脉夹层时可能导致夹层进一步扩大,故均为绝对禁忌。

9. 常用的儿茶酚胺类血管活性药物**不包括**
    A. 去氧肾上腺素
    B. 多巴胺
    C. 米力农
    D. 左西孟旦
    E. 多巴酚丁胺

【解析】米力农为磷酸二酯酶抑制剂,左西孟旦为钙离子增敏剂。

10. Impella **不可**用于
    A. 右心衰竭
    B. 左心衰竭
    C. 和 VA-ECMO 联用
    D. 主动脉机械瓣
    E. 重症流感肺炎合并病毒性心肌炎

【解析】机械瓣无法置入导管;重症流感肺炎需同时进行呼吸支持,而 Impella 仅有左心辅助作用。

三、共用题干单选题

（1~2 题共用题干）

患者男,58 岁。有糖尿病、高血压、冠心病病史。因胆结石在全麻下行胆总管切开取石术,术后 3 小时患者出现寒战、高热、躁动、呼吸急促,转入 ICU。体检:T 39.3℃,心率 139 次/min,血压 75/42mmHg,呼吸 33 次/min,血氧饱和度 86%,面罩吸氧,双肺呼吸音粗,腹部伤口敷料干燥,引流量少,血红蛋白 90g/L,Hct 30%,PaO_2 55mmHg,$PaCO_2$ 30mmHg,pH 7.2,Lac 5mmol/L。

答案： 6. ABCD　7. BCDE　8. ABCD　9. CD　10. DE

1. 目前有助于病因诊断最快速的循环功能
   监测手段是
   A. 动静脉血气
   B. 重症超声
   C. 有创动脉
   D. 颈内静脉置管
   E. PiCCO

【解析】患者明显出现休克,有创动脉监测血压、颈内静脉置管获取 CVP、动静脉血气均只能协助休克的诊断,PiCCO 一方面耗时,另一方面不能迅速判断病因,而重症超声可以快速评估容量状态、心肺功能,协助休克病因的诊断。

2. 下列提示**不能**进行容量复苏的是
   A. CVP 8mmHg
   B. 下腔静脉宽度 2.0mm
   C. 无容量反应性
   D. 患者肺部超声提示少量 B 线
   E. 患者心脏功能较差

【解析】CVP、下腔静脉宽度均是静态反映右心前负荷的指标,均不是液体复苏的禁忌,而患者肺部少量 B 线、心功能较差,需进一步结合患者的循环情况,以组织灌注为导向,谨慎复苏;患者如果没有容量反应性,需进一步寻找原因,否则容量复苏效果不佳。

（3~4 题共用题干）
　患者女,72 岁。有高血压病、肺动脉高压病史。患者突然腹痛 3 小时入院。急诊体检:T 38.5℃,HR130 次/min,BP 70/40mmHg,RR 30 次/min,血氧饱和度 90%,鼻导管吸氧,双肺呼吸音粗,腹壁紧张、压痛,pH 7.1,Lac 3mmol/L。

3. 床边最能快速反映患者微循环灌注**不良**
   的指标是

   A. 膝关节花斑评分
   B. BP
   C. CVP
   D. ScvO₂
   E. 重症超声

【解析】BP 及 CVP 均是反映大循环的指标,ScvO₂ 需放置中心静脉导管测量,重症超声可监测微循环但需要超声造影,膝关节花斑评分可床边获得,而皮肤花斑指血流分布不均导致的皮肤斑片状变色,可以通过膝关节花斑评分反映休克的程度与状态。

4. 治疗过程中患者右心增大,结合患者有右肺动脉高压病史需进一步评估,最简易的监测手段是
   A. 经胸心脏超声
   B. PAC
   C. PiCCO
   D. 经食管心脏超声
   E. CVP

【解析】患者有肺动脉高压病史,右心增大考虑肺动脉高压、肺心病,经胸心脏超声可快速评估,若效果不佳可经食管,或放置 PAC 导管进行肺循环监测。

（5~8 题共用题干）
　患者男,72 岁。体重 50kg。因急性上消化道出血行胃镜检查,在检查后突发胸痛,心电图发现为前壁心肌梗死而转入 ICU。转入 ICU 时患者全身冰凉、发绀及尿量减少。查体:HR 110 次/min,BP 119/66mmHg,RR 27 次/min。漂浮导管发现 CVP 6mmHg,PAP 36/16mmHg,PAWP 10mmHg,心排血量(CO)3.1L/min。动脉血气分析:pH 7.37,PaCO₂ 35mmHg,PaO₂ 65mmHg,SaO₂ 91%,Hb 8.2g/dl;肺动脉血气分析:pH 7.45,PaCO₂ 48mmHg,PvO₂ 45mmHg,SvO₂ 51%。

答案:　1. B　2. C　3. A　4. B

5. 混合静脉血氧饱和度(SvO$_2$)代表的是全身组织水平氧供和氧耗的平衡,一般临床上参考范围是
   A. 0.51~0.62   B. 0.65~0.75
   C. 0.73~0.85   D. 0.81~0.90
   E. 0.65~0.75

【解析】正常 SvO$_2$ 为 0.65~0.75,本例患者明显降低。

6. 根据患者目前的指标,为了增加患者的氧输送,采取下面措施效果最好的是
   A. 补充晶体液使 PAWP 回到 16mmHg
   B. 输血使 Hb 升高到 10g/dl
   C. 使用多巴酚丁胺使 CO 回到 4.0L/min
   D. 增加 FiO$_2$ 使 PaO$_2$ 升至 90mmHg
   E. 利尿使尿量达 30ml/h

【解析】对于临床上重症患者而言,适当的氧输送是相当重要的,DO$_2$=CO(L/min)× [1.34(ml/g)× Hb(g/dl)× SaO$_2$+(0.003 1× PaO$_2$)]×10(dl/L),其中 0.003 1 是氧的溶解系数,1.34 是 1g 完全饱和的血红蛋白可携带的氧气体积,最后乘以 10 可将单位变成 ml/min。对于此患者,增加 PaO$_2$ 对 DO$_2$ 影响不大,因为要乘以溶解系数 0.003 1;如果增加 Hb 至 10g/dl,DO$_2$ 会增加,但不如增加 CO 引起的 DO$_2$ 更加明显,所以增加 CO 对此患者来说益处最大,故可以应用多巴酚丁胺增加 CO 来改善氧输送。

7. 下面指标**不能**代表患者缺氧状态的是
   A. SvO$_2$ 51%
   B. Pv-aCO$_2$ 13mmHg
   C. Pcv-aCO$_2$/Ca-vO$_2$ 2.95
   D. 氧摄取率 O$_2$ER 43.9%
   E. SaO$_2$ 91%

【解析】多数研究已经证实,Pcv-aCO$_2$ 和流量具有很好的相关性,其与流量成反比,与二氧化碳产生量成正比。对于大循环而言,Pcv-aCO$_2$ 越高,心排血量越低;对于微循环而言,Pcv-aCO$_2$ 越高,微循环血流越低。Pcv-aCO$_2$≥6mmHg 时,无论 ScvO$_2$ 是否正常,都表明机体没有足够血流冲洗组织产生的 CO$_2$,CO 不足以维持外周组织灌注。Pcv-aCO$_2$ 升高只能反映血流不足,并不能反映组织缺氧。

8. 对于氧代谢的指标,以下评价**不正确**的是
   A. 传统监测指标,如心率、血压、神志、尿量可以反映患者的氧代谢状态,但敏感性不高,不能早期反映组织缺氧
   B. 在正常情况下,随着 DO$_2$ 下降,VO$_2$ 也随之下降
   C. 当 DO$_2$ 不能满足组织氧需时可出现 SvO$_2$ 或 ScvO$_2$ 下降,可作为早期反映组织缺氧的指标
   D. 在严格意义上,血乳酸不能完全代表组织缺氧
   E. Pcv-aCO$_2$/Ca-vO$_2$ 和患者预后密切相关,其值越高,多脏器功能不全的发生率、病死率就越高

【解析】在正常情况下,随着 DO$_2$ 下降,由于氧摄取率发生变化,VO$_2$ 保持不变,只有 DO$_2$ 下降到一定程度时,VO$_2$ 才随之发生变化。

(9~11 题共用题干)

患者女,34 岁。既往 SLE,有慢性肺动脉高压病史 10 年,平时长期服用激素,免疫抑制剂控制尚可。近 2 周患者出现低热、咳嗽、咳痰、喘憋。今日因低氧、血压下降就诊于抢救室。患者用储氧面罩吸氧 10L/min 时,SpO$_2$ 92%,BP 80/40mmHg,HR 120 次/min,RR 30 次/min,肺部 CT 显示患者双肺弥漫磨玻璃影。急诊床旁行超声检查。

答案: 5. B 6. C 7. B 8. B

9. 入室监测 CVP 12mmHg,超声显示患者右心室明显扩张,三尖瓣反流最高 3.8m/s,估测的肺动脉收缩压是
   A. 48mmHg 　 B. 64mmHg
   C. 76mmHg 　 D. 60mmHg
   E. 70mmHg

【解析】肺动脉收缩压估测的公式为 $4 \times TVR^2_{max} + CVP$,就本例患者而言为 $4 \times 3.8 \times 3.8 + 12 = 70mmHg$。

10. 慢性肺动脉高压患者常伴有右心收缩功能不全,下面指标提示右心收缩功能不全的是
    A. TAPSE 2.0cm
    B. 右心 EF 50%
    C. 下腔静脉直径 2.2cm
    D. TAPSE 1.2cm
    E. LVOT VTI 10.9cm/s

【解析】TAPSE 为三尖瓣瓣环位移,其参考值通常为 >1.8~2.0;TAPSE 1.2 通常提示患者存在右心收缩功能不全。

11. 右心功能不全的评估流程**不包括**
    A. 区分急慢性
    B. 右心收缩舒张功能评估,评价是否合并肺动脉高压
    C. 心室间相互作用评估
    D. 左心室流出道血流速度时间积分评估
    E. 病因启动的其他心脏功能与脏器评估

【解析】对于右心功能不全的评估,首先需要区分是急性还是慢性;主要判断是否存在右心房增大或者室间隔矛盾运动;另外,需要通过评估 TVR 和 TAPSE 等指标评估右心的收缩、舒张功能,判断是否合并肺动脉高压。还需要通过 IVC 等指标评价与心

脏功能和其他脏器的关系。左心室流出道血流速度时间积分是评价左心室泵血的重要指标,不包括在右心功能不全的评估范围之内。

（12~14 题共用题干）

患者男,78 岁。因腹痛腹胀就诊于外科急诊,考虑为不全性肠梗阻,予以抗感染、输液治疗。患者有长期高血压病史,血压控制不佳。夜间患者出现呼吸频率增快,氧合下降,血压下降,听诊双肺可闻及细湿啰音。予以床旁超声检查,发现患者左心室明显增厚,EF 55% 左右。左心房明显增大,双肺弥漫 B 线。

12. 对患者目前诊断首先考虑的是
    A. 急性心肌梗死 　 B. 肺栓塞
    C. 肺部感染 　 D. 气胸
    E. 肺水肿

【解析】结合患者的听诊、查体以及超声的 B 线表现,考虑为肺水肿。

13. 患者心室明显增厚,左心房偏大,考虑患者可能存在左心室舒张功能障碍,下面**无法**判断此患者舒张功能不全的指标是
    A. 左心房最大容积指数
    B. TR 峰值流速
    C. 二尖瓣环 e'
    D. 侧壁/间隔平均 E/e'
    E. 左心室室壁厚度

【解析】患者 EF 为 55% 左右,且患者长期高血压导致存在心肌肥厚,都提示可能存在 EF 正常的舒张性心力衰竭。对于 EF 正常的患者,通常通过左心房容积指数,TVR 峰值流速,二尖瓣环 e',以及侧壁/间隔平均 E/e' 四个指标来评估患者是否存在舒张功能不全。

答案:　9. E　10. D　11. D　12. E　13. E

14. 对该患者此时采取的治疗措施**不合适**的是
    A. 应用高流量吸氧进行呼吸支持
    B. 加用多巴酚丁胺强心治疗
    C. 行中心静脉置管，予以进一步血流动力学监测
    D. 患者心率过快时，可考虑使用艾司洛尔控制心率
    E. 使用呋塞米进行利尿治疗

【解析】心动过速对患者的舒张功能会产生不良影响，使用多巴酚丁胺治疗会增加患者心率，使患者舒张功能不全难以缓解。

（15~16 题共用题干）

患者男，28 岁。蜜蜂叮咬后出现头面部肿胀伴意识障碍，在救护车上给予肾上腺素 0.5mg，肌内注射，之后 0.3mg，肌内注射，并行气管插管，转入抢救室。给予患者持续镇静、肌松状态，HR 145 次/min，BP 74/40mmHg，RR 10 次/min，SpO_2 100%。呼吸机参数：VC 模式，VT 500ml，PEEP 5cmH$_2$O，FiO_2 100%。查体提示下肺少许有哮鸣音，心脏无杂音。转运过程中已予生理盐水 1 000ml 及沙利度胺雾化。

15. 下列可改善目前循环障碍的最佳方法是
    A. 静脉注射抗组胺药物
    B. 静脉注射肾上腺素 0.3mg
    C. 静脉输注甲泼尼龙 125mg
    D. 继续补液，改为乳酸林格液 2L/h
    E. 降低呼吸频率，充分呼吸

【解析】患者系过敏性休克，肌内注射肾上腺素为首选，当无效时，需考虑静脉给药，患者目前无明确内源性 PEEP 增加证据，选项 A 和 C 不能快速改善，大量乳酸林格液可能加重代谢性酸中毒。

16. 过敏性休克时，最有效的治疗措施为
    A. 静脉注射肾上腺素

B. 肌内注射肾上腺素
C. 口服抗组胺药物
D. 静脉注射抗组胺药物
E. 静脉输注甲泼尼龙

【解析】过敏性休克的主要原因是 IgE 介导的超敏反应，治疗首选肌内注射肾上腺素，效果欠佳再考虑静脉注射。

（17~20 题共用题干）

患者男，68 岁。因"胸痛 4 天，呼吸衰竭 1 天"入院，因呼吸衰竭气管插管，予去甲肾上腺素，泵入速度 0.1μg/(kg·min)，血压可，行冠状动脉造影提示三支病变，之后转入监护室。

17. 此时可辅助患者冠状动脉灌注的方法是
    A. 硝酸甘油泵入　　B. 口服硝酸甘油
    C. 溶栓　　　　　　D. IABP
    E. VA-ECMO

【解析】患者需血管活性药物维持血压，此时使用有扩血管作用的药物风险很大，溶栓已经过期，目前循环尚稳定，VA-ECMO 暂不需要。

18. 患者血压进行性下降，HR 升高至 130 次/min，超声心动提示 EF 20%。下一步可以选择的治疗方法包括
    A. VV-ECMO　　　B. VA-ECMO
    C. 左西孟旦　　　D. 肾上腺素
    E. 去乙酰毛花苷

【解析】患者增快的心率不适合再使用有变时效应的药物，而洋地黄类可增加心脏耗氧，血压进一步降低，不适合使用左西孟旦，可以选择 VA-ECMO 和 Impella。

19. 患者留置 VA-ECMO 后，复查超声心动提示主动脉瓣开放差，左心室自显影。进一步可实现左心卸负荷的方法**不包括**

答案：　14. B　15. B　16. B　17. D　18. B　19. C

A. V-AV ECMO

B. 增加 VA-ECMO 转速

C. 拔除 IABP

D. 开胸左心房留置引流管

E. 人工房缺

【解析】左心卸负荷的目的是将左心系统引流,V-AV ECMO 目的是改善 VA-ECMO 时中枢神经系统的供氧,手术以及介入的方法都可促进左心自 ECMO 引流(无论是直接连到离心泵还是通过房缺向右心房引流,之后经右心房自 ECMO 引流),IABP 本身可以降低左心室后负荷,具有一定卸负荷的效果,而 VA-ECMO 流量提高会进一步增加左心室后负荷。

20. 患者联用 IABP 后,左心室卸负荷成功,下列**不可**作为撤除 VA-ECMO 参考指标的是

A. 左心室流出道 VTI>0.12m/s

B. CVP<10mmHg

C. LVEF>25%

D. 二尖瓣环峰流速(组织多普勒)≥6cm/s

E. MAP≥65mmHg 及 VA-ECMO 流量 3L/min

【解析】根据 2021 年 ELSO 的成人 VA-ECMO 指南,血压的要求为 MAP>60mmHg,当 VA-ECMO 流量逐渐递减至 0~1L/min 时,其余选项为正确。

四、案例分析题

【案例 1】患者男,35 岁。无特殊病史。近 2 周患者出现高热、咳嗽、咳痰。今日因烦躁不安、呼吸困难,血压下降就诊于急诊科室。SpO_2 90%(鼻导管吸氧),HR 125 次/min,RR 29 次/min,肺部 CT 显示患者左下肺大片实变影。

第 1 问:根据以上提供的信息,第一时间需要进行的循环功能监测是

A. 有创血压　　　　B. 颈内静脉置管

C. 经胸心脏超声　　D. PiCCO

E. PAC　　　　　　F. 肺部超声

【解析】患者意识模糊,呼吸频率偏快,首先行有创血压监测,快速协助诊断治疗,是监测循环功能的基础,再结合血气、超声综合评估,根据临床需求进一步选择监测手段。

第 2 问:下列最能反映心脏功能指标的是

A. BP　　　　　　　B. CVP

C. CO　　　　　　　D. EF

E. 心脏大小　　　　F. 每搏功

【解析】血流是循环功能监测的核心,循环功能监测就是对血流的监测,包括大循环、器官血流、微循环,血流贯穿始终,流量的监测是对血流状态的反映,根据不同的临床场景选择不同的流量监测指标。临床常用的心排血量(CO)是一个最为经典的流量指标。

第 3 问:以下评估微循环灌注较差的是

A. CRT 4 秒　　　　B. CRT 2 秒

C. PI 2.0　　　　　D. PI 1.5

E. Lac 1.3mmol/L　F. 皮肤花斑评分 1 分

【解析】CRT 用于评估血流动力学不稳定患者的低灌注状态,参考值≤2 秒,但与年龄和性别相关。CRT 4 秒反映外周灌注不良,需结合其他指标进一步判断。

第 4 问:如果患者测得血压 80/45mmHg,目前最佳的治疗方案包括

A. 气管插管呼吸机辅助通气

B. 液体复苏

答案:　20. E

【案例 1】　1. A　2. C　3. A　4. B

　　C. 使用血管收缩药物

　　D. CRRT

　　E. ECMO

　　F. 使用心肌收缩力药物

【解析】目前患者处于休克状态,首先采取以恢复器官灌注为导向的治疗,通过判断容量状态及容量反应性后,立即行液体复苏,根据患者的呼吸情况进行呼吸支持、肾支持。

【案例2】患者女,76岁。有高血压、糖尿病病史。因腹痛伴停止排气排便2天入院。查体:急性痛苦貌,精神不振,T 38.5℃,RR 30次/min,HR 120次/min,BP 100/60mmHg,双肺呼吸音略粗,无啰音,腹肌紧张,有压痛、反跳痛,四肢活动好,无水肿。尿量减少,3小时尿量60ml。

第1问:针对该患者,下一步应进行的检查是

　　A. 血常规

　　B. 腹部CT

　　C. 肠镜检查

　　D. 心电图

　　E. 血培养及有关的可采样培养

　　F. 降钙素原及CRP检查

第2问:在积极检查的同时应该

　　A. 予以5%葡萄糖液快速输注

　　B. 予以碳青霉烯类抗生素抗感染

　　C. 积极做好外科剖腹探查的术前准备

　　D. 输入血浆

　　E. 利尿治疗防止心力衰竭

　　F. 快速输入乳酸钠林格液

　　G. 向家属交代病情发展及可能的预后

【解析】患者有高血压病史,此时的血压已处于休克状态,结合腹部情况,首先考虑感染性休克。针对感染性休克,首先使用广谱抗感染药物主要针对革兰氏阴性菌感染,

血浆和5%葡萄糖液不作为休克时常规的扩容选择。

第3问:如果检查结果是结肠穿孔并化脓性腹膜炎,行手术治疗,术后因血压低、氧饱和度低,患者带气管插管转入ICU并给予呼吸机机械通气。患者心率150次/min,去甲肾上腺素维持下血压为100/50mmHg,氧饱和度为86%,2小时无尿,监测CVP为17mmHg。接下来该做的处理是

　　A. 继续快速输液提高血压

　　B. 呼吸机提高吸氧浓度改善氧分压

　　C. 行床边超声了解患者心肺情况

　　D. 静脉输注激素进行冲击治疗

　　E. 行CRRT治疗

　　F. 加用多巴酚丁胺

　　G. 抽取动脉血及中心静脉血

【解析】患者CVP已较高,再进行快速输液有导致肺水肿加重风险,所以需要行CRRT治疗维持水及电解质平衡并清除炎症因子;CVP高而血压仍低,考虑有心功能异常可能性,可行床边心脏超声检查及动静脉血气分析了解全身血流量状态,并加用多巴酚丁胺提高心排血量;低剂量的激素可考虑,但不主张进行冲击治疗。

第4问:如果经过剖腹探查后发现患者为回肠节段性坏死,行肠坏死切除并吻合术,术后患者尿量明显增多,但仍需大剂量去甲肾上腺素维持血压,这时应采取的治疗措施是

　　A. 加强抗生素治疗

　　B. 床边血流动力学及氧代谢监测

　　C. 维持血糖4.2~6.1mmol/L

　　D. 可加用肾上腺素

　　E. 若CVP为5cmH$_2$O,PAWP为10mmHg,应加用激素治疗

　　F. 监测血乳酸

答案:【案例2】 1. ABDEF 2. BCFG 3. CEFG 4. ABF

【解析】重症患者血糖维持在8.3mmol/L左右即可,血糖控制过于严格反而使患者死亡率升高;肾上腺素不提倡一线使用,必要时可加用;排除前负荷升高及心肌收缩力下降后,激素主要针对血管张力降低时小剂量应用。

【案例3】患者男,62岁。突发低氧、呼吸困难,咳粉红色泡沫痰,予以气管插管,呼吸机辅助呼吸。PC 12cmH$_2$O,PEEP 8cmH$_2$O,FiO$_2$ 60%。有高血压、糖尿病、冠心病病史。查体:镇静状态,T 38.2℃,HR 120 次/min,BP 80/40mmHg,听诊双肺呼吸音低,四肢末梢凉。血气分析:pH 7.25,PaO$_2$ 80mmHg,PaCO$_2$ 40mmHg,Lac 5.2mmol/L。

第1问:结合现有资料,对患者目前考虑的诊断有
    A. Ⅰ型呼吸衰竭
    B. 休克
    C. 肺栓塞
    D. 糖尿病高渗性昏迷
    E. 高血压危象
    F. 重症肺炎

【解析】患者明确氧分压低,且无 CO$_2$ 潴留;Ⅰ型呼吸衰竭诊断明确,且患者乳酸升高、血压低,休克诊断明确。

第2问:为了进一步明确对患者的诊断,有必要进行的检查是
    A. 心电图
    B. 床旁心肺超声
    C. 血常规,PCT,血培养
    D. CTPA
    E. 颅脑 CT
    F. 腰椎穿刺
    G. 心肌酶学

【解析】结合粉红色泡沫痰和患者病史高度怀疑患者存在急性心肌梗死,因此需要心电图、心肌酶来明确诊断,另外,需要除外肺部感染、感染性休克的可能,因此需要留取血常规以及感染的相关证据。

第3问:患者检查结果回报发现心电图呈现明显的 ST 段抬高,弓背向上抬高,且肌钙蛋白明显升高,提示患者可能出现心肌梗死。在急性心肌梗死患者中可能会出现的超声表现是
    A. 节段性室壁运动障碍
    B. 心肌球形心
    C. 中量、大量二尖瓣反流
    D. 室间隔穿孔
    E. 左右心弥漫性收缩减低
    F. "D"字征

【解析】患者急性心肌梗死的超声显示梗死部位的功能下降,主要表现为节段性室壁运动障碍。当患者出现广泛前壁心肌梗死时,会出现类似心肌球形心的表现,当心肌梗死影响腱索时,会导致二尖瓣反流,而累及室间隔时,可能会出现室间隔穿孔。

第4问:重症超声可以帮助筛查的心肌梗死并发症有
    A. 心室壁破裂   B. 乳头肌断裂
    C. 流出道梗阻   D. 心包积液
    E. 腱索断裂   F. 心源性肺水肿

【解析】选项中均为急性心肌梗死可能出现的并发症,都可以通过重症超声来明确诊断。

【案例4】患者男,42岁。因肝脓肿入院,后因意识障碍转入监护室,入室后生命体征提示:T 39℃,HR 150 次/min,BP 80/40mmHg,RR 25 次/min。

答案:【案例3】 1. AB 2. ABCG 3. ABCD 4. ABCDEF

第1问:患者治疗前需要进行的检查是

A. 血常规　　　　B. 尿常规

C. 动脉血气　　　D. 乳酸

E. 血培养　　　　F. 心电图

G. 腹部超声

【解析】患者休克入室,需明确休克类型,血常规可评价有无失血,动脉血气、乳酸可评价目前灌注情况,血培养是加用抗生素前的治疗,心电图可明确有无心源性因素,尿常规和腹部超声暂不需要。

第2问:下一步治疗可考虑的是

A. 使用广谱抗生素

B. 留置中心静脉

C. 监测中心静脉血氧饱和度

D. 20分钟内给予生理盐水500ml

E. 超声心动评价容量指标

F. 被动抬腿试验

G. 留置有创动脉

【解析】容量复苏、血管通路、$ScvO_2$的监测是感染性休克早期处理的重要组成部分,抗生素的使用更应及早采取。近年来通过超声或动脉波形评价扩容反应较为热门,本患者为自主呼吸,操作过程中需警惕假阳性出现。

第3问:扩容500ml后,患者CVP自4mmHg升高至12mmHg,伴呼吸窘迫加重,咳出大量黄色水样痰,意识障碍加重。需进一步采取的最紧急的处理为

A. 利尿

B. 气管插管

C. 无创通气

D. 超声评价心脏功能

E. 血流动力学监测(PiCCO或肺动脉漂浮导管)

F. VA-ECMO

【解析】患者临床表现考虑心源性肺水肿可能,目前意识障碍、痰量增多,考虑无创通气效果不佳,利尿可能短期内无法解决问题,故需气管插管有创通气。患者严重感染合并休克,后续有必要超声评价心脏功能,必要时行血流动力学监测,VA-ECMO为时尚早。

第4问:患者气管插管后血压进行性下降,超声心动提示射血分数20%,去甲肾上腺素加至1.5μg/(kg·min),肾上腺素加至1μg/(kg·min),HR 130次/min,BP 80/40mmHg。进一步可考虑的治疗措施包括

A. IABP

B. VV-ECMO

C. VA-ECMO

D. Impella

E. 加用糖皮质激素

F. 加用亚甲蓝

【解析】患者休克考虑感染性休克合并心源性休克可能,对脓毒症相关低心排血量患者,法国多中心研究结果提示VA-ECMO有可能改善预后,而Impella目前缺乏相关证据。糖皮质激素可能改善血管活性药的反应性。亚甲蓝作为NO抑制剂,可用于难治性分布性休克。

答案:【案例4】 1. ACDEF　2. ABCDEFG　3. B　4. CEF

第四章　肾功能障碍

一、单选题

1. 关于血尿素氮(BUN)的说法正确的是
   A. 参考值新生儿 3.2~7.1mmol/L
   B. 甲状腺功能亢进症会导致血 BUN 浓度增高,但仍具有诊断 GFR 变化的意义
   C. 不可作为肾衰竭透析充分性指标
   D. BUN 浓度增加,提示 GFR 降低,敏感性和特异性强
   E. 蛋白质分解或摄入过多可导致其升高

【解析】血尿素氮的参考值:成年人为 3.2~7.1mmol/L;婴儿、儿童为 1.8~6.5mmol/L。其临床意义如下:

(1) 器质性肾功能损害:BUN 浓度增加,提示 GFR 降低,但敏感性和特异性均较差。

(2) 肾前性少尿:此时 BUN 增高,但血 Cr 增高不明显,BUN/Cr>10;经扩容后尿量多能增加,BUN 可自行下降。

(3) 蛋白质分解或摄入过多:如急性传染病、高热、上消化道大出血、大面积烧伤、严重创伤、大手术后和甲状腺功能亢进症、高蛋白饮食等会导致血 BUN 浓度增高,而不具有诊断 GFR 变化的意义。

(4) 作为肾衰竭透析充分性指标:多以 KT/V 表示,K=透析器 BUN 清除率(L/min),T=透析时间(min),V=BUN 分布容积(L),$KT/V>1.0$ 表示透析充分。

2. 下列关于肾衰竭相关监测指标表述正确的是
   A. 血肌酐只有内生性成分
   B. 高蛋白饮食会导致 BUN 浓度增高,但仍具有诊断 GFR 变化的意义
   C. BUN 可以作为肾衰竭透析充分性指标
   D. BUN 浓度增加,提示 GFR 降低,敏感性和特异性强
   E. 蛋白质分解或摄入过多对其影响不显著

3. 关于急性肾损伤(AKI)的说法**错误**的是
   A. 引起 AKI 的病因包括肾前性、肾性、肾后性三类
   B. 控制原发病,遏制由其引起的一系列炎症反应,是治疗 AKI 的重要措施
   C. 缺血和炎症性损伤是严重感染导致 AKI 的重要机制
   D. 影像学诊断应用的造影剂或增强剂可诱导 AKI
   E. 具有肾损伤高危因素的患者,不可选用无肾损伤或肾损伤较小的药物

【解析】ICU 的危重患者在治疗中应用的不少药物具有肾毒性,有可能引起或加重肾功能损害。氨基糖苷类、万古霉素和两性霉素 B 等常用药物具有明显的肾毒性,避免应用肾毒性药物或更改为更为合理的用药方法,有可能预防急性肾损伤的发生。

答案：1. E　2. C　3. E

因此,在危重患者中,尤其是具有肾损伤高危因素的患者,需尽可能选用无肾损伤或肾损伤较小的药物,并定期监测肾功能。

4. 下列关于肾衰竭的治疗表述正确的是
   A. AKI 患者常合并代谢性酸中毒,积极控制原发疾病是改善酸中毒的最根本措施
   B. 肾衰竭患者无需注意饮食
   C. 诊断为肾衰竭的患者一定需要进行透析治疗
   D. AKI 的 RRT 方式主要有 HD、CRRT 两种
   E. 引起 AKI 的病因包括肾前性、肾后性两类

   【解析】肾衰竭患者需注意饮食结构;肾衰竭患者根据其内环境、肌酐情况决定是否行 CRRT 治疗;AKI 的 RRT 方式有三种;引起 AKI 的病因包括肾前性、肾性、肾后性三类。

5. 关于连续性肾替代治疗的说法**错误**的是
   A. 连续性肾替代治疗(continuous renal replacement therapy,CRRT)是重症医学科内的重要脏器支持技术之一,是危重症救治中不可或缺的重要手段
   B. 液净化治疗的模式主要有连续性静脉-静脉血液滤过(CVVH)、缓慢连续性超滤(SCUF)、连续性静脉-静脉血液透析(CVVHD)、连续性静脉-静脉血液透析滤过(CVVHDF)等
   C. CRRT 与 IHD 相比,具有血流动力学稳定,能持续、稳定地控制氮质血症和水盐代谢,不断清除体内毒素及炎症因子,保障患者营养支持治疗等优点

   D. 影响超滤的因素很多,包括滤过膜的特性(通透性、膜孔径大小等)、TMP、血液黏滞度、超滤液收集装置距滤器高度等
   E. CRRT 清除溶剂和溶质的原理只有超滤

   【解析】CRRT 清除溶剂和溶质的原理:超滤、弥散、对流、吸附。

6. 患者男,79 岁。有前列腺病史。近 1 周因排尿困难入院进行检查。实验室检查:血肌酐 750μmol/L,诊断为肾衰竭。下列说法**不正确**的是
   A. 测定血 Cr 浓度可以作为 GFR 受损的指标
   B. 全血 Cr 为 88.4~176.8μmol/L;血清或血浆 Cr,男性为 53~106μmol/L,女性为 44~97μmol/L
   C. 血 Cr 升高见于各种原因引起的肾小球滤过功能减退
   D. 尿素的生成量取决于饮食中蛋白质摄入量、组织蛋白质分解代谢及肝功能状况
   E. 老年人、消瘦者 Cr 一定偏低,因此一旦血 Cr 上升,要警惕肾功能减退,此时应进一步进行内生肌酐清除率检测

   【解析】老年人、消瘦者 Cr 可能偏低,因此一旦血 Cr 上升,要警惕肾功能减退,此时应进一步进行内生肌酐清除率检测。

7. CRRT 清除溶剂和溶质的原理**不包括**的方式是
   A. 超滤　　　　B. 弥散
   C. 对流　　　　D. 吸附
   E. 稀释

   【解析】稀释不属于 CRRT 清除溶剂和溶质的原理。

答案:　4. A　5. E　6. E　7. E

8. 患者男,74岁。有前列腺病史。近1周因排尿困难、双下肢肿胀入院进行检查。检查血肌酐:750μmol/L,当地医院诊断其为肾衰竭。下列关于肾衰竭的治疗说法**错误**的是

   A. AKI患者常合并消化、呼吸、循环、血液、神经等多系统损害,导致多脏器功能衰竭,应密切监测患者各脏器功能状况、及时评估,并给予相应的器官功能支持治疗

   B. AKI患者常合并多种电解质紊乱,包括高钾血症、低钾血症、低钠血症、低钙血症、高磷血症、高镁血症等,其中最常见最危急的为高钾血症,应及时发现与处理

   C. 每日补液量应根据患者处于急性肾损伤的不同阶段进行调整

   D. 葡萄糖可作为自由水的替代物用于纠正高渗状态

   E. 发热患者只要体重不增加就无需增加入液量

【解析】发热患者体重不增加可适当增加入液量。但需密切监测患者肾功能、血流动力学、组织器官灌注情况及总体病情变化,及时调整液体出入量。准确地记录每日的液体出入量对补液以及控制由于容量引起的急性肾损伤至关重要。

9. 患者男,79岁。有前列腺病史。近1周因排尿困难入院进行检查。检查血肌酐:670μmol/L,诊断为肾衰竭。下列说法**不正确**的是

   A. CRRT是目前临床应用于救治AKI的主要肾替代治疗方式

   B. 不同阶段的AKI及存在不同合并症时,应选择个体化的治疗策略

   C. 在所有引起AKI的因素中,绝对或相对性低血容量是最重要的病因

   D. 尿素的生成量取决于饮食中蛋白质摄入量、组织蛋白质分解代谢及肝功能状况

   E. 肾衰竭患者每日无需监测出入量、心功能状态、血容量等

【解析】AKI患者常合并消化、呼吸、循环、血液、神经等多系统损害,导致多脏器功能衰竭,应密切监测患者各脏器功能状况、及时评估,并给予相应的器官功能支持治疗。

10. 患者男,74岁。有前列腺病史。近1周因排尿困难、双下肢肿胀入院进行检查。实验室检查:血肌酐750μmol/L,当地医院诊断其为肾衰竭,建议进行CRRT治疗。下列关于CRRT治疗说法**错误**的是

   A. CRRT的适应证可主要归类于两个方面:一是肾性疾病,主要指存在肾功能损害的重症患者;二是非肾疾病或肾功能损害的重症状态,主要用于器官功能不全支持、稳定内环境、调节免疫等

   B. 血流动力学不稳定,或伴有急性脑损伤及其他原因导致颅内压增高、脑水肿的AKI患者,建议使用CRRT而非IHD

   C. 维持体外循环回路内血液的流体状态,维持滤器的有效滤过功能,保证CRRT的顺利实施

   D. 目前临床上常用的抗凝方法只有全身性抗凝、体外局部抗凝两大类

   E. 初始血流速度宜缓慢,尤其是血流动力学不稳定及心功能不全患者初始血流速度可设置为80~100ml/min,之后逐渐增加至目标速度

【解析】目前临床上常用的抗凝方法主要分为全身性抗凝、体外局部抗凝和无抗凝三大类。

11. 患者男,79 岁。有前列腺病史,近 1 周因排尿困难入院进行检查。检查血肌酐:670μmol/L,诊断为肾衰竭,医生建议进行肾替代治疗。下列关于该治疗相关说法**不正确**的是
    A. CRRT 是目前临床应用于救治 AKI 的主要肾替代治疗方式
    B. 不同阶段的 AKI 及存在不同合并症时,应选择个体化的治疗策略
    C. 吸附是血液灌流或血浆吸附时溶质清除的主要方式,考虑部分大分子物质无法通过对流或弥散清除,临床上主要用于中、大分子物质的清除
    D. 超滤是肾替代治疗时清除水分的主要原理
    E. 当患者血液循环不稳定时,建议进行 IHD 方法治疗

【解析】CRRT 与 IHD 相比,具有血流动力学稳定,能持续、稳定地控制氮质血症和水盐代谢,不断清除体内毒素及炎症因子,保障患者营养支持治疗等优点,使该项技术在重症抢救领域迅速广泛地开展。

12. 患者男,79 岁。有前列腺病史。近 1 周因排尿困难入院进行检查。实验室检查:血肌酐 250μmol/L。下列说法**错误**的是
    A. 肾功能的监测主要为间断性的方法
    B. 血清或血浆 Cr,男性 53~106μmol/L,女性 44~97μmol/L
    C. 测定血 Cr 浓度可以作为 GFR 受损的指标
    D. AKI 诊断标准:肾功能在 48 小时内迅速减退,SCr 升高绝对值≥26.5μmol/L(0.3mg/dl),或较基础值升高≥50%(增至 1.5 倍)

E. AKI 诊断标准为尿量 <0.5ml/(kg·h),超过 12 小时

【解析】AKI 诊断标准:
(1) 48 小时内肾功能急剧下降。
(2) 血清肌酐(SCr)上升≥0.3mg/dl(26.5μmol/L)或 SCr 上升≥50%(达到基线的 1.5 倍)。
(3) 尿量减少[<0.5ml/(kg·h)]超过 6 小时。

二、多选题

1. 下列选项为急性肾损伤的生物标志物的是
   A. 胱抑素 C
   B. KIM-1
   C. NGAL
   D. 尿 IL-18
   E. 髓样细胞触发受体-1(TREM-1)

【解析】到目前为止,已经有 20 余种生物标志物被发现研究,其中主要集中在半胱氨酸蛋白酶抑制药 C(CysC)、肾损伤分子(KIM)-1、中性粒细胞明胶酶相关脂质运载蛋白(NGAL)、尿白介素(IL)-18、髓样细胞触发受体-1(TREM-1)等。

2. 对于肾衰竭的患者,临床上常用的监测指标包括
   A. 肌酐　　　　B. 尿素氮
   C. 尿量　　　　D. 血常规
   E. 尿 β_2-微球蛋白

【解析】患者临床上常用的监测指标主要为肌酐、尿素氮,尿量也是临床需要监测的重要指标。

3. 肾衰竭患者高钾血症的处理方式包括
   A. 若药物无效,可考虑进行血液透析
   B. 钙剂稀释后缓慢静脉注射

C. 碳酸氢钠溶液或乳酸钠溶液静脉滴注,以纠正酸中毒,并同时促进钾离子向细胞内转移

D. 应用利尿剂促进钾排泄

E. 50%葡萄糖溶液加胰岛素缓慢静脉注射,可促进糖原合成,使钾离子向细胞内移动,保护心脏

【解析】停用所有带钾液体后采取以下措施:①钙剂稀释后缓慢静脉注射;②碳酸氢钠溶液或乳酸钠溶液静脉滴注,以纠正酸中毒,并同时促进钾离子向细胞内转移;③50%葡萄糖溶液加胰岛素缓慢静脉注射,可促进糖原合成,使钾离子向细胞内移动,保护心脏;④应用利尿剂促进钾排泄;⑤口服离子交换树脂;⑥上述治疗措施无法达到目标时,肾替代治疗是最有效的措施。

4. 对于肾衰竭患者,下列关于治疗的说法正确的是

　　A. CRRT 是目前临床应用于救治 AKI 的主要肾替代治疗方式

　　B. 不同阶段的 AKI 及存在不同合并症时,应选择个体化的治疗策略

　　C. 在所有引起 AKI 的因素中,绝对或相对性低血容量是最重要的病因

　　D. 尿素的生成量取决于饮食中蛋白质摄入量、组织蛋白质分解代谢及肝功能状况

　　E. 肾衰竭患者每日无需监测出入量、心功能状态、血容量等

【解析】AKI 患者常合并消化、呼吸、循环、血液、神经等多系统损害,导致多脏器功能衰竭,应密切监测患者各脏器功能状况、及时评估,并给予相应的器官功能支持治疗。

5. 关于 CRRT 治疗参数的说法正确的是

　　A. 初始血流速度宜缓慢,尤其是血流动力学不稳定及心功能不全患者初始血流速度可设置为 80~100ml/min,之后逐渐增加至目标速度

　　B. CRRT 清除液体的主要机制是超滤

　　C. 包括血流速度、治疗剂量、滤过分数及液体平衡等方面

　　D. CVVH 是最常用的以超滤为基础的模式

　　E. 超滤率(UFR)和滤过分数(FF)是常用的评价 CVVH 剂量的指标

【解析】初始血流速度宜缓慢,尤其是血流动力学不稳定及心功能不全患者初始血流速度可设置为 80~100ml/min,之后逐渐增加至目标速度;CRRT 清除液体的主要机制是超滤;设置参数包括血流速度、治疗剂量、滤过分数及液体平衡等方面;CVVH 是最常用的以超滤为基础的模式;超滤率(UFR)和滤过分数(FF)是常用的评价 CVVH 剂量的指标。

6. 下列属于 CRRT 并发症的是

　　A. 抗凝相关并发症:如出血(胃肠道、穿刺点、尿道、颅内)、滤器内凝血、血小板减少等

　　B. 血管导管相关并发症:如导管相关感染、栓塞、动静脉瘘、心律失常、穿刺不当引起气胸或血胸、血管撕裂、导管异位等

　　C. 体外管路相关并发症:如缓激肽释放致低血压、气体栓塞、滤器内漏血等

　　D. CRRT 治疗相关并发症:如低体温、低血容量或低血压、酸碱和电解质异常(低磷血症、低钾血症、酸中毒、碱中毒)、微量元素和激素等物质丢失、药物动力学改变等

　　E. 多脏器功能衰竭

答案:　4. ABCD　5. ABCDE　6. ABCD

【解析】CRRT 治疗时可有以下四大类并发症：

（1）抗凝相关并发症：如出血（胃肠道、穿刺点、尿道、颅内）、滤器内凝血、血小板减少等。

（2）血管导管相关并发症：如导管相关感染、栓塞、动静脉瘘、心律失常、穿刺不当引起气胸或血胸、血管撕裂、导管异位等。因此，在留置 CRRT 导管时，应严格遵守操作规范，操作前可先借助超声评价患者血管条件，并在超声引导下穿刺置管，置管后再行B超或X线检查以确保导管在位。

（3）导管相关感染是最重要的并发症，包括：①穿刺部位感染；②隧道感染；③皮下感染；④导管相关血流感染（catheter related blood stream infection，CRBSI），以 CRBSI 最为凶险应重视。

（4）体外管路相关并发症：如缓激肽释放致低血压、气体栓塞、滤器内漏血等。

（5）CRRT 治疗相关并发症：如低体温、低血容量或低血压、酸碱和电解质异常（低磷血症、低钾血症、酸中毒、碱中毒）、微量元素和激素等物质丢失、药物动力学改变等。

7. CRRT 管路导管相关感染时最重要的并发症有
   A. 穿刺部位感染
   B. 隧道感染
   C. 导管相关血流感染
   D. 皮下感染
   E. 颅内感染

【解析】导管相关感染是最重要的并发症，包括：①穿刺部位感染；②隧道感染；③皮下感染；④导管相关血流感染。

8. CRRT 无绝对禁忌证，但存在以下某情况时应综合考虑利弊，谨慎使用，该情况为

A. 颅内出血或颅内压升高
B. 严重的活动性出血及严重凝血功能障碍
C. 药物难以纠正的严重休克
D. 心力衰竭，射血分数 35%
E. 呼吸衰竭

【解析】CRRT 无绝对禁忌证，但存在以下情况时应综合考虑利弊，谨慎使用：

（1）颅内出血或颅内压升高。
（2）严重的活动性出血及严重凝血功能障碍。
（3）药物难以纠正的严重休克。

三、共用题干单选题

（1~4 题共用题干）

患者男，85 岁。病史：肾衰竭 3 年，有高血压、冠心病以及腹股沟疝手术史。目前患者精神极差、恶心、食欲差、全身乏力、反应迟钝，拒绝进食服药，易怒。查体：BP 160/60mmHg，PR 59 次/min，神志清楚，贫血貌，肺部未及异常，心律不齐，腹部偶有压痛，肝脾不大，双下肢水肿。辅助检查：心电图窦性心律，偶发室性期前收缩，频发房性期前收缩，T 波异常。血常规：Hb 72g/L，RBC 2.01×10^{12}/L，BUN 47.8mmol/L，Cr 517.4mmol/L。

1. 下列诊断正确的是
   A. 慢性肾衰竭
   B. 急性肾衰竭
   C. 重度高血压
   D. 肾性脑病
   E. 尿毒症

【解析】患者有慢性肾衰竭病史 3 年，现贫血貌，下肢水肿，BUN 47.8mmol/L，Cr 517.4mmol/L，可诊断为慢性肾衰竭。

答案： 7. ABCD　8. ABC
　　　1. A

2. 对于肾衰竭患者,监测指标**不包括**
   A. 肌酐　　　　　B. 尿素氮
   C. 尿量　　　　　D. 尿颜色
   E. 肾小球滤过率

【解析】肾衰竭患者的监测指标主要为肌酐、尿素氮、尿量、肾小球滤过率等,尿颜色有一定参考性,但不是肾衰竭的主要监测指标。

3. 对于肾衰竭患者,下列治疗措施中,**不正确**的是
   A. 纠正病因,预防为主
   B. 液体平衡及容量管理
   C. 支持治疗(内环境及营养等)
   D. 其他脏器功能支持
   E. 一定需口服利尿药物进行干预

【解析】患者当前口服利尿药物可能没有效果,需严格按照治疗原则进行规律治疗,必要时进行 CRRT 干预。

4. 若患者行 CRRT 治疗,可能出现的相关并发症**不包括**
   A. 抗凝相关并发症:如出血(胃肠道、穿刺点、尿道、颅内)、滤器内凝血、血小板减少等
   B. 血管导管相关并发症:如导管相关感染、栓塞、动静脉瘘、心律失常、穿刺不当引起气胸或血胸、血管撕裂、导管异位等
   C. 体外管路相关并发症:如缓激肽释放致低血压、气体栓塞、滤器内漏血等
   D. CRRT 治疗相关并发症:如低体温、低血容量或低血压、酸碱和电解质异常(低磷血症、低钾血症、酸中毒、碱中毒)、微量元素和激素等物质丢失、药物动力学改变等
   E. 容量过负荷

【解析】CRRT 治疗时可有以下四大类并发症:抗凝相关并发症、血管导管相关并发症(导管相关感染是最重要的并发症)、体外管路相关并发症、CRRT 治疗相关并发症,所以治疗时应注意相关风险。

(5~8 题共用题干)

患者男,67 岁。因无尿 3 天、双下肢肿胀急诊入院。有高血压、冠心病、脑出血、脑萎缩、肾结石、多囊肾等病史,以及胃大部切除术、腹股沟疝手术史。目前患者精神极差,恶心、食欲差、全身乏力,反应迟钝。实验室检查如下:Hb 80g/L,RBC 2.35×10^{12}/L,BUN 49.35mmol/L,Cr 567.1mmol/L,K^+ 5.9mmol/L。

5. 下列主要诊断最可能的是
   A. 肾功能不全　　B. 消化道出血
   C. 心力衰竭　　　D. 肾性脑病
   E. 尿毒症

【解析】患者有肾结石、多囊肾病史,现无尿 3 天,尿素氮和肌酐升高,双下肢水肿,可诊断为肾功能不全。

6. 对于肾衰竭患者,监测指标主要是
   A. 血钠　　　　　B. 血 pH
   C. 血糖　　　　　D. 血常规
   E. 肾小球滤过率

【解析】肾衰竭患者的监测指标主要为肌酐、尿素氮、尿量、肾小球滤过率等。

7. 对于高钾血症患者,采取的治疗措施中**错误**的是
   A. 补镁
   B. 钙剂稀释后缓慢静脉注射
   C. 碳酸氢钠溶液或乳酸钠溶液静脉滴注,以纠正酸中毒,并同时促进钾离子向细胞内转移
   D. 应用利尿剂促进钾排泄

答案:　2. D　3. E　4. E　5. A　6. D　7. A

E. 50% 葡萄糖溶液加胰岛素缓慢静脉注射，可促进糖原合成，使钾离子向细胞内移动，保护心脏

【解析】现患者出现高钾血症，首先应立即停止使用带钾液体，若仍无改善，需进一步治疗。对于肾衰竭患者，最常见最危急的为高钾血症，应及时发现与处理。血钾超过 6.5mmol/L，心电图表现为 QRS 波增宽等明显变化时，应予以紧急处理，停用所有带钾液体后采取以下措施：①钙剂稀释后静脉缓慢注射；②碳酸氢钠溶液或乳酸钠溶液静脉滴注，以纠正酸中毒，并同时促进钾离子向细胞内转移；③50% 葡萄糖溶液加胰岛素缓慢静脉注射，可促进糖原合成，使钾离子向细胞内移动，保护心脏；④应用利尿剂促进钾排泄；⑤口服离子交换树脂；⑥上述治疗措施无法达到目标时，肾替代治疗是最有效的措施。而高钾血症常联合高镁血症，故不宜补镁。

8. 若患者使用药物降钾无效，需行 CRRT 治疗，应先进行的检查是
   A. 头部 CT 及心脏彩超
   B. 血常规
   C. 肾脏彩超
   D. 全腹部 CT
   E. 胃肠道内镜

【解析】CRRT 存在相对禁忌证，入院的患者需行头部 CT 检查判断脑部是否存在活动性出血，心脏彩超可以提示患者心脏功能是否可以支持 CRRT 治疗。

（9~18 题共用题干）

患者女，75 岁。因车祸后无尿 2 天入院就诊。有高血压、冠心病、脑出血、脑萎缩、肾结石、多囊肾等病史。目前患者精神极差，恶心、食欲差、全身乏力，反应迟钝，拒绝进食服药，易怒。查体：BP 160/60mmHg，PR 59 次/min，神志清楚，贫血貌，肺部未及异常，心律不齐，腹部偶有压痛，肝脾不大，双下肢水肿。辅助检查：Hb 80g/L，RBC 2.35 × 10^{12}/L，BUN 49.35mmol/L，Cr 617.4mmol/L。

9. 对于该患者诊断最有价值的监测是
   A. 肌酐　　　　　　B. 肾脏 B 超
   C. 肾穿刺活检　　　D. 肾血管 B 超
   E. 全腹部 CT

【解析】肾衰竭患者的监测指标主要为肌酐、尿素氮、尿量、肾小球滤过率等。

10. 该患者诊断为肾衰竭，根据《KDIGO 急性肾损伤临床实践指南》，该患者为
    A. AKI 1 级　　　　B. AKI 2 级
    C. AKI 3 级　　　　D. AKI 4 级
    E. AKI 5 级

【解析】AKI 诊断标准：
（1）48 小时内肾功能急剧下降。
（2）血清肌酐（SCr）上升 >0.3mg/dl（26.5μmol/L）或 SCr 上升 >50%（达到基线的 1.5 倍）。
（3）尿量减少［<0.5ml/(kg·h)］超过 6 小时。

AKI 3 级：绝对值 >354mol/L 或增加值 > 基础值的 3 倍，急性增加至少 44.2μmol/L。

11. 下列标志物**不能**提示患者为肾衰竭的是
    A. 胱抑素 C　　　　B. KIM-1
    C. NGAL　　　　　D. 尿 IL-18
    E. 尿白细胞

12. 若患者诊断为肾衰竭，下列说法中**错误**的是
    A. 尿钠排泄分数和肾衰竭指数，用于鉴别肾前性及肾性 AKI
    B. 尿 $β_2$-MG 增多可较敏感地反映近端肾小管重吸收功能受损

答案：　8. A　9. A　10. C　11. E　12. D

C. 成年人尿量 1 000~2 000ml/24h

D. BUN 浓度增加,提示 GFR 降低,其敏感性和特异性高

E. 老年人、消瘦者 Cr 可能偏低,因此一旦血 Cr 上升,要警惕肾功能减退,此时应进一步进行内生肌酐清除率检测

【解析】器质性肾功能损害:BUN 浓度增加,提示 GFR 降低,但敏感性和特异性均较差。

13. 下列关于肾衰竭生物标志物的说法**错误**的是

A. CysC 是人体有核细胞合成并分泌的一种低分子量碱性非糖基化蛋白质,主要经肾分解代谢,较少受肌肉含量影响

B. 有研究推测 KIM-1 可作为早期急性肾损伤的敏感生物标志物

C. NGAL 可通过肾小球滤过膜,在近端肾小管中被重吸收

D. 尿 IL-18 为预测 AKI 的早期敏感指标,且与 AKI 严重程度及病死率密切相关

E. 尿 IL-18 对于缺血性 AKI 的早期特异度低

【解析】到目前为止,已有 20 余种生物标志物被发现研究,其中主要集中在半胱氨酸蛋白酶抑制药 C(CysC)、肾损伤分子(KIM)-1、中性粒细胞明胶酶相关脂质运载蛋白(NGAL)、尿白介素(IL)-18 等,尿 IL-18 是预测 AKI 的早期敏感指标,且与 AKI 严重程度及病死率密切相关,尤其对于缺血性 AKI 的早期特异度最高,如联合检查 NGAL 则可能成为诊断 AKI 的生物标志物。同样,作为促炎细胞因子,一些炎症性疾病会上调 IL-18 表达,从而就敏感和特异性方面会降低其在 AKI 中的价值。

14. 下列关于肾衰竭的说法**不正确**的是

A. 恰当地补充营养维持机体的正常代谢,有助于损伤细胞的修复与再生

B. 积极控制原发疾病是改善酸中毒的最根本措施

C. KIDGO 指南推荐所有分期的 AKI 患者均给予 20~30kcal/(kg·d) 足量营养

D. 在营养途径方面,AKI 患者优先选用肠内营养,并可以选择特定的配方制剂,保护肾功能

E. 建议非高分解代谢的 AKI 患者每日蛋白摄入量为 1.0~1.5g/(kg·d)

【解析】KIDGO 指南推荐所有分期的 AKI 患者均给予 20~30kcal/(kg·d) 足量营养,建议非高分解代谢的 AKI 患者每日蛋白摄入量为 0.8~1.0g/(kg·d),行 RRT 者 1.0~1.5g/(kg·d),行 CRRT 或存在高分解代谢者 1.7g/(kg·d),同时避免因延缓 RRT 开始时间而限制蛋白摄入。

15. 若患者存在高钾血症,下列治疗措施**错误**的是

A. 可以继续给予患者带钾液体,并密切观察患者病情

B. 钙剂稀释后缓慢静脉注射

C. 碳酸氢钠溶液或乳酸钠溶液静脉滴注,以纠正酸中毒,并同时促进钾离子向细胞内转移

D. 应用利尿剂促进钾排泄

E. 50% 葡萄糖溶液加胰岛素缓慢静脉注射,可促进糖原合成,使钾离子向细胞内移动,保护心脏

【解析】最常见最危急的为高钾血症,应及时发现与处理。血钾超过 6.5mmol/L,心电图表现为 QRS 波增宽等明显变化时,应予以紧急处理,停用所有带钾液体后采取以

答案: 13. E   14. E   15. A

下措施:①钙剂稀释后缓慢静脉注射;②碳酸氢钠溶液或乳酸钠溶液静脉滴注,以纠正酸中毒,并同时促进钾离子向细胞内转移;③50%葡萄糖溶液加胰岛素缓慢静脉注射,可促进糖原合成,使钾离子向细胞内移动,保护心脏;④应用利尿剂促进钾排泄;⑤口服离子交换树脂;⑥上述治疗措施无法达到目标时,肾替代治疗是最有效的措施。

16. 若患者诊断为肾衰竭,有关下列治疗说法**错误**的是

    A. 补液的种类可以是晶体液(等渗或低渗)、胶体液或其他合成类胶体液

    B. 补充胶体液会引发高渗性 GFR 下降和肾小管渗透性损害,尤其是对于全身性感染患者

    C. 血液净化治疗包括血液透析、血液滤过及血液透析滤过

    D. 纠正各种原因引起的脱水,恢复循环容量均对肾功能有益,所以可以大量补液

    E. AKI 的 RRT 方式主要有 HD、CRRT 和 PD 3 种

【解析】目前认为及时进行容量管理,优化血流动力学参数,纠正各种原因引起的脱水,恢复循环容量均对肾功能有益,并能够减少进一步的肾损伤或促进肾功能的康复。但补液本身应非常谨慎,需具备血流动力学监测条件,否则过多过快的补液反而会造成机械通气时间延长、腹内压增加——而其本身就是 AKI 的危险因素。

17. 若患者进行 CRRT 治疗,需进行抗凝治疗,抗凝治疗的目的**不包括**

    A. 维持体外循环回路内血液的流体状态,维持滤器的有效滤过功能,保证 CRRT 的顺利实施

    B. 避免因体外循环凝血导致的血液丢失

    C. 预防因体外循环所激发的凝血活化,导致血栓形成、栓塞性并发症的发生

    D. 体外循环引起的凝血活化,可进一步导致补体和细胞因子激活,产生炎症反应,而抗凝可提高血液净化的生物相容性,保障血液净化的有效性和安全性

    E. 为了维持患者自身血液内环境基础稳定性

【解析】CRRT 时抗凝治疗的主要目的:

(1) 维持体外循环回路内血液的流体状态,维持滤器的有效滤过功能,保证 CRRT 的顺利实施。

(2) 避免因体外循环凝血导致的血液丢失。

(3) 预防因体外循环所激发的凝血活化,导致血栓形成、栓塞性并发症的发生。

(4) 体外循环引起的凝血活化,可进一步导致补体和细胞因子激活,产生炎症反应,而抗凝可提高血液净化的生物相容性,保障血液净化的有效性和安全性。

18. 若患者行 CRRT 治疗,需建立 CRRT 管路,下列关于管路的说法**错误**的是

    A. 长期肾替代治疗者可选用动静脉内瘘或长期静脉置管

    B. ICU 中常用血管通路为临时中心静脉置管,股静脉、颈内静脉及锁骨下静脉

    C. 血管通路在使用中需密切监测有无管路阻塞、血栓形成及导管相关感染等并发症出现

    D. 在穿刺过程中注意应无菌操作,尽量减少穿刺次数,穿刺时避免角度过大,若引血不畅,将导致频繁报警、中断,影响滤器使用寿命

答案:　16. D　17. E　18. E

E. 在使用中注意对穿刺部位的护理,尽量限制导管开放的次数,若导管封存良好,建议长时间留置

【解析】血管通路在使用中需密切监测有无管路阻塞、血栓形成及导管相关感染等并发症出现。在穿刺过程中注意应无菌操作,尽量减少穿刺次数,穿刺时避免角度过大,若引血不畅,将导致频繁报警、中断,影响滤器使用寿命;在使用中注意对穿刺部位的护理,尽量限制导管开放的次数,若无需使用尽早拔除。

四、案例分析题

【案例1】患者男,70岁。车祸外伤急诊入院,诊断脾破裂,对其进行手术治疗。查体:T 36.5℃,PR 74 次/min,RR 20 次/min,BP 146/108mmHg,神清合作,平卧位。眼睑及颜面部无水肿,咽不红,扁桃体不大,双肺未闻及明显干湿啰音,HR 80 次/min,心律齐,未闻及明显杂音,左腹部压痛明显,双肾区无叩痛,双下肢无水肿。有高血压病史20年,最高血压达 180/110mmHg;有慢性前列腺炎病史10余年,常有尿频、尿短。尿常规:尿蛋白(++)。肾功能:肌酐 544μmol/L、尿素 17.2mmol/L,尿酸 437μmol/L。血常规:血红蛋白 87g/L。B超:左肾囊肿,双肾实质回声增强,肝多发囊肿。1 天后复查肾功能示:尿素 35mmol/L,肌酐 626μmol/L,尿酸 483μmol/L,血红蛋白 69g/L,尿蛋白定性(++)。

第 1 问:对于该患者诊断最有价值的监测是

A. 肌酐清除率　　　B. 肾脏 B 超
C. 肾穿刺活检　　　D. 肾血管 B 超
E. 全腹部 CT　　　　F. 尿比重

【解析】肾衰竭患者的监测指标主要为肌酐、尿素氮、尿量、肾小球滤过率等。

第 2 问:该患者诊断为急性肾衰竭,根据《急性肾损伤临床实践指南》,该患者为

A. AKI 1 级　　　　B. AKI 2 级
C. AKI 3 级　　　　D. AKI 4 级
E. AKI 5 级　　　　F. AKI 6 级

【解析】AKI 3 级:绝对值 >354mol/L 或增加值 > 基础值的 3 倍,急性增加至少 44.2μmol/L。

第 3 问:若患者诊断为肾衰竭,下列说法中正确的是

A. 尿钠排泄分数和肾衰竭指数,用于鉴别肾前性及肾性 AKI
B. 尿 β_2-MG 增多可较敏感地反映近端肾小管重吸收功能受损
C. 成年人尿量为 1 000~2 000ml/24h
D. BUN 浓度增加,提示 GFR 降低,其敏感性和特异性不高
E. 老年人、消瘦者 Cr 可能偏低,因此一旦血 Cr 上升,要警惕肾功能减退,此时应进一步进行内生肌酐清除率检测
F. 尿量少而尿比重增高、固定,是因为原尿生成减少而稀释-浓缩功能相对正常所致,多见于有效循环血量不足所引起的 GFR 减少,或急性肾小球肾炎等

第 4 问:下列指标可作为肾损伤的生物标志物的是

A. 胱抑素 C
B. KIM-1
C. NGAL
D. 尿 IL-18
E. 髓样细胞触发受体-1(TREM-1)
F. 肝脂肪酸结合蛋白(L-FABP)

第 5 问:若患者诊断为肾衰竭,出现高钾血症,下列治疗正确的是

答案:【案例1】1. A　2. C　3. ABCDEF　4. ABCDEF　5. ABCDEF

A. 钙剂稀释后缓慢静脉注射

B. 碳酸氢钠溶液或乳酸钠溶液静脉滴注,以纠正酸中毒,并同时促进钾离子向细胞内转移

C. 50% 葡萄糖溶液加胰岛素缓慢静脉注射,可促进糖原合成,使钾离子向细胞内移动,保护心脏

D. 应用利尿剂促进钾排泄

E. 口服离子交换树脂

F. 上述治疗措施无法达到目标时,肾替代治疗是最有效的措施

【解析】停用所有带钾液体后可采取以下措施:①钙剂稀释后缓慢静脉注射;②碳酸氢钠溶液或乳酸钠溶液静脉滴注,以纠正酸中毒,并同时促进钾离子向细胞内转移;③50% 葡萄糖溶液加胰岛素缓慢静脉注射,可促进糖原合成,使钾离子向细胞内移动,保护心脏;④应用利尿剂促进钾排泄;⑤口服离子交换树脂;⑥上述治疗措施无法达到目标时,肾替代治疗是最有效的措施。

第6问:患者因肌酐再次升高行 CRRT 治疗,下列关于 CRRT 治疗的说法正确的是

A. CRRT 包括连续性静脉-静脉血液滤过(CVVH)、连续性静脉-静脉血液滤过透析(CVVHDF)和连续性静脉-静脉血液透析(CVVHD)等模式

B. 与 IHD 相比,CRRT 具有明显的优越性,CRRT 能连续、缓慢、等渗地清除水分及溶质,更符合生理状态,容量波动小,尤其适合血流动力学不稳定的患者

C. 肾替代治疗在重症感染及感染性休克的治疗中也可发挥重要的作用

D. 对于 AKI 的治疗,也应采用保护性策略,对已发生的 AKI,应"允许性低灌注",从而减轻肾负荷,具体的措施可

采用早期 RRT 治疗、避免液体过负荷、调节合适的药物剂量、避免低磷血症和低体温等。

E. 通过清除体内过多水和溶质,纠正酸碱及电解质紊乱、改善氮质血症等,在 AKI 治疗中有极其重要的作用

F. 不同阶段的 AKI 及存在不同合并症时,应选择个体化的治疗策略

第7问:进行 CRRT 治疗时,关于抗凝治疗的说法正确的是

A. 维持体外循环回路内血液的流体状态,维持滤器的有效滤过功能,保证 CRRT 的顺利实施

B. 避免因体外循环凝血导致的血液丢失

C. 预防因体外循环所激发的凝血活化,导致血栓形成、栓塞性并发症的发生

D. 体外循环引起的凝血活化,可进一步导致补体和细胞因子激活,产生炎症反应,而抗凝可提高血液净化的生物相容性,保障血液净化的有效性和安全性

E. 目前,临床上常用的抗凝方法主要分为全身性抗凝、体外局部抗凝和无抗凝三大类

F. 不同阶段的 AKI 及存在不同合并症时,应选择个体化的治疗策略

【解析】CRRT 时抗凝治疗的主要目的:维持体外循环回路内血液的流体状态,维持滤器的有效滤过功能,保证 CRRT 的顺利实施;避免因体外循环凝血导致的血液丢失;预防因体外循环所激发的凝血活化,导致血栓形成、栓塞性并发症的发生;体外循环引起的凝血活化,可进一步导致补体和细胞因子激活,产生炎症反应,而抗凝可提高血液净化的生物相容性,保障血液净化的有效性和安全性。

答案: 6. ABCDEF   7. ABCDEF

【案例2】患者男,29岁。自诉间断性恶心伴双下肢水肿2个月入院。患者于2个月前因受凉后出现上述症状,其余病史不详。查体:贫血貌,全身水肿。实验室检查:肌酐544μmol/L,尿素氮17.2mmol/L,尿酸437μmol/L,血红蛋白87g/L。B超:左肾囊肿,双肾实质回声增强缩小,肝多发囊肿。入院第2天再次复查肾功能示:尿素氮35mmol/L,肌酐626μmol/L,尿酸483μmol/L,尿蛋白定性(++)。

第1问:根据患者的相关信息主要诊断为

　　A. 肾功能不全　　　B. 心功能不全
　　C. 消化道出血　　　D. 泌尿系感染
　　E. 重度贫血　　　　F. 高蛋白血症

【解析】根据病史及实验室检查,主要诊断为肾功能不全,其余为肾衰竭带来的并发症。

第2问:若患者持续住院进行治疗,下列指标需定期复查的为

　　A. 肌酐　　　　　　B. 白蛋白
　　C. 白细胞　　　　　D. 红细胞
　　E. 凝血因子　　　　F. 便常规

【解析】定期复查需采集患者的血液肌酐值进行对比。

第3问:下列指标可作为肾损伤生物标志物的是

　　A. 胱抑素C
　　B. 金属蛋白酶2组织抑制剂(TIMP-2)
　　C. NGAL
　　D. 尿IL-18
　　E. 髓样细胞触发受体-1(TREM-1)
　　F. 肝脂肪酸结合蛋白(L-FABP)

第4问:若患者诊断成立,下列说法正确的是

　　A. 尿钠排泄分数和肾衰竭指数,用于鉴别肾前性及肾性AKI

　　B. 尿 β$_2$-MG 增多可较敏感地反映近端肾小管重吸收功能受损
　　C. 成年人尿量 1 000~2 000ml/24h
　　D. BUN 浓度增加,提示 GFR 降低,其敏感性和特异性程度高
　　E. 老年人、消瘦者 Cr 可能偏低,因此一旦血 Cr 上升,要警惕肾功能减退,此时应进一步进行内生肌酐清除率检测
　　F. 若每次尿比重固定在 1.010~1.012,表明肾只有滤过功能,而稀释-浓缩功能完全丧失

【解析】器质性肾功能损害:BUN 浓度增加,提示 GFR 降低,但敏感性和特异性均较差。

第5问:若患者住院进行治疗,关于支持治疗的方法正确的是

　　A. 恰当地补充营养维持机体的正常代谢,有助于损伤细胞的修复与再生
　　B. 积极控制原发疾病是改善酸中毒的最根本措施
　　C. KIDGO 指南推荐所有分期的 AKI 患者均给予 20~30kcal/(kg·d)足量营养
　　D. 在营养途径方面,AKI 患者优先选用肠内营养,并可以选择特定的配方制剂,保护肾的功能
　　E. 建议非高分解代谢的 AKI 患者每日蛋白摄入量为 1.0~1.5g/(kg·d)
　　F. 建议非高分解代谢的 AKI 患者每日蛋白摄入量为 0.8~1.0g/(kg·d)

【解析】KIDGO 指南推荐所有分期的 AKI 患者均给予 20~30kcal/(kg·d)足量营养,建议非高分解代谢的 AKI 患者每日蛋白摄入量为 0.8~1.0g/(kg·d),行 RRT 者 1.0~1.5g/(kg·d),行 CRRT 或存在高分解代谢者 1.7g/(kg·d),同时避免因延缓 RRT 开始时间而限制蛋白摄入。

答案:【案例2】 1. A　2. A　3. ABCDEF　4. ABCEF　5. ABCDF

第6问:若患者诊断成立,下列关于治疗的说法正确的是

A. AKI 患者常合并消化、呼吸、循环、血液、神经等多系统损害,导致多脏器功能衰竭,应密切监测患者各脏器功能状况、及时评估,并给予相应的器官功能支持治疗

B. AKI 患者常合并多种电解质紊乱,包括高钾血症、低钾血症、低钠血症、低钙血症、高磷血症、高镁血症等,其中最常见最危急的为高钾血症,应及时发现与处理

C. 每日补液量应根据患者处于急性肾损伤的不同阶段进行调整

D. 葡萄糖可作为自由水的替代物用于纠正高渗状态

E. 发热患者只要体重不增加就可以适当增加入液量

F. 在营养途径方面,AKI 患者优先选用肠内营养,并可以选择特定的配方制剂,保护肾功能

第7问:若患者进行维持体外循环回路内血液的流动,下列关于患者治疗模式选择的说法正确的是

A. 不同模式治疗疾病的机制并不相同,因此应根据治疗目的,选择合适的 RRT 模式

B. 在 AKI 或慢性肾衰竭患者中,若仅需改善氮质血症、纠正酸碱及电解质紊乱,由于清除的均为中小分子物质,选择血液透析效率更高,疗效更确切

C. 在 AKI 合并重症感染、急性胰腺炎或骨骼肌溶解患者中,为清除炎症因子、肌红蛋白等中、大分子量溶质,应选择血液滤过模式,同时配合合适的治疗剂量

D. 肾衰竭合并水负荷过重或顽固性心力衰竭需调节容量的患者,选择超滤模式可以达到清除体内过多水分的治疗目标

E. 在合并 AKI 的重症患者中,由于病情较复杂,也常需要进行多种模式 CRRT 的联合,如血液滤过联合血液透析、血液灌流联合血液透析等

F. 可以分为持续的模式或间断模式

【解析】不同模式治疗疾病的机制并不相同,因此应根据治疗目的选择合适的 RRT 模式。

答案: 6. ABCDEF　7. ABCDEF

第五章 神经系统功能障碍

一、单选题

1. 脑代谢需求与脑血流量之间的调节机制**不包括**

A. 心排血量调节

B. 脑血管自动调节能力

C. 肾调节

D. 神经源性调节

E. 神经血管偶联

【解析】脑代谢需求与脑血流量之间的调节机制包括以下几种。

（1）心排血量调节：合适的脑灌注压受心排血量（CO）及外周血管阻力影响，影响心排血量（CO）和外周血管阻力的因素势必影响脑灌注压。

（2）脑血管自动调节能力：脑血管系统随灌注压改变而收缩或舒张，保持脑血流量稳定不变的能力称为脑血管自动调节能力。

（3）二氧化碳（CO_2）调节：CO_2是脑血管系统收缩和舒张敏感的调节剂，CO_2的增加或减少对 CBF 有显著但可逆的影响。

（4）神经源性调节：神经胶质细胞分泌具有血管活性的神经递质控制血管直径。

（5）神经血管偶联：大脑局部神经活动增加时会导致该区域氧耗量的增加，此时大脑的代偿机制是通过局部小动脉的扩张来增加血源性能源物质以满足代谢所需。

2. 关于诱发电位，下列叙述**不正确**的有

A. 镇静药物一定影响被检测者的诱发电位潜伏期

B. 当脑血流持续降低至 16~20ml/（100g 脑组织·min），诱发电位波幅下降，而此时此刻脑细胞损伤处于可逆状态

C. 床旁无创动态连续诱发电位监测改变先于 ICP 改变及临床症状之前预警脑缺血

D. 诱发电位受电气设备、低温（<35℃）、受检查者电极安放部位明显水肿或正中神经病变等因素干扰

E. 如果双侧 N20 消失，提示患者预后极差

【解析】诱发电位监测几乎不受被检测者意识状态及镇静药物的影响，对于使用镇静镇痛药物行脑保护治疗的脑损伤患者有很大优势。

3. 患者男，45 岁，体重 65kg。因"车祸致神志障碍 2 小时"入 ICU。无高血压、冠心病病史。入科查体：T 37.5℃，BP 180/108mmHg，RR 26 次/min，SpO_2 98%（鼻导管吸氧）。神志昏迷，GCS 评分 =E2V1M3=6 分。患者诊断：重型颅脑外伤，急性硬模下血肿，蛛网膜下腔出血。如果为该患者行颅内压监测，以下最准确的方法是

A. CT 检查

B. 经颅多普勒（TCD）

C. 测量视神经鞘直径（ONSD）

答案：1. C　2. A　3. D

D. 侧脑室内导管测压

E. 硬膜下传感器

【解析】侧脑室有创颅内压监测是颅内压监测的金标准。

4. 癫痫持续状态紧急初始治疗阶段的一线药物是

A. 苯二氮䓬类药物

B. 巴比妥类药物

C. 钠通道调节剂

D. 脂肪酸类(丙戊酸盐)

E. 左乙拉西坦

【解析】在癫痫持续状态紧急初始治疗阶段,苯二氮䓬类药物作为一线药物,首选静脉注射劳拉西泮或静脉注射地西泮,肌内注射咪达唑仑亦可作为等效治疗。

5. 患者男,24岁。颅脑创伤后1年,间断周期性觉醒,偶有自主发声,不能准确对答,有视觉追随,间断有目的性的运动。考虑患者目前意识状态可能为

A. 脑死亡　　　　B. 植物状态

C. 最小意识状态　D. 无动性缄默

E. 谵妄

【解析】常见意识障碍的临床特征,包括脑死亡、昏迷、植物状态、最小意识状态、无动性缄默、谵妄和闭锁综合征等。最小意识状态表现为间断周期性觉醒、认知部分存在、间断服从简单指令、自主发声(单字-短语)、视觉追随、认物、间断有目的性的运动。

二、多选题

1. 直接影响颅内压(intracranial pressure,ICP)的因素有

A. 脑组织

B. 脑脊液

C. 血浆胶体渗透压

D. 血浆晶体渗透压

E. 脑血容量

【解析】颅内压是指颅内容物对颅骨的压力,包括脑组织、脑脊液和脑血容量,任何一个成分容积改变,必然伴随其他一种或者几种成分的容积代偿性改变,即 Monro-Kellie 假说,它构成了颅内压与脑容量相互影响的基础。

2. 颅内压的监测和管理是重症脑功能监测的基础,以下可以用来监测颅内压的方法有

A. 经颅多普勒超声

B. 测量视神经鞘直径

C. CT 检查

D. 视觉诱发电位

E. 硬膜外传感器(颅内压监测)

【解析】颅内压监测包括以下几方面。

(1)神经影像学:CT 检查、磁共振成像(MRI)、正电子发射断层扫描(PET)、单光子发射计算机断层扫描(SPECT)动态观察影像学改变,可以为早期的诊断提供依据。

(2)无创颅内压监测:①经颅多普勒(TCD);②测量视神经鞘直径(ONSD);③视觉诱发电位(VEP)。

(3)有创颅内压监测:目前脑室内颅内压监测仍为金标准,根据传感器放置位置的不同,分为脑室内、脑实质内、硬膜下和硬膜外测压。

没有条件颅内放置传感器的可以通过腰椎穿刺压力监测颅内压力。

3. 关于颈内静脉血氧饱和度(SjVO$_2$),叙述正确的是

A. SjVO$_2$ 参考范围为 55%~75%

B. SjVO$_2$ 小于 50%,提示大脑氧供不足

答案:　4. A　5. C

　　1. ABE　2. ABCDE　3. ABCD

C. 反映脑混合静脉血氧饱和度

D. 脑的氧耗增加或氧供下降都会使 $SjVO_2$ 下降

E. $SjVO_2$ 可较好反映脑局部的缺血缺氧状态

【解析】$SjVO_2$ 反映脑混合静脉血氧饱和度,不能准确反映某一局部脑组织的缺血缺氧。

4. 全面无反应性量表（FOUR）评估项目包括

A. 睁眼　　　　　B. 运动

C. 语言　　　　　D. 脑干反射

E. 呼吸功能

【解析】全面无反应性量表（full outline of unresponsiveness，FOUR）包括四个主要评估项目：睁眼、运动、脑干反射和呼吸功能。能评估脑干功能,值得在临床上推广。

5. 床旁多模式脑功能监测包括

A. 颅内压监测

B. 脑灌注压监测

C. 脑血流监测

D. 脑氧监测

E. 脑代谢监测

【解析】重症脑功能监测是由重症监护室医生操作,在重症医学理论指导下的床旁多模式脑功能监测［脑灌注监测,颅内压监测,脑血流监测（包括脑血管自动调节功能和脑血管反应性）,脑氧监测,脑代谢监测和脑功能监测（包括临床检查和脑电生理监测）］,其目的是评估原发性损伤、监测原发性损伤的演绎过程、预警及防控继发性损伤。

6. 关于重症神经的监测,以下说法正确的是

A. 重症神经包含神经重症和重症相关性脑功能疾病两部分内涵

B. 可以依据单一的监测系统来指导重症神经患者的管理

C. 只有正确解读重症脑功能监测结果,才能将其转化为治疗决策

D. 重症脑功能监测一定是问题导向的多目标整合的动态连续评估

E. 重症神经的监测目的是：早发现、早预防,从而实现个体化精准治疗

【解析】单一的监测系统不足以充分探索大脑病理生理改变并指导重症神经患者的管理。

7. 下列用于脑氧合监测的有

A. TCD

B. 颈内静脉血氧饱和度（$SjVO_2$）

C. 脑组织氧分压（$PbtO_2$）

D. 近红外光谱分析（NIRS）

E. 脑微透析

【解析】TCD 用于脑血流监测；脑微透析用于脑代谢监测；其余是脑氧监测。

8. 以下属于影响脑组织氧分压（$PbtO_2$）的全身因素的是

A. 氧分压　　　　B. 二氧化碳分压

C. 血红蛋白　　　D. MAP

E. ICP

【解析】$PbtO_2$ 受全身因素影响如氧分压、二氧化碳分压、MAP、CO、血红蛋白和心肺氧输送器官功能状态；颅脑因素包括 ICP、CPP、脑血流调节能力、脑组织代谢、癫痫发作、脑氧梯度改变。

9. 脑的能量代谢包括

A. 葡萄糖　　　　B. 脂肪

C. 蛋白质　　　　D. 氧

E. 氨基酸

【解析】脑代谢包括氧和葡萄糖的代谢。

答案：　4. ABDE　5. ABCDE　6. ACDE　7. BCD　8. ABCDE　9. AD

10. 下列常用来进行重症脑功能监测的有
   A. 格拉斯哥昏迷量表(Glasgow coma scale, GCS)
   B. 全面无反应性量表(full outline of unresponsiveness, FOUR)
   C. 脑电图
   D. 诱发电位监测
   E. TCD

【解析】脑功能监测包括以下几方面。

(1) 临床监测:客观量表评估和神经系统体查;其中格拉斯哥昏迷量表(Glasgow coma scale, GCS)和全面无反应性量表(full outline of unresponsiveness, FOUR)是临床常用的评分量表。

(2) 脑电监测。

(3) 诱发电位监测。

(4) TCD是脑血流监测的重要手段。

11. 重症脑功能监测是重症的一部分,关于脑功能监测,以下叙述正确的有
   A. 以临床问题为导向
   B. 床旁连续动态监测
   C. 多目标流程化实施
   D. 多指标整合
   E. 可以早发现、个体化、精准治疗

【解析】重症脑功能监测是重症的一部分,具有鲜明的特色:①以临床问题为导向;②床旁连续动态监测;③多指标整合;④多目标流程化实施。所以重症脑功能监测的意义是早期发现异常环节,筛查病因,确定治疗决策,动态反馈治疗疗效,评估预后。理解重症神经患者病理生理学改变,正确解读重症脑功能监测结果,以问题为导向的多目标整合的动态连续评估,早期发现脑损伤,滴定治疗和及时反馈,从而实现病因及目的导向性的个体化精准治疗。

12. 关于吉兰-巴雷综合征,描述正确的是
   A. 吉兰-巴雷综合征是一种由免疫介导的神经肌肉疾病
   B. 血浆置换可用于治疗吉兰-巴雷综合征
   C. 静脉注射免疫球蛋白可用于治疗吉兰-巴雷综合征
   D. 胆碱酯酶抑制剂可用于治疗吉兰-巴雷综合征
   E. 滕喜龙试验可用于鉴别诊断

【解析】吉兰-巴雷综合征是一种由免疫介导的神经肌肉疾病,血浆置换和静脉注射免疫球蛋白可用于治疗吉兰-巴雷综合征,并且在最初的1~2周更为有效。

三、共用题干单选题

(1~2题共用题干)

患者女,58岁。无高血压病史。本次因"车祸伤后神志不清4小时"住院。入院时查体:体温37.8℃,血压180/96mmHg,浅昏迷,双肺呼吸音粗,可闻及少许湿啰音,心率75次/min,律齐,未闻及杂音,腹软,全腹无压痛、反跳痛,肠鸣音正常,颈抵抗、脑膜刺激征阳性。诊断为:颅脑外伤,硬膜下出血,蛛网膜下腔出血。

1. 患者入ICU后,为该患者行重症颅脑超声监测脑血流,发现患者,脑血流呈以下改变:Vm正常,PI增高。判断患者目前脑血流状态是
   A. 正常　　　　B. 高阻力状态
   C. 缺血　　　　D. 痉挛
   E. 充血

【解析】高阻力状态是Vm正常,PI增高,考虑脑血管顺应性下降或者存在颅内压增高风险,需警惕脑缺血发生的可能。

答案: 10. ABCDE　11. ABCDE　12. ABC
　　1. B

2. 下一步应采取的处理是
   A. 立即复查头颅 MRI
   B. 立即开颅手术
   C. 继续动态连续监测变化,寻找颅高压增高的危险因素
   D. 过度通气,降低颅内压
   E. 甘露醇 250ml 静脉快速滴注

【解析】高阻力状态是 Vm 正常,PI 增高,考虑脑血管顺应性下降或者存在颅内压增高风险,需警惕脑缺血发生可能,动态连续监测变化,而舒张末期流速降低及 PI 的增高考虑脑血管远端低灌注。

(3~6 题共用题干)

患者男,55 岁。因"车祸外伤后意识障碍 3 小时"来诊。患者于入院前约 3 小时被汽车撞伤,急送至我院急诊 ICU 进行急救。查体:T 36.5℃,BP 220/120mmHg,RR 6 次/min,HR 78 次/min,血氧饱和度 92%。昏迷,GCS 评分 =E1V1M1=3 分,瞳孔改变,右侧瞳孔 4mm,对光反射消失,左侧瞳孔 2mm,对光反射消失。

3. 对于该患者,首选的影像学检查是
   A. 头部 MRI　　　　B. 头部 CT
   C. CTA　　　　　　D. PET
   E. 肺部胸片

【解析】CT 是颅脑外伤后的首选检查方法,MRI 检查对于急性外伤的诊断不如 CT。

4. 对于该患者,首先应考虑的诊断是
   A. 蛛网膜下腔出血
   B. 外伤性颅内血肿致小脑幕切迹疝
   C. 高血压脑出血
   D. 枕骨大孔疝
   E. 原发性脑干损伤

【解析】小脑幕切迹疝的临床表现为患者在原有病变基础上意识障碍加深,瞳孔变

化,瞳孔两侧不等大,对光反应消失;一侧锥体束征,可以出现库欣三联征,即血压上升、心率减慢和呼吸节律改变。

5. 下列处理措施**不合适**的是
   A. 立即静脉滴注甘露醇
   B. 保持呼吸道通畅
   C. 积极明确病因,尽早祛除病因
   D. 脑室穿刺引流脑脊液
   E. 腰椎穿刺引流脑脊液

【解析】因腰椎穿刺引流脑脊液会使幕上、幕下的压力差进一步增大,从而加重脑移位。其他措施有益于降低颅内压,故腰椎穿刺引流脑脊液是禁忌的。

6. 下列处理措施合适的是
   A. 血氧饱和度 92%,可以不用开放气道
   B. 患者颅内压增高,应给予过度通气降颅内压,二氧化碳目标值 25mmHg,持续时间可为数小时
   C. 患者已经昏迷,不需要镇痛镇静
   D. 目标体温管理:体温下降至 32℃
   E. 床头抬高 30°,头正中位

【解析】患者已具备小脑幕切迹疝的典型症状,且有明确头部外伤史,降颅压措施包括:头正位,床头抬高 30°;镇静镇痛;目标体温管理;根据病情选择渗透性脱水降颅压药物,如甘露醇、高渗性盐水等;脑脊液引流;使用苯巴比妥使昏迷;过度通气所致二氧化碳下降 30~35mmHg 不超过半小时;外科手术-去骨瓣减压等。

(7~11 题共用题干)

患者男,72 岁。"言语不清、右侧肢体活动障碍 1 小时"来急诊。有高血压病史。查体:T 36.4℃,PR 65 次/min,RR 18 次/min,BP 170/90mmHg,浅昏迷,双侧瞳孔等大等圆,光反射存在,查体不合作。

答案:　2. C　3. B　4. B　5. E　6. E

7. 该患者 CT+CTA 示左侧大脑中动脉闭塞，拟行急诊静脉溶栓。下列**不是**溶栓适应证的是
   A. 诊断为卒中并致神经功能缺损
   B. 确切发病时间 <3 小时
   C. 确切发病时间 <4.5 小时
   D. 确切发病时间 <6 小时
   E. 年龄 >18 岁

【解析】rtPA 静脉溶栓时间窗为发病 3~4.5 小时。

8. 该患者急诊静脉溶栓未见明显改善，下面治疗最为合理的是
   A. 静脉溶栓
   B. 机械取栓
   C. 口服抗血小板药物
   D. 静脉使用抗血小板药物
   E. 维持血压稳定

【解析】对于急性大血管闭塞性卒中，溶栓的血管再通率较低，疗效欠佳。此患者系左侧大脑中动脉闭塞，符合血管内治疗的指征，并且在时间窗内，如无禁忌应积极行机械取栓。

9. 如无禁忌证，急性大血管闭塞性卒中血管内治疗时间窗是
   A. 3 小时
   B. 4.5 小时
   C. 6 小时
   D. 24 小时
   E. 机械取栓的时间窗为 6 小时，对于发病 24 小时以内，存在前循环大血管闭塞的，可以尝试机械取栓

【解析】rtPA 静脉溶栓时间窗为发病 3~4.5 小时，机械取栓的时间窗为发病 6 小时内。此治疗窗仅依赖于时间，排除醒后卒中和发病时间不明卒中，同时也没有考虑患者脑血管的代偿能力。基于时间的治疗窗以相同方式治疗所有患者，忽略了其全身健康和脑功能状况。血管堵塞但侧支循环良好的患者很可能存在缺血半暗带，可在症状出现后相对较长时间内得到挽救。鉴于此，最近的临床试验集中于研究以神经影像或组织学为依据的治疗窗。因此 DAWN 试验 10 和 DEFUSE311 将时间窗扩展至 6~24 小时，机械取栓联合保守药物治疗与仅药物治疗相比具有显著获益,2019 年 AHA/ASA 对相应指南进行了更新。

10. 患者术后转入 ICU 后，BP 175/95mmHg。关于血压管理目标值，下列卒中患者发病 24 小时内血压管理目标**不正确**的是
    A. 缺血性卒中未接受静脉溶栓治疗者，<220/120mmHg
    B. 静脉溶栓治疗前，<185/110mmHg
    C. 静脉溶栓治疗后，<180/105mmHg
    D. 未进行静脉溶栓且计划机械取栓术前，<220/120mmHg
    E. 机械取栓术中和术后 24 小时内，≤180/105mmHg

【解析】卒中患者发病 24 小时内血压管理目标：缺血性卒中未接受静脉溶栓治疗者，<220/120mmHg；静脉溶栓治疗前，<185/110mmHg；静脉溶栓治疗后，<180/105mmHg；未静脉溶栓且计划机械取栓术前，≤180/105mmHg；机械取栓术中和术后 24 小时内，≤180/105mmHg。

11. 下列处理措施中**不正确**的是
    A. 吸氧以保障血氧饱和度 >94%
    B. 进行口腔清洁护理，以降低肺炎风险
    C. 控制血糖为 140~180mg/dl，并严密监测预防低血糖事件
    D. 24 小时内开始高强度康复锻炼

答案： 7. D 8. B 9. E 10. D 11. D

E. 如无禁忌,推荐使用气压泵预防
DVT

【解析】由于可能会降低3个月时良好临床功能结局的比例,急性卒中患者不推荐超早期(24小时内)高强度康复锻炼。

四、案例分析题

【案例1】患者男,48岁。在工地做工时不小心碰撞到头部,以"头部外伤1天"入院。在住院观察期间,出现剧烈头痛,伴呕吐,并进行性加重。查体:面色发绀,躁动,呕吐,神志浅昏迷,颈抵抗(+),左瞳孔直径5mm,右瞳孔直径3mm,左瞳孔光反射消失,右瞳孔光反射消失,右侧肢体少动,右病理征(+),血压200/111mmHg,自主呼吸3次/min,心率60次/min,血氧饱和度89%。

第1问:目前考虑该患者的最重要诊断是

A. 蛛网膜下腔出血

B. 外伤性颅内血肿致小脑幕切迹疝

C. 高血压脑出血

D. 枕骨大孔疝

E. 原发性脑干损伤

F. 脑梗死

【解析】小脑幕切迹疝患者的临床表现为在原有病变基础上意识障碍加深,瞳孔变化,瞳孔两侧不等大,对光反应消失;一侧锥体束征,可以出现库欣三联征,即血压上升、心率减慢和呼吸节律改变。

第2问:颅内压的监测手段包括

A. 颅脑超声

B. 侧脑室穿刺测压

C. 头部CT

D. 视神经鞘测定

E. 视觉诱发电位

F. 瞳孔大小

【解析】颅内压监测包括以下几方面。

(1)神经影像学:CT检查、磁共振成像(MRI)、正电子发射断层扫描(PET)、单光子发射计算机断层扫描(SPECT)动态观察影像学改变,可以为早期的诊断提供依据。

(2)无创颅内压监测:①经颅多普勒(TCD);②测量视神经鞘直径(ONSD);③视觉诱发电位(VEP)。

(3)有创颅内压监测:目前脑室内颅内压监测仍为金标准,根据传感器放置位置的不同,分为脑室内、脑实质内、硬膜下和硬膜外测压。没有条件颅内放置传感器的可以通过腰椎穿刺压力监测颅内压力。

第3问:首选的辅助检查是

A. 颅脑超声　　　　B. 头部MRI

C. 头部CT　　　　 D. 核素扫描

E. 肺部胸片　　　　F. 脑电图

【解析】CT是颅脑外伤后的首选检查方法,MRI检查对于急性外伤的诊断不如CT。

第4问:对于该患者,紧急采取的措施包括

A. 保持呼吸道通畅,防止误吸

B. 气管插管,呼吸机辅助呼吸

C. 头正位,床头抬高30°

D. 迅速静脉滴注20%甘露醇125ml以降颅压

E. 腰椎穿刺明确颅压,必要时放脑脊液以降颅压

F. 积极行开颅术前准备

G. 适当过度通气,$PaCO_2$ 30~35mmHg

【解析】患者已具备小脑幕切迹疝的典型症状,且有明确头部外伤史,降颅压措施包括:头正位,床头抬高30°;镇静镇痛;目标体温管理;根据病情选择渗透性脱水降颅压药物,如甘露醇、高渗性盐水等;脑脊液引流;苯巴比妥昏迷;过度通气所致二氧化碳下降30~35mmHg不超过半小时;外科手

答案: 【案例1】 1. B　2. ABCDE　3. C　4. ABCDFG

术-去骨瓣减压等。因腰椎穿刺引流脑脊液会使幕上、幕下的压力差进一步增大,从而加重脑移位。

【案例2】患者男,61岁。6小时前不慎从2楼楼梯摔下,伤后昏迷,送急诊。途中患者出现恶心、呕吐,呕吐物为血性少量胃内容物。查体:T 36.5℃,PR 65次/min,RR 18次/min,BP 110/60mmHg,浅昏迷,双侧瞳孔等大等圆,光反射存在,查体不合作。

第1问:患者下一步应立即进行的检查是
- A. 头CT
- B. DSA
- C. 头MRI
- D. TCD
- E. 脑电图
- F. 超声
- G. 血气分析

【解析】患者颅脑创伤,应尽快行头CT明确颅内情况,以尽早确定下一步治疗方案。MRI为进一步的影像学检查。

［提示］患者行头CT发现右颞乳突部骨质欠规则,周围可见散在点状气体影。双额叶、双颞叶斑片状混杂高密度影,周围可见斑片状低密度影。多发脑沟裂内可见线状高密度影。右侧额颞、左颞顶枕颅板下可见弧形片状高密度影。双侧脑室受压变形,中线略右偏。

第2问:目前要立即给予的治疗是
- A. 吸氧
- B. 脑室外引流
- C. 亚低温治疗
- D. 去骨瓣减压
- E. 甘露醇快速静脉滴注
- F. 镇痛镇静

【解析】患者出现恶心、呕吐,CT示双侧脑

室受压,中线右偏,考虑颅内压升高,应立即给予甘露醇快速静脉滴注,同时准备手术。

第3问:患者给予甘露醇快速静脉滴注同时前往手术室行血肿清除术,术中见左侧颞骨线性骨折线,硬膜外大量血凝块,进行颅内压监测。术后转入ICU病房,应该给予的治疗措施是
- A. 床头适当抬高
- B. 呼吸循环维持
- C. 维持水电解质平衡
- D. 使用糖皮质激素
- E. 亚低温治疗
- F. 适度镇痛镇静
- G. 维持$PaCO_2 \leq 30mmHg$
- H. 维持$CPP \geq 90mmHg$

【解析】在ICP监测的基础上,首先完成最基本的治疗措施,包括占位的外科处理、床头适当抬高、呼吸循环维持、水电解质平衡、治疗发热、适度镇痛镇静等。对于有ICP监测的sTBI患者,脑创伤基金会还指出不应采用的处理措施,包括非快速静脉滴注甘露醇,预防性高渗透治疗,腰大池引流,使用呋塞米,常规使用糖皮质激素,常规亚低温治疗,大剂量使用丙泊酚以达到暴发抑制,常规维持$PaCO_2 \leq 30mmHg$,常规维持$CPP \geq 90mmHg$。

第4问:患者间断ICP升至20mmHg以上,给予甘露醇快速静脉滴注后能降至20mmHg以下。如果上述治疗措施无效,还可以采取的治疗措施是
- A. 使用巴比妥
- B. 使用糖皮质激素
- C. 去骨瓣减压
- D. 使用白蛋白
- E. 低温治疗

答案:【案例2】　1. A　2. E　3. ABCF　4. ACE

F. 使用呋塞米

G. 持续腰大池引流

H. 使用血管活性药物

【解析】在 ICP 监测的基础上,首先完成最基本的治疗措施,包括占位的外科处理、床头适当抬高(15°~30°)、呼吸循环维持、水电解质平衡、治疗发热、适度镇痛镇静等。如果患者仍然表现为 ICP 升高(多以 20~25mmHg 为界值),则给予渗透治疗。如果仍不奏效,则使用巴比妥盐、启动低温或去骨瓣减压。

第六章　消化系统功能障碍

一、单选题

1. 关于 pHi,以下说法**错误**的是
   - A. 在机体组织缺血缺氧时,胃肠道黏膜屏障功能最先受到损伤
   - B. 常用的 pHi 监测方法包括张力测定法和无创胃肠张力监测仪
   - C. 动态观察 pHi 的变化趋势及其与治疗的关系对治疗有更强的指导意义
   - D. 联合应用 pHi 与血流动力学监测可以起到监测互补作用
   - E. pHi 仅反映胃肠道黏膜氧合状态,不能反映全身缺氧情况

   【解析】监测胃肠道的 pH(pHi)不仅直接反映胃肠道黏膜血液灌注及氧合状态,也可反映全身缺氧情况,可以帮助临床医师及早发现组织缺氧情况。

2. 患者男,43 岁。因"畏寒、发热 4 天,少尿 2 天"入院。查体:神志清,体温 38.5℃,血压 70/50mmHg,心率 120 次/min,双肺未闻及干湿啰音,腹软,无压痛,留置导尿管显示尿色深黄,量少。血白细胞 25×10^9/L,中性粒细胞 92%,肌酐 237μmol/L。入院后经升压、抗感染等治疗,患者出现腹胀、呕吐、腹泻等胃肠道症状。与其胃肠道症状发病有关的机制**不包括**
   - A. 肠黏膜机械屏障损伤
   - B. 肠黏膜生物屏障损伤
   - C. 肠黏膜免疫屏障损伤
   - D. 肠黏膜化学屏障损伤
   - E. 肠黏膜物理屏障损伤

   【解析】正常的肠黏膜屏障包括机械、化学、生物和免疫屏障,危重症患者可因肠黏膜缺血、缺氧使血管通透性增加,上皮细胞坏死脱落及应急情况下消化液、黏液分泌减少,肠道细菌菌群失调,肠道免疫功能下降等使肠黏膜的四大屏障受到损伤,导致发生胃肠功能紊乱。患者应该考虑感染性休克后出现胃肠功能紊乱。

3. 肝功能损伤早期,最能反映肝合成功能损伤的指标是
   - A. 白蛋白
   - B. 血清球蛋白
   - C. 前白蛋白
   - D. 血清总蛋白
   - E. 凝血因子Ⅶ

   【解析】肝功能损伤早期,患者蛋白水平可无明显变化,前白蛋白的半衰期为 2 天,但维生素 K 依赖的凝血因子半衰期只有 1.5~6 小时。

4. 膀胱压测量零点设置在
   - A. 耻骨联合
   - B. 静脉角
   - C. 腋中线
   - D. 腋前线
   - E. 腋后线

   【解析】2006 年 WSACS 指南提供的标准测定方法指出,膀胱压测量零点设置在腋中线位置,以便于其他压力指标的综合计算。

答案:　1. E　2. E　3. E　4. C

5. 患者男,35 岁。重症急性胰腺炎,体型肥胖,发病 11 小时。收住 ICU 后常规查体发现患者腹部膨隆,腹壁张力高,拟行腹腔压力监测。在进行膀胱压测量时,经导尿管注射生理盐水的量为
   A. 15ml   B. 20ml
   C. 25ml   D. 50ml
   E. 80ml

【解析】2006 年 WSACS 指南指出,注射 25ml 生理盐水进行膀胱测压更接近直接法测量结果。

二、多选题

1. 胃肠功能衰竭的主要临床表现包括
   A. 消化吸收障碍
   B. 胃肠动力障碍
   C. 肠黏膜屏障损伤
   D. 应激性溃疡
   E. 非结石性胆囊炎

【解析】胃肠功能衰竭的主要临床表现包括:消化吸收障碍、胃肠动力障碍、肠黏膜屏障损伤、应激性溃疡和非结石性胆囊炎。

2. 下列方法可监测胃肠动力的是
   A. 胃残余量
   B. 呼吸试验
   C. 彩色多普勒超声
   D. 放射性核素影像
   E. 扑热息痛吸收试验

【解析】评估危重症患者胃动力障碍的各种直接和间接方法包括胃残余量(GRV)测量、扑热息痛吸收试验、使用同位素(如 $^{13}CO_2$)的呼气试验、测压法、超声及磁共振成像、放射性核素影像(闪烁法)和胶囊内镜检查等。

3. 患者为梗阻性黄疸,下列实验室检查指标正确的是
   A. 直接胆红素明显增加
   B. 间接胆红素轻度增加
   C. 直接胆红素/总胆红素 >0.6
   D. 尿胆原强阳性
   E. 尿胆红素强阳性

【解析】梗阻性黄疸直接胆红素/间接胆红素 >0.5,尿胆原减少或缺如。

4. IAH 与 ACS 相关病因中,属于腹腔内容物增加合并腹壁顺应性下降的疾病有
   A. 脓毒症休克
   B. 重症急性胰腺炎
   C. 腹部手术高张缝合
   D. 大量液体复苏
   E. 严重烧伤

【解析】腹部手术高张缝合导致 IAH/ACS 属于腹壁顺应性下降,与腹腔内容物增加无关,其余选项均与腹腔内容物增加、腹壁顺应性下降相关。

5. 关于膀胱压测量操作,下面说法中**错误**的是
   A. 将压力换能器的校零点平于患者耻骨联合位置
   B. 使用呼吸机的患者,应将 PEEP 调节为 0
   C. 患者取头高脚低位
   D. 通过注射器向膀胱内注入 50ml 生理盐水
   E. 膀胱注水后立即测定压力

【解析】将压力换能器的校零点平于患者腋中线位置(以便于其他压力指标的综合计算);患者取平卧位;通过注射器向膀胱内注入 25ml 生理盐水;膀胱注水后 30~60 秒再测定压力(以等待逼尿肌松弛)。

答案: 5. C
   1. ABCDE   2. ABCDE   3. ABE   4. ABDE   5. ACDE

三、共用题干单选题

（1~2 题共用题干）

患者女,45 岁。患胃炎 10 余年,因"突发全腹剧烈疼痛伴发热 3 小时"来诊。查体:体温 38.5℃,脉搏 110 次/min,血压 90/60mmHg,腹式呼吸减弱,腹肌紧张,全腹压痛及反跳痛,尤以上腹部为重。白细胞 $21×10^9$/L,腹部立位平片:膈下可见游离气体。

1. 该患者临床诊断可能性最大的疾病是
   A. 胃十二指肠穿孔
   B. 肠梗阻
   C. 胃出血
   D. 胆绞痛
   E. 急性胃肠炎

【解析】该患者出现腹膜炎三联征,以及腹部立位平片显示膈下游离气体,提示胃穿孔。

2. 该患者腹腔病理改变**错误**的是
   A. 腹腔充血水肿
   B. 腹膜失去光泽
   C. 产生大量清亮浆液性渗出液
   D. 渗出液中含大量中性粒细胞
   E. 渗出液含有大量淋巴细胞

【解析】该患者腹腔病理变化为急性弥漫性腹膜炎表现。胃肠内容物和细菌进入腹腔后,机体立即发生反应,出现腹膜充血、水肿并失去光泽,后产生大量清亮的浆液性渗出液,以稀释腹腔毒素,且渗出液中含大量中性粒细胞。

（3~6 题共用题干）

患者男,43 岁,农民。腹痛、寒战、高热 2 小时入院。查体全身皮肤、黏膜黄染,无出血点;有胆囊炎、胆囊结石病史。

3. 下列检查指标最可能为阴性的是
   A. ALT   B. GGT
   C. AKP1   D. AKP2
   E. AKP3

【解析】AKP3 为骨型。

4. 假设患者诊断为梗阻性化脓性胆管炎,解除梗阻前,下列指标变化正确的是
   A. CB 明显增加,UCB 明显增加,尿胆红素强阳性,尿胆原减少
   B. CB 轻度增加,UCB 明显增加,尿胆红素强阳性,尿胆原缺如
   C. CB 中度增加,UCB 中度增加,尿胆红素强阴性,尿胆原明显增加
   D. CB 明显增加,UCB 轻度增加,尿胆红素强阳性,尿胆原减少
   E. CB 明显增加,UCB 轻度增加,尿胆红素强阳性,尿胆原缺如

【解析】梗阻性黄疸时,CB 明显增加,UCB 轻度增加,尿胆红素强阳性,尿胆原减少或缺如。

5. 患者感染进行性加重,出现 Charcot 五联征。Charcot 五联征有
   A. 休克、寒战高热、黄疸、腹痛、神志改变
   B. 血压下降、寒战高热、黄疸、腹痛、神志改变
   C. 休克、寒战高热、黄疸、腹泻、神志改变
   D. 血压升高、寒战高热、黄疸、腹痛、神志改变
   E. 血压下降、寒战高热、黄疸、腹泻、神志改变

【解析】休克、寒战高热、黄疸、腹痛、中枢神经系受抑制为 Charcot 五联征。

6. 患者梗阻性化脓性胆管炎,紧急行 ERCP 治疗。手术顺利,术后热峰下降、腹痛

答案: 1. A 2. E 3. E 4. E 5. A 6. B

症状好转,术后第三天出现腹痛明显加重,腹部 CT 提示胰腺炎,予以对症支持治疗,患者腹胀明显、腹内压升高,考虑 ACS。下列**不属于** ACS 的是

A. 腹内压 25mmHg(1mmHg=0.133kPa),腔灌注压(APP)45mmHg
B. 腹内压 10mmHg,APP 60mmHg
C. 腹内压 30mmHg,APP 30mmHg
D. 腹内压 35mmHg,APP 30mmHg
E. 腹内压 20mmHg,APP 60mmHg

【解析】腹内压 10mmHg 不符合 ACS 诊断。

(7~8 题共用题干)

患者男,64 岁。因"突发右上腹痛、寒战高热伴意识不清半小时"来诊。有胆囊结石、慢性胆囊炎病史。入院查体:体温 40.6℃,心率 135 次/min,血压 85/42mmHg,意识模糊,双侧瞳孔等大等圆,对光反射稍迟钝,皮肤巩膜黄染,双肺呼吸音清,未闻及明显啰音,心律齐,未闻及震颤及杂音,腹部叩诊为鼓音,墨菲征可疑阳性,肠鸣音 3~4 次/min,双下肢无水肿。入院后实验室检查提示:WBC 23×10^9/L,TBIL 126μmol/L,ALT 475U/L,AST 382U/L,GLU 6.8mmol/L。

7. 该患者最可能的诊断是

A. 肝硬化
B. 急性胰腺炎
C. 急性化脓性胆管炎伴休克
D. 急性肝衰竭
E. 腹腔间室综合征

【解析】该患者有胆囊结石、慢性胆囊炎病史,出现腹痛、寒战高热、黄疸、休克、中枢神经系统受抑,即 Reynolds 五联征,是急性梗阻性化脓性胆管炎的典型表现。

8. 该患者入 ICU 后,常规监测项目中**不包括**

A. 血流动力学监测
B. 膀胱压监测
C. 每小时尿量
D. 呼吸功能监测
E. 有创颅内压监测

【解析】该患者为感染性休克,多器官功能障碍,在积极处理原发病进行胆道引流的同时应抗休克治疗,并进行器官功能监测,血流动力学监测、膀胱压监测、每小时尿量与呼吸功能监测均为常规监测项目,该患者无颅内原发病变,无需行侵入式颅内压有创监测。

四、案例分析题

【案例 1】患者男,42 岁。有饮酒史多年,"突发全腹痛 2 天,加重伴停止排气排便 4 小时"。查体:急性痛苦貌,呼吸 27 次/min,心率 130 次/min,血压 90/70mmHg,鼻导管给氧下氧饱和度为 88%,双肺呼吸音偏粗,无啰音,腹胀,全腹压痛及反跳痛。2 小时无尿。实验室检查结果提示:白细胞 19×10^9/L,血小板 15×10^9/L,血淀粉酶 109U/dl,凝血酶原时间 26 秒,黄疸指数正常,血肌酐 305μmol/L。腹部 CT 提示:腹腔少量积液。

第 1 问:针对该患者,以下处理**不正确**的是

A. 备血、输血
B. 立即剖腹探查
C. 立即给予抗生素治疗
D. 腹腔穿刺
E. 血管活性药升压
F. 快速建立输液通道

【解析】备血、输血要掌握好指征;剖腹探查要准备血小板,且在纠正凝血功能后进行;目前无抗生素使用指征;已有休克,应采取积极补液、血管活性药物升压抗休克治疗。

第 2 问:需要考虑的诊断是

A. 急性轻型胰腺炎

B. 急性胆囊炎

C. 急性胃肠穿孔

D. 急性肠坏死

E. 急性阑尾炎伴穿孔

F. 重症急性胰腺炎

【解析】根据患者病史特点,以及腹腔穿刺液体混浊、淀粉酶含量过高,应考虑急性重症胰腺炎、急性胃穿孔、急性肠坏死以及急性阑尾炎伴穿孔等疾病。

第 3 问:经过积极准备后行剖腹探查,发现为回肠节段坏死,行肠坏死切除吻合术,术后尿量明显增多,但血压仍需大剂量的多巴胺及去甲肾上腺素维持。此时应进行的治疗是

A. 维持血糖值在 4.2~6.1mmol/L

B. 加用肾上腺素维持

C. 加强抗生素治疗

D. 监测乳酸

E. 床旁血流动力学监测

F. 在 CVP 为 5cmH$_2$O,PAWP 为 10mmHg 时,应加用激素治疗

【解析】该患者诊断为急性回肠坏死,术后尿量多,还需要多巴胺及去甲肾上腺素维持血压,则此时应该加强抗生素的使用,并且进行血流动力学检测,严密监测血乳酸。

第 4 问:若患者氧疗后经皮脉搏血氧饱和度上升不明显,立即给予气管插管并行机械通气。此时患者心率 140 次/min,血氧饱和度 85%,吸入氧浓度 100%,血压 75/42mmHg。动脉血气分析:pH 7.35,血氧饱和度 85%,动脉血氧分压 45mmHg,血乳酸 8mmol/L,碱剩余 −8mmol/L。应进行的处理是

A. 使用强心药

B. 补充碳酸氢钠

C. 呼吸机设置:高呼气末正压(PEEP)、适当的潮气量

D. 立即行中心静脉穿刺置管术

E. 加快补液速度

F. 继续调整升压药剂量

【解析】患者诊断为急性呼吸窘迫综合征合并低血容量性休克,AB 治疗暂无指征。

【案例 2】患者男,47 岁。因"乏力、食欲减退、尿黄 1 周,意识障碍 1 天"来诊。无类似病史。查体:意识障碍,格拉斯哥昏迷评分(GCS)6 分,皮肤、巩膜重度黄染,双肺未闻及啰音,心律规整,腹胀,肠鸣音未闻及,移动性浊音(+),双下肢无水肿。双侧病理征(−)。实验室检查提示:血清胆红素 432.3μmol/L,凝血酶原活动度 33.7%,血钾 3.2mmol/L,血糖 6.8mmol/L,血肌酐 182mmol/L,颅脑 CT 未见异常。

第 1 问:该患者可能的病因有

A. 病毒性肝炎

B. 酒精性肝病

C. 自身免疫性肝病

D. 药物性肝病

E. Reye 综合征

F. 恶性淋巴瘤

【解析】根据实验室检查及患者症状,患者肝衰竭、肝性脑病诊断明确,以上疾病均可导致肝衰竭、肝性脑病。

第 2 问:患者乙型病毒性肝炎病毒 DNA>10^{8}cps/ml。应进行的治疗是

A. 应用还原型谷胱甘肽

B. 使用促肝细胞生长素

C. 乳果糖灌肠导泻

D. 甘露醇脱水

E. 人工肝支持治疗

F. 补充血浆、凝血因子等物质

G. 抗病毒治疗

答案:　2. CDEF　3. CDE　4. CDEF　　【案例 2】1. ABCDEF　2. ABCEFG

【解析】患者肌酐水平较高,甘露醇有加重肾损伤可能,不推荐使用。

第3问:患者神志转清,腹胀症状加重,伴有腹痛。考虑原因有
- A. 自发性腹膜炎
- B. 肠道菌群紊乱
- C. DIC
- D. 肠系膜血栓
- E. 肝功能持续恶化
- F. 肠梗阻

第4问:患者肝功能持续恶化,内科保守无法治疗,需肝移植。肝移植的指征有
- A. 中晚期肝衰竭
- B. 终末期肝硬化
- C. 乙肝肝硬化合并自发性腹膜炎
- D. 乙肝肝硬化合并Ⅳ期肝性脑病
- E. 肝恶性肿瘤伴门静脉主干癌栓
- F. 肝转移瘤

【解析】乙肝肝硬化合并自发性腹膜炎、肝恶性肿瘤伴门静脉主干癌栓和肝转移瘤为禁忌证。

答案: 3. ABCDEF 4. ABD

第七章 血液系统功能障碍

一、单选题

1. 血红蛋白 60g/L 属于的贫血程度是
   A. 轻度　　　　　B. 中度
   C. 重度　　　　　D. 极重度
   E. 特重度
   【解析】按血红蛋白的浓度分,60g/L 属于中度贫血。

2. 血小板减少常见于
   A. 脾切除术后　　B. 急性胃出血后
   C. 急性溶血后　　D. 急性白血病
   E. 真性红细胞增多症
   【解析】血小板减少见于再生障碍性贫血、放射性损伤、急性白血病、巨幼细胞贫血、原发性血小板减少性紫癜、恶性淋巴瘤等。脾切除术后、急性胃出血后、急性溶血后血小板会代偿性增多。

3. 患者女,42 岁。因"咳嗽咳痰伴发热 2 天"入院。查体:体温 38.5℃,脉搏 96 次/min,血压 100/70mmHg,呼吸 24 次/min,神清,精神萎靡,左侧肺底可闻及干湿啰音,心率 96 次/min,各瓣膜区未闻及杂音。入院血常规检查发现患者血小板计数为 $12×10^9/L$。以下说法正确的是
   A. 不管是否有出血,都输注血小板
   B. 有明显出血危险时,可以考虑输注血小板

C. 外科手术或侵入性操作时才考虑输注血小板
   D. 以治疗感染为主,不输血小板
   E. 应结合血小板的功能决定是否输血小板
   【解析】输注血小板指征:对于血小板计数 $>100×10^9/L$,不建议预防性输注血小板。对于活动性出血患者,血小板计数应维持在 $50×10^9/L$。血小板减少的重症患者进行手术或穿刺等操作时,需要维持一定的血小板阈值。由于脓毒症血小板减少与创伤血小板减少的病理生理机制存在明显差异,两者输注血小板的阈值也有明显不同。在 2016 年脓毒症和感染性休克诊疗指南中,建议在如下情况输注血小板:①无明显出血的情况下血小板计数低于 $10×10^9/L$;②血小板低于 $20×10^9/L$,患者有明显出血风险。

4. 获得性凝血病相对于先天性凝血病而言,继发于其他病症的凝血功能障碍称之为获得性凝血病,包括如下几种类型。其中**不正确**的是
   A. 创伤性凝血病　　B. 稀释性凝血病
   C. 功能性凝血病　　D. 消耗性凝血病
   E. 自发性凝血病
   【解析】获得性凝血病一般分为稀释性凝血病、创伤性凝血病(或功能性凝血病)、消耗性凝血病。

答案: 1. B　2. D　3. B　4. E

59

5. 关于凝血病,以下说法正确的是
   A. 凝血病是 DIC 不同的发展阶段
   B. 肝衰竭引起的凝血功能障碍不属于凝血病的范畴
   C. 双香豆素类药物过量引起的凝血功能障碍不属于凝血病范畴
   D. DIC 不属于凝血病的范畴
   E. 获得性凝血病只包括稀释性凝血病、创伤性凝血病和消耗性凝血病

【解析】凝血病可以认为是 DIC 早期阶段,这种认知有利于临床上对 DIC 的早期识别与干预。凝血病可分为先天性凝血病和获得性凝血病,获得性凝血病可以大致分为稀释性凝血病、创伤性凝血病或消耗性凝血病,而肝衰竭引起的凝血功能障碍,维生素 K 缺乏、双香豆素类抗凝药物、肝素等抗凝药物过量、鼠药等药物中毒等情况引起的凝血功能障碍,均属于获得性凝血病的范畴。

6. 获得性凝血病临床表现中,预示着**不良**预后的是
   A. 出血　　　　　B. 器官功能衰竭
   C. 休克　　　　　D. 血栓形成
   E. 纤溶亢进

【解析】低血压及休克发生于血管内皮损伤所引起的获得性凝血病,表现为与失液量不符的顽固性休克,或者容量反应性差的感染性休克。休克表现既是获得性凝血病病情危重的表现,也是其重要诱发因素,二者相互促进造成不良预后。

二、多选题

1. 患者女,32 岁。因头晕、乏力就诊。查体:面色苍白,睑结膜略苍白。血常规:Hb 82g/L,MCV 78fl,MCHC 29%。此患者可能的诊断是
   A. 再生障碍性贫血
   B. 缺铁性贫血
   C. 巨幼细胞性贫血
   D. 铁粒幼细胞性贫血
   E. 溶血性贫血

【解析】根据症状、体征及血常规检查,此患者为小细胞低色素性贫血,缺铁性贫血和铁粒幼细胞性贫血属于这类贫血。

2. 重症患者血小板减少症常见的病因有
   A. 创伤导致血小板减少症
   B. 脓毒症导致血小板减少症
   C. 药物诱导的血小板减少症
   D. 血栓性微血管病
   E. 噬血细胞综合征

【解析】血小板减少症可以是原发性的,也可以是获得性的,原发性血小板减少症通常是血液疾病作用的结果,获得性血小板减少症的原因更为复杂,ICU 中患者出现的血小板减少大多数是获得性的。

3. 血液在血管内顺利流动与天然抗凝物质存在息息相关。下面是天然抗凝物的是
   A. 蛋白 C
   B. 蛋白 S
   C. 抗凝血酶Ⅲ
   D. 组织因子途径活化抑制物
   E. 纤溶酶原激活物抑制物

【解析】纤溶酶原激活物抑制物是抗纤溶物,在血栓形成患者中明显增高。

三、共用题干单选题

(1~3 题共用题干)

患者男,58 岁。因"右上腹痛 1 天,高热 4 小时"入院。有胆囊和胆管结石病史。体检:体温 39.5℃,脉搏 121 次/min,呼吸

答案: 5. A 6. C
　　 1. BD 2. ABCDE 3. ABCD

24 次/min,血压 80/55mmHg,意识模糊。皮肤黄染、墨菲征阳性。血常规检查:白细胞 18×10^9/L,谷丙转氨酶 78U/L,碱性磷酸酶 321U/L,总胆红素 89μmol/L,直接胆红素 62μmol/L。

1. 患者目前存在的临床病理,最佳的描述是

　A. 胆石症合并 SIRS

　B. 急性胆囊炎合并脓毒症

　C. 急性化脓性胆囊炎合并脓毒症

　D. 急性化脓性胆管炎并脓毒症休克

　E. 胆石症合并脓毒症

【解析】患者出现体温和外周血白细胞升高;呼吸频率和脉率加快等 SIRS 的病理反应,并存在发热、腹痛、黄疸、休克和意识障碍的临床表现,同时,辅助检查提示肝功能异常和梗阻性胆红素升高。因此,考虑患者为急性化脓性胆管炎并脓毒症休克。

2. 患者出现血小板下降,PLT 69×10^9/L,D-二聚体、FDP 升高。此时患者可能发生

　A. 出血

　B. 药物诱导血小板下降

　C. DIC

　D. TMA

　E. 肺栓塞

【解析】在严重的脓毒症中,可能会发生弥散性血管内凝血(DIC),其特征是凝血的广泛激活,导致纤维蛋白的血管内形成,并最终导致中小血管血栓性闭塞。另外,活化的血小板可以促进中性粒细胞向损伤部位募集,促进中性粒细胞胞外陷阱(NET)形成,导致血小板黏附、活化和聚集,进一步导致血小板减少。

3. 针对患者并发 DIC,治疗方案是

　A. 肝素抗凝

　B. 输注血小板

　C. 予以血小板生成素(TPO)

　D. 使用糖皮质激素、免疫抑制剂等

　E. 血浆置换

【解析】首先必须尽快消除或控制诱发血小板减少症的因素,控制感染,针对脓毒症患者并发 DIC、高凝情况,及早予以肝素抗凝。

(4~6 题共用题干)

患者男,55 岁。以腹泻 4 天伴昏迷 2 天为主诉入院。患者 4 天前食用不洁肉类后出现呕吐、腹泻,每天排稀水样便 5~6 次,伴有发热,体温最高可达 40℃,自行服用对乙酰氨基酚(扑热息痛),发热较前未见明显好转。入院 2 天前腹泻伴寒战高热,患者就诊于当地医院,入院测量血压 128/95mmHg,体温 39.6℃,患者出现神志不清,躁动,伴有呼吸衰竭。入院时生命体征:T 39.1℃,HR 138 次/min,BP 114/63mmHg［去甲肾上腺素 0.5μg/(kg·min)］,SpO₂ 92%,RR 20 次/min。查体:皮肤黄染、无肝掌及蜘蛛痣,睑结膜黄染,球结膜水肿。双侧瞳孔等大正圆,直径 2.5mm,双侧对光反射迟钝,镇静镇痛中,双侧病理征未引出。双肺听诊呼吸音粗,双下肺可闻及湿啰音,心率 138 次/min,律齐,心脏听诊未见异常。腹部膨隆,压痛反跳痛未引出,腹胀,肠鸣音未闻及,肝脾肋下未触及,双上肢可见瘀斑。入院实验室检查结果:WBC 22.39×10^9/L,N 91.5%,LY 1.36×10^9/L,Hb 191g/L,PLT 34×10^9/L,PCT 100ng/ml,CRP 141.3mg/L,pH 7.37,PO₂ 163mmHg,PCO₂ 32mmHg,Lac 7.1mmol/L,BE −6.8mmol/L,FiO₂ 40%;PT 29.2 秒,APTT 73.6 秒,Fib 1.46g/L,D-Dimer>20μg/ml,FDP>150μg/ml,ATⅢ 37%,AST>1 500U/L,ALT 3 363U/L,GGT 131U/L,TP 48.3g/L,ALB 24.2g/L,血浆 NH₃ 30μmol/L,LDH>4 300U/L,TBIL/DBIL

72.3/65.8μmol/L,PA 10.10mg/dl,TRF 106mg/μl,BUN 11.77mmol/L,Cr 711μmol/L,CysC 2.63mg/L,TNI 32.027ng/ml,CK-MB 43.6ng/ml,MYO 4 551ng/ml,BNP 953pg/ml,APACHEⅡ评分 42 分,SOFA 评分 17 分。

4. 该患者存在瘀斑,结合其病史及临床表现、实验室检查结果。该患者最可能的情况是

  A. 稀释性凝血病　　B. 功能性凝血病

  C. 消耗性凝血病　　D. 创伤性凝血病

  E. 无凝血病

【解析】该患者因不洁饮食出现肠源性感染,进而出现脓毒症与 MODS,故为消耗性凝血病。

5. 引起上述情况最可能的原因是

  A. 肝衰竭

  B. 脓毒症

  C. 大量失血

  D. 大量补液纠正休克

  E. 酸中毒

【解析】肝衰竭是迷惑选项,从一元论角度,肝衰竭的诱因是肠源性感染,脓毒症可以引起肝损伤及消耗性凝血病,故选脓毒症。

6. 下一步应进行的评估**不包括**

  A. 迅速留取包括血培养、便培养在内的病原学标本

  B. 心电图或心脏超声

  C. 铁蛋白、血脂分析、NK 细胞活性等检查

  D. 人抗肝素 PF4 复合物抗体

  E. 溶血象、红细胞形态学及 TEG

【解析】按照 SSC 指南,应在 1 小时内使用广谱抗生素,在抗生素使用之前留取相关病原学标本。患者存在心肌损伤及血流动力学不稳定,需评估患者心肌损伤的原因及血流动力学情况;患者血小板降低虽然可以用脓毒症消耗性凝血病或 DIC 解释,但不能除外包括噬血细胞综合征在内的情况,该患者没有使用过肝素,暂时无需评估 HIT 相关情况。

四、案例分析题

【案例 1】患者男,52 岁。因"黑便 5 小时"为主诉入院。患者有肝炎、肝硬化病史 5 年,因"肝硬化腹腔积液"先后 3 次住院,病情好转出院,出院后一直服用保肝药物。本次入院前自觉乏力症状加重,恶心、未吐,排暗红色血便 4 次,量为 1 600ml。入院后查体:贫血貌,血压 66/31mmHg,全身皮肤黏膜及巩膜中度黄染,心肺未见异常,肝肋下未触及,脾左肋下 7cm,移动性浊音阴性,双下肢无水肿。实验室检查:血红蛋白 63g/L,血小板 50×10⁹/L,总胆红素 68μmol/L,直接胆红素 19μmol/L,谷丙转氨酶 65U/L,谷草转氨酶 85U/L,凝血酶原时间 20 秒,凝血酶原活动度 0.41,血钠 127mmol/L。

第 1 问:患者初步诊断可能有

  A. 肝炎后肝硬化失代偿期

  B. 上消化道出血

  C. 原发性肝癌

  D. 继发性血小板减少症

  E. 电解质紊乱

  F. 失血性贫血

第 2 问:住院第 4 天复查:血小板呈进行性下降(血小板最低达 17×10⁹/L),PT 21 秒,APTT 115 秒,D-Dimer 1.2mg/L(参考值 0~0.3mg/L),Fib 1.1g/L(2.0~4.0g/L),FDP>50mg/L(5~10mg/L)。根据上述表述,患者合并有

A. 特发性血小板减少性紫癜
B. 弥散性血管内凝血
C. 骨髓异常增生综合征
D. 自身免疫性溶血性贫血
E. 肝硬化脾功能亢进加重
F. 药物相关性血小板减少症

【解析】患者检测指标符合弥散性血管内凝血。

第3问:PT 延长可见于
A. 先天性凝血因子Ⅱ、Ⅴ、Ⅶ、Ⅹ缺乏
B. 无纤维蛋白原血症
C. DIC
D. 胆汁淤积性黄疸
E. 血循环中有抗凝物质或口服避孕药
F. 维生素 K 缺乏症

第4问:对该患者进行治疗的措施**不恰当**的是
A. 补充血浆、凝血因子、血小板
B. 应用生长抑素
C. 应用氨甲苯酸
D. 应用羟乙基淀粉
E. 应用 6-氨基己酸
F. 应用头孢曲松

【解析】关于 DIC 的治疗,在消耗性凝血病为主要表现时,不主张进行抗纤溶治疗。

【案例2】患者女,12岁。出现乏力、发热、齿龈出血1周。查体:T 39.0℃,贫血貌,睑结膜苍白,巩膜无黄染,颌下淋巴结略肿大,心肺听诊无异常,四肢皮肤有大量瘀点和瘀斑。当地医院检查血常规:WBC 20×10^9/L,可见幼稚细胞;Hb 59g/L,PLT 43×10^9/L。
第1问:为明确诊断需进行的检查是
A. 骨髓穿刺检查　　B. 血培养
C. 血清铁　　D. 淋巴结超声
E. 眼底　　F. 肛门指诊

【解析】根据题干信息,初步判定患者是白血病存在感染,需进行上述检查明确白血病诊断、浸润情况和感染情况。

第2问:该患者明确诊断为白血病,化疗后 Hb 降至 53g/L,同时出现心悸、气短的症状,此时需要输注的血液制品是
A. 浓缩红细胞
B. 白细胞滤除的过滤红细胞
C. 洗涤红细胞
D. 冰冻红细胞
E. 辐照红细胞
F. 年轻红细胞
G. 血小板

【解析】该患者化疗后出现免疫抑制,为预防输血相关移植物抗宿主病,需要输注辐照红细胞。

第3问:该患者输注 2U 辐照红细胞后心悸、气短症状缓解,复查 Hb 60g/L。下一步的治疗是
A. 该患者 Hb 上升不明显,输注无效,继续输注红细胞
B. 该患者 Hb 上升不明显,但临床症状有改善,可继续输注辐照红细胞
C. 该患者 Hb 上升不明显,输注无效,需进行化疗改善骨髓抑制
D. 该患者 Hb 上升不明显,但临床症状有改善,可在继续输注红细胞的同时进行化疗
E. 该患者临床症状虽然有改善,但 Hb 上升不明显,需要更改输注浓缩红细胞
F. 该患者临床症状虽然有改善,但 Hb 上升不明显,需要更改输注年轻红细胞

【解析】该患者 Hb 上升没达到 10g/L,但临床症状有改善,属于输注有效,因 Hb 60g/L,为预防输血相关移植物抗宿主病,需

要继续输注辐照红细胞,可以在改善贫血的同时进行化疗的对因治疗。

第 4 问:患者在输血、化疗后 1 周出现头痛、喷射状呕吐,T 36.8℃,复查血常规:WBC 8×10^9/L,Hb 82g/L,PLT 62×10^9/L。最可能的原因是

A. 输血的过敏反应
B. 输血相关的移植物抗宿主病
C. 输血引发的肝炎
D. 白血病复发
E. 中枢神经系统感染
F. 中枢神经系统白血病
G. 化疗引发的肾功能不全

【解析】出现头痛、喷射状呕吐是颅内高压的典型临床表现,在化疗后发生,原因是化疗药物很难进入血脑屏障。体温不高,不提示中枢神经系统感染。血常规不支持白血病复发。

第 5 问:需进行的下一步检查和治疗是

A. 给予激素治疗输血过敏反应
B. 大剂量的激素和免疫抑制剂治疗输血相关的移植物抗宿主病
C. 检测 HBV 和 HCV、肝功能
D. 骨髓穿刺检查
E. 腰椎穿刺检查
F. 肾功能检查

【解析】为明确中枢神经系统白血病需要做腰椎穿刺检查。

第八章 炎症与免疫反应

一、单选题

1. 下列因素最不可能引起全身炎症反应综合征的是

A. 重症急性胰腺炎

B. 多发性创伤

C. 重症肺炎

D. 肝细胞癌早期

E. 大面积烧伤

【解析】全身炎症反应综合征是机体对感染、创伤、烧伤、手术等感染性或非感染性因素而引起的全身性非特异性炎症反应,在体温、心率、呼吸或白细胞计数上存在典型的异常表现。而肝细胞癌早期一般无明显临床变化,故其最不可能。

2. 下列免疫监测指标是评估脓毒症免疫麻痹的最佳指标的是

A. C反应蛋白

B. 单核细胞HLA-DR（mHLA-DR）

C. 补体C3

D. 免疫球蛋白

E. CD4/CD8

【解析】目前研究证明,CRP、mHLA-DR、C3、免疫球蛋白、CD4/CD8比值均与脓毒症免疫功能异常有关,但是mHLA-DR是评估脓毒症患者免疫功能的最佳指标,当mHLA-DR≤5 000 Ab/cell时被认为是免疫麻痹。

3. 患者男,85岁。有COPD病史,主因"突发胸闷伴气促1天"入院。急诊检查结果提示:C反应蛋白302.1mg/L,白细胞15.54×10⁹/L,淋巴细胞数0.52×10⁹/L,单核细胞HLA-DR 2 245Ab/cell,白介素-6 2 453pg/ml。下列最佳免疫治疗方案是

A. 胸腺肽 α_1 + 免疫球蛋白IgG

B. GM-CSF+ 免疫球蛋白IgG

C. 胸腺肽 α_1 + 乌司他丁

D. 乌司他丁 + 糖皮质激素

E. 糖皮质激素 +GM-CSF

【解析】从该患者的检查结果可以获悉患者同时存在免疫抑制(mHLA-DR 2 245Ab/cell)和炎症风暴(C反应蛋白302.1mg/L、白介素-6 2 453pg/ml),需要免疫调理联合抗炎治疗。免疫调理常用药物:GM-CSF、胸腺肽 α_1;抗炎治疗常用药物为乌司他丁、糖皮质激素。

二、多选题

1. 在下列常见的免疫监测指标中,常用于评估促炎反应的指标有

A. IL-10　　　　B. TNF-α

C. PD-L1　　　　D. mHLA-DR

E. IL-6

【解析】目前,炎症因子根据不同的作用主要分为两类:一类为促炎因子,包括TNF-α、IL-6、IL-1β等;另一类为抑炎因子,包括IL-4、IL-10等。

答案: 1. D 2. B 3. C
　　　 1. BE

2. "炎症风暴"是重症患者常见的临床表现，以下治疗方案主要针对减轻炎症反应、清除炎症介质的是
   A. 糖皮质激素
   B. 乌司他丁
   C. 抗 PD-L1 抗体
   D. 白介素-7
   E. 白介素-6 抑制剂

【解析】目前重症患者抗炎治疗常用治疗方案为乌司他丁、糖皮质激素、IL-6 抑制剂、炎症因子吸附等。

3. 全身炎症反应综合征的发病机制十分复杂，下列选项中可能是重要的发病机制的是
   A. 炎性细胞激活
   B. 炎症介质过度释放
   C. 促炎/抗炎平衡失调
   D. 免疫麻痹
   E. 内皮细胞活化

【解析】全身炎症反应综合征的发病机制目前尚不明确，炎性细胞激活、炎症介质过度释放、促炎/抗炎平衡失调、内皮细胞活化、凝血与纤溶系统紊乱等均是其重要的发病机制。而免疫麻痹是集体免疫功能严重降低后的一种表现，可以与 SIRS 同时发生，但目前尚没有观点认为免疫麻痹是导致 SIRS 的发病机制。

三、共用题干单选题

（1~3 题共用题干）

患者女，72 岁。主因"咳嗽、胸闷、发热 3 天"入院。有高血压、糖尿病史。查体：T 38.5℃，RR 28 次/min，HR 112 次/min，BP 145/86mmHg，SaO_2 93%（FiO_2 30%）。血气分析：pH 7.37，PO_2 56mmHg，PCO_2 45mmHg。检测结果：CRP 172mg/L，WBC 12.25×10^9/L，

N 95.6%，L 0.46×10^9/L，PCT 1.6ng/ml，IL-6 372pg/ml。胸部 CT 提示两肺渗出伴双侧少量胸腔积液。

1. 最有可能引起 SIRS 的病因是
   A. 胸腔积液
   B. 急性呼吸衰竭
   C. 肺部感染
   D. 高血压
   E. 糖尿病

【解析】SIRS 是机体对感染、创伤、烧伤、手术等感染性或非感染性因素而引起的全身性非特异性炎症反应。胸腔积液、急性呼吸衰竭是肺部感染引起的临床并发症，高血压、糖尿病等慢性疾病会加重病情，但并不是引起 SIRS 的原因。因此，本案例中肺部感染最可能是 SIRS 的病因。

2. 该患者经过呼吸支持、抗感染等治疗后，复查结果如下：CRP 22mg/L，WBC 8.96×10^9/L，L 0.51×10^9/L，PCT 0.35ng/ml，IL-6 59pg/ml。考虑进行免疫治疗。请问以下最佳免疫治疗方案是
   A. GM-CSF
   B. 糖皮质激素
   C. 免疫球蛋白
   D. 乌司他丁
   E. 胸腺肽 α_1

【解析】本案例中患者经过治疗后，多项指标较前改善，但淋巴细胞数目仍未见明显改善（0.46×10^9/L→0.51×10^9/L），故需要进行免疫调理治疗，而目前患者白细胞不低，所以胸腺肽 α_1 比 GM-CSF 更适合。

3. 假如该患者入院时白细胞为 1.5×10^9/L，则该患者进行免疫治疗的首选药物是
   A. 重组白介素-7
   B. 重组干扰素 γ
   C. GM-CSF
   D. 胸腺肽 α_1
   E. 糖皮质激素

答案：　2. ABE　3. ABCE
　　　　1. C　2. E　3. C

【解析】本案例中患者如果在入院时白细胞下降,在选择免疫调理药物时,GM-CSF比胸腺肽 α_1 更合适。

（4~6题共用题干）

患者男,28岁。主因"突发右下腹疼痛6小时"入院。查体:T 39.2℃,RR 26次/min,HR 128次/min,BP 138/76mmHg,SaO_2 98%（空气）。检测结果:CRP 285mg/L,WBC 23.6×10^9/L,L 2.15×10^9/L,PCT 45.6ng/ml。考虑阑尾炎穿孔,行急诊剖腹探查术,术后转入ICU。

4. 为评估患者术后免疫功能,请问以下指标的参考价值最低的是
   A. 淋巴细胞数
   B. 单核细胞数
   C. 单核细胞HLA-DR
   D. IL-6
   E. Treg细胞

【解析】血常规中淋巴细胞数目是常用来评估免疫功能的指标。单核细胞数目前尚未证明可以评估免疫功能,但是单核细胞表面表达的HLA-DR是较好的评估指标之一。IL-6有助于评估炎症水平,Treg有助于评估免疫抑制。

5. 术后第5天,患者意识模糊,突发高热（39.4℃）,呼吸急促（28次/min）,心率增快（139次/min）,血压下降（72/43mmHg）,腹部超声提示肠道水肿,腹腔积液。复查检测结果:CRP 300mg/L,WBC 20.4×10^9/L,L 0.78×10^9/L,PCT 55.8ng/ml。引起该患者SIRS最可能的原因是
   A. 腹腔感染
   B. 免疫抑制
   C. 溃疡性结肠炎

D. 多器官功能衰竭综合征
   E. 休克

【解析】SIRS是机体对感染、创伤、烧伤、手术等感染性或非感染性因素而引起的全身性非特异性炎症反应。免疫抑制、MODS和休克可以和SIRS同时存在,但是并不是引起SIRS的主要原因。因此,本案例中腹腔感染最可能是其病因。

6. 假如患者术后出现感染性休克、免疫抑制,血清炎症因子结果:TNF-α 266pg/ml,IL-6 689pg/ml。此时最佳的抗炎治疗药物是
   A. 糖皮质激素　　B. 抗IL-6抗体
   C. 免疫球蛋白　　D. TLR-4拮抗剂
   E. 尿蛋白酶抑制剂

【解析】本案例中患者出现严重的炎症反应,需要进行抗炎治疗。结合病史,存在免疫抑制,糖皮质激素会加重免疫抑制,抗IL-6抗体、TLR-4拮抗剂主要针对单个靶标抑制炎症,尿蛋白酶抑制剂通过抑制多种蛋白酶释放而抑制炎症,并且有大量的临床研究证明其在脓毒症患者中的抑制炎症作用。因此,最佳的抗炎治疗药物为尿蛋白酶抑制剂。

四、案例分析题

【案例1】患者男,62岁。主因"咳嗽咳痰7天,发热3天"入院。查体:T 38.5℃,RR 32次/min,HR 129次/min,BP 86/52mmHg,双下肢可见散在出血点。检测结果:CRP 156.04mg/L,WBC 2.43×10^9/L,Hb 104g/L,PLT 24×10^9/L,L 0.16×10^9/L,PCT 22.85ng/ml。诊断为感染性休克。
第1问:为了进一步评估免疫状态,以下检测有意义的是

答案: 4. B　5. A　6. E
【案例1】 1. ABCEF

A. 淋巴细胞亚群分类

B. Treg 细胞

C. 炎症因子检测

D. 血细胞形态学

E. 单核细胞 HLA-DR

F. 补体 C3、C4

【解析】免疫状态的评估包括炎症反应（炎症因子检测）、免疫细胞数目（淋巴细胞亚群、Treg 细胞）、免疫细胞功能（单核细胞 HLA-DR）、补体系统（C3、C4）等。血细胞形态学不属于免疫状态的评估指标。

第 2 问：患者继续检测血清炎症因子结果为 TNF-α 55pg/ml，IL-6 795pg/ml。据此可以增加的抗炎治疗方案是

A. 抗 IL-6 抗体

B. 免疫球蛋白

C. 重组白介素 7

D. 尿蛋白酶抑制剂

E. 糖皮质激素

F. GM-CSF

【解析】抗 IL-6 抗体、尿蛋白酶抑制剂、糖皮质激素都具有抗炎作用，可用于抗炎治疗。

第 3 问：经过抗感染、液体复苏、抗炎治疗后病情好转，然而测得单核细胞 HLA-DR 为 4 356Ab/cell。此时可以加用的药物是

A. 乌司他丁

B. 重组白介素 7

C. 胸腺肽 α_1

D. 免疫球蛋白

E. 抗 PD-L1 抗体

F. GM-CSF

【解析】患者 mHLA-DR 降低，存在免疫抑制，需要进行免疫调理治疗，目前胸腺肽 α_1 和 GM-CSF 有大量的临床研究证明其可以提高 mHLA-DR 水平；抗 PD-L1 抗体可以阻断 PD1/PD-L1 通路逆转免疫抑制。

第 4 问：以下因素提示患者是免疫抑制的高危人群的是

A. 老年

B. 风湿免疫疾病

C. 长期使用激素

D. 糖尿病

E. 炎症风暴

F. 男性

【解析】免疫抑制常常给重症患者带来不良预后。而老年患者、长期使用激素、合并慢性疾病、营养不良等均是免疫抑制的高危因素。

【案例 2】患者男，87 岁。主因"胸闷气促 5 天，进行性加重 3 天"入院。查体：T 38.4℃，RR 22 次/min，HR 134 次/min，BP 110/57mmHg。血气分析：pH 7.39，PO_2 85mmHg，PCO_2 47mmHg（高流量给氧，FiO_2 60%）。检测结果：CRP 46mg/L，WBC 10.6×10^9/L，L 0.19×10^9/L，PCT 0.33ng/ml，NT-pro BNP 17 184pg/ml。

第 1 问：下列指标满足 SIRS 诊断标准的是

A. 体温 38.4℃

B. 呼吸 22 次/min，PCO_2 47mmHg

C. 心率 134 次/min

D. 血压 110/57mmHg

E. CRP 46mg/L

F. 白细胞 10.6×10^9/L

【解析】SIRS 诊断标准应具备以下四项中的两项或以上：①体温 >38℃ 或 <36℃；②心率 >90 次/min；③呼吸频率 >20 次/min，或 $PaCO_2$<32mmHg；④血白细胞计数 >12×10^9/L，或 <4×10^9/L，或未成熟中性粒细胞比例 >10%。

答案：　2. ADE　3. CEF　4. ACD　　【案例 2】1. ABC

第2问:考虑患者现存在免疫抑制,则免疫功能动态监测最经济有效的指标是

    A. 淋巴细胞亚群

    B. 单核细胞 HLA-DR

    C. 总淋巴细胞计数

    D. 炎症因子

    E. 免疫球蛋白分类

    F. 补体 C3、C4

【解析】淋巴细胞是血常规中的白细胞亚群的一种,也是评估免疫功能的重要指标。由于血常规是临床上最常用的指标之一,所以淋巴细胞数目非常容易获取。

第3问:患者3天后检测 HLA-DR 为 3 215Ab/cell,白细胞 1.5×10^9/L,淋巴细胞 0.22×10^9/L。可以使用的免疫治疗组合是

    A. 糖皮质激素 +GM-CSF

    B. 乌司他丁 +GM-CSF

    C. 免疫球蛋白 + 糖皮质激素

    D. 胸腺肽 α_1+GM-CSF

    E. 胸腺肽 α_1+ 乌司他丁

    F. 胸腺肽 α_1+ 免疫球蛋白

【解析】该患者现存在免疫抑制,且白细胞显著下降,故需要进行免疫调理治疗,GM-CSF 联合胸腺肽 α_1 是最理想的选择。

第4问:关于免疫监测和免疫治疗,描述正确的是

    A. 血常规中淋巴细胞数目容易获取,是最经济有效的免疫监测指标

    B. 免疫监测要早于免疫治疗

    C. 免疫治疗过程中要进行免疫监测

    D. IL-10 是常用来评估炎症水平的促炎因子

    E. 免疫抑制都是在炎症风暴之后出现

    F. GM-CSF 适用于白细胞减少的免疫抑制患者

【解析】IL-10 是常用的抑炎因子,不是促炎因子;免疫抑制可以在炎症风暴之后,也可以和炎症风暴同时存在。

答案: 2. C　3. D　4. ABCF

第九章 水、电解质、酸碱平衡紊乱

一、单选题

1. 测定自由水清除率应禁食的时间是
   - A. 6 小时
   - B. 7 小时
   - C. 8 小时
   - D. 9 小时
   - E. 10 小时

   【解析】正常人禁水 8 小时后晨尿自由水清除率为 $-25\sim-100\text{ml/h}$。

2. 非心源性肺水肿与呼吸衰竭引起的血气变化的**不同之处**在于
   - A. 代谢性酸中毒
   - B. 代谢性碱中毒
   - C. 代谢性酸中毒和代谢性碱中毒
   - D. 呼吸性碱中毒
   - E. 呼吸性酸中毒

   【解析】非心源性肺水肿常伴有过度通气，而呼吸衰竭的定义为 PaO_2 的降低伴或不伴有 $PaCO_2$ 的升高。

3. 患者女，55 岁。胆囊切除术后 1 周出现腹胀、排便困难。查体：腹胀，未见胃肠型，腹软无压痛，叩鼓音肠鸣音未闻及。腹部 B 超未探及腹腔积液，提示肠管胀气、尿潴留。腹部平片未见液气平面，未见膈下游离气体。最可能的病因是
   - A. 低钾血症
   - B. 高钾血症
   - C. 低钙血症
   - D. 低钠血症
   - E. 高钠血症

【解析】低钾血症时可出现对神经-肌肉的影响，主要表现为胃肠蠕动减慢或消失，且为胆囊切除术后，存在钾摄入不足的可能。

4. 患者女，37 岁。既往体健，近半月出现全身水肿、食欲下降伴恶心、呕吐。近 2 天尿量明显减少，24 小时尿量为 300~400ml；查血肌酐 513μmol/L，血红蛋白 110g/L，尿蛋白（+++），血压 130/80mmHg。最可能出现的电解质紊乱是
   - A. 高钠
   - B. 低钠
   - C. 低磷
   - D. 低钾
   - E. 高钙

【解析】根据题干信息，考虑诊断为急性肾功能不全伴水肿，易出现稀释性低钠血症。

5. 患者男，28 岁。肾小球肾炎病史 1 年，乏力加重 1 周。实验室检查：血肌酐 350μmol/L，血钾 6.0mmol/L，血红蛋白 80g/L，高钾血症。下列处理方法**错误**的是
   - A. 5% 葡萄糖 500ml 加入胰岛素 6U 静脉滴注
   - B. 5% 碳酸氢钠 100~200ml 静脉滴注
   - C. 补充镁离子
   - D. 静脉注射钙剂
   - E. 血液透析

【解析】高钾血症时可能伴有高镁血症，需及时检查并处理。

答案：1. C　2. D　3. A　4. B　5. C

6. 患者男,72 岁。进食减少 1 周,神志不清 1 天。查体:深昏迷,血压 110/70mmHg,皮肤干燥,血钠 118mmol/L,血钾 3.5mmol/L,四肢肌张力低,双侧病理征(+),头颅 MRI 未见异常。神志不清最可能的原因是
   A. 低钾血症　　　　B. 低钠血症
   C. 高钾血症　　　　D. 高钠血症
   E. 脑出血

【解析】由题干信息可知,患者目前血钠 118mmol/L,为严重低钠血症,低钠血症严重时可出现昏迷等表现。

7. 患者男,68 岁。突发腹痛伴血尿、尿量减少 1 天,实验室检查:血肌酐 302μmol/L。肾脏 B 超示:双肾盂积水。最可能出现的酸碱平衡紊乱是
   A. 呼吸性酸中毒
   B. 呼吸性碱中毒
   C. 代谢性酸中毒
   D. 代谢性碱中毒
   E. 呼吸性酸中毒合并代谢性碱中毒

【解析】肾后性急性肾功能不全,最常见的酸碱失衡为代谢性酸中毒。

8. 提示代偿性呼吸性酸中毒的是
   A. pH 7.30,PaO$_2$ 45mmHg,PaCO$_2$ 75mmHg,BE−3.0mmol/L
   B. pH 7.39,PaO$_2$ 60mmHg,PaCO$_2$ 45mmHg,BE−2.0mmol/L
   C. pH 7.25,PaO$_2$ 67.5mmHg,PaCO$_2$ 30mmHg,BE−5.5mmol/L
   D. pH 7.40,PaO$_2$ 60mmHg,PaCO$_2$ 67.5mmHg,BE 1mmol/L
   E. pH 7.28,PaO$_2$ 48mmHg,PaCO$_2$ 64.5mmHg,BE 2.3mmol/L

【解析】代偿性呼吸性酸中毒 pH 应在参考值范围内,其次为酸中毒,PaCO$_2$ 应大于正常参考值(33~46mmHg)上限。

9. 如果需要补钾,此时尿量应大于
   A. 20ml/h　　　　B. 30ml/h
   C. 25ml/h　　　　D. 35ml/h
   E. 40ml/h

【解析】一般尿量 >40ml/h 时可以补钾治疗。

10. 高钾血症时静脉输注胰岛素的目的是
    A. 补充能量
    B. 促进钾排出
    C. 对抗高钾对心脏的抑制作用
    D. 促进钾离子向细胞内转移
    E. 治疗高钾引起的高糖血症

【解析】促进细胞外钾转入细胞内,应用葡萄糖＋胰岛素静脉输注可促进糖原合成,或输入碳酸氢钠提高血液 pH,促进钾向细胞内转移,降低血钾浓度。

11. 在机体体液平衡的调节中,维持正常渗透压主要是通过
    A. 肾素-血管紧张素-醛固酮系统
    B. 肾的调节作用
    C. 神经-内分泌系统
    D. 肺的呼出作用
    E. 血液的缓冲系统

【解析】细胞外液容量和渗透压相对稳定是通过神经-内分泌系统的调节实现的。

12. 手术后的分解代谢期一般持续
    A. 2~3 天　　　　B. 3~4 天
    C. 5~7 天　　　　D. 8~10 天
    E. 10~12 天

13. 低渗性脱水主要是指
    A. 血钾低　　　　B. 血镁低
    C. 血钙低　　　　D. 血钠低
    E. 血磷低

答案:　6. B　7. C　8. D　9. E　10. D　11. C　12. C　13. D

【解析】低渗性脱水又称为低容量性低钠血症。

14. 关于失水,下面描述**不正确**的是
    A. 高渗性脱水:失水 > 失钠
    B. 低渗性失水:失水 < 失钠
    C. 等渗性失水:消化道丢失、皮肤丢失
    D. 高渗性失水:水摄入不足、水丢失过多
    E. 低渗性失水:失水时补充水不足、肾丢失

【解析】失水时补充水过多会导致低渗性失水。

15. 自由水清除率正值代表
    A. 肾有浓缩能力
    B. 肾有稀释能力
    C. 肾不能浓缩尿液
    D. 肾不能稀释尿液
    E. 肾的排钾能力

【解析】自由水清除率,是指单位时间内必须从尿液中除去或加入多少容积的纯水才能使尿液与血浆等渗,它是测定肾排水能力的指标。正值代表肾稀释能力,负值代表肾浓缩能力。参考值为 -120~25ml/h。

16. 严重低钾血症患者主要死于
    A. 心肌收缩性降低
    B. 心肌传导性降低
    C. 心肌自律性降低
    D. 肾功能严重障碍
    E. 呼吸衰竭

【解析】低钾导致呼吸肌麻痹,最终导致患者死亡。

17. 钾的危急值范围是
    A. <1.5mmol/L;>5.5mmol/L
    B. <2.0mmol/L;>6.5mmol/L
    C. <1.0mmol/L;>7.0mmol/L
    D. <2.5mmol/L;>5.5mmol/L
    E. <2.5mmol/L;>6.5mmol/L

【解析】掌握钾离子的正常参考值范围,血钾 >5.5mmol/L 称为高钾血症。

18. 低钙血症的病因**不包括**
    A. 维生素 D 代谢障碍
    B. 甲状旁腺功能减退
    C. 肾衰竭
    D. 急性胰腺炎
    E. 高镁血症

【解析】低镁血症可使得甲状旁腺激素(PTH)分泌减少,PTH 靶器官对 PTH 反应性降低,骨盐 Mg^{2+}-Ca^{2+} 交换障碍。

19. 高钾血症的心电图特点是
    A. T 波高尖,QRS 波群增宽
    B. T 波低平,Q-T 间期缩短
    C. T 波低平,Q-T 间期延长
    D. T 波正常,Q-T 间期延长
    E. T 波低平,出现 U 波

【解析】高钾血症时,由于复极 3 期钾离子外流加速,3 期复极时间和有效不应期缩短,反映复极 3 期的 T 波狭窄而高耸,相当于心室动作电位时间的 Q-T 间期轻度缩短,由于传导性降低,代表房室传导的 P-R 间期延长,相当于心室内传导的 QRS 综合波增宽。

20. 患者脱水以水的丢失为主,失水 > 失钠,Na^+>150mmol/L,细胞外液渗透浓度 >320mmol/L。则该患者出现的脱水类型是
    A. 高渗性　　　　B. 低渗性
    C. 等渗性　　　　D. 感染性
    E. 非感染性

答案:　14. E　15. B　16. E　17. E　18. E　19. A　20. A

【解析】失水 > 失钠, Na^+>150mmol/L, 符合高渗性脱水的特点。

21. 低血钾可引起
    A. 酸中毒   B. 碱中毒
    C. 高渗性脱水   D. 低渗性脱水
    E. 等渗性脱水

22. 血液中 pH 主要取决于
    A. HCO_3^-/H_2CO_3
    B. $NaHPO_4^-/NaH_2PO_4$
    C. $HbO_2^-/HHbO_2$
    D. Hb/HHb
    E. H 蛋白/B 蛋白
    【解析】血液中的 pH 主要依赖于 HCO_3^-/H_2CO_3 进行动态调节。

23. 血浆渗透压常用渗透浓度来表示,其参考范围是
    A. 250~300mmol/L
    B. 260~320mmol/L
    C. 220~300mmol/L
    D. 290~310mmol/L
    E. 280~320mmol/L
    【解析】掌握血浆正常渗透浓度的值(290~310mmol/L)。

24. 血液中乳酸增加是机体缺氧的重要指标之一。乳酸性酸中毒是指
    A. 动脉血乳酸浓度 >1.5mmol/L
    B. 动脉血乳酸浓度 >2mmol/L
    C. 动脉血乳酸浓度 >3mmol/L
    D. 动脉血乳酸浓度 >4mmol/L
    E. 动脉血乳酸浓度 >5mmol/L
    【解析】乳酸性酸中毒是指血液中乳酸浓度升高(>5mmol/L),同时伴有酸血症。

25. 关于等渗性失水的补液原则,下列说法**错误**的是

A. 先给含钠液体
B. 可给高渗氯化钠溶液
C. 可给平衡盐溶液
D. 可给过多的低渗溶液
E. 可先补足血容量
【解析】当等渗性脱水补充过多的低渗溶液可转变为低钠血症或低渗性脱水。

26. 均易造成低钾血症,**除外**
    A. 呼吸性碱中毒
    B. 周期性瘫痪
    C. 肾小管性酸中毒
    D. 大量溶血
    E. 注射"葡萄糖和胰岛素"
    【解析】大量溶血易发生高钾血症。

27. 患者男,68 岁。腹痛 1 天,排便排气停止,查体拒按,后诊断为急性腹膜炎合并麻痹性肠梗阻。其失水类型为
    A. 高渗性失水   B. 低渗性失水
    C. 等渗性失水   D. 原发性失水
    E. 继发性失水
    【解析】急性失水的短期内均属于等渗性失水。

28. 患者女,42 岁。发热、腹泻 1 天,继之昏迷。血压 80/50mmHg, 血糖 2.8mmol/L,血钠 105mmol/L,尿量 >30ml/h,大便常规为白细胞 5~8 个/HP。最恰当的诊断是
    A. 低血糖   B. 低血钠
    C. Sheehan 病   D. 急性肠炎
    E. 上呼吸道感染
    【解析】患者血钠水平为 105mmol/L,符合低钠血症诊断。

29. 某患者高血压近 20 年,近来头晕、心悸。Hb 75g/L,多次查尿比重为 1.010,心电

答案: 21. B 22. A 23. D 24. E 25. D 26. D 27. C 28. B 29. D

图示 T 波高尖。导致其症状发生的主要原因为

A. 高血压

B. 慢性肾功能不全

C. 肾性贫血

D. 高钾血症

E. 多器官功能障碍综合征

【解析】高钾血症时,由于复极 3 期钾离子外流加速,3 期复极时间和有效不应期缩短,反映复极 3 期的 T 波狭窄而高耸,相当于心室动作电位时间的 Q-T 间期轻度缩短,由于传导性降低,代表房室传导的 P-R 间期延长,相当于心室内传导的 QRS 综合波增宽。

30. 下列均是高钾血症的表现,**除外**

A. 心电图早期 T 波高尖

B. 心电图 QRS 波群增宽

C. 四肢麻木软瘫

D. 心电图出现 U 波

E. 代谢性酸中毒

【解析】心电图 U 波的出现为低钾血症的特征表现。代表复极化 2 期的 ST 段压低,相当于复极化 3 期的 T 波低平和 U 波增高(超长期延长所致)。

31. 患者男,28 岁。肾小球肾炎病史 1 年,乏力加重 1 周。实验室检查:血肌酐 350mmol/L,血钾 6.0mmol/L,血红蛋白 80g/L。对高钾血症处理方法**错误**的是

A. 5% 葡萄糖 500ml 加入胰岛素 6U 静脉滴注

B. 5% 碳酸氢钠 100~200ml 静脉滴注

C. 补充镁离子

D. 静脉注射钙剂

E. 血液透析

【解析】高钾血症时可能伴有高镁血症,需及时检查并处理。

32. 进行液体复苏时,**不主张**使用的是

A. 5% 葡萄糖

B. 乳酸林格液

C. 白蛋白

D. 代血浆

E. 生理盐水

【解析】5% 的葡萄糖没有液体张力,易导致脑水肿。

33. 患者男,17 岁。乏力、口渴 3 天入院。查体:神志清,血压 90/60mmHg,心率 120 次/min。实验室检查:尿蛋白(+),尿糖(+++),尿酮体(++++),血糖 36mmol/L,pH 7.018,PaO_2 90mmHg,$PaCO_2$ 12mmHg,BE−13mmol/L,K^+ 6.0mmol/L,Na^+ 150mmol/L。最可能的诊断是

A. 糖尿病酮症酸中毒,低渗性失水

B. 糖尿病酮症酸中毒,高渗性失水

C. 糖尿病酮症酸中毒,等渗性失水

D. 糖尿病酮症酸中毒,水过多

E. 糖尿病酮症酸中毒,低钠血症

【解析】尿糖(+++),尿酮体(++++)、Na^+150mmol/L。提示为高渗性失水定义的诊断标准。

34. 患者女,40 岁。因呼吸困难伴神志不清 1 天入院。相关的实验室检查:pH 6.912,PaO_2 80mmHg,$PaCO_2$ 20mmHg,HCO_3^- 16mmol/L,BE−20mmoL,K^+ 6.5mmol/L,血糖 38mmol/L,血肌酐 180μmol/L,尿酮体(+++)。患者还应有以下临床表现,**除外**

A. 呼吸深快   B. 呼吸浅慢

C. 面色潮红   D. 心率加快

E. 血压偏低

【解析】$PaCO_2$ 为 20mmHg,呈现过度通气的表现,呼吸应当为深快而非浅慢。

答案: 30. D 31. C 32. A 33. B 34. B

35. 某肠梗阻患者,发病 4 天入院。BP 75/53mmHg,Na⁺ 130mmol/L,K⁺ 3mmol/L, CO₂CP 14mmol/L。首先应采取的治疗措施为
    A. 补液,必要时使用升压药
    B. 补钾
    C. 急诊手术
    D. 补钠
    E. 纠正酸中毒

【解析】患者血压为 75/53mmHg,处于休克状态,首先应进行抗休克处理。

36. 下列与细胞内钙超负荷发生**无关**的是
    A. 细胞膜外板与糖表面分离
    B. Na⁺-Ca²⁺ 交换加强
    C. 儿茶酚胺减少
    D. 钙泵功能障碍
    E. 线粒体功能障碍

【解析】线粒体功能障碍:胞质内高浓度的 Ca²⁺ 使线粒体摄取 Ca²⁺ 增加,Ca²⁺ 浓度增高使线粒体内形成磷酸钙沉积,影响 ATP 合成,导致 ATP 合成减少。激活钙依赖性降解酶:Ca²⁺ 浓度增高可激活多种钙依赖性降解酶。磷脂酶激活促进膜磷脂水解,造成细胞膜及细胞器质膜受损;蛋白酶和核酸内切酶激活可引起细胞骨架和核酸分解,导致细胞损伤。促进活性氧生成:在自由基学说中已讲述钙超载激活 Ca²⁺ 依赖性蛋白酶,促使黄嘌呤脱氢酶转变为黄嘌呤氧化酶,致使活性氧生成增加,损害组织细胞。

37. 患者女,24 岁。因重症哮喘、肺部感染收住 ICU。予以镇静后机械通气治疗,使用肌松药以降低气道痉挛,并降温、纠正碱中毒和电解质紊乱。其中**不能**降低氧耗的治疗是

    A. 镇静　　　　B. 降低体温
    C. 呼吸机支持　D. 使用肌松药
    E. 纠正碱中毒

【解析】氧消耗是每分钟机体实际的耗氧量,取决于氧输送、血红蛋白氧解离曲线的 P50、组织需氧量及细胞的摄氧能力,镇静、低体温、呼吸机支持、使用肌松药均能降低氧消耗,碱中毒影响血红蛋白氧解离曲线也能降低氧消耗,纠正碱中毒后或酸中毒则使氧消耗增加。

38. 等渗性失水大量输注等渗盐水,会出现
    A. 高钾血症　　B. 低钾性碱中毒
    C. 低氯性碱中毒　D. 高氯性酸中毒
    E. 低钠血症

【解析】等渗性失水大量输注等渗盐水时,因为等渗盐水中含氯较多,可能导致高氯性酸中毒。

39. 高渗性失水补液首选
    A. 0.9% 氯化钠溶液
    B. 等渗盐水和氯化钾
    C. 5% 葡萄糖溶液
    D. 5% 葡萄糖盐水
    E. 复方氯化钠溶液

【解析】祛除病因,使患者不再失液,补充已丧失的液体。能口服尽量口服,不能口服可静脉输注 5% 葡萄糖或低渗盐水溶液。

40. 引起高渗性失水的主要原因是
    A. 急性呕吐
    B. 大创面慢性渗液
    C. 胃肠道持续吸引
    D. 大量出汗
    E. 慢性肠梗阻

【解析】等渗性失水是水和钠等比例失调,血清钠正常,细胞外液渗透压正常,常见

答案:　35. A　36. C　37. E　38. D　39. D　40. D

病因为消化液的急性丧失,如呕吐、肠外瘘等;以及体液丧失在感染区或软组织内,如肠梗阻、烧伤、腹腔感染,丧失液体与细胞外液成分相同。低渗性失水是水、钠同失,缺水少于缺钠,血清钠低于正常,细胞外液低渗,细胞水肿,细胞外脱水,常见的病因有:①胃肠道消化液持续丧失,如反复呕吐、胃肠道持续吸引、慢性肠梗阻;②大创面慢性渗液;③肾排水和钠过多,如排钠性利尿药过度使用、急性肾衰竭(多尿期)、肾小管性酸中毒、肾上腺皮质功能减退症等。高渗性失水是水、钠同失,缺水多于缺钠,血清钠升高,细胞外液高渗,细胞内脱水,常见的病因有:①摄水不足,如淡水供应断绝、鼻饲高浓度要素饮食、高危患者给水不足、导致渴感中枢迟钝或渗透压感受器不敏感的疾病;②失水过多,如中枢性尿崩症等引起肾丢失,以及中暑、大量出汗、烧伤暴露疗法、糖尿病昏迷、哮喘持续状态等引起肾外丢失等。

41. 以下不是引起低渗性失水原因的是
  A. 中暑
  B. 肾小管性酸中毒
  C. 胃肠道持续吸引
  D. 排钠性利尿药过度使用
  E. 肾上腺皮质功能减退症

42. 以下不是引起水过多和水中毒病因的是
  A. 右心衰竭
  B. 急性肾衰竭少尿期
  C. 盐皮质激素分泌过多
  D. 抗利尿激素分泌失调综合征
  E. 渗透阈重建,能兴奋 ADH 分泌的渗透阈降低

【解析】水过多和水中毒常见的病因主要有:①抗利尿激素代偿性分泌增多,如右心

衰竭、低蛋白血症等;②抗利尿激素分泌失调综合征;③肾水排泄障碍,如急性肾衰竭少尿期;④盐皮质激素和糖皮质激素分泌不足;⑤渗透阈重建,肾水排泄功能正常,但能兴奋 ADH 分泌的渗透阈降低,如妊娠期妇女;⑥抗利尿激素用量过多,如中枢性尿崩症治疗不当等。因此,盐皮质激素分泌过多不是引起水过多和水中毒的病因。

43. 以下关于失水的临床表现,描述错误的是
  A. 等渗性失水可出现少尿、口渴,严重者出现血压下降,但渗透压基本正常
  B. 重度高渗性失水可出现躁狂、谵妄、定向力障碍、晕厥和脱水热等
  C. 低渗性失水时尿钠极低或测不出
  D. 高渗性失水时当失水量相当于体重的 15% 时,可出现高渗性昏迷
  E. 重度低渗性失水出现肌肉痉挛、腱反射减弱或消失,木僵甚至昏迷

【解析】高渗性失水时当失水量相当于体重的 5% 时,可出现高渗性昏迷。

44. 以下关于失水的诊断,错误的是
  A. 高渗性失水血钠 >145mmol/L
  B. 高渗性失水尿比重增加
  C. 失水伴血浆渗透压正常可诊断为等渗性失水
  D. 低渗性失水血细胞比容、红细胞计数增高
  E. 失水伴尿钠降低仅见于低渗性失水

【解析】失水的诊断需根据病史和相应的实验室检查,高渗性失水除尿崩症外,常伴有尿比重、血红蛋白、平均血细胞比容、血钠(>145mmol/L)和血浆渗透压均升高(渗透浓度为 310mmol/L),严重者可出现酮症、代

谢性酸中毒和氮质血症;等渗性失水血钠、血浆渗透压正常,尿量少,尿钠降低或正常;低渗性失水血钠(<130mmol/L)和血浆渗透压(渗透浓度为 280mmol/L)降低,至病情晚期尿少,尿比重低,尿钠减少,血细胞比容、红细胞、血红蛋白和尿素氮均增高,血尿素氮/肌酐(单位均为 mg/d)比值 >20:1。等渗性失水和低渗性失水均可能出现尿钠降低。

45. 以下关于失水的治疗**错误**的是
    A. 积极治疗原发病
    B. 补液总量包括已丢失液体量和继续丢失液体量
    C. 高渗性失水应以补水为主,避免补钠
    D. 等渗性失水应以补充等渗液为主
    E. 补液速度宜先快后慢

【解析】高渗性失水补液的含钠溶液应占 1/3,补水为主,补钠为辅。

46. 以下关于失水时补液治疗**错误**的是
    A. 补液量需将生理需要量计算在内
    B. 低渗性失水时补液中含钠液体约占 2/3,以补充高渗液为主
    C. 尿量 >40ml/h 后应补钾
    D. 重症者开始时 4~8 小时补充液体总量的 1/3~1/2,其余在 24~48 小时补充
    E. 低灌注状态的重症患者补液应首选乳酸林格液

【解析】低灌注状态的重症患者补液应慎重选择乳酸林格液,其中含有乳酸盐,应当避免发生乳酸性酸中毒。

47. 以下关于高钠血症的治疗**错误**的是
    A. 快速大量输液以稀释血钠
    B. 限制钠的摄入
    C. 使用排钠性利尿药

D. 重症者可考虑血液净化疗法
E. 特发性高钠血症,氢氯噻嗪可缓解症状

【解析】高钠血症时可以采取输入 5% 葡萄糖液的稀释疗法或鼓励多饮水,但必须同时使用排钠性利尿药,并严密监测心肺功能,防止输液过快过多,以免导致肺水肿。

48. 以下**不是**低钾血症的常见原因的是
    A. 长期禁食、少食
    B. 大面积烧伤
    C. 周期性瘫痪
    D. 大量输入库存血
    E. 肾小管性酸中毒

【解析】大量输入库存血易造成高钾血症。

49. 以下**不是**低钾血症的临床表现的是
    A. 四肢软弱无力
    B. 代谢性酸中毒
    C. 腱反射迟钝或消失
    D. 腹胀
    E. 尿潴留

【解析】低钾血症的临床表现主要包括:①骨骼肌,如神经、肌肉应激性减退,四肢软弱无力甚至软瘫,腱反射迟钝或消失;②呼吸肌,如呼吸困难;③消化系统,如肠蠕动减弱,食欲缺乏、恶心、便秘,重者出现腹胀、麻痹性肠梗阻;④中枢神经系统,如神经抑郁、倦怠、神志淡漠、嗜睡、神志不清甚至昏迷;⑤心肌,如兴奋性增强,出现心悸、心律失常;⑥肾,如长期低钾可引起缺钾性肾病和肾功能障碍;⑦膀胱平滑肌,如尿潴留,常易合并肾盂肾炎;⑧代谢性碱中毒。代谢性酸中毒是高钾血症的常见临床表现。

50. 以下关于高钾血症的病因**不正确**的是
    A. 肾小管性酸中毒
    B. 急性肾衰竭(少尿期)

答案: 45. C 46. E 47. A 48. D 49. B 50. A

　　C. 输入大量库存血

　　D. 挤压综合征

　　E. 酸中毒

【解析】高钾血症的病因主要有：①肾排钾困难，如急性肾衰竭（少尿期）、应用保钾利尿药，盐皮质激素不足等；②摄入钾过多，如静脉输入过多、过快含钾液体，输入大量库存血等；③细胞内钾移入细胞外液，如缺氧、酸中毒、持续性抽搐、大量溶血、大量内出血、大血肿和挤压综合征等。肾小管性酸中毒往往引起低钾血症。

51. 以下**不是**高钾血症的常见病因的是

　　A. 大量使用螺内酯

　　B. 大量溶血

　　C. 盐皮质激素过多

　　D. 代谢性酸中毒

　　E. 大血肿

【解析】盐皮质激素的主要生理作用是促进肾小管重吸收钠而保留水，并排泄钾。它与下丘脑分泌的抗利尿激素相互协调，共同维持体内水、电解质的平衡。盐皮质激素的保钠排钾作用也表现在唾液腺、汗腺及胃肠道。螺内酯为类固醇，是作用强烈的内源性盐类皮质激素醛固酮。螺内酯与醛固酮有类似的化学结构，在远曲小管和集合管的皮质段上皮细胞内与醛固酮竞争结合醛固酮受体，从而抑制醛固酮促进 K^+-Na^+ 交换的作用。使 Na^+ 和 Cl^- 排出增多，起到利尿作用，而 K^+ 则被保留。

52. 以下**不是**高钾血症的临床表现的是

　　A. 代谢性碱中毒

　　B. 四肢及口周感觉麻木

　　C. 皮肤苍白、湿冷

　　D. 四肢软弱无力

　　E. 心跳缓慢

【解析】心血管系统和神经肌肉系统症状的严重性取决于血钾升高的程度和速度，以及有无其他血浆电解质和水代谢紊乱合并存在。

（1）心血管症状：高钾使心肌受抑，心肌张力减低，故有心动徐缓和心脏扩大，心音减弱，易发生心律失常，但不发生心力衰竭。心电图有特征性改变，且与血钾升高的程度相关。当血钾大于 5.5mmol/L 时心电图表现为 Q-T 间期缩短。T 波高尖对称，基底狭窄而呈帐篷状；血钾为 7~8mmol/L 时 P 波振幅降低，P-R 间期延长以至 P 波消失。

（2）神经肌肉症状：早期常有四肢及口周感觉麻木，极度疲乏，肌肉酸疼，肢体苍白湿冷。血钾浓度达 7mmol/L 时出现四肢麻木软瘫，先为躯干后为四肢，最后影响到呼吸肌，发生窒息。中枢神经系统可表现为烦躁不安或神志不清。

（3）其他症状：由于高钾血症引起乙酰胆碱释放增加，故可引起恶心呕吐和腹痛。高钾对肌肉的毒性作用可引起四肢瘫痪和呼吸停止。所有高钾血症均有不同程度的氮质血症和代谢性酸中毒。后者可加重高钾血症。

53. 以下**不是**高钾血症的心电图表现的是

　　A. T 波高尖

　　B. PR 间期缩短

　　C. QRS 波增宽

　　D. P 波低平

　　E. S 波加深，S 波与 T 波融合

【解析】高钾血症的心电图表现有：T 波高尖；P 波低平；PR 间期延长（房室传导阻滞）、QRS 波增宽；S 波加深，S 波与 T 波融合；室性异位节律；形成正弦波；心室颤动或心源性猝死。因此 PR 间期缩短不是高钾血症的心电图表现。

答案：　51. C　52. A　53. B

54. 维持酸碱平衡最重要的系统是
    A. 肾素-血管紧张素-醛固酮系统
    B. 神经调节
    C. HCO_3^-/H_2CO_3
    D. 肾调节
    E. 肺的呼出作用

【解析】机体通过肾素-血管紧张素-醛固酮系统维持正常的血容量,通过神经调节和内分泌调节维持正常的渗透压,肾调节作用、肺的呼出作用和 HCO_3^-、H_2CO_3 共同参与酸碱平衡的维持,其中肾为最主要的酸碱平衡调节系统。

55. 以下**不是**肾调节酸碱平衡的机制的是
    A. Na^+-H^+ 交换,排 H^+
    B. 肾血流的调节
    C. HCO_3^- 重吸收
    D. 产生 NH_3 与 H^+ 结合成 NH_4^+
    E. 尿液的酸化,排 H^+

【解析】肾血流的调节并非为肾酸碱平衡的调节。

56. 患者男,45 岁。因高处坠落导致昏迷 3 小时入院,诊断为重度颅脑外伤。入院第 3 天,患者出现尿量显著增多,24 小时尿量达 5 000ml,并出现皮肤干燥、弹性下降、心率增快等。考虑患者出现水钠代谢异常可能性大的是
    A. 等渗性失水　　B. 高渗性失水
    C. 低渗性失水　　D. 水中毒
    E. 低钠血症

【解析】高渗性失水是水、钠同失,缺水多于缺钠,血清钠升高,细胞外液高渗,细胞内脱水,常见的病因有:①摄水不足,如淡水供应断绝、鼻饲高浓度要素饮食、高危患者给水不足,导致渴感中枢迟钝或渗透压感受器不敏感的疾病;②失水过多,如中枢性尿崩

症等引起肾丢失,以及中暑、大量出汗、烧伤暴露疗法、糖尿病昏迷、哮喘持续状态等引起肾外丢失等。

57. 患者男,67 岁。因脑肿瘤并伴有尿量显著增多入院,诊断为中枢性尿崩症。入院后给予补液和抗利尿激素治疗。治疗期间患者出现体重增加,尿量减少,并伴有头痛、嗜睡,查肌酐、尿素氮正常,血钠 120mmol/L,血浆渗透浓度 250mmol/L。患者目前最合适的诊断是
    A. 低钠血症　　B. 低渗性失水
    C. 急性肾衰竭　　D. 水中毒
    E. 脑水肿

【解析】患者因中枢性尿崩症治疗后出现尿量减少、体重增加等水过多以及头痛、嗜睡等脑水肿的表现,并伴有渗透压降低、血钠降低,根据病史、症状及相关检查结果,最合适的诊断为水中毒。

58. 高钾血症时静脉输入胰岛素糖液的主要目的是
    A. 补充能量
    B. 促进钾排出
    C. 对抗高钾对心脏的抑制作用
    D. 促进钾向细胞内转移
    E. 治疗高钾引起的高血糖症

【解析】胰岛素 + 葡萄糖可促进钾离子转向细胞内,降低血钾浓度。

59. 下列水电解质失衡最容易发生休克的是
    A. 低容量性低钠血症
    B. 低容量性高钠血症
    C. 等渗性脱水
    D. 高容量性低钠血症
    E. 低钾血症

答案: 54. D　55. B　56. B　57. D　58. D　59. A

【解析】低容量性低钠血症容易引起休克：①细胞外渗透压降低，无口渴感，饮水减少。②抗利尿激素反射性分泌减少尿量无明显变化。③细胞外液向细胞内液转移，细胞外液进一步减少。

60. 低容量性低钠血症对机体最主要的影响是
    A. 酸中毒
    B. 氮质血症
    C. 循环衰竭
    D. 脑出血
    E. 神经系统功能障碍

【解析】低容量性低钠血症容易引起休克：①细胞外渗透压降低，无口渴感，饮水减少。②抗利尿激素反射性分泌减少尿量无明显变化。③细胞外液向细胞内液转移，细胞外液进一步减少。因此，低容量性低钠血症易造成循环衰竭。

61. 血浆中含量最多的阳离子是
    A. Na^+
    B. K^+
    C. Mg^{2+}
    D. Ca^{2+}
    E. H^+

【解析】细胞外液的组织间液和血浆的电解质在构成和数量上大致相等，在功能上可以认为是一个体系，阳离子主要是 Na^+，其次是 K^+、Ca^{2+}、Mg^{2+} 等，阴离子主要是 Cl^-，其次是 HCO_3^-、HPO_4^{2-}、SO_4^{2-} 以及有机酸和蛋白质。

62. 血浆中含量最多的阴离子是
    A. HCO_3^-
    B. HPO_4^{2-}
    C. SO_4^{2-}
    D. Cl^-
    E. 蛋白质

【解析】细胞外液的组织间液和血浆的电解质在构成和数量上大致相等，在功能上可

以认为是一个体系，阳离子主要是 Na^+，其次是 K^+、Ca^{2+}、Mg^{2+} 等，阴离子主要是 Cl^-，其次是 HCO_3^-、HPO_4^{2-}、SO_4^{2-} 以及有机酸和蛋白质。

63. 细胞内液和细胞外液的渗透压是
    A. 细胞内液大于细胞外液
    B. 细胞外液大于细胞内液
    C. 血浆大于细胞内液
    D. 基本相等
    E. 组织间液小于细胞内液

【解析】细胞外液的组织间液和血浆的电解质在构成和数量上大致相等，细胞内液的电解质若以 mmol/L 为单位计算，与细胞外液的渗透压基本相等。

64. 维持体液渗透压的主要因素为
    A. 电解质
    B. 酸碱缓冲对
    C. 白蛋白
    D. 血浆
    E. 细胞内液

【解析】溶液的渗透压取决于溶质的分子或离子的数目，体液内起渗透作用的溶质主要是电解质。血浆和组织间液的渗透压 90%~95% 来源于 Na^+、Cl^- 和 HCO_3^-，剩余的 5%~10% 由其他离子、葡萄糖、氨基酸、尿素以及蛋白质等构成。

65. 低渗性脱水时，首先出现
    A. 细胞外液渗透压升高
    B. 细胞外液渗透压降低
    C. 血浆渗透压增加
    D. 组织间液渗透压增加
    E. 细胞外液渗透压正常

【解析】低容量性低钠血症容易引起休克，首先发生细胞外渗透压降低，无口渴感，饮水减少；抗利尿激素反射性分泌减少，尿量无明显变化。此外，细胞外液向细胞内液

答案： 60. C 61. A 62. D 63. D 64. A 65. A

转移,细胞外液进一步减少。因此,低容量性低钠血症易造成循环衰竭,且先发生细胞外液渗透压升高。

66. 低渗性脱水时主要脱水部位是
　　A. 细胞内液　　　B. 细胞外液
　　C. 血浆　　　　　D. 淋巴
　　E. 细胞内外液
【解析】低容量性低钠血症容易引起休克,首先发生细胞外渗透压降低,无口渴感,饮水减少,细胞外液失水导致血容量进一步减少。

67. 新生儿体内含水量较成人相对多,其主要增多的部分是
　　A. 细胞外液　　　B. 血浆
　　C. 间质液　　　　D. 细胞内液
　　E. 脑脊液
【解析】体液的含量可因性别、年龄和胖瘦而有差别。体液由血浆、间质液和细胞内液三部分组成,前两者合称为细胞液,年龄越小,体液总量相对愈多,主要是间质液的比例较高,而血浆和细胞内液的比例与成人相似。

68. 高容量性低钠血症的特征是
　　A. 组织间液增多
　　B. 血容量急剧增加
　　C. 细胞外液增多
　　D. 过多的低渗性液体潴留,造成细胞内液和细胞外液均增多
　　E. 过多的液体积聚于体腔
【解析】当机体所摄入水总量大大超过排出水量,以致水分在体内潴留,引起血浆渗透压下降和循环血量增多,称之为水中毒(water intoxication),又称稀释性低钠血症(高容量性低钠血症)。

69. 水肿时产生水钠潴留的基本机制是
　　A. 毛细血管有效流体静压增加
　　B. 有效胶体渗透压下降
　　C. 淋巴回流障碍
　　D. 毛细血管壁通透性升高
　　E. 肾小球-肾小管失平衡
【解析】水肿是指过多的体液积聚在组织间隙或体腔内。水肿液的性质是等渗液。水肿发生的基本机制是组织液的生成增多和水钠潴留。球-管失平衡是水钠潴留的关键。

70. 细胞外液渗透压至少有一定范围的变动才会影响体内抗利尿激素(ADH)释放,该范围是
　　A. 1%~2%　　　B. 3%~4%
　　C. 5%~6%　　　D. 7%~8%
　　E. 9%~10%
【解析】渗透压感受器主要分布在下丘脑视上核和室旁核。正常渗透压感受器阈值为280mmol/L,当成人细胞外液渗透压有1%~2%变动就可以影响抗利尿激素的释放。

71. 尿崩症患者易出现
　　A. 低容量性高钠血症
　　B. 低容量性低钠血症
　　C. 等渗性脱水
　　D. 高容量性低钠血症
　　E. 低钠血症
【解析】高渗性脱水(hypertonic dehydration)的特点是脱水多于失钠,血清Na^+浓度>150mmol/L,血浆渗透浓度>310mmol/L。细胞外液量和细胞内液量均减少。细胞外液量和细胞内液量减少原因和经肾脱水机制:中枢性尿崩症时因ADH产生和释放不足,肾性尿崩症时肾远曲小管和集合管对ADH

答案: 66. B　67. C　68. D　69. E　70. A　71. A

反应缺乏及肾浓缩功能不良时,肾排出大量低渗性尿液,使用大量脱水剂如甘露醇、葡萄糖等高渗溶液,以及昏迷的患者鼻饲浓缩的高蛋白饮食,均可产生溶质性利尿而导致脱水。

72. 低蛋白血症引起水肿的机制是
   A. 毛细血管内压升高
   B. 血浆胶体渗透压下降
   C. 组织间液的胶体渗透压升高
   D. 组织间液的流体静压下降
   E. 毛细血管壁通透性升高

【解析】血浆蛋白质所产生的渗透压与血浆晶体渗透压相比微不足道,仅占血浆总渗透压的 1/200,但由于其不能自由通透毛细血管壁,因此对维持血管内外液体的交换和血容量具有十分重要的作用。

73. 影响血浆胶体渗透压最重要的蛋白质是
   A. 白蛋白
   B. 球蛋白
   C. 纤维蛋白原
   D. 凝血酶原
   E. 珠蛋白

【解析】血浆蛋白质(主要为白蛋白)所产生的渗透压与血浆晶体渗透压相比微不足道,仅占血浆总渗透压的 1/200,但由于其不能自由通透毛细血管壁,因此对维持血管内外液体的交换和血容量具有十分重要的作用。

74. 盛暑行军时大量出汗可发生
   A. 等渗性脱水
   B. 低容量性低钠血症
   C. 低容量性高钠血症
   D. 高容量性低钠血症
   E. 水肿

【解析】低容量性高钠血症即为高渗性脱水。

75. 重度高钾血症时,心肌的改变是
   A. 兴奋性↑,传导性↑,自律性↑
   B. 兴奋性↑,传导性↑,自律性↓
   C. 兴奋性↑,传导性↓,自律性↑
   D. 兴奋性↓,传导性↓,自律性↓
   E. 兴奋性↓,传导性↑,自律性↑

76. 细胞内外液成分不同,它们之间渗透压的关系是
   A. 细胞内高于细胞外
   B. 细胞内低于细胞外
   C. 血浆低于组织间液
   D. 组织间液低于细胞内液
   E. 细胞内外液基本相等

【解析】维持细胞内液渗透压的离子主要是 K^+ 与 HPO_4^{2-},尤其是 K^+。细胞内液的电解质若以 mmol/L 为单位计算,与细胞外液的渗透压基本相等。

77. 某患者消化道手术后禁食 3 天,仅输入大量 5% 葡萄糖液,此患者最易发生的电解质紊乱是
   A. 低血钙　　　　　B. 低血镁
   C. 高血钠　　　　　D. 低血磷
   E. 低血钾

【解析】低钾血症的原因包括钾丢失过多:这是低钾血症最常见的原因,常见于经消化道失钾:主要见于严重呕吐、腹泻、胃肠减压及肠瘘等。发生机制是:①消化液含钾量较血浆高,故消化液丧失必然丢失大量钾;②消化液大量丢失伴血容量减少时,可引起醛固酮分泌增加使肾排钾增多。

78. 下列选项在低容量性高钠血症时**不容易**发生的是

答案:　72. B　73. A　74. C　75. D　76. E　77. E　78. B

A. 少尿　　　　B. 口渴

C. 脱水热　　　D. 休克

E. 尿比重高

【解析】低容量性低钠血症容易引起休克,首先发生细胞外渗透压降低,无口渴感,饮水减少,细胞外液失水导致血容量进一步减少。

79. 下述选项**不是**高容量性低钠血症的基本特征的是

A. 细胞外液低渗,细胞外液量增多

B. 细胞内液低渗,细胞内液量增多

C. 肾排水功能降低

D. 抗利尿激素分泌减少

E. 脑细胞水肿

【解析】水过多是水在体内过多潴留,若过多的水进入细胞内,导致细胞内水过多则称为水中毒。水过多和水中毒是稀释性低钠血症的病理表现。常见的病因包括:ADH 代偿性分泌增多(如右心衰竭、低蛋白血症等);ADH 分泌失调综合征;肾水排泄障碍(如急性肾衰竭少尿期);盐皮质激素和糖皮质激素分泌不足;渗透阈重建;肾水排泄功能正常,但能兴奋 ADH 分泌的渗透阈降低(如妊娠期妇女);ADH 用量过多(如中枢性尿崩症治疗不当)等。

80. 成人失钾的最主要的原因是

A. 经胃失钾　　B. 经小肠失钾

C. 经结肠失钾　D. 经肾失钾

E. 经皮肤失钾

【解析】引起低钾血症的原因主要包括以下几个方面:①通过胃肠道失钾,小儿失钾最为常见,常见于严重的腹泻、呕吐,大量消化液丧失的患者。K^+ 也会随着粪便排出体外。②经肾失钾,这是成人最常见的原因。③皮肤失钾,在一般情况下冒汗不至于低

钾,如果在高温环境下劳动工作的人大量冒汗,可引起低钾血症。

81. 严重的高磷血症患者常出现的内环境紊乱是

A. 低钠血症　　B. 低钾血症

C. 低钙血症　　D. 代谢性酸中毒

E. 代谢性碱中毒

【解析】磷酸根离子和钙离子容易形成不溶解的沉淀物,故高磷血症患者常会过度消耗血钙,导致低钙血症。

82. 患者男,78 岁。因结肠癌穿孔,导致腹腔感染、脓毒症休克、急性呼吸窘迫综合征而收入 ICU。转入 ICU 前,已行结肠癌根治术,并行结肠造瘘。目前因严重的脓毒症休克,血流动力学尚未稳定。实验室检查:血磷 0.25mmol/L,但尚未观察到患者发生低磷相关的临床症状。关于补充血磷,下列说法正确的是

A. 首选鼻饲肠内营养补磷

B. 首选鼻饲磷剂补磷

C. 首先给予静脉营养,并在静脉营养中添加磷剂补磷

D. 首选静脉补充磷剂

E. 因无临床症状,故暂不补磷,继续观察

【解析】患者有严重的低磷血症,有明确补磷的指征,故选项 E 可以排除。而患者因肠穿孔,暂时不宜肠内营养,故选项 A、B 可排除。而患者目前血流动力学尚不稳定,也不宜静脉营养,故选项 C 可排除。静脉补充磷剂是补磷的途径之一,比较适合本例患者。

83. 患者出现酸中毒,而 PCO_2 正常,同时有阴离子间隙升高,反映体内发生的酸碱代谢紊乱类型是

答案:　79. D　80. D　81. C　82. D　83. A

A. 正常血氯代谢性酸中毒

B. 高血氯代谢性酸中毒

C. 低血氯呼吸性酸中毒

D. 正常血氯呼吸性酸中毒

E. 高血氯呼吸性酸中毒

【解析】阴离子间隙(AG)是指血浆中未测定的阴离子(UA)与未测定的阳离子(UC)浓度间的差值,即 AG=UA－UC。AG 反映了血浆中有机酸的浓度。由于细胞外液中阴阳离子总当量数相等,故有:已测定阳离子(Na^+)＋未测定阳离子(UC)＝已测定阴离子(Cl^-＋HCO_3^-)＋未测定阴离子(UA)。因此,AG＝Na^+－Cl^-＋HCO_3^-。AG 增加型代谢性酸中毒的特点是 AG 升高,而 Cl^- 基本处于参考范围,故本题选正常血氯代谢性酸中毒。

84. 患者男,69 岁。因脓毒症休克、急性呼吸窘迫综合征收入 ICU。转入 ICU 时,神志已经处于嗜睡状态。急查动脉血气:pH 7.32,PCO_2 40mmHg,PO_2 79mmHg,HCO_3^- 15mmol/L,Na^+ 140mmol/L,Cl^- 105mmol/L。此时考虑患者发生的酸碱紊乱类型是

A. AG 正常型代谢性酸中毒

B. AG 升高型代谢性酸中毒

C. AG 正常型代谢性酸中毒合并呼吸性碱中毒

D. AG 升高型代谢性酸中毒合并呼吸性碱中毒

E. AG 正常型代谢性酸中毒合并呼吸性酸中毒

【解析】AG＝Cl^-＋HCO_3^-－Na^+,本例患者经过计算后,AG＝20,其参考范围为 8~16mmol/L,本例高于参考范围上限,故属于 AG 升高型。因患者 PCO_2 40mmHg,不存在呼吸性酸中毒或碱中毒。

二、多选题

1. 糖尿病酮症酸中毒出现严重失水的原因中,常见的是

A. 高血糖引起渗透性利尿

B. 大量酮体从肾、肺排出带走大量水分

C. 大量酸性代谢产物排出,加重水分丢失

D. 恶心、呕吐等胃肠道症状导致体液丢失

E. 高热、大汗等引起体液丢失

【解析】严重失水可由下列综合原因引起:高血糖加重渗透性利尿;大量酮体从肾、肺排出带走大量水分;蛋白质和脂肪分解加速,大量酸性代谢产物排出,加重水分丢失;恶心、呕吐等胃肠道症状使体液丢失。而高热、大汗则非其临床表现。

2. 对高钾血症患者的紧急处理包括

A. 应立即停止钾盐摄入,及时处理原发病和恢复肾功能

B. 可以静脉注射钙剂

C. 用 25%~50% 葡萄糖液加胰岛素静脉滴注,将钾转入细胞内

D. 对存在酸中毒者可静脉注射 5% 碳酸氢钠溶液

E. 经上述治疗后,血清钾仍不下降时可以采用连续肾替代治疗(CRRT)

【解析】高钾血症有导致患者心搏骤停的危险,因此一经诊断,应予积极治疗,首先应立即停用一切含钾药物或溶液。为降低血钾浓度,可采取下列几项措施。

(1)促使 K^+ 转入细胞内:①10% 葡萄糖酸钙溶液 10~20ml 稀释后缓慢静脉注射,该方法起效快但持续时间短;②5%$NaHCO_3$ 溶液 250ml 静脉滴注,既可增加血容量而

答案: 84. B

　　　1. ABCD　　2. ABCDE

稀释血清 K^+，又能促使 K^+ 移入细胞内或由尿液排出，同时还有助于酸中毒的治疗；③10U 正规胰岛素加入 10% 葡萄糖溶液 300~500ml 中静脉滴注。持续 1 小时可以降低血钾 0.5~1.2mmol/h。

（2）利尿剂：常用袢利尿剂如呋塞米 40~100mg 或噻嗪类利尿剂，可促使钾从肾排出，但对肾功能障碍者作用较差。

（3）阳离子交换树脂：可用降钾树脂 15g 口服，每日 2~3 次，无法口服患者可灌肠，从消化道排出钾离子。

（4）透析疗法：最快速有效的降低血钾方法，有血液透析和腹膜透析两种，前者对钾的清除速度明显快于后者，可用于上述治疗仍无法降低血钾浓度或者严重高钾血症患者。

3. 以下类型的水与电解质失衡**不易**发生外周循环衰竭的是
   A. 低容量性高钠血症
   B. 低容量性低钠血症
   C. 等渗性脱水
   D. 高容量性低钠血症
   E. 水肿

【解析】低容量性低钠血症容易引起休克，首先发生细胞外渗透压降低，无口渴感，饮水减少；抗利尿激素反射性分泌减少，尿量无明显变化。此外，细胞外液向细胞内液转移，细胞外液进一步减少。因此，低容量性低钠血症易造成循环衰竭，且先发生细胞外液渗透压升高。

4. 下列情况**不属于**低容量性低钠血症的是
   A. 主要是细胞内脱水
   B. 口渴明显
   C. 失水大于失钠

   D. 囟门、眼窝塌陷，外周循环衰竭较早出现
   E. 早期尿量减少

【解析】低渗性脱水早期即发生有效循环血容量不足和尿量减少（失液部分主要为细胞外液），但无口渴，严重者导致细胞内低渗和细胞水中毒。失钠 > 失水，易出现外周循环衰竭症状；早期的尿量无明显减少（Na^+ 丢失过多导致 ADH 分泌减少，进行保钠）。

5. 下列可引发高钾血症的是
   A. 代谢性酸中毒
   B. 长期使用呋塞米
   C. 肾衰竭少尿期
   D. 肾上腺皮质功能低下
   E. 严重挤压伤

【解析】长期使用呋塞米是造成低钾血症的主要因素。

6. 影响肾排钾功能的主要调控因素有
   A. 醛固酮
   B. 血钾浓度
   C. 远端肾小管液流速
   D. 钠重吸收
   E. 细胞外液 pH

【解析】经肾失钾主要见于：长期大量使用袢或噻嗪类利尿剂。其机制是由于水、钠、氯的重吸收受到抑制，到达远端肾小管钾分泌部位的尿流速增加，促进钾分泌；同时原发病（肝硬化、心力衰竭）或血容量减少引起的继发性醛固酮分泌增多，使肾保钠排钾作用加强而失钾。盐皮质激素过多，见于原发性和继发性醛固酮增多症。库欣综合征或长期大量使用糖皮质激素，也可出现低钾血症。各种肾疾病：肾间质性疾病如肾盂肾炎和急性肾衰竭多尿期。肾小管性酸中毒：I 型（远曲小管性）酸中毒，由于远曲小

答案：　3. ACDE　4. ABCE　5. ACDE　6. ABCDE

管泌 H^+ 障碍,导致 K^+-Na^+ 交换增加,尿钾排出增多;Ⅱ型(近曲小管性)酸中毒,是一种多原因引起的以近曲小管重吸收多种物质障碍为特征的综合征,表现为从尿中丧失 HCO_3^-、K^+ 和磷而出现代谢性酸中毒、低钾血症和低磷血症。

7. 下述属于高容量性低钠血症的基本特征的是
   A. 细胞外液低渗,细胞外液量增多
   B. 细胞内液低渗,细胞内液量增多
   C. 肾排水功能降低
   D. 抗利尿素分泌减少
   E. 脑细胞水肿

【解析】水过多是水在体内过多潴留,若过多的水进入细胞内,导致细胞内水过多则称为水中毒。水过多和水中毒是高容量性低钠血症的病理表现。常见的病因包括:ADH 代偿性分泌增多(如右心衰竭、低蛋白血症等);ADH 分泌失调综合征;肾水排泄障碍(如急性肾衰竭少尿期);盐皮质激素和糖皮质激素分泌不足;渗透阈重建;肾水排泄功能正常,但能兴奋 ADH 分泌的渗透阈降低(如妊娠期妇女);ADH 用量过多(如中枢性尿崩症治疗不当)等。

8. 反常性酸性尿的病理生理包括
   A. 低钾血症时细胞内的钾转移到细胞外,而 H^+ 进入细胞内
   B. 发生代谢性碱中毒
   C. 肾小管上皮细胞内 H^+ 浓度增高
   D. H^+-Na^+ 交换增加,故排 H^+ 增加
   E. 快钠通道失活而使神经肌肉兴奋性降低

【解析】肾的代偿调节作用除肾功能异常引起的代谢性酸中毒外,其他原因引起的代谢性酸中毒是通过肾的排酸保碱能力增强来发挥代偿作用的。在代谢性酸中毒时,肾通过加强分泌 H^+、分泌 NH_4^+ 及回收 HCO_3^-,使 HCO_3^- 在细胞外液的浓度有所恢复,肾小管上皮细胞中的碳酸酐酶和谷氨酰胺酶活性增强,使尿中可滴定酸和 NH_4^+ 排出增加,并重新生成 HCO_3^-,肾小管泌 NH_4^+ 增加是最主要的代偿机制,因为 H^+-Na^+ 交换增加,肾小管腔内 H^+ 浓度增加,从而降低肾小管细胞与管腔液 H^+ 的浓度差,使肾小管上皮细胞继续排 H^+ 受限。但管腔内 H^+ 浓度越高,NH_4^+ 的生成与排出越快,产生的 HCO_3^- 越多。通过以上反应,肾加速酸性物质的排出和碱性物质的补充,由于从尿液中排出的 H^+ 增多,尿液呈酸性。但肾的代偿作用较慢,一般要 3~5 天才能达高峰。在肾功能障碍引起的代谢性酸中毒时,肾几乎不能发挥纠酸作用。

9. 水肿的发生机制包括
   A. 毛细血管流体静压增高
   B. 血浆胶体渗透压升高
   C. 淋巴回流受阻
   D. 肾小球滤过率下降
   E. 远曲小管和集合管重吸收钠水增加

【解析】血管内外液体交换平衡失调,正常情况下组织间液和血浆之间不断进行液体交换,使组织液的生成和回流保持动态平衡,而这种平衡主要受制于有效流体静压、有效胶体渗透压和淋巴回流等几个因素。①毛细血管流体静压增高;②血浆胶体渗透压降低,血浆胶体渗透压主要取决于血浆白蛋白的含量;③微血管壁通透性增加;④淋巴回流受阻;⑤肾小球滤过率下降;⑥近曲小管重吸收钠水增多;⑦远曲小管和集合管重吸收钠水增加:远曲小管和集合管重吸收钠、水受激素调节。

答案: 7. ABCE 8. ABCD 9. ACDE

10. 下列情况可以引起等渗性脱水的是
    A. 小肠梗阻
    B. 出汗过多
    C. 大面积烧伤
    D. 高热
    E. 抽放大量腹腔积液

【解析】任何等渗性液体的大量丢失所造成的血容量减少,短期内均属等渗性脱水,可见于呕吐、腹泻、大面积烧伤、大量抽放胸腔积液、腹腔积液等。等渗性脱水不进行处理,患者可通过不感性蒸发和呼吸等途径不断丢失水分而转变为高渗性脱水;补给过多的低渗溶液则可转变为低钠血症或低渗性脱水。

11. 某男性患者,体重50kg。上腹隐痛不适,并不思进食已3个月,胃镜检查证实为胃体癌。实验室检查:血红蛋白80g/L,血浆白蛋白30g/L,血清钠130mmol/L、钾4.5mmol/L,动脉血pH 7.35。该患者可能存在
    A. 稀释性低钠血症
    B. 组织间液减少超过血浆容量的减少
    C. 低渗性脱水
    D. 按血清钠浓度和公式计算需补充的钠盐量(mmol/L)为 12 × 50 × 0.6
    E. 细胞内液移向细胞外间隙

【解析】血清钠130mmol/L,结合题干信息可知,不思进食已3个月,应当为低血容量性低钠血症,也称为低渗性脱水;以组织间液减少为主,同时应当掌握补钠的计算。

12. 中度高渗性脱水患者补液及补充电解质时应注意
    A. 尿量达 30ml/L 时开始补钾
    B. 先纠正碱中毒,再查血钾,视血钾情况补充
    C. 尿量达 40ml/L 时开始补钾
    D. 补钾优先选择 5% 葡萄糖 +10% 氯化钾
    E. 补液优先选择 0.9% 氯化钠溶液

【解析】通过积极处理造成低钾血症的病因,较易纠正低钾血症。补钾主要是根据血清钾浓度、是否存在低钾的症状和体征以及是否有钾持续丢失而进行。轻度低钾血症者可鼓励其进食含钾丰富的食物,如橘子、香蕉、咖啡等,或以口服氯化钾为佳。无法进食患者需经静脉补给,补钾量可参考血钾浓度降低程度,静脉补钾有浓度及速度限制,通常浓度为每升输液中含钾量不宜超过40mmol(相当于氯化钾3g),溶液应缓慢滴注,输注速度应控制在20mmol/h以下。快速补钾仅限于极其严重、危及生命的低血钾患者,一旦危情纠正应减慢补钾速度。对于伴有休克的患者,应先尽快恢复其血容量,待尿量超过 40ml/h 后再静脉补钾。值得注意的是,临床上补钾后血钾浓度上升只是暂时的,因为大多数补充的钾将进入细胞内以补充细胞内钾的缺失,因此补钾过程中应密切进行血钾浓度监测。

13. 下列关于高钙血症对机体的影响,说法正确的是
    A. 神经肌肉兴奋性下降
    B. 主要损害肾小管
    C. 心肌兴奋性、传导性均升高
    D. 异位钙化
    E. 严重高血钙可产生高钙血症危象

【解析】高钙血症对机体的影响包括以下几个方面。

(1)对神经肌肉的影响:高钙血症可使神经、肌肉兴奋性降低,表现为乏力、表情淡漠、腱反射减弱,严重患者可出现精神障碍、木僵和昏迷。

(2) 对心肌的影响:Ca^{2+} 对心肌细胞 Na^+ 内流具有竞争性抑制作用,称为膜屏障作用。高血钙膜屏障作用增强,心肌兴奋性和传导性降低。Ca^{2+} 内流加速,以致动作电位平台期缩短,复极加速。心电图表现为 Q-T 间期缩短,房室传导阻滞。

(3) 肾损害:肾对血钙升高较敏感,Ca^{2+} 主要损伤肾小管,表现为肾小管水肿、坏死、基底膜钙化。早期表现为浓缩功能障碍;晚期可见肾小管纤维化、肾钙化、肾结石,可发展为肾衰竭。

(4) 其他:多处异位钙化灶的形成,例如血管壁、关节、肾、软骨、胰腺、胆道、鼓膜等,引起相应组织器官功能的损害。当血清钙大于 4.5mmol/L,可发生高钙血症危象,如严重脱水、高热、心律失常、意识不清等,患者易死于心搏骤停、坏死性胰腺炎和肾衰竭等。

14. 高容量性低钠血症的特点是
    A. 血清 Na^+ 浓度 <135mmol/L
    B. 血浆渗透浓度 <290mmol/L
    C. 体钠总量正常或增多
    D. 体液量明显增多
    E. 血清 Na^+ 浓度 >135mmol/L

【解析】水中毒的特点是患者水潴留使体液量明显增多,血钠下降,血清 Na^+ 浓度 <135mmol/L,血浆渗透浓度 <290mmol/L,但体内钠总量正常或增多,故又称之为高容量性低钠血症。

15. 下列可造成高钙血症的是
    A. 原发性甲状旁腺功能亢进
    B. 慢性肾衰竭
    C. 恶性肿瘤
    D. 维生素 D 中毒
    E. 肾上腺皮质功能减退

【解析】引发高钙血症的原因如下。

(1) 甲状旁腺功能亢进:原发性常见于甲状旁腺腺瘤、增生或腺癌,这是高血钙的主要原因。继发性见于维生素 D 缺乏或慢性肾衰竭等所致的长期低血钙,刺激甲状旁腺代偿性增生。PTH 过多,促进溶骨、肾重吸收钙和维生素 D 活化,引起高钙血症。

(2) 恶性肿瘤:恶性肿瘤(白血病、多发性骨髓瘤等)和恶性肿瘤骨转移是引起血钙升高的最常见原因。65% 的乳腺癌患者有骨转移,多发性骨髓瘤和 Burkitt 淋巴肉瘤亦多有骨转移。这些肿瘤细胞可分泌破骨细胞激活因子,这种多肽因子能激活破骨细胞。肾癌、胰腺癌、肺癌等即使未发生骨转移亦可引起高钙血症,与前列腺素(尤其是 PGE)的增多导致溶骨作用有关。

(3) 维生素 D 中毒:治疗甲状旁腺功能低下或预防佝偻病而长期服用大量维生素 D 可造成维生素 D 中毒,所致高钙高磷血症可引起头痛、恶心等一系列症状及软组织和肾的钙化。

(4) 甲状腺功能亢进:甲状腺素具有溶骨作用,中度甲状腺功能亢进患者约 20% 伴高钙血症。

(5) 其他:肾上腺皮质功能不全(如 Addison 病)、维生素 A 摄入过量、类肉瘤病、应用噻嗪类药物(促进肾对钙的重吸收)等。

16. 患者男,78 岁。因慢性阻塞性肺病急性加重,收入 ICU。因呼吸困难,给予气管插管、机械通气,急查动脉血气:pH 7.37,PO_2 68mmHg,PCO_2 75mmHg,HCO_3^- 42mmol/L。下列说法正确的是
    A. 单纯呼吸性酸中毒
    B. 呼吸性酸中毒合并代谢性碱中毒
    C. 因增加呼吸机的分钟通气量,降低 PCO_2

答案: 14. ABCD 15. ACDE 16. BD

D. 暂时没有调整分钟通气量的必要

E. 可输入精氨酸,降低 HCO_3^-

【解析】经公式计算可知,患者为呼吸性酸中毒合并代谢性碱中毒。此时因为患者 pH 处于参考范围,考虑患慢性 COPD,所以没有降低 PCO_2 和 HCO_3^- 的必要,因此 C、E 均为错误选项。

17. 低钙血症对机体的影响包括

A. 神经肌肉兴奋性增高

B. 心肌兴奋性、传导性升高

C. 骨质钙化障碍

D. 心肌收缩性增强

E. 婴幼儿免疫力低下

【解析】低钙血症对机体的影响包括以下几方面。

(1) 对神经肌肉的影响:低血钙时神经、肌肉兴奋性增加,可出现肌肉痉挛、手足抽搐、喉鸣与惊厥。

(2) 对骨骼的影响:维生素 D 缺乏引起的佝偻病,表现为囟门闭合迟缓、方头、鸡胸、串珠肋、手镯腕、O 形或 X 形腿等;成人可表现为骨质软化、骨质疏松和纤维性骨炎等。

(3) 对心肌的影响:低血钙对内流的膜屏障作用减小,心肌兴奋性和传导性升高。但因膜内外 Ca^{2+} 的浓度差减小,Ca^{2+} 内流减慢,致动作电位平台期延长,不应期亦延长。心电图表现为 Q-T 间期和 ST 段延长,T 波低平或倒置。

(4) 其他:婴幼儿缺钙时,免疫力低下,易发生感染。慢性缺钙可致皮肤干燥、脱屑、指甲易脆和毛发稀疏等。

18. 下面属于引起低钙血症病因的是

A. 肝硬化

B. 慢性肾衰竭

C. 高镁血症

D. 甲状旁腺功能减退

E. 急性胰腺炎

【解析】低钙血症的病因包括以下几方面。

(1) 维生素 D 代谢障碍:①维生素 D 缺乏,如食物中维生素 D 缺少或紫外线照射不足;②肠吸收障碍,如梗阻性黄疸、慢性腹泻、脂肪泻等;③维生素 D 羟化障碍,如肝硬化、肾衰竭、遗传性 1α-羟化酶缺乏症等。活性维生素 D 减少,引起肠钙吸收减少和尿钙增多,导致血钙降低。

(2) 甲状旁腺功能减退:①PTH 缺乏,如甲状旁腺或甲状腺手术误切除甲状旁腺,遗传因素或自身免疫导致甲状旁腺发育障碍或损伤;②PTH 抵抗,如假性甲状旁腺功能低下患者,PTH 的靶器官受体异常。此时,破骨减少,成骨增加,造成一时性低钙血症。

(3) 慢性肾衰竭:①肾排磷减少,血磷升高,因血液钙磷乘积为一常数,故血钙降低;②肾实质破坏,1,25-$(OH)_2D_3$ 生成不足,肠钙吸收减少;③血磷升高,肠道分泌磷酸根增多,与食物钙结合形成难溶的磷酸钙随粪便排出;④肾毒物损伤肠道,影响肠道钙磷吸收;⑤慢性肾衰竭时,骨骼对 PTH 敏感性降低,骨动员减少。

(4) 低镁血症:可使 PTH 分泌减少,PTH 靶器官对 PTH 反应性降低,骨盐 Mg^{2+}-Ca^{2+} 交换障碍。

(5) 急性胰腺炎:机体对 PTH 的反应性降低,胰高血糖素和 CT 分泌亢进,胰腺炎症和坏死释放出的脂肪酸与钙结合成钙皂而影响肠吸收。

(6) 其他:低白蛋白血症(肾病综合征)、妊娠、大量输血等。

19. 引发高镁血症最重要的原因**不包括**

A. 肾排镁障碍

答案: 17. ABCE 18. ABDE 19. BCDE

B. 摄镁过多

C. PTH 分泌增多

D. 醛固酮分泌增多症

E. 饮食中钙含量增加

【解析】高镁血症常见病因包括以下几方面。

（1）镁摄入过多：主要见于静脉内补镁过多过快。

（2）镁排出过少：肾有很强的排镁能力，即使摄入大量镁也不致引起高镁血症，因此，肾排镁减少是引发高镁血症最重要的原因。①肾衰竭：是高镁血症最常见的原因，多见于急、慢性肾衰竭伴有少尿或无尿时，肾小球滤过率降低，肾排镁减少；②严重脱水伴有少尿：严重脱水使有效循环血量减少，肾小球滤过率降低，随尿液排镁减少；③甲状腺功能减退：甲状腺素合成和分泌减少，其抑制肾小管重吸收镁作用减弱，肾排镁障碍；④肾上腺皮质功能减退：醛固酮减少，肾保钠排镁作用减弱，随尿液排镁也减少。

（3）细胞内镁移到细胞外：主要见于分解代谢占优势的疾病，如糖尿病酮症酸中毒，使细胞内镁移到细胞外。

20. 肾排镁障碍致高镁血症的常见病因是

A. 急性肾衰竭少尿期

B. 严重低渗性脱水

C. 甲状腺功能减退

D. Addison 病

E. 甲状腺功能亢进

21. 急性高镁血症的紧急治疗措施**不包括**

A. 改善肾功能

B. 静脉注射钙制剂

C. 补钾

D. 纠正酸中毒

E. 静脉输注生理盐水

【解析】急性高镁血症的紧急治疗措施包括：①防治原发病，以改善肾功能等。②应用利尿剂和透析疗法排出体内镁。③静脉注射钙剂，拮抗镁对心肌的抑制作用。④纠正水和其他电解质紊乱，注意处理伴发的高钾血症。

22. 关于低镁血症对机体的影响，以下说法正确的是

A. 神经肌肉的应激性增强

B. 可引起多种神经、精神症状

C. 可引起心律失常

D. 可拮抗儿茶酚胺和内皮素等的缩血管作用

E. 可致低钙血症和低钾血症

【解析】低镁血症对机体的影响包括以下几方面。

（1）低镁血症对神经-肌肉的影响：低镁血症时神经-肌肉的应激性增高，表现为肌肉震颤、手足搐搦、Chvostek 征阳性、反射亢进等。其发生机制是：①Mg^{2+} 和 Ca^{2+} 竞争进入轴突，低镁血症时则 Ca^{2+} 进入增多，导致轴突释放乙酰胆碱增多，使神经-肌肉接头处兴奋传递加强；②Mg^{2+} 能抑制终板膜上乙酰胆碱受体对乙酰胆碱的敏感性，低镁血症时这种抑制作用减弱；③低镁血症使 Mg^{2+} 抑制神经纤维和骨骼肌应激性的作用减弱。镁对平滑肌也有抑制作用，故低镁血症时胃肠道平滑肌兴奋，可引起呕吐或腹泻。

（2）低镁血症对中枢神经系统的影响：镁对中枢神经系统具有抑制作用。血镁降低时抑制作用减弱，故可出现焦虑、易激动等症状，严重时可引起癫痫发作、精神错乱、惊厥、昏迷等。其机制不详，可能与下列因素有关：①低镁血症时，Mg^{2+} 阻滞中枢兴奋性 N-甲基-D-天冬氨酸受体的作用减弱，导致

答案： 20. ABCD 21. CDE 22. ABCE

癫痫发作;②低镁血症时,Mg^{2+} 抑制中枢神经系统的作用减弱,引起惊厥、昏迷等;③低镁血症时,可能也可使 Na^+,K^+-ATP 酶活性及 cAMP 水平发生异常改变。

(3) 低镁血症对心血管系统的影响:①心律失常。低镁血症时易发生心律失常,以室性心律失常为主,严重者可引起心室颤动导致猝死。其可能机制有:细胞外液镁浓度降低时,心肌细胞 Em 绝对值变小,心肌兴奋性增高;低镁血症时,Mg^{2+} 对心肌快反应自律细胞的缓慢而恒定的钠内流阻断作用减弱,导致钠内流相对加速,自动去极化加快,自律性增高;低镁血症时,Na^+,K^+-ATP 酶活性减弱,引起心肌细胞内缺钾而导致心律失常。②高血压。低镁血症时易伴发高血压,主要原因是:血管平滑肌细胞内钙含量增高,使血管收缩,外周血管阻力增大。此外,低镁还可增强儿茶酚胺等缩血管物质的收缩血管作用,从而引起血压升高。③冠心病。低镁血症在冠心病发生发展中起一定作用,其主要机制是:心肌细胞代谢障碍;冠状动脉痉挛。其原因是:低镁时,Mg^{2+} 拮抗 Ca^{2+} 的作用减弱,血管内皮细胞产生舒血管内皮介质减少;低镁加强儿茶酚胺等缩血管物质的收缩血管作用。

(4) 低镁血症对代谢的影响:①低钾血症。髓袢升支对钾的重吸收依赖于肾小管上皮细胞中的 Na^+,K^+-ATP 酶,此酶需 Mg^{2+} 的激活。镁缺乏使 Na^+,K^+-ATP 酶活性降低,导致肾保钾功能减退。②低钙血症。镁缺乏使腺苷酸环化酶活性下降,导致甲状旁腺分泌 PTH 减少,同时靶器官对 PTH 的反应性减弱,肠道吸收钙、肾小管重吸收钙和骨钙动员均发生障碍,导致血钙浓度降低。

23. 以下可引起低镁血症的是

A. 严重腹泻

B. 醛固酮分泌减少

C. 高钙血症

D. 甲状旁腺功能低下

E. 糖尿病酮症酸中毒

【解析】低镁血症的常见病因包括以下几方面。

(1) 镁摄入不足:常见于长期禁食、厌食或长期静脉营养又未补镁。

(2) 镁排出过多:1) 经胃肠道失镁。主要见于小肠病变。如小肠手术切除、严重腹泻或长期胃肠减压引流,使镁在消化道吸收减少,排出增多。2) 经肾排出过多。①大量应用利尿剂,如呋塞米、依他尼酸可抑制髓袢升支粗段对镁的重吸收;渗透性利尿剂甘露醇、尿素或高渗葡萄糖也可使镁随尿液排出增多。②高钙血症:钙和镁在肾小管中被重吸收时有相互竞争作用,故任何原因所致的高钙血症均可使肾小管重吸收镁减少。③糖尿病酮症酸中毒:可因胃肠不全麻痹和腹泻使镁吸收障碍,但主要是肾对镁的排出过多,其原因一方面是酸中毒能明显妨碍肾小管对镁的重吸收,另一方面是高血糖可引起渗透性利尿。④严重甲状旁腺功能减退:由于甲状旁腺素分泌减少,肾小管对镁和磷酸盐的重吸收减少,因而肾排镁增多。⑤甲状腺功能亢进:甲状腺素可抑制肾小管重吸收镁。⑥肾疾患:急性器质性肾衰竭多尿期、慢性肾盂肾炎等,可产生渗透性利尿和肾小管功能受损,导致肾排镁增多。⑦酒精中毒:酒精可抑制肾小管对镁的重吸收。

(3) 细胞外镁转入细胞内:胰岛素治疗糖尿病酮症酸中毒时,因促进糖原合成,使镁过多转入细胞内,细胞外液镁减少。

24. 低钾血症对心肌功能的损害可表现为

A. 窦性心动过速

B. 期前收缩

答案: 23. ACDE 24. ABCD

C. 阵发性心动过速

D. 对洋地黄类药物毒性的敏感性增高

E. 初期兴奋性、传导性、自律性、收缩性均增高

【解析】低钾血症对心血管系统的影响：①心律失常。由于自律性增高，可出现窦性心动过速；异位起搏的插入而出现期前收缩、阵发性心动过速等；尤其心肌兴奋性升高、3 期复极化延缓所致的超常期延长更易化了心律失常的发生。②心肌对洋地黄类强心药物的敏感性增加。低钾血症时，洋地黄与 Na^+,K^+-ATP 酶的亲合力增高而增强了洋地黄的毒性作用，并显著降低其治疗效果。

25. 使用外源性胰岛素,引发低钾血症的机制**不包括**

A. 醛固酮分泌增多

B. 跨细胞转移,细胞摄钾增多

C. 肾小管重吸收钾障碍

D. 结肠上皮细胞分泌钾过多

E. 呕吐、腹泻致失钾过多

【解析】高钾血症时使细胞外钾转入细胞内：应用葡萄糖和胰岛素静脉输入促进糖原合成，或输入碳酸氢钠提高血液 pH，促使钾向细胞内转移，而降低血钾浓度。

26. 下面关于肾外途径过度失钾的原因,以下说法正确的是

A. 呕吐、腹泻 B. 胃肠减压

C. 钡中毒 D. 肠瘘

E. 过量发汗

【解析】失钾途径包括以下几个方面。

(1) 经消化道失钾：主要见于严重呕吐、腹泻、胃肠减压及肠瘘等。发生机制是：①消化液含钾量较血浆高，故消化液丧失必然丢失大量钾；②消化液大量丢失伴血容量减少

时,可引起醛固酮分泌增加使肾排钾增多。

(2) 经皮肤失钾：汗液含钾不多,有 5~10mmol/L,一般情况下出汗不易引起低钾血症。但在高温环境中进行体力劳动时,可因大量出汗丢失较多的钾,若没有及时补充可引起低钾血症。

(3) 细胞外钾转入细胞内：当细胞外液的钾较多地转入细胞内时,可引起低钾血症,但机体的总钾量并不减少。主要见于：1) 碱中毒。无论是代谢性还是呼吸性碱中毒,均可促使 K^+ 进入细胞内。其发生机制是：①碱中毒时 H^+ 从细胞内溢出细胞外,细胞外 K^+ 进入细胞内,以维持体液的离子平衡；②肾小管上皮细胞也发生此种离子转移,致使 H^+-Na^+ 交换减弱,而 K^+-Na^+ 交换增强,尿钾排出增多。2) 过量胰岛素使用：一方面可直接激活细胞膜上 Na^+,K^+-ATP 酶的活性,使细胞外钾转入细胞内；另一方面可促进细胞糖原合成,使细胞外钾随同葡萄糖转入细胞内。3) β 肾上腺素受体活性增强。如 β 受体激动剂肾上腺素、沙丁胺醇等可通过 cAMP 机制激活 Na^+-K^+ 泵促进细胞外钾内移。4) 某些毒物中毒：如钡中毒、粗制棉籽油中毒(主要毒素为棉酚),由于钾通道被阻滞,使 K^+ 外流减少。5) 低钾性周期性麻痹：是一种遗传性少见病,发作时细胞外液钾进入细胞内,血浆钾急剧减少,剧烈运动、应激等是其常见的诱发因素,但发生机制目前尚不清楚。肌肉麻痹可能是由于骨骼肌膜上电压依赖性钙通道的基因位点突变,使 Ca^{2+} 内流受阻,肌肉的兴奋-收缩耦联障碍所致。

27. 经肾失钾过多的原因是

A. 呋塞米、依他尼酸的使用

B. 肾小管性酸中毒

C. 盐皮质激素过多

答案： 25. ACDE 26. ABDE 27. ABCD

D. 镁缺失

E. 盐皮质激素减少

【解析】经肾失钾主要见于:①长期大量使用髓袢或噻嗪类利尿剂,其机制是由于水、钠、氯的重吸收受到抑制,到达远端肾小管钾分泌部位的尿流速增加,促进钾分泌;同时原发病(肝硬化、心力衰竭)或血容量减少引起的继发性醛固酮分泌增多,使肾保钠排钾作用加强而失钾。②盐皮质激素过多,见于原发性和继发性醛固酮增多症。库欣综合征或长期大量使用糖皮质激素,也可出现低钾血症。③各种肾疾病,尤其是肾间质性疾病如肾盂肾炎和急性肾衰竭多尿期,前者由于钠水重吸收障碍使远端肾小管液流速增加,后者由于原尿中溶质增多产生渗透性利尿作用,两者均使肾排钾增多。④肾小管性酸中毒。Ⅰ型(远曲小管性)酸中毒,由于远曲小管泌 H^+ 障碍,导致 K^+-Na^+ 交换增加,尿钾排出增多;Ⅱ型(近曲小管性)酸中毒,是一种多原因引起的以近曲小管重吸收多种物质障碍为特征的综合征,表现为从尿液中丧失 HCO_3^-、K^+ 和磷而出现代谢性酸中毒、低钾血症和低磷血症。⑤镁缺失,可使肾小管上皮细胞 Na^+,K^+-ATP 酶失活,钾重吸收障碍,导致钾丢失过多。

28. 影响远曲小管、集合管排钾的调节因素包括

   A. 醛固酮

   B. 细胞外液的钾浓度

   C. 补液的种类

   D. 酸碱平衡状态

   E. 远曲小管的原尿流速

29. 下列关于影响钾跨细胞转移因素的叙述正确的是

   A. 胰岛素直接刺激 Na^+,K^+-ATP 酶的活性,促细胞摄钾

   B. β 肾上腺素受体的激活通过 cAMP 机制激活 Na^+,K^+-ATP 酶,促细胞摄钾

   C. 酸中毒促进钾离子移出细胞,而碱中毒作用正好相反

   D. 细胞外液钾离子浓度升高可直接抑制 Na^+,K^+-ATP 酶的活动

   E. 细胞外液渗透压的急性升高促进钾离子自细胞内移出

【解析】当细胞外液的钾较多地转入细胞内时,可引起低钾血症,但机体的总钾量并不减少。主要见于:

1) 碱中毒,无论是代谢性还是呼吸性碱中毒,均可促使 K^+ 进入细胞内。其发生机制是:①碱中毒时 H^+ 从细胞内溢出细胞外,细胞外 K^+ 进入细胞内,以维持体液的离子平衡;②肾小管上皮细胞也发生此种离子转移,致使 H^+-Na^+ 交换减弱,而 K^+-Na^+ 交换增强,尿钾排出增多。

2) 过量胰岛素使用:一方面可直接激活细胞膜上 Na^+,K^+-ATP 酶的活性,使细胞外钾转入细胞内;另一方面可促进细胞糖原合成,使细胞外钾随同葡萄糖转入细胞内。

3) β 肾上腺素受体活性增强,如 β 受体激动剂肾上腺素、沙丁胺醇等可通过 cAMP 机制激活 Na^+-K^+ 泵促进细胞外钾内移。

4) 某些毒物中毒:如钡中毒、粗制棉籽油中毒(主要毒素为棉酚),由于钾通道被阻滞,使 K^+ 外流减少。

5) 低钾性周期性麻痹:是一种遗传性少见病,发作时细胞外液钾进入细胞内,血浆钾急剧减少,剧烈运动、应激等是其常见的诱发因素,但发生机制目前尚不清楚。肌肉麻痹可能是由于骨骼肌膜上电压依赖性钙通道的基因位点突变,使 Ca^{2+} 内流受阻,肌肉的兴奋-收缩耦联障碍所致。

答案: 28. ABDE 29. ABCE

30. 造成体内外液体交换平衡失调——水钠潴留的机制是
    A. GFR 降低
    B. 心房钠肽分泌减少
    C. 肾小球滤过分数降低
    D. 醛固酮分泌增多
    E. ADH 分泌减少

【解析】引发水钠潴留的机制如下。

(1) 肾小球滤过率下降:当肾小球滤过钠水减少,在不伴有肾小管重吸收相应减少时就会导致钠、水的潴留。

(2) 近曲小管重吸收钠水增多:①心房钠肽分泌减少;②肾小球滤过分数增加,肾小球滤过分数增加是肾内物理因素的作用。肾小球滤过分数 = 肾小球滤过率/肾血浆流量。

(3) 远曲小管和集合管重吸收钠水增加;远曲小管和集合管重吸收钠、水受激素调节。包括醛固酮含量增高、抗利尿激素分泌增加。

31. 下列关于血管内外液体交换平衡失调的发生机制,说法正确的是
    A. 毛细血管流体静压增高
    B. 血浆晶体渗透压增高
    C. 微血管壁通透性增加
    D. 血浆胶体渗透压降低
    E. 淋巴回流受阻

【解析】血管内外液体交换平衡主要包括:①毛细血管流体静压增高,毛细血管流体静压增高可致有效流体静压增高,平均有效滤过压增大。②血浆胶体渗透压降低,血浆胶体渗透压主要取决于血浆白蛋白的含量。③微血管壁通透性增加。正常时毛细血管只允许微量蛋白质滤出,因而,在毛细血管内外形成了很大的胶体渗透压梯度。④淋巴回流受阻。正常情况下,淋巴回流不仅能把组织液及其所含蛋白回收到血液循环,而且在组织液生成增多时还能代偿回流,具有重要的抗水肿作用。

32. 下列关于高容量性低钠血症的叙述正确的是
    A. 血容量和血钠均增多
    B. 其主要原因是水摄入过多或水中毒
    C. 细胞外液向细胞内转移
    D. 严重者引起中枢神经系统功能障碍
    E. 对肾功能正常的患者可用呋塞米治疗,造成液体负平衡

【解析】高容量性低钠血症:①细胞外液量增加,血液稀释。②细胞内水肿。血 Na^+ 浓度降低,细胞外液低渗,水自细胞外向细胞内转移,造成细胞内水肿,由于细胞内液容量大于细胞外液,过多的水分大都聚集在细胞内,因此,早期潴留在细胞间液中的水分尚不足以产生凹陷性水肿,在晚期或重度患者可出现凹陷症状。③中枢神经系统症状。细胞内外液容量增大对中枢神经系统产生严重后果,因中枢神经系统被限制在一定体积的颅腔和椎管中,脑细胞的肿胀和脑组织水肿使颅内压增高,脑脊液压力也增加,此时可引起各种中枢神经系统受压症状,如头痛、恶心、呕吐、记忆力减退、淡漠、神志混乱、失语、嗜睡、视盘水肿等,严重病例可发生枕骨大孔疝或小脑幕裂孔疝而导致呼吸心跳停止。轻度或慢性病例,症状常不明显,多被原发病所掩盖,一般当血 Na^+ 浓度降低至 120mmol/L 以下时,出现较明显的症状。④实验室检查可见血液稀释,血浆蛋白和血红蛋白浓度、血细胞比容降低,早期尿量增加(肾功能障碍者例外),尿比重下降。

33. 下列关于低容量性高钠血症对机体的影响,说法正确的是

答案: 30. ABD　31. ACDE　32. BCDE　33. ABD

A. 口渴

B. 细胞内液向细胞外液转移

C. 细胞外液容量增加

D. 尿少,尿比重增加

E. 醛固酮和 ADH 分泌减少

【解析】低容量性高钠血症可引起:①口渴。由于细胞外液高渗,通过渗透压感受器刺激中枢,引起口渴感,循环血量减少及因唾液分泌减少引起的口干舌燥,也是引起口渴感的原因。这是重要的保护机制,但在衰弱的患者和老年人,口渴反应可不明显。②细胞外液含量减少。由于丢失的是细胞外液,所以细胞外液容量减少,同时,因失水大于失钠,细胞外液渗透压升高,可通过刺激渗透压感受器引起 ADH 分泌增加,加强肾小管对水的重吸收,因而尿量减少而尿比重增高。③细胞内液向细胞外液转移。由于细胞外液高渗,可使渗透压相对较低的细胞内液向细胞外转移,这有助于循环血量的恢复,但同时也引起细胞脱水致使细胞皱缩。④血液浓缩。由于血容量下降,可反射性地引起醛固酮分泌增加,但在早期由于血容量变化不明显,醛固酮分泌可不增多。一般在液体丢失达体重 4% 时,即可引起醛固酮分泌增加,后者增强肾小管对 Na+ 的重吸收,它与 ADH 一起有助于维持细胞外液容量和循环血量,使其不致下降太多。ADH 的分泌增多促使水重吸收增多,加上细胞内液向细胞外液转移,均使细胞外液得到水分的补充,既有助于渗透压回降,又使血容量得到恢复,故在高渗性脱水时细胞外液量及血容量的减少均没有低渗性脱水明显。因此,这类患者血液浓缩、血压下降及氮质血症的程度一般也比低渗性脱水轻。⑤中枢神经系统功能障碍严重的患者,由于细胞外液高渗使脑细胞严重脱水时,可引起一系列中枢神经系统功能障碍,包括嗜睡、肌肉抽搐、昏迷,甚至死亡。脑体积因脱水而显著缩小时,颅骨与脑皮质之间的血管张力增大,因而可导致静脉破裂而出现局部脑出血和蛛网膜下腔出血。严重的病例,尤其是小儿,由于从皮肤蒸发的水分减少,使散热受到影响,从而导致体温升高,称之为脱水热。

34. 下列关于低容量性高钠血症的叙述正确的是

A. 失水 > 失钠,血清 Na+ 浓度 >150mmol/L

B. 血浆渗透浓度 >310mmol/L

C. 细胞外液量和细胞内液量均减少

D. 细胞外液量减少,细胞内液量维持不变

E. 又称为低渗性脱水

【解析】高渗性脱水的特点是失水多于失钠,血清 Na+ 浓度 >150mmol/L,血浆渗透浓度 >310mmol/L。细胞外液量和细胞内液量均减少,又称低容量性高钠血症。

35. 下列疾病,较为容易继发磷代谢紊乱的是

A. 急性肾损伤

B. 慢性肾衰竭

C. 严重外伤挤压综合征

D. 肠穿孔而长期禁食患者

E. 多发骨转移癌

【解析】急性肾损伤因为磷排出过度,故可能出现低磷血症。慢性肾衰竭,因为磷排出不足,故可能出现高磷血症。严重外伤挤压综合征,因细胞破坏,释放胞内的磷酸盐,故可能出现高磷血症。肠穿孔而长期禁食患者,因胃肠道磷摄入不足,可能出现低磷血症。多发骨转移癌,因钙、磷可能从骨质中释放,从而出现磷代谢紊乱。

答案: 34. ABC 35. ABCDE

三、共用题干单选题

（1~3 题共用题干）

患者男，49 岁。因头晕、乏力、恶心、呕吐，反复呕吐量较大来诊。实验室检查：血清钠 130mmol/L，血清钾 4.5mmol/L，血糖 6.5mmol/L，尿素氮 6.0mmol/L，尿比重 1.010。

1. 电解质紊乱的类型是
   A. 高渗性失水
   B. 等渗性失水
   C. 低渗性失水
   D. 低钾血症
   E. 高钾血症

【解析】因头晕、乏力、恶心、呕吐，反复呕吐量较大就诊，属于低渗性失水的常见原因。

2. 该患者的补液方案是
   A. 补液中含钠液体约占 2/3，以补充高渗液为主
   B. 补液中含钠液体约占 1/3
   C. 补充 5% 葡萄糖液
   D. 快速补液
   E. 补液量可按 2g 氯化钠含钠 17mmol 计算

【解析】低渗性脱水补液原则：补液中含钠液体约占 2/3，以补充高渗液为主。严重低钠性低渗（血钠浓度 110~115mmol/L）可出现严重的神经系统症状，应紧急处理，尽快将血钠浓度提高到 120~125mmol/L，并监测神经系统症状及体征变化，此时可补充适量的 3%~5% 氯化钠液。但补充高渗液不能过快，一般以血钠每小时升高 0.5mmol/L 为宜。

3. 该患者的血浆渗透浓度计算结果应为
   A. 310mmol/L
   B. 281.5mmol/L
   C. 295mmol/L
   D. 260mmol/L
   E. 320mmol/L

【解析】血浆渗透浓度（mmol/L）=2（[Na^+]+[K^+]）+ 葡萄糖 + 尿素氮（mmol/L）。

（4~7 题共用题干）

患者女，53 岁。因"反复头痛、呕吐 1 年，加重伴视物不清 3 天"入院。入院后行头颅 CT 检查提示颅内鞍上左侧基底节区 4cm×5cm 占位，脑室受压，诊断为颅咽管瘤。入院后完善常规检查后行颅咽管瘤术，术后患者出现尿多，量约 4 000ml/d，血压 90/60mmHg。

4. 结合患者病史，考虑该患者尿崩属于
   A. 肾性尿崩
   B. 中枢性尿崩
   C. 精神性尿崩
   D. 慢性肾病
   E. 糖尿病

【解析】头颅 CT 检查提示颅内鞍上左侧基底节区 4cm×5cm 占位，脑室受压，诊断为颅咽管瘤。行颅咽管瘤术，术后患者出现的尿多。

5. 该患者出现尿崩的病理生理机制是
   A. 抗利尿激素分泌增多
   B. 抗利尿激素分泌减少
   C. 脑钠肽分泌异常
   D. 肾小管重吸收功能减弱
   E. 多饮

【解析】因下丘脑垂体抗利尿激素不足或缺如而引起下丘脑垂体性尿崩症（又称中枢性尿崩症），以及因肾远曲小管、肾集合管对抗利尿激素不敏感可致肾性尿崩症。凡病变累及分泌抗利尿激素的神经元（下丘脑的

室旁核及视上核)、输送抗利尿激素的神经束(垂体柄)、储存抗利尿激素的神经垂体时,均可引起中枢性尿崩症。

6. 该患者可能出现的电解质紊乱有
   A. 高钠血症
   B. 高钾血症
   C. 高镁血症
   D. 低钠血症
   E. 高磷血症

【解析】高渗性脱水的常见病因包括:中枢性尿崩症时因 ADH 产生和释放不足,肾性尿崩症时肾远曲小管和集合管对 ADH 反应缺乏及肾浓缩功能不良时,肾排出大量低渗性尿液,使用大量脱水剂如甘露醇、葡萄糖等高渗溶液,以及昏迷的患者鼻饲浓缩的高蛋白饮食,均可产生溶质性利尿而导致脱水。

7. 针对患者出现尿崩,下列支持治疗**不合适**的是
   A. 补液
   B. 加压素(长效尿崩停)
   C. 垂体后叶素
   D. 维持电解质稳定
   E. 限制补液

【解析】中枢性尿崩症治疗包括以下几方面。

(1)病因治疗:针对各种不同的病因积极治疗有关疾病,以改善继发于此类疾病的尿崩症病情。

(2)药物治疗:轻度尿崩症患者仅需多饮水,如长期多尿,每天尿量大于 4 000ml 时因可能造成肾损害而致肾性尿崩症需要药物治疗。

限制补液会导致患者体液平衡进一步紊乱。

(8~10 题共用题干)

患者女,29 岁,初产妇。无高血压疾病史。现孕 32 周,未进行产前检查,因"双下肢水肿 1 周,头痛伴视物不清 3 天"就诊。血压 170/110mmHg。

[提示]该患者静脉滴注硫酸镁总量为 25~30g/d,血压控制在 135/85mmHg 左右。

8. 关于该患者应用硫酸镁治疗时的注意事项,以下说法**不正确**的是
   A. 定时检查膝腱反射是否减弱或消失
   B. 呼吸不少于 16 次/min
   C. 尿量每小时不少于 25ml 或每 24 小时不少于 600ml
   D. 一旦出现中毒反应,立即静脉注射 10% 葡萄糖酸钙 10ml
   E. 产后可立即停药

【解析】不应立即停药。

[提示]该患者静脉滴注硫酸镁 3 天后出现全身无力、呼吸困难、复视、语言不清。

9. 该患者目前可能的诊断为
   A. 硫酸镁中毒
   B. 脑出血
   C. 脑梗死
   D. 癫痫
   E. 脑肿瘤

【解析】高镁血症主要表现为中枢神经和神经肌肉症状。神经症状、昏睡、深部腱反射减弱和软弱麻痹是高镁血症的主要临床特点。结合患者补镁时间长,镁中毒的可能性大。

10. 对该患者的处理以下正确的是
    A. 大量补液
    B. 补液并利尿以促进镁离子的排泄
    C. 继续使用硫酸镁

答案:　6. D　7. E　8. E　9. A　10. D

D. 立即静脉注射 10% 葡萄糖酸钙 10ml

E. 使用甘露醇利尿排镁

【解析】镁中毒应使用钙剂拮抗。

（11~13 题共用题干）

患者男,78 岁。既往有慢性肾衰竭,尿毒症病史 4 年,平时无小便,每周定期透析 3 次。既往还有慢性胃病,间断口服铝碳酸镁片。本次因肺部感染、呼吸衰竭收入 ICU。给予抗感染和机械通气治疗。急查血磷 2.7mmol/L。

11. 导致患者高血磷最可能的原因是

A. 肺部感染引起机体代谢紊乱

B. 老年患者生理性高血磷

C. 铝碳酸镁片药物引起高血磷

D. 慢性肾衰竭导致磷排出减少

E. 饮食不当

【解析】患者有严重的高血磷,通常和肺部感染、老年等因素无关,而铝碳酸镁片通常因为和食物中的磷结合,导致患者低血磷,故上述原因都不太可能。最可能的原因是慢性肾衰竭,高血磷是慢性肾衰竭的常见问题。

12. 针对患者高血磷,最佳的处理是

A. 使用低磷饮食

B. 口服磷的螯合剂

C. 充分 CRRT 治疗

D. 口服钙剂

E. 口服铁剂

【解析】患者既往有慢性肾衰竭,有明确的 CRRT 治疗的指征,而 CRRT 治疗可以降低血磷,故是最佳选项。低磷饮食和口服磷的螯合剂主要适用于非急性患者长期控制血磷的治疗。口服钙剂、铁剂无法降低血磷。

13. 该患者最可能合并的且应该进行排查的疾病是

A. 甲状腺功能亢进

B. 甲状旁腺功能亢进

C. 抗利尿激素异常分泌综合征

D. 库欣综合征

E. 糖尿病

【解析】慢性肾功能不全患者,因为钙磷代谢紊乱,容易出现低钙和高磷血症,从而刺激甲状旁腺激素分泌,易继发甲状旁腺功能亢进,在治疗中应当高度注意并予以排查。

（14~16 题共用题干）

患者男,70 岁。有慢性阻塞性肺病病史,本次因慢性阻塞性肺病加重,出现呼吸衰竭收入 ICU,给予无创机械通气。目前神志清楚,血流动力学稳定,呼吸困难得到明显缓解。急查动脉血气:pH 7.33,PCO_2 80mmHg,PO_2 64mmHg,Lac 1.2mmol/L,HCO_3^- 42.2mmol/L,BE 16.3mmol/L。

14. 患者目前酸碱代谢紊乱的类型是

A. 呼吸性酸中毒合并代谢性碱中毒

B. 呼吸性碱中毒合并代谢性酸中毒

C. 单纯呼吸性酸中毒

D. 单纯代谢性碱中毒

E. 呼吸性酸中毒合并代谢性碱中毒和代谢性酸中毒

【解析】经过公式计算,可知为呼吸性酸中毒合并代谢性碱中毒。

15. 最合理的处理措施是

A. 无特殊处理,继续观察

B. 增加呼吸机支持参数

C. 降低呼吸机支持参数

D. 静脉滴注精氨酸,降低 HCO_3^-

E. 行 CRRT 治疗,纠正内环境紊乱

答案:　11. D　12. C　13. B　14. A　15. A

【解析】此时因为患者 pH 在可接受范围内，考虑患有慢性 COPD，所以没有降低 PCO_2 和 HCO_3^- 的必要。

16. 血气的如下参数中，由血气分析仪通过其他参数计算得出，而**不是**实际测得的是
    A. pH
    B. CO_2 分压
    C. O_2 分压
    D. Lac 水平
    E. HCO_3^- 浓度

【解析】HCO_3^- 是血气分析仪通过 Hendersor，即 $H^+=24×(PCO_2/HCO_3^-)$，计算得出的，而其他四项，均为血气分析仪通过化学方法测量得出。

四、案例分析题

【案例1】患者男，50 岁。因"服秋水仙碱片导致急性大量腹泻，意识障碍 4 小时"入重症监护病房（ICU）。查体：心率 126 次/min，血压测不出。实验室检查：血糖 8.5mmol/L，血钠 140mmol/L，血氯 98mmol/L，血钾 3.2mmol/L，Hct 0.42，PaO_2 120mmHg（1mmHg=0.133kPa），$PaCO_2$ 35mmHg，pH 6.8，AG 28mmol/L，Lac 8.5mmol/L。

第 1 问：该患者的诊断为
    A. 等渗性失水
    B. 低血容量性休克
    C. 低钾血症
    D. 代谢性酸中毒
    E. 脓毒症休克
    F. 急性呼吸窘迫综合征（ARDS）

【解析】掌握常见电解质紊乱的诊断，急性失水大多为等渗性失水，患者目前心率快，血压测不出，结合患者病史可考虑为低血容

量性休克；目前血钾为 3.2mmol/L，正常血钾为 3.5~5.5mmol/L，因而考虑为低钾血症；患者目前血气分析提示 pH 为 6.8，阴离子间隙（AG）为 28mmol/L，乳酸为 8.5mmol/L，可考虑为代谢性酸中毒。目前患者乳酸升高为低血容量性休克导致，与脓毒症休克无关。

第 2 问：下列描述正确的是
    A. 等渗性脱水临床症状有恶心、厌食、乏力、少尿等，但不口渴
    B. 等渗性脱水的体征包括舌干燥，眼窝凹陷，皮肤干燥、松弛等
    C. 若在短期内体液丧失量达到体重 5%，即丧失 25% 细胞外液，患者则会出现脉搏细速、肢端湿冷、血压不稳定或下降等血容量不足之症状
    D. 当体液继续丧失达体重 6%~7% 时（相当于丧失细胞外液的 30%~35%），则有更严重的休克表现
    E. 低渗性脱水早期即发生有效循环血容量不足和尿量减少（失液部分主要为细胞外液），但无口渴，严重者导致细胞内低渗和细胞水中毒
    F. 高渗性脱水失钠＞失水，易出现外周循环衰竭症状；早期的尿量无明显减少（Na^+ 丢失过多导致 ADH 分泌减少，进行保钠）

【解析】等渗性脱水的临床症状有恶心、厌食、乏力、少尿等，但不口渴。体征包括舌干燥，眼窝凹陷，皮肤干燥、松弛等。若在短期内体液丧失量达到体重 5%，即丧失 25% 细胞外液，患者则会出现脉搏细速、肢端湿冷、血压不稳定或下降等血容量不足之症状。当体液继续丧失达体重 6%~7% 时（相当于丧失细胞外液的 30%~35%），则有更严重休克表现。

答案：　16. E
【案例1】　1. ABCD　　2. ABCDE

第3问:以下关于对该患者的补液策略**不适宜**的是

A. 快速大量输入 0.9% 氯化钠溶液

B. 快速大量输入乳酸林格液

C. 输入 10% 葡萄糖液

D. 快速输入 0.9%NaCl 溶液 1 000ml+5% 葡萄糖液 500ml+5% 碳酸氢钠溶液 100ml

E. 输入 5% 碳酸氢钠溶液

F. 补充白蛋白

【解析】患者目前为严重酸中毒、低血容量性休克状态,亟需恢复血容量并纠酸补钾,故可给予快速输入 0.9%NaCl 溶液 1 000ml+5% 葡萄糖液 500ml+5% 碳酸氢钠溶液 100ml。

第4问:该患者酸碱平衡紊乱的类型**不包括**

A. 代谢性酸中毒

B. 代谢性碱中毒

C. 呼吸性酸中毒

D. 呼吸性碱中毒

E. 酮症酸中毒

F. 混合型酸碱平衡紊乱

【解析】大多数等渗性失水的患者一般为代谢性酸中毒,且血气分析提示氧分压及 $PaCO_2$ 均在参考值范围内,故可考虑为代谢性酸中毒。

第5问:**不能够**反映疗效和预后的实验室检查指标是

A. pH

B. PaO_2

C. $PaCO_2$

D. Lac

E. AG

F. Hct

【解析】乳酸对休克患者临床预后的预测具有重要意义。

【案例2】患者男,35 岁。因十二指肠溃疡大出血,输入保存期较长的库存血 2 000ml 后,出现呼吸深快、有酮味,皮肤湿冷、青紫,血压 90/70mmHg,血钾 6.0mmol/L,血钠 135mmol/L,动脉血 pH7.2,碳酸氢根离子 7mmol/L。

第1问:该患者酸碱失衡诊断**不可能**为

A. 呼吸性酸中毒

B. 代谢性酸中毒

C. 代谢性碱中毒

D. 呼吸性碱中毒

E. 代谢性酸中毒合并呼吸性酸中毒

F. 代偿性呼吸性酸中毒

【解析】患者目前考虑为十二指肠溃疡大出血导致的低血容量性休克,pH 为 7.2,小于 7.35,呼吸深大、有酮味提示可能存在糖尿病酮症酸中毒,但其先出现代偿性换气过度,继后 pH 下降,当 pH<7.2 时,刺激呼吸中枢引起深大呼吸(Kussmaul 呼吸);pH<7.0 时,可导致呼吸中枢麻痹和肌无力,呼吸渐浅而缓慢。目前为深快呼吸,因而可能为呼吸性碱中毒而不是呼吸性酸中毒。

第2问:该患者水电解质失衡诊断**不可能**为

A. 低钾血症

B. 低钠血症

C. 高钾血症

D. 高钠血症

E. 高钙血症

F. 低钙血症

【解析】患者目前血钾为 6.0mmol/L,血钾参考范围值为 3.5~5.5mmol/L,可诊断为高钾血症。

第3问:该患者典型心电图早期改变**不可能**是

答案:　3. ABCEF　4. BCDEF　5. ABCEF　【案例2】1. ACEF　2. ABDEF　3. BCDEF

A. T 波高尖,Q-T 间期延长

B. QR 波增宽

C. PR 间期延长

D. T 波降低、变宽、双相或倒置

E. 出现 U 波

F. P 波消失

【解析】高钾血症的典型心电图表现为 T 波高尖、Q-T 间期延长。

第 4 问:如果过快纠正酸碱失衡,**不易**引起的情况是

A. 低钾血症

B. 低钠血症

C. 高钾血症

D. 高钠血症

E. 高钙血症

F. 低钙血症

【解析】过快纠正酸中毒而忽略补钾,可能会导致细胞内、外钾离子失衡,导致低钾血症的发生。

【案例3】患者男,66 岁,有 2 型糖尿病病史。胰十二指肠切除术后第二天,手术当日液体入量 5 800ml,出量 5 000ml,术后第一天始出现进行性少尿,尿量 <300ml/d,尿比重 >1.030,色深黄,尿钠 12mmol/L,酮体(+),血 pH 7.28,血 GLU 2.8mmol/L,血 K^+ 5.9mmol/L,BUN 11.6mmol/L,血 Cr 110μmol/L,Hb 161g/dl。

第 1 问:对患者的治疗首先应考虑

A. 血液透析治疗

B. 腹膜透析治疗

C. 积极扩容,纠正酮症酸中毒

D. 呋塞米 100mg 静脉输入

E. 严格控制入量,量出为入

F. 甘露醇渗透性利尿

【解析】结合患者实验室检查目前可考虑诊断为严重血容量不足导致的肾前性肾衰竭,既往患有 2 型糖尿病且酮症酸中毒,血糖为 2.8mmol/L,故而需紧急处理,目前为休克状态,需积极补液,该病可能为肾前性导致的肾功能一过性降低,需维持正常血容量。

第 2 问:针对该患者的高钾血症采取的纠正措施有效的是

A. 立即给予胰岛素皮下注射

B. 适量快速输注葡萄糖溶液,并予中和量胰岛素

C. 阳离子交换树脂口服或保留灌肠

D. 10% 葡萄糖酸钙 10ml 缓慢静脉输注(>2 小时)

E. 5% 碳酸氢钠溶液 250ml 快速静脉滴注

F. 血液净化治疗

【解析】高钾血症的处理方法为适量快速输注葡萄糖溶液,并予中和量胰岛素,使得细胞外的钾离子转向细胞内。

第 3 问:该患者少尿的原因**不可能**为

A. 急性肾衰竭(肾前性)

B. 感染性休克

C. 急性肾衰竭(肾性)

D. 糖尿病肾病

E. 急性肾衰竭(肾后性)

F. 急性肾小管坏死

【解析】结合患者实验室检查目前可考虑诊断为严重血容量不足导致的酮症酸中毒,入量 5 800ml,出量 5 300ml,并且考虑大手术后应激等因素,液体丢失量过多,且既往存在 2 型糖尿病,故而考虑引起肾前性肾衰竭并发酮症酸中毒,导致少尿(表 2-3)。

表 2-3　功能性 AKI 与急性肾小管坏死少尿期尿液变化的比较

检查项目	功能性 AKI	急性肾小管坏死
尿比重	>1.020	<1.015
尿渗透浓度(mmol/L)	>500	<350
尿钠含量/[mmol (mEq)·L⁻¹]	<20	>20
尿/血肌酐比值	>40	<20
尿蛋白含量	阴性至微量	+
尿沉渣镜检	基本正常	透明、颗粒、细胞管型,红细胞、白细胞和变性坏死上皮细胞

【案例 4】患者女,67 岁。既往无特殊疾病。本次因"腹痛 1 个月余,加重 1 天"入院。查体发现腹部有明确的压痛和反跳痛,因此急诊行剖腹探查,术中发现右半结肠癌合并肠梗阻,行右半结肠癌根治术,术后转入 ICU。转入 ICU 后,经充分液体复苏,血压偏低,需要泵入去甲肾上腺素 $0.3\mu g/(kg\cdot min)$ 维持且用量有增加趋势,Lac 4.5mmol/L 且 3 小时后再次复查上升到 7.0mmol/L。急查电解质:血磷 0.22mmol/L。因患者急性无尿 1 天,故转入后行 CRRT 治疗,CRRT 采用含钙的成品置换液。

第 1 问:根据题干信息,该患者目前可以明确存在的诊断有

A. 脓毒症

B. 脓毒症休克

C. 急性呼吸窘迫综合征

D. 急性肾损伤

E. 低磷血症

F. 高乳酸血症

G. 代谢性酸中毒

【解析】患者有明确的感染,SOFA 评分显然大于 2,经过补液以后,Lac 仍高,且需要去甲肾上腺素维持血压,故可以明确诊断为脓毒症和脓毒症休克。题干中未给出氧合情况,故无法诊断为急性呼吸窘迫综合征。患者 24 小时无尿,符合急性肾损伤的诊断标准。患者血磷 0.22mmol/L,符合低磷血症的标准。另乳酸持续升高,故也符合高乳酸血症的标准。但题干没有给完整的血气结果,所以无法判断是否存在代谢性酸中毒。需要注意的是,高乳酸血症患者不一定都是代谢性酸中毒。

第 2 问:低磷血症**不常**导致的危害有

A. 能量代谢障碍

B. 中枢神经的损伤,出现意识障碍、谵妄和共济失调

C. 心脏的损伤,出现收缩减弱,心肌细胞水肿

D. 低钙血症

E. 横纹肌坏死

F. 肾功能损伤

G. 肝功能损伤

【解析】磷是能量代谢中间化合物的重要组成成分之一,例如腺苷三磷酸和2,3-二磷酸甘油等。低磷血症导致这些化合物缺乏,从而导致能量代谢障碍的症状,甚至引起器官功能受损。高代谢的器官,如中枢神经、心脏最容易受损。严重的低磷血症还可能导致横纹肌溶解。磷酸离子和钙离子可以形成稳定的沉淀物,故高磷血症时,容易导致低钙血症。肾功能损伤可能导致低磷,但是低磷并不常导致肾功能损伤,同样低磷也不常直接导致肝功能损伤。

答案:【案例 4】 1. ABDEF　2. DFG

第3问:对于该患者的低磷血症,最合适的处理是

A. 积极治疗原发疾病,等待原发疾病好转后,血磷可自行恢复

B. 采用生理盐水或5%葡萄糖稀释复合磷酸氢钾注射液,缓慢静脉滴注

C. 给予静脉营养,并在静脉营养中添加复合磷酸氢钾注射液

D. 在置换液中添加复合磷酸氢钾注射液

E. 鼻饲含磷的肠内营养

F. 鼻饲常规配方的肠内营养

G. 经中心静脉泵入复合磷酸氢钾注射液

【解析】患者严重的低磷,有可能造成能量代谢障碍、器官功能受损等危害,故需要补磷,而不是等待血磷自行恢复。因患者目前血流动力学不稳定,Lac仍呈上升趋势,故目前不宜使用静脉营养。而题干中已经明确指出,使用的含钙的成品置换液,磷可与钙形成沉淀,故不宜将磷加入置换液中。另外患者因结肠癌、肠梗阻行手术治疗,也不适合肠内营养。而复合磷酸氢钾注射液是常用的磷剂,可在使用生理盐水或5%葡萄糖稀释后缓慢静脉滴注,也可以经中心静脉泵入。

第4问:患者经过7天的治疗后,病情好转,脱离呼吸机并成功拔除气管导管,升压药物停用,血乳酸恢复正常。已经开始启动肠内营养,每日经胃管鼻饲约1 000kcal热量的成品肠内营养剂。但肾功能尚未完全恢复,需要间断透析治疗。今日无行透析治疗的计划,也暂时无紧急透析的指征。再次复查电解质:血钾5.5mmol/L,血磷0.76mmol/L。当前最合适的治疗措施是

A. 继续观察,定期复查电解质

B. 采用生理盐水或5%葡萄糖稀释复合磷酸氢钾注射液,缓慢静脉滴注

C. 给予静脉营养,并在静脉营养中添加复合磷酸氢钾注射液

D. 紧急透析治疗,并在置换液中添加复合磷酸氢钾注射液

E. 减少补钙

F. 在鼻饲的肠内营养中添加复合磷酸氢钾注射液

G. 给予液体复苏治疗

【解析】患者病情稳定,已经开始肠内营养,低磷情况已经得到极大的纠正,当前血磷仅轻度偏低,可以继续观察,等待血磷自行上升。复合磷酸氢钾注射液中含一定量的钾离子,补磷的同时会提升血钾水平,患者血钾已接近上限,有高钾的危险,当前补磷的需求也并不迫切。紧急透析治疗明显为患者不必要的治疗,故也错误。患者低磷并不明显,不需要对钙过多的限制。而该患者明显无液体复苏的指征。

【案例5】某女性患者,因泌尿系感染、脓毒症休克收入ICU。在面罩吸氧10L/min,以及去甲肾上腺素0.6μg/(kg·min)泵入条件下,患者HR 130次/min,BP 105/50mmHg,RR 33次/min,SpO$_2$ 91%。在ICU给予抗感染和休克复苏治疗。急查动脉血气:pH 7.20,PCO$_2$ 31mmHg,PO$_2$ 74mmHg,Lac 5.1mmol/L,HCO$_3^-$ 12.1mmol/L。

第1问:患者酸碱代谢失衡的类型是

A. 呼吸性酸中毒合并代谢性碱中毒

B. 呼吸性碱中毒合并代谢性酸中毒

C. 单纯呼吸性酸中毒

D. 单纯代谢性碱中毒

E. 呼吸性碱中毒合并代谢性碱中毒和代谢性酸中毒

F. 不存在酸碱代谢失衡

【解析】经过公式计算,可得出本例为呼吸性碱中毒合并代谢性酸中毒。

第2问:该患者明确诊断为脓毒症休克,根据脓毒症休克诊疗的1小时集束化治疗。下列治疗需要的是

    A. 再次复查 Lac 水平

    B. 留取血培养

    C. 应用广谱抗生素

    D. 补充碳酸氢钠

    E. 以 30ml/kg 的速度补充晶体液

    F. 使用升压药

【解析】脓毒症的小时集束化治疗包括:①测定乳酸水平,若初始 Lac>2mmol/L,则需复查;②在应用抗生素前获取血培养;③应用广谱抗生素;④对低血压或者 Lac≥4mmol/L 的患者,以 30ml/kg 速度补充晶体液;⑤若患者在液体复苏期间或之后,平均压仍低于 65mmHg,则应用升压药。

第3问:因患者有严重的休克和呼吸衰竭,故给予静脉滴注碳酸氢钠和气管插管治疗,插管1小时后,再次复查动脉血气,提示:pH 7.13,PCO_2 78mmHg,PO_2 62mmHg,Lac 6.5mmol/L,HCO_3^- 25.9mmol/L。下一步最佳的处理是

    A. 无特殊处理,继续观察

    B. 增加呼吸机分钟通气量

    C. 降低呼吸机分钟通气量

    D. 静脉滴注碳酸氢钠,提升 HCO_3^-

    E. 行 CRRT 治疗,纠正内环境紊乱

    F. 行 ECMO 治疗

【解析】患者有严重的 CO_2 潴留,导致 pH 下降,故当前最佳处理是增加呼吸机分钟通气量。

第4问:患者经过治疗后,血流动力学仍不稳定,去甲肾上腺素加量到 1.4μg/(kg·min),仍持续、反复代谢性酸中毒,HCO_3^- 不断下降,同时出现高钠高钾,血钠 160mmol/L,血钾 6.5mmol/L。进一步最佳的处理是

    A. 继续静脉滴注碳酸氢钠,纠正酸中毒和降钾

    B. 静脉滴注碳酸氢钠纠正,同时静脉滴注葡萄糖 + 胰岛素,纠正酸中毒、降血钠和血钾

    C. 行 CRRT 治疗

    D. 增加呼吸机分钟通气量,降低 PCO_2 来代偿代谢性酸中毒

    E. 停用去甲肾上腺素,换用多巴胺升血压,并静脉滴注碳酸氢钠

    F. 行 ECMO 治疗

【解析】患者持续反复代谢性酸中毒,同时合并有高钠,故不宜再次静脉滴注碳酸氢钠纠酸,而同时合并有高钾,CRRT 治疗的指征较为明确,故可以使用 CRRT 治疗,同时纠正酸中毒、控制血钠和血钾。

答案: 2. ABCEF 3. B 4. C

第十章　镇痛与镇静

一、单选题

1. 重度 ARDS 患者镇痛镇静策略的目的是
   A. 肺保护
   B. 维持正常的自主呼吸
   C. 早日脱离呼吸机辅助呼吸
   D. 在镇痛镇静基础上使用肌松药
   E. 达到深镇静状态

   【解析】重度 ARDS 镇痛镇静的目的在于降低过强的自主呼吸驱动,减少肺损伤,达到肺保护的作用。

2. 数字评分法重度疼痛的分值是
   A. 5~9 分　　　B. 4~10 分
   C. 6~10 分　　　D. 7~10 分
   E. 8~10 分

   【解析】疼痛数字评分方法,1~3 分为轻度疼痛;4~6 分为中度疼痛;7~10 分为重度疼痛。

3. 下列关于危重患者的镇痛镇静治疗说法**不正确**的是
   A. 帮助和改善患者睡眠,减少或消除患者在 ICU 治疗期痛苦的记忆
   B. 在充分祛除可逆诱因的前提下,躁动的患者才考虑镇静镇痛
   C. 为提高诊疗和治疗操作的安全性和依从性,可预防性采取镇痛镇静
   D. 对焦虑患者应在祛除诱因的基础上采取镇痛镇静

   E. 应该采取适当措施提高 ICU 患者睡眠质量包括改善环境,非药物治疗缓解紧张情绪

   【解析】镇痛镇静是 ICU 的基本治疗之一,除了让患者舒适,增加诊疗和操作的依从性,还能减轻交感应激,从而达到器官功能保护的作用。而不仅仅躁动的患者才需要镇痛镇静。

4. 吗啡对中枢神经系统的作用是
   A. 镇痛、镇静、散瞳、呼吸抑制
   B. 镇痛、镇静、散瞳、呼吸兴奋
   C. 镇痛、烦躁、缩瞳、呼吸抑制
   D. 镇痛、镇静、缩瞳、呼吸抑制
   E. 镇痛、镇静、缩瞳、呼吸兴奋

   【解析】吗啡作用于阿片类 μ、δ 和 κ 受体,从中枢、脊髓和外周三个层面达到镇痛的作用,同时兼具镇静、缩瞳、呼吸抑制和抑制胃肠道运动等作用。

5. 苯二氮䓬类药物急性中毒时,可用于解毒的药物是
   A. 尼可刹米
   B. 氟马西尼
   C. 纳洛酮
   D. 贝美格
   E. 新斯的明

   【解析】氟马西尼可以拮抗苯二氮䓬类药物的作用。

答案：　1. A　2. D　3. B　4. C　5. B

6. 有关危重患者镇痛镇静,下列说法正确的是
   A. 重症患者不进行有创操作时无需镇痛
   B. 镇静治疗前需设定镇静目标值,镇痛不需要
   C. 镇静过深不会增加 VAP 发病率
   D. 镇痛不会影响胃肠蠕动
   E. 实施镇静后,需要对镇静深度进行评估

【解析】镇痛是镇静的基础,实施镇痛镇静后要密切监测和评估,根据病情调整镇痛镇静目标。

7. 下列镇痛药物代谢**不受**患者肝肾功能影响的是
   A. 吗啡   B. 舒芬太尼
   C. 瑞芬太尼   D. 哌替啶
   E. 芬太尼

【解析】瑞芬太尼经酯酶代谢,不受肝肾功能影响,长期使用不易产生蓄积。

8. 患者男,45 岁。因"体检发现胃底溃疡恶变"来诊。在全麻下行胃癌根治术,术中发现腹腔粘连严重,手术难度大,出血较多,术后带气管插管转入重症监护病房(ICU)。患者既往体健。回 ICU 后约 20 分钟,患者出现躁动不安,不能遵嘱活动,呼吸机对抗明显,试图拉拽腹腔引流管,难以约束,心率 110 次/min,血压 202/110mmHg(1mmHg=0.133kPa)。依据焦虑自评量表(SAS)评分法,该患者的评分为
   A. 1 分   B. 3 分   C. 5 分
   D. 7 分   E. 9 分

【解析】患者出现躁动、人机对抗、试图拔除各种导管,难以约束,SAS 评分 7 分。

二、多选题

1. 强烈的疼痛刺激使儿茶酚胺释放过度,下列与其相关的是
   A. 心率快、血压高、心肌及全身耗氧量增加
   B. 应激性心肌病
   C. 应激性胃黏膜病变
   D. 神经源性肺水肿
   E. 免疫功能抑制

【解析】儿茶酚胺释放过度,会造成心率快、血压高,氧耗增加,应激性心肌病、胃黏膜病变,神经源性水肿和免疫功能抑制。

2. 苯二氮䓬类药物的作用特点包括
   A. 小于镇静剂量有良好的抗焦虑作用
   B. 有抗癫痫的作用
   C. 催眠作用较近似生理性睡眠
   D. 具有较强的水溶性
   E. 有顺行性遗忘作用

【解析】苯二氮䓬类药物具有抗焦虑、抗癫痫、催眠和顺行性遗忘的作用,但脂溶性高,容易蓄积。

三、共用题干单选题

(1~2 题共用题干)
患者男,44 岁。骶骨肿瘤切除术,术中出血 1 000ml,术后返回 ICU 30 分钟后,患者出现躁动,监测显示:HR 130 次/min,BP 167/87mmHg,RR 28 次/min,SpO₂ 99%。查体:呼之可应,痛苦面容,眼睑闭合,肌肉紧张,试图从床上坐起,人机对抗明显。

1. 此时患者的疼痛评分是
   A. CPOT 5 分   B. CPOT 6 分

答案: 6. E   7. C   8. D
     1. ABCDE   2. ABCE
     1. C

C. CPOT 7 分　　　　D. CPOT 8 分

E. BPS 5 分

【解析】患者的 CPOT 评分：面容痛苦、眼睑闭合为 2 分，试图从床上坐起为 2 分，肌肉紧张为 1 分，人机对抗明显为 2 分，总分 7 分。

2. 上述镇痛评分应控制在

　A. BPS<6 分　　　　B. CPOT<6 分

　C. BPS-NI<6 分　　D. BPS<5 分

　E. CPOT<5 分

【解析】镇痛目标为 BPS 评分 <5 分，CPOT 评分 <3 分。

(3~6 题共用题干)

患者男，45 岁。因"高热、畏寒、咳嗽 5 天，气促、憋气 2 天"收入 ICU。既往体健，身高 175cm，体重 60kg。转入 ICU 时，给予患者气管插管有创呼吸机辅助通气，容量控制通气模式，VT 420ml，RR 14 次/min，I：E 为 1：2，FiO_2 70%，PEEP 12cmH₂O。查体：T 38.6℃，BP 150/80mmHg，HR 122 次/min，RR 25 次/min。患者躁动，肢体屈曲，呼吸机高压报警。血气分析 pH 7.487，PaO_2 79mmHg，$PaCO_2$ 35mmHg。胸部 CT 如图 2-8 所示，诊断"重症肺炎、急性呼吸窘迫综合征"。

3. 该患者的 Richmond 躁动-镇静（RASS）评分是

　A. 3 分　　　　　　B. –2 分

　C. 1 分　　　　　　D. 0 分

　E. 2 分

【解析】该患者出现躁动、人机对抗，RASS 评分为 2 分。

4. 对该患者的镇痛镇静策略为

　A. 无镇静，以家庭为中心的人文关怀

　B. 无需镇静，只需镇痛

　C. 镇静治疗为主，无需镇痛

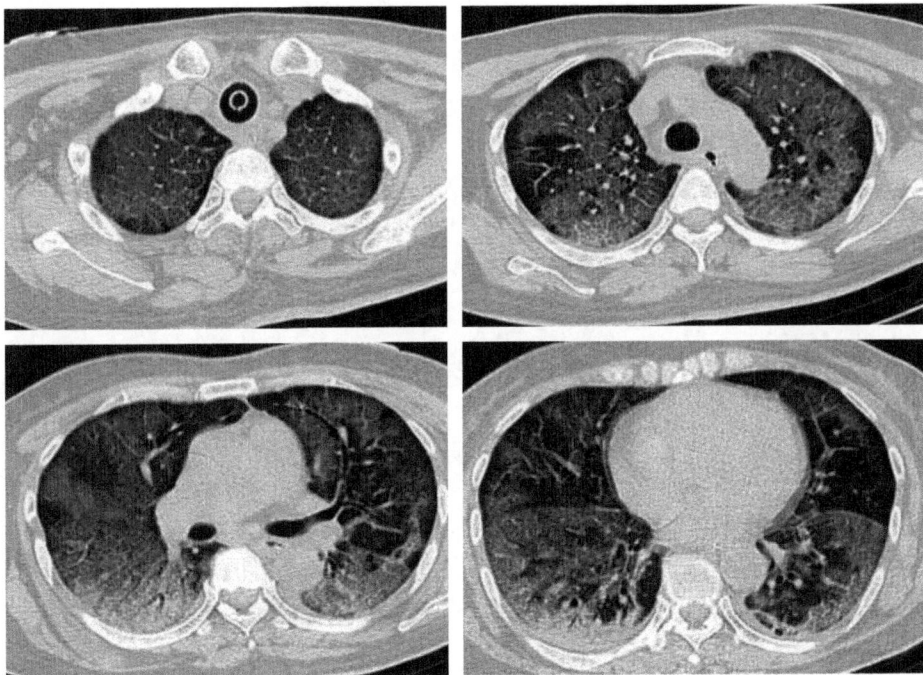

图 2-8　胸部 CT 图

答案：　2. D　3. E　4. D

D. 深镇静,减少自主呼吸驱动

E. 浅镇静,减少呼吸抑制等副作用

【解析】患者为重度 ARDS,人机对抗明显,应深镇静,减少自主呼吸驱动,达到肺保护目的。

5. 该患者的 RASS 评分目标为

A. 0 分

B. −4~−3 分

C. −2~0 分

D. −3~0 分

E. −2~+1 分

【解析】深镇静的 RASS 评分目标为−4~−3 分。

6. 如果深镇静后患者的自主呼吸驱动仍较强,需要采取肌松药物治疗。以下说法**错误**的是

A. 深镇静至 RASS−5 分

B. 采用 BIS 等客观镇静评估方法评估镇静深度

C. 肌松药物不宜应用时间过长

D. 应用肌松药物后无需再评估镇痛镇静治疗的效果

E. 可以参考生命体征判断镇痛镇静是否充足

【解析】应用肌松药物时应给予患者深镇静,并用客观评估方法如 BIS 等判断深度,防止患者镇静深度不够,增加交感应激。

四、案例分析题

【案例】患者男,56 岁。因乙状结肠癌、肠梗阻、感染性休克行急诊手术治疗,术后回 ICU,去甲肾上腺素 0.3μg/(min·kg)持续泵入。查体:T 38.6℃,BP 110/60mmHg,HR 92 次/min,RR 15 次/min。氧合指数 200mmHg。肝肾功能正常。已根据液体反应性评估予以复苏治疗。

第 1 问:该患者首选的镇静药物主要包括

A. 丙泊酚

B. 咪达唑仑

C. 氯胺酮

D. 地西泮

E. 右美托咪定

F. 对乙酰氨基酚

G. 卡马西平

【解析】该患者器官功能相对稳定,可以采用以镇痛为主的浅镇静治疗方案,镇静药物优选丙泊酚和右美托咪定。

第 2 问:丙泊酚常见的副作用主要包括

A. 低血压

B. 呼吸抑制

C. 高三酰甘油血症

D. 丙泊酚输注综合征

E. 减少脑血流,降低颅内压和脑代谢

F. 高血压

G. 颅压增高

【解析】丙泊酚的主要副作用包括:循环抑制、呼吸抑制、高三酰甘油血症、丙泊酚输注综合征。对于颅高压患者丙泊酚可以用来降低颅内压和脑代谢,该特征是丙泊酚的优势。

第 3 问:下列关于右美托咪定说法正确的是

A. 能治疗谵妄

B. 对血流动力学基本没影响

C. 蛋白结合率高

D. 不作用于脑干网状上行系统,不结合 γ-氨基丁酸受体,对呼吸无抑制

E. 该药物经酯酶水解,不经肝肾代谢

F. 能减轻交感应激

G. 心动过缓是其常见的不良反应

答案: 5. B 6. D

【案例】 1. AE 2. ABCD 3. CDFG

【解析】右美托咪定通过与蓝斑核的 α_2 肾上腺受体结合,抑制蓝斑核释放去甲肾上腺素,并激活内源性非快速眼动睡眠促进通路来诱导产生一种类似于生理睡眠的状态而发挥镇静作用,能减轻交感应激。蛋白结合率94%,主要在肝代谢。心动过缓和低血压是其常见的不良反应。

第4问:以下措施有助于预防患者谵妄的是

　A. 改善认知

　B. 早期活动

　C. 改善睡眠节律

　D. 减少视听损害

　E. 约束,防止意外脱管

　F. 家属陪伴沟通

　G. 预防性应用氟哌利多

【解析】预防谵妄的方法主要为加强人文关怀、改善认知、改善睡眠、减少刺激、早期活动等非药物方法。

答案:　4. ABCDF

第十一章 营 养

一、单选题

1. 下列关于血磷描述**不正确**的是
   A. 正常血磷浓度波动于 0.8~1.6mmol/L
   B. 甲状腺素是调节磷代谢的主要激素
   C. 磷主要由小肠吸收、肾排出
   D. 肾衰竭常引起高磷血症
   E. 高磷血症是肾性骨营养不良的主要因素

【解析】磷是细胞膜、红细胞 2,3-DPG 和 ATP 的重要组成成分,在机体供能及信号转导中发挥巨大作用。甲状旁腺素、维生素 D 等激素参与人体钙磷代谢调节(不是甲状腺素),十二指肠和小肠上段、空肠分别是钙、磷吸收的主要场所,并通过肾排泄,因此肾功能不全患者常表现低钙高磷,继而促进继发性甲状旁腺功能亢进的发生。甲状腺素是一种促代谢激素,不直接参与钙磷代谢。

2. 关于重症营养治疗叙述**错误**的是
   A. 首选肠内营养
   B. 急性期机体处于高分解、高代谢状态,应使用高氮、高热量的营养治疗模式
   C. 使用肠内营养可减少感染并发症的发生
   D. 只有肠道无法使用或来自肠道的能量摄入不足时才考虑使用肠外营养
   E. 肠瘘的患者仍然有可能使用肠内营养

【解析】早期分解代谢与自噬代谢,内源性能量产生以及应激性高血糖、蛋白质合成抵抗等,应采取允许性低热卡的供给原则。

3. 营养风险评估的目的在于
   A. 评价是否存在营养不良
   B. 营养风险是判断预后的独立因素
   C. 高营养风险患者往往合并蛋白质严重缺乏
   D. 高营养风险患者往往合并微营养素缺乏
   E. 营养风险的高低,决定早期营养治疗策略

【解析】营养风险是指"存在可能发生营养不良风险的患者",高风险患者是需要积极给予营养治疗的群体,如此才能避免营养不良发生以及获得改善预后效果。研究证据显示,只有高营养风险的患者才可从中获得改善预后的效果。

4. 关于重症患者的体重,下列说法正确的是
   A. 肥胖患者按照实际体重计算能量供给 20~25kcal/(kg·d)
   B. 危重症患者短期内体重变化能够反映瘦体组织的丢失
   C. 危重症患者体重变化是判定营养状况的可靠指标
   D. 体重是重症患者营养风险评估的一个重要指标
   E. 营养不良患者均有体重下降

答案: 1. B 2. B 3. E 4. D

110

【解析】多个营养风险筛查工具均含有体重信息,肥胖患者应计算校正体重,既往健康参照实际体重或理想体重,重症患者近期体重改变较大更多受液体含量影响,而非瘦体组织。

5. 关于应激状态下糖皮质激素、生长激素等应激激素在葡萄糖代谢中的作用,说法正确的是
   A. 促进糖原分解,促进肝葡萄糖输出,促进葡萄糖利用
   B. 刺激肌肉、内脏蛋白分解,增加肌肉对葡萄糖的摄取
   C. 长期高血糖与蛋白质分解增多无关
   D. 导致空腹血糖和胰岛素水平升高
   E. 炎性因子(TNF-α、白介素)激活,但与胰岛素抵抗无关

【解析】皮质激素分泌高峰在晨起,且促进胰岛素分泌作用最明显。

6. 有关应激时三大营养素代谢的描述**不正确**的是
   A. 血糖水平升高主要源于胰岛素分泌不足,导致葡萄糖利用下降
   B. 测量 24 小时尿氮排出量常用于临床粗略估计氮平衡状态,正常状态下为 10~12g/d
   C. 脂肪酸(长链)进入线粒体氧化需要由肝合成的肉毒碱作为载体
   D. 应激后急性期早期内源性能量(内生糖)产生可高达需要量的 50% 之多
   E. LBM 在应激状态下提供氨基酸主要来源,由此导致骨骼肌的迅速丧失并与预后相关

【解析】应激性高血糖主要源于升糖激素分泌增加、胰岛素分泌不足,以及胰岛素受体敏感性、反应性下降,葡萄糖利用率下降。

7. 重症患者急性期营养治疗供给的能量一般为
   A. 15~20kcal/(kg·d)
   B. 20~25kcal/(kg·d)
   C. 25~30kcal/(kg·d)
   D. 30~35kcal/(kg·d)
   E. 35~40kcal/(kg·d)

【解析】危重病急性期分为急性早期(1~3天)、急性后期(4~7天),急性早期能量补充目标为 20~25kcal/(kg·d)。

8. 患者女,67 岁。以"消瘦待查"收入院,原体重 70kg,入院时体重 55kg,血红蛋白 78g/L,白蛋白 21g/L。入院后诊断为"结肠癌"行"右半结肠切除术",术后第一天拟开具营养处方。下列营养支持策略更合理的是
   A. 肠外营养支持,35kcal/(kg·d)
   B. 肠外营养支持,30kcal/(kg·d)
   C. 肠外营养支持,20kcal/(kg·d)
   D. 术后 7 天如不能口服饮食再考虑肠外营养支持
   E. 早期可给予进食米汤,无需肠外营养

【解析】该患者有明确的体重下降,降低约 21%,低蛋白血症,存在营养不良,且过快过高的能量补充可能存在发生再喂养综合征的风险,故手术应激早期从低热卡补充开始。

9. 患者男,50 岁。体重 50kg,身高 168cm。既往 COPD,因Ⅱ型呼吸衰竭机械通气治疗,经鼻胃管进行肠内营养。下列说法正确的是
   A. COPD 伴营养不良患者,实际能量消耗较营养正常患者高
   B. 根据 H-B 公式及应激系数校正算得每日补充能量 1 900kcal

答案: 5. D 6. A 7. B 8. C 9. A

C. 碳水化合物供给量应略高于其他重症
   患者

D. 蛋白质供给量 2.0~2.5g/(kg·d)

E. 由于患者营养不良且呼吸功消耗高于
   一般患者,入 ICU 第 1 周应予 30kcal/
   (kg·d)能量补充,防止加重营养不良

【解析】COPD 患者发生营养不良的一个
重要原因是呼吸功增加而增加能量消耗,伴
有营养不良患者急性加重阶段呼吸功增加,
实际能量消耗增加,根据公式计算的能量消
耗有可能高估 EE。营养补充宜从低热卡开
始,且宜减少碳水化合物摄入降低呼吸商,
减少 CO_2 生成。

10. 患者男,36 岁。体重 100kg,身高 168cm。
    因急性重症胰腺炎收入 ICU。液体复苏
    后血压由 90/60mmHg 升至 130/80mmHg,
    HR 100 次/min,CVP 14mmHg,血乳酸、
    BE 恢复正常。腹胀,IAP 28cmH_2O。以
    下说法正确的是

    A. 立即放置空肠营养管给予肠内营养

    B. 积极采取措施降低腹腔压力

    C. 腹腔高压不适宜肠内营养,可予肠
       外营养以防止营养不良发生,热量
       2 500kcal/d

    D. 患者营养状况良好,完全不需要考
       虑营养支持,病情稳定后可进半流
       质饮食

    E. 该患者营养支持方案:能量 20kcal/
       (kg·d),蛋白质补充 1.0g/(kg·d)

【解析】急性胰腺炎合并腹腔间室综合
征,达Ⅲ级腹腔高压,因此需要积极采取措
施降低腹腔压力。虽然有营养风险但此时
不适宜肠内营养。

11. 患者男,32 岁。因"嗜睡 2 周,加重伴呼
    吸窘迫 5 小时"急诊就诊。血气分析:

FiO_2 80%,pH 7.14,PaCO_2 125mmHg,
PaO_2 58mmHg,HCO_3^- 41.7mmol/L,
Na^+131mmol/L,K^+ 4.9mmol/L,遂行气
管插管后收入 ICU。体重 175kg,身高
176cm。既往有高血压、糖尿病,平素未
规律治疗。T 37.9℃,BP 170/90mmHg,
HR 100 次/min,SpO_2 94%。WBC 19.62×
10^9/L,NE 87.6%,Hb 168g/L,PLT 325×
10^9/L。胸部 CT:左下肺炎性渗出。入
院诊断:社区获得性肺炎。关于营养实
施方案正确的是

A. 目标补充能量为 20~25kcal/(kg·d)
   (实际体重)

B. 目标补充能量为 20~25kcal/(kg·d)
   (校正体重)

C. 目标蛋白质补充量 1.5g/(kg·d)(校
   正体重)

D. 未行 CRRT 治疗,所以不需要特殊补
   充微营养素

E. 公式法与间接能量消耗(IC)法评估
   目标能量需求无差别

【解析】患者 BMI 56kg/m²,属病态肥
胖,如无代谢车测量实际能量消耗情况下
按照校正体重计算目标热卡量 20~25kcal/
(kg·d)。

12. 以下关于谷氨酰胺的说法,正确的是

    A. 谷氨酰胺是体内含量最丰富的必需
       氨基酸

    B. 谷氨酰胺不参与肝糖原异生

    C. 谷氨酰胺为肠黏膜上皮细胞、淋巴细
       胞核苷酸合成提供底物

    D. 谷氨酰胺是谷氨酸的前体

    E. 谷氨酰胺将鸟氨酸转化为脯氨酸和
       多胺

【解析】谷氨酰胺为肠黏膜上皮细胞等快速
生长细胞提供营养底物,是条件必需氨基酸。

答案: 10. B 11. B 12. C

13. 关于药理作用脂肪酸,以下选项**不正确**的是
    A. 鱼油富含 ω-3 长链多不饱和脂肪酸
    B. 非手术 ICU 患者,不推荐单独使用鱼油脂肪乳剂
    C. 富含 ω-3 FA 的肠内配方对 ALI/ARDS、脓毒症患者住院时、通气时间和死亡率方面有积极影响,故 ICU 患者可常规选择高剂量富含 ω-3 的肠内制剂
    D. 不推荐重症患者肠内营养期间以顿服方式添加富含 ω-3 脂肪酸的鱼油制剂
    E. 接受肠外营养治疗的重症患者,可使用富含 EPA+DHA［ω-3 脂肪酸 0.1~0.2g/(kg·d)］的脂肪乳剂,或者多油脂肪乳剂(含 LCT、MCT、ω-3 脂肪酸、ω-9 脂肪酸)

【解析】证据支持 ARDS、感染患者使用肠内营养制剂,其他患者未见获益证据,"常规选择"不妥。

14. 营养治疗时,针对营养状态的评估应该进行的时机是
    A. 存在可疑营养不良时
    B. 营养不良出现后
    C. 营养治疗开始前
    D. 营养治疗结束后
    E. 营养治疗全程

【解析】营养状态评估需贯穿营养治疗的全程,对于重症患者,有必要进行每周一次的营养状态评估,以指导初始营养治疗方案制定、评估实时营养治疗效果以及调整营养治疗策略。

15. 利用 NRS 2002 及改良 NUTRIC 对重症患者进行营养风险筛查,ASPEN 2016 重症营养指南推荐重症患者高危营养风险的标准是
    A. NRS 2002≥3 分或改良 NUTRIC≥3 分
    B. NRS 2002>3 分或改良 NUTRIC>3 分
    C. NRS 2002≥5 分或改良 NUTRIC≥5 分
    D. NRS 2002>5 分或改良 NUTRIC>5 分
    E. NRS 2002>3 分或改良 NUTRIC>5 分

【解析】ASPEN 2016 重症营养指南推荐重症患者高危营养风险的标准是 NRS 2002≥5 分或改良 NUTRIC≥5 分。

16. 重症患者添加补充性肠外营养(SPN)的时机是
    A. 入 ICU 24 小时无法进行肠内营养
    B. 入 ICU 24 小时无法耐受足量肠内营养
    C. 入 ICU 1 周无法耐受足量肠内营养
    D. 入 ICU 48 小时无法耐受足量肠内营养
    E. 入 ICU 72 小时无法耐受足量肠内营养

【解析】对于存在经口进食或肠内营养禁忌证,但无明显营养不良的重症患者,不建议早期(入 ICU 24~48 小时内)实施肠外营养,可以在入 ICU 第 3~7 天内启动肠外营养支持。当肠内营养在一段时间内(一般 1 周左右)无法满足患者的营养需求,可以考虑实施补充性肠外营养(SPN)。

二、多选题

1. 重症患者促使脂肪溶解、游离脂肪酸增高的因素包括
   A. 儿茶酚胺升高,脂酶活性增高
   B. 内分泌和炎症免疫介质促进脂肪动员,游离脂肪酸释放
   C. 肝合成的脂肪酸和三酰甘油增高

答案: 13. C 14. E 15. C 16. C
1. ABC

　　D. 肝功能受损,相关激素灭活减少

　　E. 蛋白质分解增多

【解析】应激激素作用促进脂肪动员,胰岛素抑制脂肪酶作用减低,抑制脂肪分解的作用显著减弱,导致产生大量游离脂肪酸;游离脂肪酸的增加导致肝细胞内三酰甘油的合成和释放增多。

2. 关于应激代谢,以下说法正确的是

　　A. 营养缺乏与营养不良患者自噬代谢减弱

　　B. 器官组织自噬产生氨基酸与脂肪酸,促进体脂与蛋白质合成

　　C. 饥饿与应激状态下,自噬代谢通过糖异生途径提供内源性能量

　　D. 应激后,自噬代谢促进肌肉与脂肪的降解,故应提高外源性能量与蛋白质补充量

　　E. 自噬是饥饿与营养缺乏状态下一种生存机制,对机体有一定的保护作用

【解析】营养供给不足时自噬代谢增强是机体的一种保护机制,蛋白质、脂肪分解增加,通过糖异生途径提供能量。

3. 机体总的能量消耗包括

　　A. 经消化道丢失的热量

　　B. 静息能量消耗

　　C. 食物的特殊动力效应

　　D. 活动能量消耗

　　E. 经呼吸道丢失的热量

【解析】人体能量消耗是人体为了维持其基础代谢、满足食物特殊动力作用和各种体力活动而消耗体内能量。

4. 关于再喂养综合征叙述正确的是

　　A. 只发生于营养不良患者

　　B. 临床上出现严重的心律失常、呼吸窘迫

　　C. 以低磷血症为主要特征的电解质紊乱

　　D. 与营养支持无关

　　E. 营养支持同时纠正电解质紊乱

【解析】严重营养不良或长期营养摄入不足的患者,过快过多补充营养物质所导致严重的水电解质紊乱、维生素缺乏的一组代谢紊乱综合征,常发生心力衰竭、呼吸衰竭、神经系统等致命并发症。

5. 关于重症营养支持的说法,下列正确的是

　　A. 重症患者急性应激期应给予较多热量维持生命需要

　　B. 重症患者的肠内营养支持应尽早开始

　　C. 重症患者的营养支持应充分考虑受损器官的耐受能力

　　D. 只要胃肠功能与解剖允许,并能安全使用,应积极采用肠内营养

　　E. 胃残余量 <500ml 时,如没有不耐受的其他表现,不应终止肠内营养

【解析】重症患者营养支持首选肠内营养,要充分考虑危重疾病状态下器官耐受能力,肠内营养时监测胃肠道耐受性。

6. 关于重症急性胰腺炎患者营养治疗要点,下列说法正确的是

　　A. 为使胰腺"休息",减少胰腺分泌,早期不需要营养治疗

　　B. 禁食可导致 SAP 患者营养不良,故早期复苏后条件许可时应给予营养治疗

　　C. SAP 因严重肠麻痹或腹部并发症不耐受肠内营养时,可由肠外营养替代或补充

　　D. 用碳水化合物替代脂肪作为主要的热量来源

　　E. 需要及时补充谷氨酰胺

【解析】重症急性胰腺炎患者存在高营养风险,需要营养支持,且腹腔高压或腹腔感

答案:　2. CE　3. BCD　4. BC　5. BCDE　6. BCE

染等常不耐受肠内营养,需肠外营养补充并添加谷氨酰胺。

7. 重症患者**不宜**早期营养支持治疗的情况有
   A. 复苏早期、血流动力学尚未稳定
   B. 严重的代谢性酸中毒
   C. 严重肝功能障碍、肝性脑病、严重氮质血症
   D. 严重高血糖未得到有效控制
   E. 严重高血压

【解析】严重高血压不是营养支持的前提条件。

8. 关于危重疾病期间(药理)微营养素改变的说法,**错误**的是
   A. 创伤烧伤、感染、休克等危重疾病可导致组织脏器缺血/再灌注损伤,使体内抗氧化剂消耗增多
   B. 血浆中维生素 C、维生素 E、维生素 A 以及谷胱甘肽(GSH)水平明显降低,从而导致机体抗氧化能力严重损害,需要量明显增加
   C. 研究表明,脓毒症休克患者维生素 C 水平明显降低,但与血管活性药需要量无明显相关
   D. 脂溶性维生素 E 也是重要的天然抗氧化剂,在调节组织损伤时由自由基引发的脂质过氧化中起着十分重要的作用
   E. 重症患者维生素 D_3(血浆 25-羟基-维生素 D)缺乏是普遍存在的现象,并影响机体的抗氧化能力

【解析】研究证实大剂量补充维生素 C 能够降低血管活性药物的量,有利于早撤离血管活性药物。维生素 D 影响机体免疫功能,维生素 E 具有抗氧化作用。

9. 关于谷氨酰胺的补充,以下说法正确的是
   A. 完全肠外营养(TPN)时添加 100% 推荐的药理剂量,肠内营养时添加 50% 推荐的药理剂量
   B. 接受 TPN 治疗的重症患者应补充药理剂量的谷氨酰胺
   C. 经肠外途径补充的是谷氨酰胺二肽,其药理剂量应达到≥0.3g/(kg·d)
   D. 全身感染及炎症反应严重的重症患者,推荐添加谷氨酰胺
   E. 烧伤面积 >20% 体表面积患者,推荐开始 EN 的时候添加谷氨酰胺

【解析】含谷氨酰胺肠内营养制剂仅推荐于创伤、烧伤患者,其他患者添加 EN 尚无影响预后的证据;谷氨酰胺单体药理剂量是≥0.3g/(kg·d),但单体不稳定,临床使用的是谷氨酰胺二肽,药理剂量是 0.5g/(kg·d)。全身感染及炎症反应严重的、肝肾功能衰竭的重症患者,避免给予谷氨酰胺。

10. 关于膳食纤维的补充,下列说法正确的是
    A. 膳食纤维是一种多糖,不能被胃肠道消化吸收,也不能产生能量
    B. 不可溶性膳食纤维具有促进胃肠道蠕动作用,并可在大肠中吸收水分软化大便,因此具有防治便秘的作用
    C. 可溶性膳食纤维(如低聚糖、藻类等),被肠道益生菌代谢产生短链脂肪酸和抗菌物质,能促进肠道有益菌(双歧杆菌及乳酸杆菌)的生长和繁殖,能够改善肠道微生态;可溶性纤维与不可溶性纤维可用于各类重症患者,发挥促进排便与改善肠道微生态等作用

答案: 7. ABCD 8. CE 9. BE 10. ABD

D. 可疑吸收不良、肠缺血或纤维耐受不佳的患者,可使用短肽型肠内营养配方制剂

E. 对持续性腹泻、肠道缺血或严重胃肠道动力障碍的重症患者,推荐使用含有混合纤维配方的肠内营养制剂

【解析】对于肠道缺血或严重胃肠道动力障碍的高危患者,应避免选择不可溶性纤维的配方,所以选项 C "用于各类患者"不妥;选项 E 同样错误。

11. SGA 的病史评估包括
    A. 体重改变
    B. 进食改变
    C. 现存消化道症状
    D. 活动能力改变
    E. 患者疾病状态下的代谢需求

【解析】SGA 的病史评估包括 5 个方面:①体重改变;②进食改变;③现存消化道症状;④活动能力改变;⑤患者疾病状态下的代谢需求。

12. 根据 2017 年 ESPEN 临床营养术语定义共识,以下情形属于营养障碍的是
    A. 营养不良   B. 少肌症
    C. 微营养素过量   D. 再喂养综合征
    E. 超重

【解析】根据 2017 年 ESPEN 临床营养术语定义共识,营养障碍根据临床表现分类为:①营养不良;②少肌症/虚弱;③营养过度;④微营养素异常;⑤再喂养综合征。

13. 患者男,49 岁。脓毒症患者,体重 60kg。目前实施肠外营养治疗,如果非蛋白热卡供给 1 200kcal/d。该患者肠外营养处方中的营养物质用量适合的是
    A. 葡萄糖 150~180g
    B. 葡萄糖 300~350g

C. 脂肪乳 50~60g
D. 脂肪乳 70~100g
E. 氨基酸 60~90g

【解析】1g 葡萄糖可提供 4kcal 肠外营养,过量的基于葡萄糖的能量来源与高血糖症、CO_2 产生增加、脂肪生成增加、胰岛素需求增加相关,推荐肠外营养中葡萄糖的补充不超过 5mg/(kg·min)。脂肪乳是提供肠外营养能量热卡的重要部分,1g 脂肪可提供 9kcal 肠外营养热卡,但重症患者脂质代谢紊乱、脂肪吸收受损,过量脂肪乳的供给可导致肝功能指标异常和脂质超负荷,推荐静脉脂质补充量不应超过 1.5g/(kg·d),并且需根据患者的个体耐受情况调节。患者非蛋白热卡供给 1 200kcal,供能时,按照糖∶脂肪 =5∶5 或 6∶4 的比例计算,葡萄糖用量为 150~180g,脂肪乳用量为 53.3~66.7g。建议在危重症疾病状态,蛋白质的补充可以达到逐步输送 1.3g/(kg·d) 的蛋白质补给量。综上,选项 A、C、E 比较合适。

14. 以下情况**不适合**开始肠内营养支持的是
    A. 未控制的休克、严重低氧血症和酸中毒
    B. 未控制的上消化道出血
    C. 胃液潴留 >500ml/6h
    D. 未留置远端喂养管的高流量肠瘘
    E. 严重肠缺血、机械性肠梗阻、腹腔间室综合征

【解析】以下情况均不适合开始肠内营养:休克尚未得到控制、血流动力学与组织灌注目标尚未达成、需要很高剂量升压药[如去甲肾上腺素 >1.0μg/(kg·min)]、存在持续高碳酸血症或终末器官灌注不足征象、未控制的威胁生命的低氧血症、高碳酸血症和酸中毒、活动性上消化道出血、无法获得可靠的瘘口远端喂养途径的高流量肠瘘患者。

答案: 11. ABCDE   12. ABCDE   13. ACE   14. ABCD

15. 以下情况可考虑实施早期肠内营养
的是
A. 实施 ECMO 的患者
B. 创伤性脑损伤患者
C. 卒中患者(缺血性或出血性)
D. 重症急性胰腺炎患者
E. 腹腔开放患者(排除肠缺血或肠梗
阻),无论是否存在肠鸣音

【解析】早期肠内营养:①实施 ECMO 的
患者;②创伤性脑损伤患者;③卒中患者(缺
血性或出血性);④脊髓损伤患者;⑤重症
急性胰腺炎患者;⑥胃肠道手术后的患者;
⑦接受腹主动脉手术后的患者;⑧胃肠道
连续性正常或者已经恢复的腹部创伤患
者;⑨接受神经肌肉阻滞剂的患者;⑩俯卧
位通气患者;⑪腹腔开放患者(排除肠缺血
或肠梗阻),无论是否存在肠鸣音;⑫腹泻
患者。

三、共用题干单选题

(1~4 题共用题干)

患者男,50 岁。因"肝右叶占位",行
"肝左外叶、部分左内叶、右半肝切除"手术。
有乙肝病史 10 余年,未正规治疗。术后第
5 天右上腹隐痛伴发热 39℃,腹胀明显,右
上腹压痛。血 WBC 25.6×10⁹/L,N 93.5%,
PLT 44×10⁹/L,PT 延长,PTA 38%,D-Dimer
21.5mg/L,ALT 374U/L,AST 745U/L,
TBIL 65.2μmol/L,GLU 12.5mmol/L,PCT
9.12ng/ml。腹部 CT 提示术区及周围积液。

1. 该患者目前考虑的主要问题是
A. 乙型肝炎,脾功能亢进
B. 剩余肝体积不足,肝功能不全
C. 腹腔感染,胆瘘不除外
D. 化脓性胆管炎
E. 急性胰腺炎

【解析】半肝切除术后有高热、腹痛、腹胀
等感染表现,腹膜炎体征,炎性指标升高,高
血糖,凝血障碍,故考虑术后腹腔感染,胆瘘
不除外。

2. 该患者引发严重高血糖的原因是
A. 应激后分解激素(胰高血糖素、糖皮
质激素、儿茶酚胺)水平明显升高
B. 剩余肝体积减小,葡萄糖利用减少
C. 葡萄糖补充过多
D. 胰岛素抵抗
E. A+B+D

3. 关于合并应激性的重症患者血糖管理,
以下说法正确的是
A. 血糖控制目标≤150mg/dl,糖尿病患
者的血糖需更严格控制≤110mg/dl
B. 在非糖尿病患者可不予考虑血糖变
异度
C. 控制在目标血糖范围所持续的时间是
目前血糖控制的核心
D. 因强化胰岛素治疗策略增加低血糖
的发生,故可应用中效胰岛素或口服
降糖药物
E. 应激性高血糖是机体的代偿反应,如
无高渗昏迷可不予处理

4. 该患者初始营养配方中葡萄糖、脂肪、蛋
白质供能比例考虑为
A. 60%、20%、20%
B. 50%、30%、20%
C. 40%、40%、20%
D. 40%、30%、30%
E. 50%、40%、10%

【解析】应激性高血糖诊断成立,初始营
养配方中糖供能比例应低至 40%,脂肪与糖
的供能应 1:1。

答案:　15. ABCDE
　　　　1. C　2. E　3. C　4. C

（5~8 题共用题干）

患者女,57 岁。身高 160cm,体重 76kg。因车祸致"硬膜下血肿(右),脑疝",急诊行"血肿清除＋去骨瓣减压术",术中出血 1 000ml。既往体健。术后转入 ICU,血压 100/50mmHg,呼吸机辅助通气,尿量 20ml/h。

5. 该患者营养支持时最需要监测的相关参数是
   A. 血红蛋白变化
   B. 尿量及肾功能
   C. 血糖、血浆渗透压
   D. 血清铁
   E. 血清氨基酸水平

6. 术后第 3 天,GCS 评分 4 分,ICP 23mmHg。辅助检查:Hb 90g/L,血气分析:pH 7.30,PaO_2 94mmHg,$PaCO_2$ 44mmHg,Lac 3.1mmol/L,BE −4.6mmol/L,GLU 15.2mmol/L。生化:肝肾功能正常,血钾 3.5mmol/L,血镁 0.8mmol/L,血磷 0.7mmol/L。经鼻胃管肠内营养测得胃残余量 360ml,与残余量增加最相关的因素是
   A. 高血糖   B. 颅内高压
   C. 低钾血症   D. 高乳酸血症
   E. 组织水肿

【解析】颅脑损伤患者常合并应激性高血糖,与胰岛素抵抗有关,早期肠内营养时,颅内高压是导致喂养不耐受的重要原因。

7. 该患者血糖升高的原因是
   A. 胰高血糖素反应下降
   B. 肾上腺皮质功能不全
   C. 无氧酵解增加
   D. 胰岛素抵抗
   E. 隐匿性糖尿病

8. 血糖控制目标是
   A. 正常血糖水平

   B. ≤12mmol/L
   C. 糖化血红蛋白 <6.5%
   D. 减少血糖变异
   E. 低血糖发生率小于 6%

（9~13 题共用题干）

患者女,57 岁。身高 160cm,体重 66kg。因车祸致硬膜下血肿(右),脑疝。急诊行"血肿清除＋去骨瓣减压术",术中出血 1 000ml,输红细胞 2U,血浆 200ml。既往体健。术后转入 ICU,麻醉状态,呼吸机辅助通气(VC 模式,VT 400ml,Rf 12 次/min,PEEP 5cmH2O),血压 110/50mmHg,尿量 20ml/h。辅助检查:Hb 90g/L。血气分析:PaO_2 94mmHg,$PaCO_2$ 44mmHg,pH 7.30,Lac 2.1mmol/L,BE−4.6mmol/L,GLU 12mmol/L。生化:肝肾功能正常,血钾 3.2mmol/L,血镁 0.6mmol/L,血磷 0.7mmol/L。

9. 下一步应采取的处理措施是
   A. 因为患者营养状态良好,营养支持可推迟 5~7 天后再考虑
   B. 患者 3 天内很可能通过经胃喂养达到目标喂养量
   C. 应在 24~48 小时启动肠内营养,从低剂量开始并根据耐受性调整
   D. 应 24 小时内放置鼻空肠管
   E. 应从第 1 天即开始足量的营养支持,防止能量缺乏

【解析】营养高风险患者,无肠内营养禁忌,应尽早启动。

［提示］患者术后躁动明显,考虑为脑挫伤所致,意识障碍,GCS 评分 7~8 分,予镇静镇痛治疗。术后第 3 天,肠内营养达 1 800kcal/d,但 SpO_2 突降至 89%,调整呼吸支持水平,FiO_2 升至 70%,PEEP 13mmHg。血气分析:PaO_2 70mmHg,$PaCO_2$ 53mmHg,

答案： 5. C 6. B 7. D 8. D 9. C

pH 7.30,Lac 3.5mmol/L,BE −8mmol/L,GLU 15mmol/L。胸部正位:双下肺炎症渗出增加。血压 120/60mmHg[去甲肾上腺素 0.2μg/(kg·min)],积极补液后,尿量 20~30ml/h,肠内营养监测胃残余量 350ml。

10. 下一步选择的最适合的营养方式是
    A. 继续经胃管肠内营养,减少喂养量与速度,加用胃肠动力药
    B. 继续目前肠内营养量与速度,可暂观察
    C. 合并呼吸机相关性肺炎,且需要升压药物治疗,不宜给予营养支持
    D. 放置鼻肠管
    E. 完全肠外营养

【解析】颅脑损伤后颅内高压、镇静镇痛治疗时常合并肠内营养不耐受,该患者经胃喂养残余量明显增加,且已出现肺部感染(可疑吸入性肺炎),应考虑放置鼻肠管经幽门后喂养。

11. 关于营养选择,说法更合理的是
    A. 该患者有误吸高风险,避免经胃喂养,应选择幽门后喂养
    B. 首先考虑经胃肠内营养,最符合生理过程
    C. 患者有足够的内源性底物补充,应完全暂停 SPN 以降低导管相关血流感染的风险
    D. 肠内、肠外营养均应暂停至少 7 天,然后重新评估
    E. 该患者仍应以 3 000kcal/d 开始 TPN,以尽量减少能量不足

【解析】尽管经胃喂养符合生理过程,但此患者处于 TBI 术后及脑水肿高峰期,存在高颅压及意识障碍、镇静治疗的可能,是喂养不耐受及反流高风险患者,且上胸抬高幅度受限,小肠喂养方式更安全可行。

12. 转入 ICU 后 7 天,GCS 评分 10 分,肠内营养能量:1 000kcal,蛋白质 38g,喂养顺利,胃残余量 <150ml。下一步营养计划应调整为
    A. 继续目前能量与蛋白质补充量
    B. 能量增至 1 500kcal,蛋白质不变
    C. 能量不变,蛋白质增至 80g
    D. 能量增至 1 500kcal,蛋白质增至 80g
    E. 能量增至 2 300kcal,蛋白质增至 99g

【解析】BMI 25.8 基本正常,25kcal×66=1 650kcal/d;蛋白质 >1.3g/(kg·d)[1.3~1.5g/(kg·d),85~99g/d],病情较前稳定,早期 EN 耐受良好,应逐渐增加到目标量,上述选项中 D 比较接近。

13. 转入 ICU 后 10 天,患者出现腹泻,每日 3~5 次,每次 100~200ml,血 BUN 20mmol/L,Cr 160μmol/L,血 Na 150mmol/L,血 K 3.0mmol/L,血 Mg 0.6mmol/L。下一步营养计划应调整为
    A. 暂停肠内营养
    B. 肠内营养减量
    C. 停用肠内营养,改为完全肠外营养
    D. 继续肠内营养,更改剂型
    E. 继续肠内营养,维持原速度,并补液治疗,纠正电解质紊乱

【解析】选项中 E 比较合适,轻度腹泻,ICU 患者腹泻原因比较多,抗生素相关性腹泻较为多见,目前情况不能确定与 EN 相关,首先选择暂维持现状不增加喂养量,同时分析原因,如腹泻继续加重再减量或者停止 EN。补液纠正高钠及低钾,注意肾功能及尿量。

(14~18 题共用题干)
患者男,75 岁。身高 168cm,体重 60kg。因"间断喘憋 2 年余,加重 10 天"入院。入

答案: 10. D 11. A 12. D 13. E

院初步诊断:冠心病,急性非 ST 段抬高型心肌梗死,心功能不全,高血压病 3 级,肺部感染,2 型糖尿病,肾功能不全,高脂血症。查体:躁动,血压 170/100mmHg,双肺呼吸音粗,双肺底可闻少量湿啰音,心界扩大,心音略低,心率 130 次/min,律齐,未闻及明显杂音。腹软,肝脾未及。双下肢水肿。辅助检查:BUN 9.2mmol/L,Cr 160μmol/L,GLU 18.75mmol/L,UA 490.0μmol/L,K^+ 3.71mmol/L,WBC 10.62×10^9/L,NE 71.6%,Hb 90g/L,PLT 317×10^9/L。BNP 3 589pg/ml,Lac 1.8mmol/L。UCG:左心大,节段性室壁运动消失,余室壁运动普遍减低,二、三尖瓣关闭不全(轻度),EF 33%。

14. 对于该患者,下一步应采取的处理措施是
    A. 因为患者营养状态良好,营养支持可推迟 5~7 天后再考虑
    B. 根据指南,该患者 3 天内很可能通过经胃喂养达到目标喂养量
    C. 应在 24~48 小时开始最低量的肠内营养,并根据耐受性调整
    D. 应 24 小时内放置鼻空肠管
    E. 应从第 1 天即开始足量的营养支持,防止能量缺乏

    【解析】高营养风险,合并心功能不全,但血压、Lac 等指标无 EN 使用禁忌,应尝试早期滋养型喂养。无经胃 EN 禁忌应首先选择经胃喂养,如果出现耐受不良或高误吸风险患者,可尝试小肠喂养方式。

15. 入 ICU 后予无创通气,抗血小板、抗凝、利尿、扩血管等初步治疗 1 天后患者喘憋有所缓解,血压 150/80mmHg,心率 110 次/min,尿量 10~20ml/h。下一步应选择的最适合的营养方式是

    A. 继续经胃管肠内营养,从低剂量喂养量与低速度开始,加用胃肠动力药
    B. 迅速提高肠内营养量达目标量 80%
    C. 心力衰竭未完全纠正,暂不宜给予营养支持
    D. 放置鼻肠管
    E. 完全肠外营养

16. 该患者启动低剂量肠内营养后仍感喘憋,伴上腹胀、大量黄色黏痰。调整营养治疗的方法是
    A. 该患者有误吸高风险,可先改为幽门后小肠喂养方式观察
    B. 根据临床研究结果,SPN 应推迟至 7 天以后
    C. 重症患者应激后早期通过分解与自噬代谢,通过糖异生途径提供需要的内源性能量,为降低导管相关血流感染的风险早期无需考虑 SPN
    D. 肠内、肠外营养均应暂停至少 7 天,然后重新评估
    E. 该患者以 800kcal/d 开始 EN,随后根据耐受性进行调整

17. 转入 ICU 后 5 天,肠内营养增至 1 500kcal,蛋白质 80g,患者出现腹胀、腹泻,胃残余量 350ml,四肢及全身低垂部位明显水肿,尿量仍为 10~20ml/h。下一步的营养计划应调整为
    A. 暂停肠内营养观察
    B. 肠内营养减量
    C. 停用肠内营养,改为完全肠外营养
    D. 继续肠内营养,更改剂型
    E. 继续肠内营养,减慢速度,2 小时后重新评估

答案: 14. C 15. A 16. A 17. E

18. 该患者肠内营养**不耐受**的主要原因为
    A. 抗生素相关性腹泻
    B. 心功能不全,胃肠淤血与缺血
    C. 肠内营养制剂渗透压过高
    D. 喂养速度太快,液体温度过低
    E. 急性肠炎

【解析】如无缺血坏死等 EN 禁忌的患者,出现早期 EN 不耐受首先使用促胃肠动力药物及减慢喂养速度,顿服改为持续喂养等,如还不能缓解需要暂停喂养。

(19~22 题共用题干)

患者男,67 岁。体重 103kg。进食油腻食物后上腹持续性胀痛,向背部发散,伴有恶心呕吐。既往:高血压 10 年,最高 180/100mmHg,口服蒙诺(福辛普利钠)。平素好酒,饮酒 0.5~1kg/d。查体:痛苦病容,巩膜轻度黄染,体温 38.7℃,血压 85/60mmHg,双肺呼吸音清,呼吸频率 35 次/min,心率 122 次/min,律齐,左上腹压痛阳性,反跳痛阴性,移动性浊音阴性,肠鸣音弱。辅助检查:血气分析 pH 7.34,PaO_2 59mmHg,$PaCO_2$ 42.3mmHg,BE −2.4mmol/L,HCO_3^- 25.1mmol/L。血常规:WBC 16.64×10^9/L,NE 88%,Hb 106g/L,PLT 147×10^9/L。血 AMY 1 557U/L,尿 AMY 11 450U/L;TBIL 45.8mmol/L,DBIL 25.0mmol/L,GLU15.6mmol/L,TG 28.3mmol/L,CHOL 12.98mmol/L,Ca^{2+} 1.63mmol/L,其余电解质正常。CRP 360μg/ml,PCT 4.5ng/ml。

19. 该患者目前诊断考虑为
    A. 急性胆囊炎   B. 急性肠梗阻
    C. 急性胃肠炎   D. 急性肝炎
    E. 急性胰腺炎

【解析】急腹症、明显增高的淀粉酶、合并高血糖、高血脂及高胆红素血症,考虑急性胰腺炎应先于急性胆囊炎,其他急腹症诊断不符合。

20. 转入 ICU 后予气管插管呼吸机辅助通气,营养支持途径选择
    A. 不需要营养支持
    B. 完全肠外营养
    C. 完全肠内营养
    D. 可先尝试肠内营养
    E. 待血脂下降后再考虑营养支持

【解析】尽管早期肠内营养是指南推荐的营养治疗方式,但严重高脂血症患者任何形式的营养供给均应等血脂降到安全范围再开始。

21. 复查血三酰甘油 2.5mmol/L,开始应给予的营养支持是
    A. 不需要营养支持
    B. 完全肠外营养
    C. 完全肠内营养
    D. 腹腔压力 10cmH₂O,可先尝试肠内营养
    E. 待血糖正常后再考虑营养支持

22. 监测腹腔压力 14mmHg,应选择的营养途径和治疗措施是
    A. 腹腔压力升高,不适宜营养支持
    B. 完全肠外营养
    C. 完全肠内营养
    D. 予甲氧氯普胺等促动力药物,尝试低剂量的肠内营养
    E. 血乳酸水平不高即可给予肠内营养

【解析】腹压增高是导致肠内营养不耐受的原因,研究显示 IAP 14~15mmHg 喂养不耐受发生明显增高;AGI 共识建议 IAP 15mmHg 以下仍应尝试 EN,但需注意 EN 耐受性及 IAP 动态变化。

(23~26 题共用题干)

患者男,58 岁。因"大量饮酒后腹痛 2 天,进行性加重并腹胀、呼吸困难 6 小时"入

院。腹部 CT 提示"坏死性胰腺炎"。入 ICU 查体:神志清晰,痛苦面容,BP 92/62mmHg, RR 36 次/min,HR 132 次/min,SpO$_2$ 89%。双肺呼吸音粗,未闻及干湿啰音,腹胀,腹肌紧张,全腹压痛,轻度反跳痛。体重(平时体重)108kg,身高 170cm。

23. 评估该患者目前营养状态,属于

    A. 营养正常

    B. 轻度营养不良

    C. 中度营养不良

    D. 重度营养不良

    E. 超重或肥胖

【解析】该患者体重(平时体重)108kg,身高 170cm,计算出:BMI= 体重/身高^2= 37kg/m^2,BMI 25~30kg/m^2 提示超重,BMI≥ 30kg/m^2 提示肥胖。

24. 用 GLIM 评估,该患者营养状态属于

    A. 营养正常

    B. 轻度营养不良

    C. 中度营养不良

    D. 重度营养不良

    E. 营养高风险

【解析】根据 GLIM 标准诊断营养不良,应至少有一个病因标准和一个体征标准。建议根据病因标准来进行病因干预以及预测临床结局。根据体征指标的严重程度将营养不良分级为 1 级(中度)和 2 级(重度)营养不良。1 级(中度)营养不良的标准为:①体重丢失,6 个月内为 5%~10% 或 6 个月以上为 10%~20%。②BMI 70 岁以下患者 <20kg/m^2,70 岁或以上患者 <22kg/m^2。③肌肉丢失轻到中度。2 级(重度)营养不良的标准为:①体重丢失,6 个月内 >10% 或 6 个月以上 >20%。②BMI 70 岁以下患者 <18.5kg/m^2,70 岁或以上患者 BMI<20kg/m^2。③肌肉丢失严重。

25. 用 NRS 2002 评估该患者目前营养风险,该患者的 NRS 评分是

    A. 1 分　　　　　　B. 2 分

    C. 3 分　　　　　　D. 4 分

    E. 5 分

【解析】根据 NRS 评分,该患者 NRS 评分为 3 分。

26. 该患者营养的全面临床评估**不应**包括

    A. 循环功能　　　B. 意识状态

    C. 胃肠功能　　　D. 误吸风险

    E. 呼吸功能

【解析】对于重症患者,总体临床评估应该包括疾病状态、胃肠功能、误吸风险等。通过对患者疾病状态、应激程度、胃肠功能、代谢紊乱、器官功能、治疗干预的多维度分析,对患者营养需求及对营养支持的耐受情况进行细致的评估,整体把握患者的营养时机、营养途径、热卡量、营养底物,以期更好地指导重症患者的临床营养支持治疗。

(27~30 题共用题干)

患者男,54 岁。"肾移植术后 1 年,发热 1 周余"于 5 月 20 日入肾移植科。入院后反复出现发热,体温最高 40℃。予以头孢哌酮钠舒巴坦钠 + 更昔洛韦 + 磺胺甲噁唑抗感染治疗,患者热峰无明显下降。25 日患者突发血压下降至 80/40mmHg,意识变差,呼之不应,收入重症医学科。予以液体复苏及小剂量升压药[去甲肾上腺素 0.1~0.2μg/(kg·min)]维持血压在 120/60mmHg 左右。

27. 对于该患者,考虑启动营养支持的时机是

    A. 24~48 小时

    B. 72 小时左右

    C. 3 天至 1 周左右

答案:　23. E　24. A　25. C　26. B　27. A

D. 1 周以后

E. 2 周以后

【解析】一般在入住 ICU 48 小时内开始的营养支持称之为早期营养支持(EEN),该患者目前循环相对稳定,可开始早期肠内营养支持。

28. 患者神志呈嗜睡状态,呼之可应,食欲不佳,未进食,腹软,无压痛、反跳痛。首选营养途径为

   A. 经口进食

   B. 经鼻胃管喂养

   C. 经鼻空肠管喂养

   D. 静脉营养

   E. 静脉补液维持水电解质平衡

【解析】肠内营养应当首先选择经鼻胃管营养。经鼻胃管喂养具有操作简单、安全性高、不易堵管、费用低廉、符合生理等特点,但需关注有无胃潴留、呕吐、误吸等并发症。常规使用幽门后喂养途径是不合理的。只有具有高误吸风险的患者可能受益于早期幽门后肠内营养。

29. 患者身高 170cm,体重 60kg,按照基于体重估测能量消耗的简单公式,患者最初 3 天的肠内营养热卡给予量为

   A. 200~500kcal/d

   B. 840~1 050kcal/d

   C. 1 050~1 260kcal/d

   D. 1 500~1 800kcal/d

   E. 1 800~2 000kcal/d

【解析】基于体重估算能量消耗的简单公式,一般按照 25~30kcal/(kg·d)(体重为实际体重)来估算能量需求。该患者 60kg,计算的能量需求为 1 500~1 800kcal/d,在最开始的 3 天内,肠内营养不应超过能量需求的 70%,即 1 050~1 260kcal/d。

30. 患者经胃管喂养过程中,出现腹胀,6 小时胃液回抽量 250ml,肠鸣音弱。改善肠内营养喂养不耐受的措施**不包括**

   A. 制定个体化喂养方案

   B. 抬高床头 45°

   C. 应用促动力药物(甲氧氯普胺、红霉素)

   D. 尽早给予肠外营养

   E. 保持大便通畅

【解析】为了提高重症患者的喂养耐受性和预防 FI,推荐采纳下列综合临床措施来维持或重建胃肠道功能:①制定循证喂养方案;②抬高床头 45°;③使用喂养泵持续输注营养制剂;④避免高血糖;⑤监测 GRV;⑥限制使用损害肠动力药物;⑦应用促动力药物(甲氧氯普胺、红霉素)和/或通便药物;⑧建立空肠喂养通道;⑨减轻腹腔内压;⑩尝试滋养性喂养;⑪对于确实不能耐受肠道喂养者给予补充肠外营养。

四、案例分析题

【案例 1】患者男,86 岁。2 年前因肺腺癌右肺上叶 + 中叶切除,2 个月前胸部 CT 提示:左肺上叶磨玻璃影,纵隔、颈部多发淋巴结,右胸腔积液,考虑肿瘤转移,即开始服用靶向药物治疗。2 个月前出现进行性吞咽障碍,近期体重下降 13kg。既往有糖尿病、高血压,使用药物控制。为解决吞咽困难,行 PEG 收住院。

第 1 问:患者入院后需要的检查是

   A. 血常规

   B. 动脉血气

   C. 血糖及糖化血红蛋白

   D. 血钾

   E. 血钠

   F. 胸部超声

   G. 肺部 CT

【解析】患者肺癌术后,入院后收住胃肠外科病房。需明确基础状态、肿瘤是否复发转移,血常规可了解是否贫血及合并感染,动脉血气可评价通气氧合状态,胸部超声评价胸腔积液量及定位穿刺,肺部 CT 了解肿瘤是否复发、转移等。

第 2 问:肺部超声及 CT 提示右侧胸腔积液,右下肺压缩不张,余肺部未见明显渗出样改变。外科医师准备近期行 PEG 解决长期吞咽及进食障碍,决定先停管饲肠内营养,给予肠外营养。在 PEG 及营养治疗前需要进行的检查是

A. 测量体重

B. 测血浆蛋白

C. 检查血镁

D. 检查血磷

E. 放置 CVC

F. 输注红细胞

G. 超声引导下右胸腔穿刺引流

【解析】营养治疗前了解实际体重,评估营养状态,计算 BMI,估算热卡及蛋白质供给量。血浆蛋白测量可了解是否存在低蛋白血症及是否需要补充蛋白。长时间吞咽障碍营养摄入不足,入院时合并低钠,应注意其他电解质(如钾、镁、磷)异常。如无贫血不需输注红细胞;留置深静脉输注 TPN 液。CT 及超声确定右侧胸腔较大量积液及肺受压不张,需要引流,并鉴定胸腔积液性质。

[提示] 胃肠外科住院期间营养治疗:EN+PN,每日补充生理剂量的电解质、水溶性与脂溶性维生素、微量元素。血糖波动于 9~12mmol/L,血 ALB 26g/L。

行右胸腔引流,棕褐色胸腔积液 700ml 左右,CEA 明显增高。卧床,生命体征稳定。入院第 4 天行 PEG 术,术后 72 小时开始使用。

根据患者身高 170cm,实际体重 49kg,BMI 16kg/m^2,外科住院期间营养治疗方案(表 2-4):PN 联合 EN 方式,入院第 1 天开始。第 8~10 天出现憋喘且逐渐加重,RR 28~33 次/min,听诊双肺呼吸音粗,未闻及干湿啰音;伴低热、心率增快,心率 95~110 次/min,血压 150~180/75~85mmHg;血糖 9.5~13.5mmol/L。胸部 CT 提示左肺渗出,以左下肺为重,右胸腔积液较前减少,呼吸科会诊考虑"靶向药物导致间质性肺病",予激素及无创呼吸支持,FiO_2 40%,未予缓解。第 11 天夜间出现呼吸窘迫,SpO_2 98%~100%,动脉血气:pH 7.40,$PaCO_2$ 42mmHg,PaO_2 141mmHg,HCO_3^- 21.7mmol/L,SaO_2 99.5%,P/F 282mmHg,Lac 1.0mmol/L,血 Hb 84.00g/L,白细胞、血小板等未见异常。

表2-4 患者的营养治疗方案

住院时间	方式	营养制剂	热卡/(kcal·d^{-1})	蛋白质(氨基酸)/(g·d^{-1})
第 1~7 天	EN	瑞代 500ml,q.d.	450	17
	PN	卡文 1 440ml,q.d.	900	34
第 8~11 天	EN	瑞能 300ml,t.i.d.	1 170	52.7
	PN	卡文 1 440ml,q.d.	900	34

答案: 2. ABCDF

第3问:对于患者在胃肠外科发生的病情变化,导致目前持续性喘憋、心率增快的可能原因及需要采取的处理措施是

A. 肺间质病变合并急性感染

B. 贫血

C. 高血糖

D. 心肌酶谱检查

E. 再喂养综合征可能,检测血磷水平

F. 气管插管并改为有创呼吸支持

G. 测量体重

【解析】肺部听诊、影像学检查、血气分析不支持严重肺部病变、PE 等导致的呼吸窘迫,患者并无缺氧客观证据,目前无创通气支持已经达到很好的氧合与通气,高血糖与轻度贫血存在,但不符合由此导致呼吸窘迫。高龄老人,慢性病程继肿瘤转移,有合并 ACS 可能,应做必要的排查;吞咽障碍、入院时合并营养不良,BMI 仅 $16kg/m^2$,早期营养供给应参照实际体重逐渐递增,此外长时间营养摄入不足患者,特别是高龄老人,常合并有微营养素缺乏(包括磷、钾、镁、钙等电解质及维生素、微量元素),此患者是低磷血症及再喂养综合征高风险患者,应在营养供给前、营养供给初期进行动态血磷监测。

［提示］心肌酶谱检查 CK 轻度升高,CK-MB 正常,TnT 0.104,血磷入室第 1 次 0.65mmol/L,第 2、4、6 天分别为 0.75mmol/L、1.1mmol/L、1.2mmol/L(静脉补充甘油磷酸钠 2 支/d,连续 5 天,后改为 1 支/d)。常规生命监测与支持,维持水电酸碱平衡等内稳态。

第4问:患者收入 ICU 后的营养治疗调整主要包括

A. 测量实际能量消耗

B. 减少 1/2 的 PN 供给量

C. 静脉补充甘油磷酸钠,从 2 支/d 开始,监测达到正常水平改为 1 支/d

D. 使用维生素 B_1,200mg/d,连续 3 天,后可改为 100mg/d

E. 控制高血糖

F. 瑞能 600ml/d(780kcal)持续经 PEG 管泵入,给予 5% 葡萄糖盐水 1 000ml,3~5 天[共 950kcal/d,19.4kcal/(kg·d)];1 周后 EN 逐渐增加至 1 000ml/d[1 300kcal/d,26kcal/(kg·d)]

【解析】此患者存在低磷血症,入院后给予过高热量[大于 50kcal/(kg·d)]的营养供给,并未进行动态血磷等电解质监测与补充,导致热量供给后的血磷迅速降低、糖代谢障碍加重,临床出现进行性呼吸窘迫、心动过速、高血糖、发热等能量代谢障碍表现,符合"再喂养综合征"诊断,补充磷及维生素 B_1、限制热量摄入后症状迅速得到纠正。PEG 后喂养通路建立,如果 EN 耐受良好,则不再需要添加肠外营养。

【案例2】患者男,58 岁。因"大量饮酒后腹痛 2 天,进行性加重并腹胀、呼吸困难 6 小时"入院。腹部 CT 提示"坏死性胰腺炎"。入 ICU 体查:神志清晰,痛苦面容,BP 92/62mmHg,RR 36 次/min,HR 132 次/min,SpO_2 89%。双肺呼吸音粗,未闻及干湿啰音,腹胀,腹肌紧张,全腹压痛,轻度反跳痛。体重(平时体重)108kg,身高 170cm。入 ICU 后给予液体复苏、机械通气、去甲肾上腺素升压、禁食、胃肠减压、生长抑素、PPI、镇静镇痛等治疗,3 天后患者血压基本稳定,机械通气 PEEP $10cmH_2O$,FiO_2 60%,PaO_2/FiO_2 260,SpO_2 96%。腹内压仍高,为 26mmHg,腹胀明显,未闻及肠鸣音。患者逐渐进展到无尿,需 CRRT 替代治疗,外周组织水肿明显。

答案: 3. DEG　4. ACDEF

第1问:针对该患者的肠内与肠外营养治疗,应该重点关注的指标是

A. 胃肠功能　　　　B. 白蛋白水平

C. 血糖　　　　　　D. 血三酰甘油

E. 腹腔内压　　　　F. CRRT剂量

【解析】营养实施过程中营养耐受监测包括监测EN的胃肠耐受性与EN/PN的代谢耐受性。观察是否存在腹痛、腹胀、腹泻、反流、呕吐、误吸、便秘、胃潴留;监测血糖与胰岛素用量、血三酰甘油浓度与廓清、BUN与血清肌酐、转氨酶与胆红素、血氨浓度与血氨基酸失衡等。

第2问:如果对该患者实施肠外营养治疗,营养供给的监测包括

A. 三升袋的热卡、营养素、渗透压、液体量

B. 补液中葡萄糖的含量

C. CRRT枸橼酸抗凝剂量

D. 作为丙泊酚溶剂的脂肪量

E. 补液中钠的含量

F. 补液中钾的含量

【解析】营养供给监测包括营养处方及营养处方外营养物质供给的监测。①营养处方:总热卡、总液体量、总渗透压,以及各营养素的供给量,包括糖、脂肪、蛋白质、无机盐、微量元素、维生素、水。②额外提供的营养物质与热卡:作为药物溶剂的葡萄糖、脂肪,以及CRRT时使用的抗凝剂枸橼酸等。

第3问:如果对该患者实施肠外营养治疗,营养实施的监测应包括

A. 三升袋的规范化与无菌配制

B. 三升袋输注的速度是否合适

C. 三升袋输注是否中断以及中断的原因

D. 三升袋输注的时间

E. 热卡实际输注量、处方量与理想靶值量的差距

F. 蛋白实际输注量、处方量与理想靶值量的差距

【解析】营养实施监测包括监测营养配制、营养输注、营养中断等。①营养的配制:EN配制的温度,PN配制的无菌、营养素加入的顺序等。②营养输注速度与时间:避免各种原因导致的EN/PN输注过快或超时。③营养中断:因病情变化、营养不耐受或ICU检查与治疗的干扰,患者实际营养供给量可能小于处方量,对于不稳定的重症患者,计算营养处方量、实际供给量与目标热卡量、目标蛋白量之间的差距非常重要。监测ICU治疗对营养的影响。

第4问:如果对该患者实施肠外营养治疗,应重点监测的代谢指标是

A. 血糖　　　　　　B. 血三酰甘油

C. 胆红素　　　　　D. 转氨酶

E. 体重　　　　　　F. 尿量

【解析】肠外营养治疗期间,应监测血糖与胰岛素用量、血三酰甘油浓度与廓清、BUN与血清肌酐、转氨酶与胆红素,血氨浓度与血氨基酸失衡等。

【案例3】患者男,68岁。主因"呕血1天"急诊入院。有酒精性肝硬化30余年,处于失代偿期。入院时神志呈嗜睡状态,血压85/45mmHg,面色苍白,查血红蛋白65g/L,四肢湿冷。

第1问:上消化道大量出血伴有呕血,提示胃内储血量为

A. >100ml　　　　B. >150ml

C. >200ml　　　　D. >250ml

E. >500ml　　　　F. >1 000ml

【解析】上消化道大量出血伴有呕血,提示胃内储血量至少250ml。

答案:【案例2】 1. ABCDEF　2. ABCDEF　3. ABCDEF　4. ABCD　　【案例3】 1. D

第2问: 关于肝硬化食管静脉曲张破裂出血, **错误**的治疗是

 A. 大剂量吗啡镇静

 B. 输新鲜血

 C. 垂体后叶素

 D. 内镜下注射硬化剂

 E. 盐酸普萘洛尔口服

 F. 硝酸甘油舌下含服

【解析】肝硬化食管静脉曲张破裂出血内科治疗措施包括输血制品、垂体后叶素止血（垂体后叶素可通过收缩内脏血管减少门静脉系统血液量而降低门静脉压力）、内镜下注射硬化剂止泻。盐酸普萘洛尔或硝酸甘油可降低门静脉和肝动脉血流，是降低门静脉压的有效药物。在消化道出血情况下，使用吗啡镇静弊大于利。

［提示］该患者经过内镜下注射硬化剂治疗，消化道出血逐渐受控，循环稳定。

第3问: 目前呼吸、循环稳定，听诊未闻及肠鸣音。以下说法**不正确**的是

 A. 可谨慎开始小剂量肠内营养

 B. 继续密切监测生命体征

 C. 待出现肠鸣音后才开始肠内营养

 D. 辅助肠外营养

 E. 暂不考虑任何形式的营养

 F. 监测出凝血功能

【解析】无论有无肠鸣音，只要循环稳定，胃肠道无活动性出血，均可开始肠内营养；该患者循环稳定，可以开始尝试肠内营养，无需开始早期肠外营养。

第4问: 患者已实施经胃管肠内营养5天，肠内营养热卡为500~750kcal/d,继续加大剂量时出现明显腹胀等情况，已使用胃肠动力药等但效果不佳。接下来应该采取的措施是

 A. 继续加大肠内营养剂量，尽快达标

 B. 维持原肠内营养剂量

 C. 暂停肠内营养，改为全肠外营养

 D. 可考虑开始 SPN

 E. 尝试幽门后喂养

 F. 停止肠内或肠外营养

【解析】当肠内营养在一段时间内（一般1周左右）无法满足患者的营养需求，可以考虑实施补充性肠外营养（SPN）。患者可在内镜下行幽门后喂养管喂养。

答案: 2. A 3. CE 4. BDE

第十二章 重症感染

―――――――――――――――――

一、单选题

1. 根据 Sepsis 3.0,感染性休克定义为
   A. 经积极液体复苏后仍需血管活性药物维持 MAP≥65mmHg 或 Lac>2mmol/L
   B. 经积极液体复苏后仍需血管活性药物维持 MAP≥65mmHg 和 Lac>2mmol/L
   C. 经积极液体复苏后仍需血管活性药物维持 MAP≥65mmHg 和 Lac>3mmol/L
   D. 经积极液体复苏后仍需血管活性药物维持 MAP≥65mmHg 或 Lac>4mmol/L
   E. 经积极液体复苏后仍需血管活性药物维持 MAP≥65mmHg 和 Lac>4mmol/L

   【解析】Sepsis 3.0 感染性休克定义:经积极液体复苏后仍需血管活性药物维持 MAP≥65mmHg 和 Lac>2mmol/L。

2. 目前对于感染性休克患者,SSC 指南推荐的一线血管活性药物是
   A. 多巴胺   B. 多巴酚丁胺
   C. 间羟胺   D. 去甲肾上腺素
   E. 肾上腺素

   【解析】SSC 指南建议:去甲肾上腺素是重症感染和感染性休克患者使用血管活性药物的第一选择。

3. 经足够的液体复苏治疗仍需升压药来维持血压的感染性休克患者,推荐静脉使用糖皮质激素,药物选择以下说法正确的是

A. 建议氢化可的松 200mg/d 持续泵入
B. 建议氢化可的松 200mg/d 分次静脉滴注
C. 建议氢化可的松 300mg/d 持续泵入
D. 建议氢化可的松 300mg/d 分次静脉滴注
E. 建议甲泼尼龙 500mg/d 冲击治疗

【解析】SSC 指南建议:氢化可的松 200mg/d 持续泵入。

4. 院内感染最常见的感染类型是
   A. 医院获得性肺炎
   B. 导管相关血流感染
   C. 导管相关尿路感染
   D. 手术切口感染
   E. 肠源性感染

   【解析】医院获得性肺炎(HAP)是院内感染最常见类型。

5. 侵袭性真菌感染的常见部位是
   A. 肺   B. 脑
   C. 血流   D. 肝
   E. 尿路

   【解析】肺是最常见的侵袭性真菌感染部位。

6. 关于两性霉素 B,描述错误的是
   A. 蛋白结合率高,血药浓度相对较低,不进入脑脊液

――――
答案: 1. B 2. D 3. A 4. A 5. A 6. D

128

B. 毒性大,不良反应多(即刻反应、肾毒性、低钾)

C. 给药需小剂量递增,静脉滴注时间长

D. 抗真菌谱窄,疗效确切

E. 两性霉素 B 脂质体较两性霉素 B 不良反应发生率低

【解析】两性霉素 B 抗真菌谱很广,覆盖绝大部分真菌。

7. 颅内真菌感染最常见的病原体是

　　A. 曲霉菌　　　　　B. 白念珠菌

　　C. 隐球菌　　　　　D. 毛霉菌

　　E. 组织胞浆菌

【解析】隐球菌是最常见的颅内感染真菌。

8. 关于棘白菌素类药物,说法**错误**的是

　　A. 对隐球菌不敏感

　　B. 主要经肝代谢

　　C. 时间依赖性

　　D. 蛋白结合率高

　　E. 是念珠菌血症的首选治疗药物

【解析】棘白菌素类是浓度依赖性。

9. 治疗念珠菌血症首选的药物是

　　A. 氟康唑　　　　　B. 伊曲康唑

　　C. 伏立康唑　　　　D. 卡泊芬净

　　E. 两性霉素 B

【解析】卡泊芬净是治疗念珠菌血症的首选。

10. 卡泊芬净**不能**用于治疗的疾病是

　　A. 食管念珠菌病

　　B. 侵袭性念珠菌血症

　　C. 泌尿系念珠菌感染

　　D. 腹腔内念珠菌感染

　　E. 肺念珠菌感染

【解析】尿液中卡泊芬净浓度极低,故不能用于治疗泌尿系感染。

11. 患者男,60 岁。因"中上腹部疼痛 3 小时"入院。拟诊胆道感染,感染性休克。关于早期 6 小时内液体复苏的目标,说法**错误**的是

　　A. 中心静脉压达到 8~12mmHg

　　B. 平均动脉压≥65mmHg

　　C. 尿量≥0.5ml/(kg·h)

　　D. 中心静脉氧饱和度≥65%

　　E. 混合静脉氧饱和度≥65%

【解析】中心静脉氧饱和度≥70%。

12. 患者女,45 岁。因"发热 1 周,胸闷伴呼吸困难 3 天"入院。基础肝移植病史 3 年,长期服用免疫抑制药物,结合影像学检查考虑卡氏肺孢子菌肺炎可能性大。以下检查可协助诊断的是

　　A. 革兰氏染色　　　B. 墨汁染色

　　C. 六胺银染色　　　D. 抗酸染色

　　E. 直接涂片检查

【解析】PCP 患者痰量少,直接痰涂片检查检出率低,六胺银染色特异性好,对比度强,菌体易于辨认,有利于 PCP 诊断。

13. 关于抗菌药物治疗性应用的基本原则,**不正确**的是

　　A. 诊断为细菌性感染者,方有指征应用抗菌药物

　　B. 根据病原种类及细菌药物敏感试验结果选用抗菌药物

　　C. 按照药物的抗菌作用特点及其体内过程特点选择用药

　　D. 医师根据自己多年临床经验选择药物

　　E. 抗菌药物治疗方案应综合患者病情、病原菌种类及抗菌药物特点制订

【解析】我国《抗菌药物临床应用指导原则》指出抗菌药物治疗性应用的基本原则包

括:①诊断为细菌性感染者,方有指征应用抗菌药物;②尽早查明感染病原,根据病原种类及细菌药物敏感试验结果选用抗菌药物;③对于临床诊断为细菌性感染的患者,在未获知细菌培养及药敏结果前,或无法获取培养标本时,可根据患者的感染部位、基础疾病、发病情况、发病场所、既往抗菌药物用药史及其治疗反应等推测可能的病原体,并结合当地细菌耐药性监测数据,先给予抗菌药物经验治疗;④按照药物的抗菌作用及其体内过程特点选择用药;⑤综合患者病情、病原菌种类及抗菌药物特点制订抗菌治疗方案。

14. 下列关于万古霉素的叙述,正确的是
    A. 万古霉素为大环内酯类抗生素
    B. 仅对革兰氏阴性菌起作用
    C. 抗菌机制是抑制细菌蛋白质合成
    D. 细菌对本品易产生耐药性
    E. 与其他抗生素无交叉耐药性

【解析】万古霉素为多肽类化合物,仅对革兰氏阳性菌有强大作用,其抗菌机制是阻碍细菌细胞壁合成。细菌对本药不易产生耐药性,与其他抗生素之间也无交叉耐药现象。

15. 临床常用评价抗菌药物抗菌活性的指标是
    A. 抗菌谱　　　B. 化疗指数
    C. 最低抑菌浓度　D. 药物剂量
    E. 血中药物浓度

【解析】本题考查临床评价抗菌药物抗菌活性的常用指标。抗菌活性是指抗菌药物抑制或杀灭病原菌的能力,常用的指标有最低抑菌浓度(MIC)和最低杀菌浓度(MBC)。

16. 患者男,34 岁。1 个月前因风湿性主动脉瓣关闭不全行主动脉瓣膜置换术,术

后 30 天出现发热,体温高达 40℃。查体:心脏听诊主动脉瓣区可闻及 4 级舒张期杂音,脾大。患者两次血培养检测到金黄色葡萄球菌,治疗宜首选
    A. 红霉素　　　B. 第三代头孢菌素
    C. 林可霉素　　D. 庆大霉素
    E. 万古霉素

【解析】该患者因风湿性主动脉瓣关闭不全行主动脉瓣膜置换术后出现感染症状,考虑人工瓣膜心内膜炎,完善血培养检测示金黄色葡萄球菌,应给予万古霉素治疗金黄色葡萄球菌感染。抗生素治疗剂量应足量、长疗程,维持长时间、高浓度才能使抗生素渗透入人工瓣膜赘生物内,达到杀菌目的。

17. 患者女,76 岁。因"大面积脑梗死,呼吸衰竭"来诊。在重症监护病房(ICU)行气管插管机械通气,3 天后出现高热。查体:体温最高 39.8℃,双肺可闻及较多湿啰音,心、腹未见异常,吸痰时痰量较前明显增多,为黄色黏痰。胸部 X 线片:右中肺野大片浸润阴影。该患者高热的原因最有可能为
    A. 中枢性高热
    B. 颅内感染
    C. 感染性心内膜炎
    D. 呼吸机相关性肺炎
    E. 导管相关血流感染

【解析】呼吸机相关性肺炎(ventilator associated pneumonia,VAP)是指机械通气(MV)48 小时后至拔管后 48 小时内出现的肺炎。根据中华医学会呼吸病学分会制定的《中国成人医院获得性肺炎与呼吸机相关性肺炎诊断和治疗指南》,呼吸机相关性肺炎诊断标准为:排除肺结核、肺部肿瘤、肺不张等肺部疾病。①使用呼吸机 48 小时后发病;②与机械通气前胸片比较出现肺内浸

润阴影或显示新的炎性病变;③肺部实变体征和/或肺部听诊可闻及湿啰音,并具有下列条件之一者:a.血细胞 $>10 \times 10^9/L$ 或 $<4 \times 10^9/L$,伴或不伴核转移;b.发热,体温 $>37.5℃$,呼吸道出现大量脓性分泌物;c.起病后从支气管分泌物中分离到新的病原菌。

二、多选题

1. 侵袭性真菌感染的高危因素包括
   A. 合并糖尿病、COPD、肿瘤等基础疾病
   B. 广泛应用抗菌药物
   C. 广泛应用糖皮质激素和免疫抑制药物
   D. ICU 住院时间延长
   E. 有侵袭性真菌感染病史

2. 根据 SSC 指南建议,对于感染性休克患者抗生素使用的建议是
   A. 1 小时内给予有效抗生素
   B. 3 小时内给予有效抗生素
   C. 抗生素可以单用或者联用
   D. 抗菌谱应该能够覆盖可疑病原菌
   E. 抗菌谱应覆盖阳性菌、阴性菌及真菌
   【解析】应在 1 小时内给予有效的抗生素治疗,抗生素可以单用或者联用,其抗菌谱应该能够覆盖可疑病原菌。

3. 以下关于降钙素原(PCT),说法正确的是
   A. PCT 升高可作为使用抗生素的依据
   B. 监测 PCT 水平以缩短脓毒症患者使用抗生素的时间
   C. 可以依据低水平 PCT 停用抗生素
   D. PCT 一般是反映阴性菌及真菌感染的指标
   E. 重症胰腺炎患者 PCT 升高提示合并腹腔感染
   【解析】不建议以 PCT 升高作为使用抗生素的指征,且 PCT 不能反映真菌感染,严重

创伤、重症胰腺炎、持续性心源性休克、严重的灌注不足、肝肾功能不全等都会导致 PCT 升高,此时 PCT 升高不能明确合并感染。

4. 下列关于 qSOFA 评分正确的是
   A. 收缩压 $\leq 100mmHg$
   B. 呼吸频率 ≥ 22 次/min
   C. 意识改变
   D. 体温 $\geq 38℃$
   E. 尿量 $<0.5kg/h$
   【解析】qSOFA 评分不包括体温及尿量。

5. VAP 的预防措施包括
   A. 床头抬高 $30° \sim 45°$
   B. 严格无菌操作
   C. 选择带声门下吸引气管导管
   D. 呼吸机管路每天更换
   E. 每天评估自主呼吸,尽早脱机拔管
   【解析】呼吸机管路不需要每天更换。

6. 下列关于感染性休克的"1 小时集束化治疗"的内容,**错误**的是
   A. 血乳酸水平测定
   B. 急诊 3 小时,ICU 1 小时内开始使用广谱抗生素
   C. 1 小时内留取可能的细菌学培养
   D. 液体复苏目标 30ml/kg
   E. 维持 MAP $\geq 65mmHg$
   【解析】均是 1 小时内使用抗生素,在抗生素使用之前留取标本。

7. 下列关于中心静脉导管护理的说法,正确的是
   A. 氯己定局部消毒,3 天更换一次贴膜
   B. 局部污染时及时更换贴膜
   C. 穿刺点建议使用抗菌软膏
   D. 常规更换导管
   E. 不建议常规血培养监测

答案: 1. ABCDE 2. ACD 3. BC 4. ABC 5. ABCE 6. BC 7. BD

【解析】中心静脉导管建议7天更换一次贴膜,使用抗菌软膏、常规更换导管不能降低导管感染的发生率。

8. 侵袭性肺曲霉诊断的分级诊断包括
    A. 预防性诊断 B. 拟诊
    C. 临床诊断 D. 可能诊断
    E. 确定诊断

【解析】分级诊断包括拟诊、临床诊断、确定诊断3个级别。

9. 抗菌药物联合应用的明确指征是
    A. 原菌尚未查明的严重感染,包括免疫缺陷者的严重感染
    B. 单一抗菌药物不能控制的需氧菌及厌氧菌混合感染
    C. 单一抗菌药物不能有效控制的感染性心膜炎或败血症等重症感染
    D. 需长程治疗,但病原菌易对某些抗菌药物产生耐药性的感染,如结核病、深部真菌病
    E. 2种或2种以上病原菌感染

【解析】我国《抗菌药物临床应用指导原则》指出,单一药物可有效治疗的感染不需联合用药,仅在下列情况时有指征联合用药:①病原菌尚未查明的严重感染,包括免疫缺陷者的严重感染;②单一抗菌药物不能控制的严重感染,需氧菌及厌氧菌混合感染,2种及种以上复数菌感染,以及多重耐药菌或泛耐药菌感染;③需长疗程治疗,但病原菌易对某些抗菌药物产生耐药性的感染,如某些侵袭性真菌病;或病原菌含有不同生长特点的菌群,需要不同抗菌机制的药物联合使用,如结核和非结核分枝杆菌;④毒性较大的抗菌药物,联合用药时剂量可适当减少,但需有临床资料证明其同样有效。如两性霉素B与氟胞嘧啶联合治疗隐球菌性脑膜炎时,前者的剂量可适当减少,以减少其毒性反应。

10. 细菌耐药性产生的机制包括
    A. 钝化酶的产生
    B. 药物作用的靶位发生改变
    C. 抗菌药物的使用
    D. 细胞壁通透性的改变
    E. 主动外排机制

【解析】细菌耐药性产生的生化机制主要包括:钝化酶的产生、药物作用的靶位发生改变、抗菌药物的渗透障碍和主动外排机制。抗菌药物使用形成的选择性压力有利于耐药突变株的存活,使其成为优势群体,并不会增加细菌染色体的突变率。

11. 铜绿假单胞菌引起的严重感染的治疗,可选用
    A. 头孢唑林
    B. 哌拉西林/他唑巴坦
    C. 美罗培南
    D. 头孢呋辛
    E. 头孢他啶

【解析】铜绿假单胞菌是一种常见的条件致病菌,属于非发酵革兰氏阴性杆菌。抗铜绿假单胞菌感染的药物有:①半合成的青霉素类,如阿洛西林、哌拉西林,其中以哌拉西林的加酶抑制剂——哌拉西林舒巴坦钠疗效较好;②头孢菌素类,第三代头孢菌素中的头孢他啶作用最强;第四代头孢菌素中的头孢匹罗、头孢吡肟,抗菌活性更强,对头孢他啶耐药菌株仍然有效;③碳青霉烯类,有亚胺培南、美罗培南,都有超强的抗菌活性;④单环类的氨曲南有一定的抗菌作用,但活性较弱;⑤氨基糖苷类有庆大霉素、阿米卡星、妥布霉素等,但是耐药率较高;⑥喹诺酮类,有环丙沙星、左氧氟沙星、氟罗沙星等。

答案: 8. BCE　9. ABCDE　10. ABDE　11. BCE

12. 浓度依赖性抗菌药物有
　　A. 氨基糖苷类　　B. 氟喹诺酮类
　　C. 头孢菌素类　　D. 氟胞嘧啶
　　E. 利奈唑胺

【解析】浓度依赖性抗菌药物是指抗菌药物的杀菌作用具有浓度依赖性，药物峰值浓度越高，对致病菌的杀伤力越强，杀伤速度越快。这类药物包括氨基糖苷类、喹诺酮类、甲硝唑等。

13. 时间依赖性抗菌药物有
　　A. 青霉素类　　B. 头孢菌素类
　　C. 碳青霉烯类　　D. 万古霉素
　　E. 棘白菌素

【解析】时间依赖性药物是指抗菌药物的杀菌作用主要取决于血药浓度高于细菌最低抑菌浓度（MIC）的时间，即细菌的暴露时间，而峰值浓度并不很重要。这类药物主要包括所有 β-内酰胺类、大环内酯类（阿奇霉素除外）、甲氧苄啶/磺胺甲噁唑、克林霉素、万古霉素与氟胞嘧啶类等。

三、共用题干单选题

（1~3题共用题干）

患者男，72 岁。因"发热伴咳嗽咳痰1周"入院。有高血压、糖尿病、脑梗死病史，平素生活可自理。入院查体:精神萎靡，T 38.5℃，HR 108 次/min，BP 89/43mmHg，RR 25 次/min，SpO_2 87%，听诊 HR 108 次/min，律齐，心音有力，两肺大量湿啰音，肢端偏冷，无花斑。

1. 如该患者考虑肺部感染，以下最**不可能**的病原菌是
　　A. 金黄色葡萄球菌
　　B. 肺炎克雷伯菌
　　C. 嗜麦芽窄食单胞菌
　　D. 嗜肺军团菌
　　E. 肺炎链球菌

【解析】患者为重症社区获得性肺炎，嗜麦芽窄食单胞菌多见于院内感染。

2. 患者入院 6 小时的复苏目标**不包括**
　　A. 中心静脉压（CVP）8~12mmHg
　　B. 平均动脉压≥65mmHg
　　C. 尿量≥0.5ml/（kg·h）
　　D. 乳酸 <2mmol/L
　　E. 中心静脉血氧饱和度（$ScvO_2$）≥70% 或混合静脉血氧饱和度（SvO_2）≥65%

【解析】6 小时复苏目标不包括将乳酸降至正常。

3. 患者入住ICU后，经气管插管、气道引流、抗感染、抗休克等治疗后病情较前好转，然而住院第 9 天再次出现病情加重，高热 39℃，痰量明显增加，为黄色黏痰，胸片示右中肺野大片浸润影，较前进展，痰培养提示多重耐药鲍曼不动杆菌。此时最佳治疗为
　　A. 注射用亚胺培南西司他丁钠 + 替加环素
　　B. 注射用亚胺培南西司他丁钠
　　C. 利奈唑胺 + 环丙沙星
　　D. 注射用亚胺培南西司他丁钠 + 伏立康唑
　　E. 多黏菌素

【解析】替加环素是一种半合成的四环素衍生物，与多黏菌素或碳青霉烯类联用对MDRAB 具有协同杀菌活性。

（4~6题共用题干）

患者男，28 岁。因醉酒后渐起发热，体温最高达 39.5℃，伴寒战。咳嗽，有少量脓

答案： 12. AB　13. ABCD
　　　　1. C　2. D　3. A

血痰。病程已近 2 周,曾应用青霉素、苯唑西林、头孢唑林、阿米卡星、甲硝唑等不见好转。1 天前起气急,左侧胸痛,X 线检查示左肺中下野大片密影,其中见多脓腔,部分伴液平面。左侧少量液气胸,肺压缩约 15%。

4. 本病例肺部感染的最可能病原菌应是
    A. 厌氧菌
    B. 金黄色葡萄球菌
    C. 肺炎链球菌
    D. 化脓性链球菌
    E. 肺炎克雷伯菌

【解析】根据患者的 X 线片提示,左肺中下野大片密影,其中见多脓腔伴液平面,初步考虑为肺脓肿,可能为金黄色葡萄球菌。

5. 为证实病原学诊断,首先应采集的标本是
    A. 经纤维支气管镜吸引标本
    B. 痰液
    C. 胸腔积液
    D. 咽拭子
    E. 血液

【解析】X 线片示左肺中下野大片密影提示胸腔积液,抽取积液后检查相应的病原体最为准确。

6. 对该患者采取经验性抗菌治疗,宜选择
    A. 头孢唑林   B. 头孢他啶
    C. 头孢拉定   D. 万古霉素
    E. 头孢曲松

【解析】患者曾用多种抗生素效果不佳,提示可能已经耐药,应给予万古霉素治疗金黄色葡萄球菌感染。

(7~9 题共用题干)

患者女,72 岁。因"慢性阻塞性肺疾病急性发作"来诊。经积极抗感染治疗后病情

有所控制。于深静脉置管后第 5 天出现寒战、高热。

7. 该患者最可能的诊断是
    A. 肺部感染   B. 血流感染
    C. 尿路感染   D. 肺结核
    E. 腹腔内感染

【解析】导管相关血流感染(CRBSI)是指带有血管内导管或拔出导管后 48 小时内的患者出现菌血症或真菌血症,并伴发热(>38℃)、寒战或低血压等感染表现,且除血管导管感染外没有其他明确感染源的感染。该患者系慢性阻塞性肺疾病急性发作,经积极抗感染治疗后病情有所控制。于深静脉置管后第 5 天出现寒战、高热,考虑导管相关血流感染。

8. 诊断该疾病最可靠的检查是
    A. 尿培养   B. 血培养
    C. 痰中找抗酸杆菌   D. 痰培养
    E. 血培养

【解析】导管相关血流感染诊断的可靠检查即深静脉导管和外周血同时培养,结果为同一种细菌。

9. 此时需立即进行的处理是
    A. 气管插管
    B. 提高抗生素等级
    C. 拔出深静脉导管并将尖端进行细菌培养
    D. 使用糖皮质激素
    E. 透析治疗

【解析】考虑该患者为导管相关血流感染,应立即拔出深静脉导管并将尖端进行细菌培养。

(10~13 题共用题干)

患者男,58 岁。胆囊炎胆结石手术后第 3 天,高热持续不退,咳嗽、咳黄脓痰,伴

答案: 4. B　5. C　6. D　7. B　8. E　9. C

右侧胸痛。胸部 X 线片示右下肺大片实变伴不规则透亮区。

10. 该患者为院内获得性肺炎,其最可能的病原体是
    A. 厌氧菌
    B. 革兰氏阴性杆菌
    C. 肺炎链球菌
    D. 化脓性链球菌
    E. 表皮葡萄球菌

【解析】根据中国细菌耐药监测研究组调查结果显示,我国院内获得性肺炎最可能的病原体是革兰氏阴性杆菌,最常见致病菌为:铜绿假单胞菌、金黄色葡萄球菌(包括耐甲氧西林金黄色葡萄球菌)、肠杆菌属。

11. 为获得可靠病原学诊断,最理想的标本来源是
    A. 咳痰标本
    B. 咽拭子
    C. 经电子支气管镜吸引标本
    D. 经气管吸引标本
    E. 经电子支气管镜应用防污染标本刷或防污染支气管肺泡灌洗标本

【解析】应用电子支气管镜对支气管以下肺段和亚肺段进行灌洗后,采集肺泡表面衬液可获得肺泡灌洗液,对其进行实验室检查可为临床诊断、鉴别诊断、治疗效果评价和判断预后提供有效参考。

12. 在获得病原学诊断前其经验性抗菌治疗应选择
    A. 大剂量青霉素
    B. 林可霉素加阿米卡星加甲硝唑
    C. 第三代头孢菌素
    D. 万古霉素
    E. 第二代头孢菌素

【解析】院内获得性肺炎最可能的病原体是革兰氏阴性杆菌,第三代头孢菌素对肠杆菌科细菌等革兰氏阴性杆菌具有强大抗菌作用,头孢他啶和头孢哌酮除对肠杆菌科细菌有较强抗菌活性外,对铜绿假单胞菌亦具较强抗菌活性。

13. 如果患者痰量增多、咳嗽无力、低氧血症进行性加重,并出现 CO_2 潴留,其治疗措施应采取
    A. 气管插管,改善引流和机械通气辅助通气
    B. 经纤维支气管镜吸痰
    C. 体位引流
    D. 雾化吸入改善呼吸道湿化,以利排痰
    E. 高频通气

【解析】该患者肺部感染,现痰量增多、咳嗽无力、低氧血症进行性加重伴 CO_2 潴留,应立即给予气管插管行有创机械通气,改善通气,加强痰液引流。

四、案例分析题

【案例1】患者女,58 岁。因"发热腹痛 3 天"入院。有糖尿病病史。入院查体:意识清,T 39.1℃,HR 118 次/min,BP 90/50mmHg,RR 25 次/min,SpO_2 95%,双肺听诊呼吸音粗,少许湿性啰音,心律齐,各瓣膜听诊区未闻及杂音,腹肌紧张,右上腹压痛,无反跳痛。
第 1 问:为明确诊断及评估病情严重程度,需完善的检查包括
    A. 心电图   B. 血、尿、大便常规
    C. 超声心动图   D. 腹部 B 型超声
    E. 动脉血气分析   F. 胸部 X 线
    G. 腹部 X 线   H. 血培养
    I. 血乳酸

答案: 10. B 11. E 12. C 13. A
【案例1】 1. BDEGHI

【解析】患者发热、腹痛起病,结合查体考虑胆系感染可能,为明确诊断应完善腹部超声检查,腹部 X 线明确有无穿孔,为评估病情严重程度,应完善血常规、血气、血乳酸测定等检查,患者诊断符合 sepsis 诊断标准,应留取血培养检查。

第 2 问:如果考虑患者符合全身炎症反应综合征(SIRS),其中符合诊断标准的是

A. 体温 >38℃ 或 <36℃
B. 平均动脉压 <60mmHg
C. 呼吸频率 >20 次/min 或动脉二氧化碳分压 <32mmHg
D. 尿量 <0.5ml/(kg·h)
E. 心率 >90 次/min
F. 血白细胞 >12×10⁹/L,或 <4×10⁹/L,或未成熟粒细胞 >10%
G. 乳酸 >2.0mmol/L

【解析】SIRS 的诊断标准包括:①体温 >38℃ 或 <36℃;②呼吸频率 >20 次/min 或动脉二氧化碳分压 <32mmHg;③心率 >90 次/min;④血白细胞 >12×10⁹/L,或 <4×10⁹/L,或未成熟粒细胞 >10%。

第 3 问:提示患者存在免疫抑制的检查结果是

A. PCT 18ng/ml
B. CD4⁺/CD8⁺ 比值降低
C. CD8 数量降低
D. 补体 C3 降低
E. 补体 C4 升高
F. IgA、IgG 降低
G. 单核细胞人白血病抗原(mHLA-DR)5 000 个单克隆抗体/细胞

【解析】PCT、CD8 数量、补体 C4 不是反映患者免疫功能的指标。

第 4 问:患者入住 ICU 后,出现感染性休克,以下处理措施**不符合**感染性休克治疗指南的是

A. 立即进行血乳酸水平测定
B. 1 小时内开始使用广谱抗生素
C. 尽早留取可疑感染部位的细菌培养
D. 液体复苏目标 30ml/kg
E. 维持 MAP≥65mmHg
F. 放置中心静脉导管,留取导管血培养
G. 立即放置胃管给予肠内营养

【解析】感染性休克患者的病原培养留取要求抗生素使用前、新放置的中心静脉导管暂不考虑感染,故当天一般不予以留取导管血培养,新指南建议在胃肠道功能允许下入住 ICU 48 小时内开始肠内营养支持。

第 5 问:该患者入院后明确诊断为肝脓肿,下列可选用的抗生素有

A. 头孢曲松 　　　B. 头孢哌酮舒巴坦
C. 亚胺培南 　　　D. 卡泊芬净
E. 伏立康唑 　　　F. 万古霉素
G. 美罗培南

【解析】该患者肝脓肿考虑为革兰氏阴性菌感染可能性大,故卡泊芬净、伏立康唑、万古霉素暂不予考虑使用,糖尿病患者合并肝脓肿,细菌多为肺炎克雷伯菌、大肠埃希菌,且系社区获得性,耐药性不强,故亚胺培南、美罗培南暂不考虑使用。

第 6 问:患者病情一直迁延不愈,持续时间 1 个月。脓肿穿刺引流液中培养为全耐药的肺炎克雷伯菌、曲霉菌。血 GM 试验:阳性。鉴于其明确的曲霉菌感染,可选用的抗真菌治疗药物有

A. 亚胺培南 　　　B. 伊曲康唑
C. 两性霉素 B 　　D. 卡泊芬净
E. 伏立康唑 　　　F. 万古霉素

【解析】目前用于治疗曲霉菌感染的抗真菌药物,首选为伏立康唑,其次为两性霉素 B、伊曲康唑,卡泊芬净一般不推荐用于曲霉菌感染。

答案: 2. ACEF 　3. BDFG 　4. CFG 　5. AB 　6. CE

【案例2】患者女,64 岁。有糖尿病病史。因车祸多发伤入院。查体:神志不清,体温 36.4℃,心率 88 次/min,血压 106/54mmHg,右肺呼吸音低,双肺未闻及干湿性啰音,腹平软,肝脾肋下未及。CT 提示脑挫裂伤,多发肋骨骨折,右侧血气胸,骨盆骨折,予气管插管机械通气。

第 1 问:患者入院 72 小时出现发热,体温 38℃,白细胞 17.6×10^9/L。对于痰培养说法**错误**的是

  A. 即使没有上呼吸道污染,痰培养对于医院获得性肺炎(尤其是呼吸机相关性肺炎)的诊断准确性极差

  B. 痰的非定量培养,若低倍镜视野下多型核白细胞不多于 25 个,上皮细胞不少于 10 个,提示痰液标本没有受到上呼吸道分泌物的严重污染

  C. 气管内吸取物的非定量培养敏感性低而特异性高

  D. 采用定量培养诊断呼吸机相关性肺炎能改善患者预后

  E. 气管内吸取物反复培养未得到革兰氏阳性球菌,也不能排除阳性菌感染的可能,也需要使用万古霉素

  F. 非定量培养不能鉴别定植和感染

【解析】痰的非定量培养,若每低倍镜视野下多型核白细胞不少于 25 个,上皮细胞不多于 10 个,提示痰标本没有受到上呼吸道的严重污染。气管内吸取物的非定量培养敏感性高而特异性很低。尚无证据表明采用定量培养诊断呼吸机相关性肺炎能改善患者预后。气管内吸取物反复培养未得到革兰氏阳性球菌,不需要使用万古霉素。

第 2 问:患者痰培养多次为铜绿假单胞菌,建议

  A. 单用碳青霉烯类

  B. 单用酶复合制剂

  C. 联合 β-内酰胺类和氨基糖苷类

  D. 可以单用也可联用

  E. 单用呼吸喹诺酮

  F. 单用第四代头孢菌素

【解析】尽管临床上缺乏证据,但治疗铜绿假单胞菌时仍建议联合 β-内酰胺类和氨基糖苷类。

第 3 问:有关医院获得性肺炎的治疗正确的是

  A. 早期正确的经验性抗生素治疗能够改善患者预后

  B. 经验性抗生素治疗应当覆盖可能的致病菌

  C. 正确的经验性抗生素是指分离的致病微生物对至少一种经验性抗生素敏感

  D. 选择经验性抗生素时,无须考虑既往抗生素的应用

  E. 选择经验性抗生素时,应当考虑患者的基础情况、宿主因素

  F. 及时根据病原学培养结果并结合患者病情合理调整抗生素

【解析】选择经验性抗生素时,需要考虑既往抗生素治疗。

第 4 问:患者经治疗 1 个月后症状好转,2 小时前排便时出现呼吸困难,面色发绀。D-Dimer 20mg/L,PaO_2 58mmHg,$PaCO_2$ 53mmHg,床旁心脏超声提示右心房、右心室大,肺动脉高压。为了确诊还需要进行的检查是

  A. 胸部 X 线平片

  B. 放射性核素肺通气/灌注扫描

  C. 螺旋 CT 和电子束 CT 造影

  D. 磁共振成像(MRI)

  E. 肺动脉造影

  F. 冠状动脉造影

答案:【案例2】 1. BCDE 2. C 3. ABCEF 4. ABCDEF

【解析】患者考虑肺栓塞,选项均为确诊的辅助检查。

【案例3】患者男,65岁。因"发热3天伴食欲减退1天"就诊。有糖尿病病史,间歇口服格列齐特,血糖控制不佳。查体:血压120/68mmHg,心肺无特殊,左脚拇趾甲沟部红肿破溃。血常规:白细胞计数25×10^9/L,中性粒细胞为92%。

第1问:该患者的初步诊断考虑是

    A. 左拇趾甲沟炎   B. 2型糖尿病
    C. 左拇趾坏疽   D. 左侧小腿丹毒
    E. 左小腿蜂窝织炎   F. 感染性休克

【解析】患者有糖尿病基础,出现甲沟炎,但未见坏疽,小腿未见病变累及,血压正常,尚无休克。

第2问:患者入院后体温39.3℃,查血糖16mmol/L,尿常规示:尿糖(++++),尿酮体(+),对该患者的治疗措施包括

    A. 大剂量使用青霉素
    B. 左拇趾切开引流
    C. 激素
    D. 退热剂
    E. 胰岛素控制血糖
    F. 维生素

【解析】患者左拇趾红肿破溃,可切开引流处理感染灶,之后需使用抗生素,考虑因革兰氏阳性菌引起感染可能性大,可选用大剂量青霉素。而对于糖尿病患者,平时血糖控制不佳,本次合并急性感染,是使用胰岛素的指征。另外患者高热,需使用退热药对症治疗。

第3问:患者经上述处理2天后体温仍升高,进食量少,明显感觉乏力,呼吸深大,且血压和血小板计数下降,血肌酐上升,尿量减少。此时患者很可能合并

    A. 糖尿病酮症酸中毒
    B. DIC
    C. 感染性休克
    D. 多器官功能障碍综合征
    E. 肾功能不全
    F. 肝功能不全

【解析】患者有糖尿病病史,本次在感染应激下出现进食减少、乏力、深大呼吸,首先考虑出现糖尿病急性并发症——酮症酸中毒;患者有明确感染灶,现出现血压降低,首先考虑感染性休克;血小板计数降低为重症感染所致,目前无明显出血倾向,暂不考虑DIC,但需进一步检查;患者尿量减少,在血压降低时常可合并肾功能不全,结合患者有休克、血小板降低、肾功能不全,存在多器官功能障碍综合征。

第4问:患者血培养口头报告发现革兰氏阳性菌生长,具体何种细菌尚需确定。根据经验首选抗生素是

    A. 阿米卡星(丁胺卡那霉素)
    B. 环丙沙星
    C. 亚胺培南
    D. 万古霉素
    E. 头孢哌酮舒巴坦钠
    F. 替考拉宁

【解析】患者明确为革兰氏阳性菌引起的感染性休克,结合患者有肾功能不全,首选对肾功能影响小的替考拉宁。

答案:【案例3】 1. AB   2. ABDE   3. ACDE   4. F

第十三章　重症创伤的评估与 ICU 管理

一、单选题

1. 创伤性休克的发病机制是
   A. 泵功能衰竭
   B. 循环血容量的丢失
   C. 血管收缩及舒张功能严重异常
   D. 血流主要通道受阻
   E. 细菌导致的严重感染

   【解析】休克是机体有效循环血容量的减少、组织灌注不足、细胞代谢紊乱和功能受损的病理过程,是一个多种病因引起的综合征。创伤相关的失血常导致血容量减少造成休克。

2. 患者男,58 岁。有高血压病史,因"摔伤 3 小时"入院。查体:嗜睡,重度贫血貌,HR 130 次/min,BP 88/60mmHg,左上腹明显瘀斑,压痛明显。彩超提示:腹腔大量积液,脾破裂。下列治疗措施最**不恰当**的是
   A. "丢失多少,补充多少"
   B. 尽早建立静脉通道快速补充血容量
   C. 多补充胶体以维持较长时间的治疗效果
   D. 先应用升压药维持血压,然后扩容
   E. 手术止血后再进行大量复苏

   【解析】休克救治过程中,早期液体复苏对于预防器官功能障碍至关重要,"早"的关键在于发现可能存在引起休克的高危因素时复苏就应该开始,选项 A、B、C 都是针对容量复苏采取措施,选项 E 是相应的病因治疗。容量不足情况下,首先补足容量,而非使用血管活性药物。

3. 患者因"车祸伤 1 小时"入院。查体:神志模糊,全身大汗,血压 70/40mmHg,心率 135 次/min。治疗首先应当
   A. 查头颅及全身 CT
   B. 快速建立输液通道
   C. 抽血查血常规等
   D. 仔细询问病史及体检
   E. 马上备血输血

   【解析】现患者处于休克状态,首先应建立静脉通道进行容量复苏的同时,完善相关的检测进行对因治疗。

二、多选题

1. 患者男,30 岁。遭受车祸伤害,入院时处于昏迷状态。体格检查显示血压 80/50mmHg,心率 120 次/min,呼吸急促。可能导致此患者危急状态的情况是
   A. 严重颅脑损伤
   B. 心脏急性破裂
   C. 颅内出血
   D. 异位急性主动脉夹层
   E. 弥漫性内脏损伤

   【解析】对于危及患者生命的情况,需要

答案: 1. B　2. D　3. B
　　　1. BDE

尽快识别和处理。颅脑损伤可能导致昏迷和神经系统症状,但通常不会直接导致低血压和心率增快。心脏急性破裂通常表现为剧烈胸痛、休克和循环衰竭的症状,血压下降和心率增快可能是其表现之一。颅内出血可能导致颅内压增高和神经系统症状,但通常不会直接导致低血压和心率增快。主动脉夹层是一种严重的血管急症,常表现为剧烈胸痛、休克和循环衰竭,低血压和心率增快可能是其表现之一。弥漫性内脏损伤可能导致内脏出血、腹腔积血或脏器破裂等情况,导致休克和循环衰竭,低血压和心率增快可能是其表现之一。综上所述,选项 B、D 和 E 最可能导致患者的危急状态。

三、共用题干单选题

(1~2 题共用题干)

患者男,45 岁。外伤致右腰部疼痛伴血尿 4 小时入院。体格检查:疼痛面容,HR 90 次/min,BP 110/70mmHg,右腰部出现肿块。腹部彩超:肾挫伤伴包膜下血肿,右侧腰部皮下血肿。查血:Hb 120g/L。

1. 下一步应采取的治疗措施包括
   A. 予以止血剂氨甲环酸
   B. 内科保守治疗,密切观察病情变化
   C. 广谱抗生素抗感染治疗
   D. 抗休克治疗 + 急诊手术
   E. 使用输血制品

【解析】患者循环稳定,血红蛋白无明显降低,无急诊手术指征;继续关注出血情况。

2. 经保守治疗后血尿消失,但血压持续下降至 75/43mmHg,血红蛋白及血细胞比容持续下降。下一步应采取的治疗措施是
   A. 予以止血剂氨甲环酸
   B. 继续内科保守治疗,密切观察病情变化
   C. 广谱抗生素抗感染治疗

   D. 抗休克治疗 + 急诊手术
   E. 使用血管活性药物维持血压

【解析】患者出现循环衰竭表现,伴有血红蛋白下降,有再次大失血表现。抗休克基础上行急诊手术。

(3~5 题共用题干)

患者男,27 岁。既往体健。因"左侧腹股沟部被刀刺伤 1 小时"入院。当地医院急诊行加压包扎后由救护车转至我院。查体:昏睡状,脉搏触不清,无创血压 60/40mmHg,HR 140 次/min。全身冰凉,出汗,无尿。

3. 目前患者休克的程度是
   A. 轻度
   B. 中度
   C. 重度
   D. 极重度
   E. 介于重度和极重度之间

【解析】患者为严重低血压、灌注衰竭表现。尚未发展至严重多器官功能衰竭或 DIC。

4. 患者失血量约占全身血容量的
   A. 5%   B. 5%~10%
   C. 10%~20%   D. 20%~40%
   E. >40%

【解析】严重休克伴容量不足。

5. 患者术后第 2 天,查体发现其四肢皮肤出现多处片状瘀斑,伤口持续渗血。脉搏 105 次/min,血压 91/58mmHg,尿量较前减少。血常规提示:血小板 $<80 \times 10^9/L$。DIC 提示:凝血酶原时间(PT)及活化凝血活酶时间明显延长,血浆 Fbg 含量 <1.0g/L,3P 试验阳性,PT 延长 3 秒以上。根据患者目前情况,首先要考虑的诊断是
   A. 脓毒性凝血病
   B. 血小板减少性紫癜

答案: 1. B 2. D 3. C 4. E 5. D

C. 原发性纤维蛋白溶解症

D. 弥散性血管内凝血（DIC）

E. 自身红细胞致敏性紫癜（Gardner-Diamond 综合征）

【解析】患者出现严重灌注衰竭及出血表现，符合 DIC 诊断标准。

（6~9 题共用题干）

患者男，56 岁。因"车祸伤 2 小时"急诊入院。伤后有短暂昏迷病史。入院查体：意识呈嗜睡状态，双瞳孔圆形等大，对光反射敏感；左侧颞部可见头皮挫伤，皮下血肿。胸廓对称，无反常呼吸，腹部软，肌张力不高。四肢无异常表现。入院途中，患者呕吐两次，为咖啡色样物，非喷射性。隐血试验（+）。心电监护示：BP 152/75mmHg，HR 115 次/min，SpO_2 98%。

6. 患者脑组织最可能的受伤部位是

　　A. 颞叶　　　　　　B. 额叶

　　C. 脑干　　　　　　D. 枕叶

　　E. 小脑

【解析】嗜睡状，颞部为受伤着力部；未见明显颅高压表现。

7. 患者头颅 CT 提示左侧硬膜外血肿，中线移位约 1.5mm。最可能的出血原因是

　　A. 左侧颅骨骨折，损伤脑膜中动脉

　　B. 脑挫伤表面出血渗入导致

　　C. 左侧头皮下静脉出血

　　D. 桥静脉出血

　　E. 大脑皮质静脉出血

【解析】硬膜外血肿以额颞部和顶颞部最多，这与颞部含有脑膜中动、静脉，又易为骨折所撕破有关。该患者 CT 结果为左侧硬膜外血肿可解释。

8. **不是**急性硬膜外血肿主要诊断要点的是

　　A. 明确的头部外伤史

B. 常伴有颅骨骨折

C. 头颅 CT 提示硬膜下梭形高密度影

D. 受伤后常有中间清醒期

E. 常伴有呼吸、心搏骤停

【解析】该病常有明确的头部外伤史，伴有颅骨骨折，而且头颅 CT 明确有硬膜下梭形高密度影。病变部位较局限，受伤后有一定规律及共性，即昏迷—清醒—再昏迷。发展急速的硬脑膜外血肿，其出血来源多属动脉损伤所致，血肿迅猛增大，可在数小时内引起脑疝，威胁患者生命。硬膜外血肿与硬膜下血肿的头颅 CT 区别比较明显。硬膜外血肿头颅的 CT 表现为颅骨内板下、脑组织外出现梭形或者双凸镜形高密度出血影，常合并有颅骨骨折，较少出现脑实质内的出血灶。硬膜下血肿表现为颅骨内板下脑组织表面新月形的高密度出血影，很少出现颅骨骨折，常合并有脑挫裂伤，表现为脑组织内的高密度出血影。硬膜下血肿脑组织水肿和中线移位较硬膜外血肿明显，CT 表现为脑组织的低密度水肿影，中线移位较明显。

9. 2 天后患者突发意识障碍，查体：瞳孔散大，对光反射消失，立即予以急诊手术治疗，术后监测 ICP 为 23mmHg。请问患者颅内压升高属于

　　A. 正常颅内压

　　B. 轻度升高

　　C. 中度升高

　　D. 重度升高

　　E. 轻度至中度之间

【解析】ICP 超过 15mmHg 称为颅内压增高。一般将 ICP 分为四级：ICP<15mmHg 为正常 ICP；15~20mmHg 时为 ICP 轻度升高；21~40mmHg 时为 ICP 中度升高；>40mmHg 为 ICP 重度升高。

答案：　6. A　7. A　8. C　9. C

四、案例分析题

【案例 1】患者女,62 岁。从 5 米高处摔下 1 小时入院。因左胸部疼痛、呼吸困难就诊于急诊科。查体:意识清楚,查体合作,口唇轻度发绀,右侧前胸壁见 8cm×8cm×10cm 皮下瘀斑,胸壁明显浮动,触痛明显,可触及骨擦感。双侧呼吸音清。血压正常。急诊胸部 X 线片提示:右侧第 5~8 肋多处骨折,肋膈角稍变钝。腹软,无明显压痛。四肢未见活动性出血及异常畸形。

第 1 问:据现有资料,对该患者目前可能的诊断是

    A. 多发肋骨骨折

    B. 气胸

    C. 肠穿孔

    D. 脾破裂

    E. 心脏压塞

    F. 多发肋骨骨折伴少量血胸

【解析】胸片 + 胸壁浮动 + 骨擦感,提示多发肋骨骨折,肋膈角变钝提示少量血胸,其余选项未见根据。

第 2 问:入院后 8 小时,患者呼吸困难明显加重,伴咳嗽,胸壁捻发感,意识清楚。可能的原因是

    A. 气胸   B. 血胸

    C. 肺栓塞   D. 急性左心衰竭

    E. 肺挫伤   F. 皮下气肿

【解析】根据外伤史,胸壁浮动,呼吸困难加重,胸壁捻发感可诊断。

第 3 问:患者下一步的诊疗措施是

    A. 复查头部 CT

    B. 监测有创动脉压

    C. 床旁心肺超声

    D. 复查胸片

    E. 紧急肋骨固定手术

    F. 胸腔闭式引流减压

【解析】根据上面的诊断,该患者需要进行超声及 X 线胸片检查,明确胸部病变后采取闭式引流减压,以缓解气胸、血胸症状。

第 4 问:如患者胸腔闭式引流后,仍有呼吸困难,氧饱和度无法维持,胸片提示气胸无缓解。下一步的诊疗措施是

    A. 复查胸部增强 CT

    B. 行剖胸探查术

    C. 床旁纤维支气管镜检查

    D. 气管插管接有创通气

    E. 肺复张

    F. 检查胸前闭式引流是否通畅,如无问题,则继续严密观察

【解析】气胸不宜行肺复张治疗。复查胸部增强 CT 有助于排除肺栓塞;剖胸探查有助于寻找气胸部位及其他肺损伤并给予及时处理;纤维支气管镜有助于排除气道病变;有创通气有助于直接改善氧合。

【案例 2】患者男,45 岁。从 3 米高山坡上摔下致昏迷 3 小时入院。有高血压病史。查体:T 36.1℃,PR 125 次/min,RR 20 次/min,BP 70/45mmHg。腹腔穿刺抽出不凝血。立即进入手术室行剖腹探查术,积血量 2 500ml,急诊行肝破裂修补、脾切除、小肠修补术,术后带呼吸机转入 ICU。患者镇痛镇静状态:HR 120 次/min,BP 85~75/55~45mmHg,CVP 20cmH$_2$O,SpO$_2$ 100%（FiO$_2$ 40%）。

第 1 问:目前根据 CVP 监测结果,最重要的评估措施包括

    A. 手术区域引流监测

    B. 乳酸测定

    C. 心功能评估

    D. 容量状态评估

答案:【案例 1】1. F   2. ABEF   3. CDF   4. ABCD   【案例 2】1. BCD

　E. 四肢长骨骨折的筛查

　F. 腹腔压力监测

【解析】患者 CVP 明显升高,需排除 CVP 升高的常见原因:如容量、心功能、灌注状态、腹腔压力、肺源性因素等。

第 2 问:颅内压增高可见的波形是

　A. 4~8 分钟发生的节律性波形

　B. 波幅为 3.3mmHg,上界可达 6~8mmHg 的波形

　C. 一种节律性波动,压力 5~10mmHg,持续 0.5~2 分钟

　D. 由脉搏波及呼吸影响静脉回流形成的波形

　E. 压力波形骤然升高,达 60~80mmHg,持续 5~10 分钟后突然下降至原来水平

　F. 压力持续升高,超过 45mmHg

【解析】ICP 波形在 ICP 增高时可显示三种不同的模式,具有各自的临床意义。①A 波:也称为高原波,是指 ICP 从接近正常值到 50mmHg 或更高的急剧上升,持续 5~20 分钟然后急剧下降。这些波是病理性的,并且表明顺应性大大降低,经常伴有神经功能恶化。随着基线 ICP 的增加,A 波的幅度也会增加。当突然出现疼痛刺激时,例如气管内吸痰,可以看到 A 波。这种波形与 CPP 严重下降有关,需要在 ICU 照看中避免。②B 波是间隔每 1~2 分钟发生的节奏振荡。ICP 以渐强的方式上升至比基线高 20~30mmHg,然后突然下降。这些波最初是与 Cheyne-Stokes 呼吸相关。然而,它们也发生在机械通气患者中,并且可能与脑血管张力和脑血容量的变化有关。B 波也表明颅内代偿机制耗尽。③C 波是振荡波,以每分钟 4~8 次的频率出现,并且幅度小于 B 波。它们与自发性 traub-hearing-meyer 型血压变化同步,病理意义可能有限。

第 3 问:患者入院后第 4 天,出现高热,无尿。查体:体温 39.8℃,心率 130 次/min,血压 71/45mmHg,呼吸 35 次/min,嗜睡状,精神萎靡,腹部膨隆,腹肌紧张,中下腹有压痛、反跳痛,肠鸣音消失。四肢皮肤冰凉伴散在瘀点和瘀斑。实验室检查:白细胞 20×10^9/L,血小板 46×10^9/L。此时,最重要的评估措施包括

　A. 容量评估

　B. 血培养

　C. NGS 病原学筛查

　D. 乳酸测定

　E. DIC 筛查

　F. 腹部肠鸣音消失,外出完善 CT 检查评估是否存在肠梗阻

【解析】患者在感染基础上出现高热、无尿,需考虑感染性休克,常规应该进行感染相关病原学筛查及休克相关的筛查评估。患者出现血小板的迅速下降,伴有出血表现,应警惕 DIC。

第 4 问:通过处理后,患者血压逐渐稳定,已停用血管活性药物;持续呼吸机辅助通气,FiO_2 50%,PO_2/FiO_2 180。但仍无尿,血小板进行性下降至 5×10^9/L,伴有呕血及黑便。下一步监测及抢救措施包括

　A. 左西孟旦持续泵入

　B. CRRT 治疗

　C. ADAMTS13 活性筛查

　D. TM/TAT/PAC/tPAIC 测定

　E. 补充血小板、血浆及持续肝素泵入

　F. 使用利尿合剂大剂量泵入利尿

【解析】患者已经出现 DIC,循环稳定,暂不需要血管活性药物及强心药等。DIC 需进一步行相关标志物的监测,并排除 TTP 等,故血栓标志物相关监测指标需考虑。凝血底物的补充,联合肝素的使用有助于 DIC 的治疗。

答案:　2. CE　3. ABCDE　4. BCDE

第十四章 重症中毒的评估与 ICU 处理

一、单选题

1. 患者男,35 岁。在装有煤气淋浴器的卫生间洗澡昏迷 0.5 小时后被家人送往医院急诊,当时卫生间有煤气味。查体:浅昏迷,口唇呈樱桃红色,肌张力高。抢救该患者最有效的措施是
   A. 迅速将患者移到空气新鲜地方
   B. 用甘露醇防治脑水肿
   C. 使用冬眠疗法,减轻脑缺氧
   D. 迅速将患者送到高压氧舱治疗
   E. 迅速给予促进脑细胞功能恢复的药物
   【解析】高压氧是治疗一氧化碳中毒最有效的方法,可促进 COHb 释放 CO,保护脑细胞。

2. 患者女,31 岁。因"有机磷中毒"入院,经阿托品治疗后神志清醒,腹痛缓解,肺部湿啰音消失,但仍有肌肉震颤。再进一步应采取的治疗措施是
   A. 加大阿托品用量
   B. 使用镇静剂
   C. 重复使用复能剂
   D. 输血
   E. 透析
   【解析】阿托品能对抗 M 样症状,但对 N 样症状无效,而复能剂对 N 样症状可能有效,故此时应重复使用复能剂。

3. 中毒伴肾功能不全或昏迷患者**不宜**使用的方法是

   A. 吸氧　　　　　B. 硫酸钠导泻
   C. 硫酸镁导泻　　D. 输液
   E. 洗胃
   【解析】镁离子吸收过多对中枢神经系统有抑制作用,肾或呼吸衰竭、昏迷或磷化锌中毒者均不宜使用。

4. 以下有机磷农药中毒时,氯解磷定疗效最好的是
   A. 敌百虫　　　　B. 敌敌畏
   C. 乐果　　　　　D. 马拉硫磷
   E. 对硫磷(1 650)
   【解析】胆碱能复能剂对不同的有机磷农药中毒疗效不同,对甲拌磷、对硫磷、甲胺磷等中毒效果好,对敌敌畏、敌百虫中毒疗效差,对乐果和马拉硫磷效果不明显。

5. 急性吗啡中毒的特效解毒药是
   A. 氟马西尼(安易醒)
   B. 阿托品
   C. 纳洛酮
   D. 亚甲蓝
   E. 尼可林
   【解析】纳洛酮能拮抗阿片类药物作用,包括吗啡、芬太尼、海洛因等。

6. 抢救对硫磷等硫代类有机磷中毒,洗胃液**忌**用
   A. 清水

答案：1. D　2. C　3. C　4. E　5. C　6. B

B. 高锰酸钾溶液

C. 温水

D. 碳酸氢钠溶液

E. 生理盐水

【解析】对硫磷等硫代类有机磷与高锰酸钾溶液容易氧化为对氧磷,毒性增加 300 倍。

7. 抢救重度有机磷农药中毒患者发生的急性肺水肿最重要的措施是

A. 静脉注射呋塞米

B. 机械通气选 PEEP 治疗

C. 静脉注射阿托品

D. 静脉注射解磷定

E. 静脉缓慢注射毛花苷丙

【解析】有机磷农药中毒患者发生的急性肺水肿是非心源性肺水肿,阿托品是对抗此类肺水肿的主要药物。

8. 一般认为中度一氧化碳中毒时血液碳氧血红蛋白浓度为

A. 5%~10% 　　 B. 10%~30%

C. 30%~50% 　　 D. 50%~70%

E. 70%~80%

【解析】一氧化碳轻度中毒,血中碳氧血红蛋白浓度为 10%~30%,中度中毒为 30%~50%,重度中毒约为 50%。

9. 急性吗啡重度中毒的特征表现是

A. 昏迷、针尖样瞳孔和低血压

B. 昏迷、针尖样瞳孔和高度呼吸抑制

C. 昏迷、瞳孔散大和高度呼吸抑制

D. 昏迷、心律失常和高血压

E. 精神异常兴奋、针尖样瞳孔和高度呼吸抑制

【解析】吗啡属天然阿片制剂,主要激动体内 μ 阿片受体,出现典型的"三联征":昏迷、针尖样瞳孔和高度呼吸抑制(每分钟仅有 2~3 次),可伴有发绀和血压下降。

10. 氟哌啶醇中毒的主要临床表现为

A. 精神症状 　　 B. 肝损害

C. 癫痫 　　 D. 锥体系症状

E. 锥体外系症状

【解析】氟哌啶醇能抑制皮质下及脑干网状结构,有抗 GABA、多巴胺能作用,中毒后临床表现为锥体外系反应、中枢神经系统抑制、低血压等。

11. 患者男,35 岁。因情绪问题自服"泰诺感冒片"30 片。为保护肝功能,选用的解毒剂是

A. 乙酰胺 　　 B. 维生素 B_{12}

C. 阿托品 　　 D. 乙酰半胱氨酸

E. 二巯基丙磺酸钠

【解析】泰诺感冒片中主要成分是对乙酰氨基酚,约 325mg,中毒主要表现为肝损害,乙酰半胱氨酸为其解毒剂。

12. 患者女,65 岁。因"服地西泮 100 片后昏迷"入院。查体:血压 101/60mmHg,心率 56 次/min,无癫痫病史和高血压病史。最有效的治疗措施是

A. 输液 　　 B. 利尿

C. 多巴胺升压 　　 D. 醒脑静以促醒

E. 氟马西尼拮抗

【解析】氟马西尼是安定类中毒的拮抗剂,能竞争抑制其受体而阻断中枢抑制作用。

二、多选题

1. 有机磷杀虫药的吸收可以通过的途径是

A. 胃肠道 　　 B. 呼吸道

答案：　7. C　8. C　9. B　10. E　11. D　12. E

1. ABCD

C. 皮肤　　　　　D. 黏膜

E. 血液

【解析】有机磷杀虫药可以通过皮肤接触、吸入或经口摄入后引起中毒。

2. 清除体内尚未吸收毒物的措施是

A. 催吐　　　　　B. 洗胃

C. 导泻　　　　　D. 全肠道灌洗

E. 血液净化

【解析】体内尚未吸收的毒物可通过消化道清除,如催吐、洗胃、导泻、全肠道灌洗等。已吸收入血的毒物可以行血液净化治疗。

3. 有机磷烟碱样症状是

A. 流涎

B. 多汗

C. 恶心、呕吐

D. 肌纤维颤动

E. 肌力减退,严重时并发周围性呼吸衰竭

【解析】有机磷中毒烟碱样症状有肌纤维颤动、肌力减退,严重时并发周围性呼吸衰竭。毒蕈碱样症状有流涎、多汗、恶心、呕吐、尿失禁等。

4. 以下是急性中毒机制的是

A. 局部腐蚀　　　B. 缺氧

C. 麻醉作用　　　D. 抑制酶的活力

E. 受体竞争

【解析】急性中毒的机制包括局部腐蚀、缺氧、麻醉作用、抑制酶的活力、受体竞争等。

三、共用题干单选题

(1~3题共用题干)

患者女,37岁。因"自服甲胺磷300ml

后昏迷2小时"入院。诊断为急性重度有机磷杀虫药中毒,经抢救治疗后第3天病情稳定,神志清楚。

1. 患者1小时前突发呼吸困难,SpO_2急剧下降。诊断首先考虑

A. 中间期肌无力综合征

B. 阿托品中毒

C. 反跳

D. 迟发性神经病

E. 心功能不全

【解析】有机磷杀虫药急性中毒患者在急性胆碱能症状缓解后,24~96小时出现呼吸费力,首先考虑中间期肌无力综合征。

2. 如患者在入院第3天出现颈屈肌和四肢近端肌肉及呼吸肌无力,吸氧不能缓解。下列急救措施最合适的是

A. 加大胆碱酯酶复活剂用量

B. 加大阿托品用量

C. 加大给氧量

D. 使用呼吸兴奋剂

E. 气管插管后机械通气

【解析】对大部分中间期肌无力综合征患者,应及时实施气管插管和机械通气。

3. 患者经治疗后6天,病情好转,但在第7天突发死亡,考虑为迟发性猝死。其原因最可能是

A. 反跳

B. 毒物对心脏的迟发性毒作用

C. 解毒药的副作用

D. 肺栓塞

E. 中间期肌无力综合征导致的呼吸肌无力

【解析】迟发性猝死是指有机磷杀虫药中毒患者在病情好转时,突发的"电击式"死

答案: 2. ABCD　3. DE　4. ABCDE

1. A　2. E　3. B

亡,多发生在中毒后 3~15 天,系由于有机磷杀虫剂对心脏的迟发性毒作用导致。

(4~6 题共用题干)

某女性患者,和家人吵架后自服地西泮 100 片加氯丙嗪 30 片后昏迷 1 小时入院。有抑郁症病史。入院查体:深昏迷,血压 80/50mmHg,呼吸 16 次/min,心率 90 次/min,未闻及杂音,双肺未闻及干湿啰音,腹部无特殊。

4. 患者血压低,升血压的措施和药物**不能**选择的是
    A. 输晶体液　　　B. 多巴胺
    C. 去甲肾上腺素　D. 间羟胺
    E. 输胶体液

【解析】氯丙嗪有拮抗 α 受体作用,应避免使用同时具有 α 受体和 β 受体激动的药物,否则导致血压可能更低。

5. 患者深昏迷,值班医师拟选用氟马西尼来治疗地西泮中毒。氟马西尼的禁忌证**不包括**
    A. 已合用可致癫痫发作药物的患者
    B. 对苯二氮䓬类有躯体依赖的患者
    C. 原先为控制癫痫使用苯二氮䓬类药物的患者
    D. 颅内高压的患者
    E. 肝功能损害的患者

【解析】氟马西尼作为苯二氮䓬类药物的特效解毒剂,其禁忌证的关键点是担心会引起癫痫。

6. 患者服用两种镇静类药物,下列药物血液灌流效果较好的是
    A. 苯巴比妥　　　B. 地西泮
    C. 氟哌啶醇　　　D. 氯氮平
    E. 吗啡

【解析】一般认为,苯巴比妥和氯丙嗪中毒时血液灌流有效。

(7~8 题共用题干)

患者男,27 岁。被蛇咬伤后 6 小时,四肢无力、呼吸困难 2 小时。查体:神清,全身无出血,呼吸浅弱,四肢肌力 1 级。实验室检查:pH 7.25,PaO_2 45mmHg,$PaCO_2$ 55mmHg。

7. 下列急救措施中**错误**的是
    A. 注射抗蛇毒血清
    B. 伤口清创
    C. 呼吸支持治疗
    D. 血浆置换
    E. 血液滤过

【解析】题干信息提示蛇咬伤有神经毒表现,属于生物毒性物质中毒,血液净化治疗是解毒的重要措施,需选择血浆置换,血液滤过无效。

8. 如果患者进行血液净化治疗,所选用的置换液是
    A. 血浆　　　　　B. 乳酸盐
    C. 活性炭　　　　D. 柠檬酸盐
    E. 碳酸氢盐

【解析】血浆置换所用的置换液是血浆和白蛋白。

四、案例分析题

【案例】患者女,35 岁。主诉:服药后腹痛、恶心呕吐伴意识障碍 1 小时。患者 1 小时前因与家人不和,自服药水 1 小瓶,把药瓶打碎扔掉,被发现约 5 分钟后患者出现腹痛、恶心,并呕吐一次,吐出物有大蒜味,逐渐神志不清,紧急送诊,病后大小便失禁,出汗多。既往体健,无肝、肾、糖尿病,无药物过敏史,月经史、个人史及家族史无特殊。查体:T 36.5℃,PR 89 次/min,RR 30 次/min,

BP 110/80mmHg,平卧位,神志不清,呼之不应,压眶上有反应,皮肤湿冷,肌肉颤动,巩膜不黄,瞳孔针尖样,对光反射弱,口腔流涎,肺叩诊清,两肺较多哮鸣音和散在湿啰音,心界不大,HR 89 次/min,律齐,无杂音,腹平软,肝脾未触及,下肢不肿。

检查结果:血红蛋白 130g/L,白细胞总数 8.5×10^9/L,中性粒细胞百分比 68%,淋巴细胞百分比 30%,血小板 156×10^9/L。

第 1 问:对患者的主要诊断考虑为

　　A. 急性有机磷农药中毒

　　B. 黄磷中毒

　　C. 铊中毒

　　D. 巴比妥类药物中毒

　　E. 百枯草中毒

　　F. 鼠药中毒

【解析】患者有明确服药史,呼吸或吐出物有大蒜味的药物中毒可见于有机磷杀虫药、黄磷、铊。但患者肌肉颤动、瞳孔针尖样、口腔流涎、肺水肿等症状,为有机磷中毒的典型毒蕈碱样作用、烟碱样作用、中枢神经系统效应及中间综合征的表现。

第 2 问:对患者诊断的依据是

　　A. 呕吐物有大蒜味

　　B. 肌肉颤动

　　C. 口腔流涎

　　D. 针尖样瞳孔

　　E. 心率减慢

　　F. 肺水肿

【解析】有机磷中毒后可产生毒蕈碱样作用、烟碱样作用、中枢神经系统效应及中间综合征。毒蕈碱样症状又称 M 症状,是副交感神经末梢过度兴奋的表现,表现为瞳孔

缩小、流泪流涎、腹痛腹泻、肺水肿等。烟碱样作用又称 N 症状,是乙酰胆碱在横纹肌的神经肌肉接头处过度蓄积所致,主要为肌束的兴奋与抑制表现及交感神经兴奋与抑制表现。

第 3 问:进一步需要完善的检查是

　　A. 血胆碱酯酶活力测定

　　B. 血气分析

　　C. 肝肾功能

　　D. 血糖

　　E. 电解质

　　F. 头颅 CT

【解析】患者有机磷中毒,血胆碱酯酶活力测定可明确诊断,并且判断中毒程度。血气分析可判断组织灌注情况,血常规、肝肾功能、电解质、血糖可协助判断病情及器官组织受损情况。头颅 CT 暂时不需要。

第 4 问:有机磷中毒的治疗措施是

　　A. 立即脱离中毒现场

　　B. 迅速清除体内毒物:洗胃、导泻

　　C. 胆碱酯酶复活剂:解磷定应用

　　D. 抗胆碱药:阿托品的应用

　　E. 保持呼吸道通畅

　　F. 血液净化治疗

【解析】有机磷中毒的治疗包括以下几方面:①立即脱离中毒现场,迅速清除体内毒物,如洗胃、导泻、血液净化治疗。②特效解毒剂,如胆碱酯酶复活剂(解磷定)的应用,抗胆碱药(阿托品)的应用。③对症治疗,包括维持正常心肺功能、保持呼吸道通畅、氧疗、必要时气管插管、有创呼吸机辅助通气等。

答案:【案例】 1. A　2. ABCDEF　3. ABCDE　4. ABCDEF

第一章　呼吸系统功能障碍

一、单选题

1. 诊断呼吸衰竭的金标准是
   A. 肺功能
   B. 胸部 X 线
   C. 纤维支气管镜
   D. 动脉血气分析
   E. 静脉血气分析

【解析】海平面 1 个标准大气压下、静息状态、呼吸空气时，PaO_2 小于 60mmHg 和/或 $PaCO_2$ 大于 50mmHg 作为呼吸衰竭的诊断标准。

2. Ⅱ型呼吸衰竭最常并发的酸碱失衡是
   A. 呼吸性酸中毒
   B. 代谢性酸中毒
   C. 呼吸性碱中毒
   D. 代谢性碱中毒
   E. 呼吸性酸中毒合并代谢性碱中毒

【解析】Ⅱ型呼吸衰竭伴有二氧化碳潴留，$PaCO_2$ 升高，机体代偿性产生 HCO_3^- 增多，使 pH 保持正常。故代偿性呼吸性酸中毒最常见。

3. 某 COPD 患者，72 岁。在海平面吸空气时的动脉血气分析结果为：pH 7.55，$PaCO_2$ 56mmHg，PaO_2 63mmHg，HCO_3^- 48mmol/L。造成该患者低氧血症的原因是
   A. 通气不足
   B. 弥散障碍
   C. 肺内分流
   D. $\dot{V}/\dot{Q}$ 过高
   E. $\dot{V}/\dot{Q}$ 过低

【解析】根据肺泡气体公式，$PAO_2 = 0.21 \times (760 - 47) - 56 / 0.8 = 80mmHg$，$AaDO_2 = PAO_2 - PaO_2 = 80 - 63 = 17mmHg$。72 岁的男性正常 $AaDO_2$ 上限约为 $72/4 + 4 = 22mmHg$。故考虑该患者低氧血症的原因为通气不足，而非换气障碍。

4. 以下**不是** ARDS 柏林定义的诊断标准的是
   A. 呼吸困难在危险因素作用后的 1 周内开始出现
   B. 在呼吸机设置呼气末正压（PEEP）≥ 5cmH_2O 的情况下，氧合指数 <300mmHg

答案：1. D　2. A　3. A　4. E

C. 胸部影像学提示双肺浸润性阴影,且无法用胸腔积液、肺不张或肺结节来完全解释

D. 患者的呼吸衰竭无法用心源性肺水肿或液体过负荷完全解释

E. 呼吸系统顺应性 <30ml/cmH₂O

【解析】选项 A、B、C、D 均为 ARDS 柏林定义的一部分。顺应性不纳入 ARDS 诊断标准。

5. ARDS 出现顽固性低氧血症的原因是
   A. 死腔增大 　　　B. 通气不足
   C. 分流效应 　　　D. 弥散障碍
   E. 顺应性下降

【解析】导致 ARDS 出现顽固性低氧血症的原因是大量肺泡塌陷,从而产生分流效应,单纯增加吸入氧浓度难以改善动脉血氧。

6. 患者女,60 岁。有冠心病病史,此次因酒后呕吐、呛咳致进行性呼吸困难,前来就诊。查体:可闻及双肺大量湿啰音。面罩吸氧 10L/min,SpO₂ 90%。考虑诊断为急性呼吸窘迫综合征(ARDS)。以下对诊断 ARDS **无意义**的是
   A. 床旁心肺超声
   B. 胸部 X 线片
   C. 胸部 CT
   D. 动脉血气分析
   E. 血常规

【解析】动脉血气用于获取氧合指数,胸部 X 线片或 CT 有助于明确双肺病灶,床旁心肺超声除观察肺部病变外尚可评估左心舒张功能,估测左心房压。血常规对 ARDS 诊断无意义。

7. 下列属于诊断重症社区获得性肺炎条件之一的是
   A. 血压 <90/60mmHg

B. PaO₂<80mmHg

C. 尿量 <80ml/h

D. 体温 >39℃

E. 心率 >90 次/min

【解析】诊断重症社区获得性肺炎的次要标准包括:①RR>30 次/min;②PaO₂/FiO₂<250;③多叶、多段性肺炎;④意识障碍/定向力障碍;⑤BUN>7mmol/L;⑥WBC<4 000/μl;⑦PLT<100 000/μl;⑧T<36℃;⑨NBP<90/60mmHg,需要积极液体复苏。

8. 重症社区获得性肺炎最常见的病原体是
   A. 肺炎链球菌
   B. 金黄色葡萄球菌
   C. 铜绿假单胞菌
   D. 肺炎支原体
   E. 厌氧菌

【解析】不同严重程度的 CAP 患者致病菌不尽相同,收住 ICU 的 SCAP 患者以肺炎链球菌、金黄色葡萄球菌、嗜肺军团菌、G⁻杆菌、流感嗜血杆菌和呼吸道病毒为主要致病菌。

9. 下列有关肺高压 X 线检查**不正确**的是
   A. 表现为中心肺动脉的扩张和周围肺纹理的减少
   B. 可有右心房、右心室的扩大
   C. 可帮助排除左心功能异常导致的肺高压
   D. 可帮助排除肺静脉梗阻性疾病
   E. 与肺高压的严重程度不一致

【解析】肺高压 X 线检查表现为中心肺动脉的扩张和周围肺纹理的减少,可有右心房、右心室的扩大,可帮助排除左心功能异常导致的肺高压,与肺高压的严重程度不一致。不能排除肺静脉梗阻性疾病。

答案: 5. C 6. E 7. A 8. A 9. D

10. 根据 Starling 理论,与单位时间内液体通过单位面积毛细血管壁的净流量**无关**的是
    A. 肺毛细血管静水压
    B. 中心静脉压
    C. 肺组织间隙的静水压
    D. 血浆胶体渗透压
    E. 肺组织液的胶体渗透压

【解析】根据液体通过血管内屏障的方程式,肺内液体分布通常与肺毛细血管静水压、肺组织间隙的静水压、血浆胶体渗透压、肺组织液的胶体渗透压相关。

11. 与肺组织结构正常(肺终末交换单位完整)时肺水肿发生机制**无关**的是
    A. 肺毛细血管静水压增高 >4.7kPa (35mmHg)肺泡性肺水肿
    B. 肺毛细血管通透性增加(多见于继发性损害)
    C. 血浆胶体渗透压增加
    D. 肺淋巴液循环障碍
    E. 肺组织间隙负压增高

【解析】肺组织结构正常时,血浆胶体渗透压增加与肺水肿发生无关。

12. 依据全球哮喘防治创议(GINA)建议,以下关于重度难治性哮喘的说法正确的是
    A. 使用第 4 级或第 5 级哮喘药物治疗,才能够维持控制,称为重度难治性哮喘
    B. 即使在使用第 3 级或第 4 级哮喘药物治疗下仍表现为"未控制"哮喘,称为重度难治性哮喘
    C. 使用第 4 级治疗能够维持控制,但降级治疗则会失去控制,称为重度难治性哮喘

D. 使用第 4 级治疗不能维持控制,而需要采用第 5 级治疗,称为重度难治性哮喘
    E. 使用第 3 级治疗能够维持控制,但降级治疗则会失去控制,称为重度难治性哮喘

【解析】在过去 1 年中,需要使用全球哮喘防治创议(GINA)建议的第 4 级或第 5 级哮喘药物治疗,才能够维持控制或即使在上述治疗下仍表现为"未控制"哮喘。重度哮喘分为以下 2 种情况:一种为第 4 级治疗能够维持控制,但降级治疗则会失去控制;另一种情况为第 4 级治疗不能维持控制,而需要采用第 5 级治疗。前一种情况称为单纯重度哮喘,后一种情况称为重度难治性哮喘。

13. 患者男,53 岁。有哮喘病史。本次突发憋喘、大汗 6 小时,吸入激素药物不能缓解,血气提示Ⅱ型呼吸衰竭(失代偿)。关于重症哮喘诊断和评估的步骤,以下说法正确的是
    A. 先后顺序:明确哮喘诊断,明确是否属于重症哮喘,明确共存疾病和危险因素,区分哮喘的表型
    B. 先后顺序:明确哮喘诊断,明确是否属于重症哮喘,区分哮喘的表型,明确共存疾病和危险因素
    C. 先后顺序:明确哮喘诊断,明确共存疾病和危险因素,明确是否属于重症哮喘,区分哮喘的表型
    D. 先后顺序:明确共存疾病和危险因素,明确哮喘诊断,明确是否属于重症哮喘,区分哮喘的表型
    E. 先后顺序:明确共存疾病和危险因素,明确哮喘诊断,区分哮喘的表型,明确是否属于重症哮喘

答案：　10. B　11. C　12. D　13. A

【解析】具有憋喘症状疾病多样,重症哮喘只是其一,所以出现憋喘症状时,重症哮喘诊断和评估的步骤为先明确哮喘诊断,其次明确是否属于重症哮喘,再明确共存疾病和危险因素,最后区分哮喘的表型。

14. 患者女,42岁。考虑重症哮喘,计划使用奥马珠单抗治疗,给予患者完善外周血嗜酸性粒细胞和 FeNO。以下选项提示该患者有可能从抗 IgE 治疗中获益的是
    A. 外周血嗜酸性粒细胞≤220/μl、FeNO≤15.5ppb
    B. 外周血嗜酸性粒细胞≤230/μl、FeNO≤16.5ppb
    C. 外周血嗜酸性粒细胞≥240/μl、FeNO≥17.5ppb
    D. 外周血嗜酸性粒细胞≥250/μl、FeNO≥18.5ppb
    E. 外周血嗜酸性粒细胞≥260/μl、FeNO≥19.5ppb

【解析】采用外周血嗜酸性粒细胞≥260/μl 或 FeNO≥19.5ppb 作为判断重症哮喘患者能否从奥马珠单抗中获益的阈值。

15. COPD 患者每年急性加重的次数为
    A. 1~5
    B. 0.5~3.5
    C. ≥2
    D. 2~5
    E. 1.5~3.5

【解析】现有的资料显示,COPD 患者每年发生 0.5~3.5 次的急性加重。

16. 慢性阻塞性肺疾病急性加重(AECOPD)患者使用全身糖皮质激素治疗的推荐剂量和疗程分别是
    A. 甲泼尼龙 40mg/d,疗程 5 天
    B. 泼尼松 40mg/d,疗程 5 天
    C. 甲泼尼龙 40mg/d,疗程 10 天
    D. 泼尼松 40mg/d,疗程 10 天
    E. 泼尼松 50mg/d,疗程 10 天

【解析】在中重度 AECOPD 患者中,全身使用糖皮质激素可改善 FEV_1、氧合状态和缩短康复及住院时间,推荐剂量为甲泼尼龙 40mg/d,治疗 5 天,静脉应用与口服疗效相当。

17. 患者男,63 岁。反复咳嗽、咳痰 6 年,气促 3 年,加重 4 天。既往肺功能检查提示"重度阻塞性通气功能障碍,支气管舒张试验阴性",诊断为"COPD(3 级,C 组)",平素不规范用药治疗。4 天前受凉后症状加重,伴咽痛、发热、流涕,考虑此患者出现慢性阻塞性肺疾病急性加重。诱发患者此次病情加重最常见的病原体为
    A. 流感病毒
    B. 鼻病毒
    C. 呼吸道合胞病毒
    D. 巨细胞病毒
    E. 腺病毒

【解析】病毒感染是 AECOPD 的主要诱发因素,几乎 50% AECOPD 患者合并上呼吸道病毒感染,常见病毒为鼻病毒、呼吸道合胞病毒和流感病毒等。64% 的患者在 AECOPD 之前有感冒病程,鼻病毒感染是普通感冒最为常见的诱因。

18. 咯血量评估正确的是
    A. 小量咯血为每日咯血量在 100ml 以上
    B. 中等量为每日咯血量 200~500ml
    C. 大咯血为每日咯血量 300ml 以上
    D. 大咯血为 1 周内咯血量大于 3 次,且每次咯血量大于 100ml
    E. 大咯血为 24 小时内咯血量大于 200ml

答案:14. E 15. B 16. A 17. B 18. D

【解析】一直以来文献对大咯血的定义各不相同,往往依赖于对咯出血液的定量估计,如24小时内咯血300~600ml或1周内咯血大于3次,且每次咯血量大于100ml可认为是大咯血。

19. 下列并发症中与咯血**无关**的是
    A. 窒息
    B. 肺不张
    C. 继发感染
    D. 失血性休克
    E. 自发性气胸

【解析】大咯血量多时易堵塞气道引起窒息、肺不张、继发肺部感染及失血性休克,但不引起自发性气胸。

20. 患者女,54岁。诊断支气管扩张,今晨出现咯血1次500ml,后突然停止咯血,张口目瞪,两手乱抓。应首先考虑
    A. 休克
    B. 呼吸衰竭
    C. 窒息
    D. 左心衰竭
    E. 脑出血

【解析】咯血窒息主要表现为大咯血突然中止,出现表情恐怖、张口目瞪、两手乱抓、抽搐、大汗淋漓或神志突然丧失等,应立即抢救,否则可因心跳、呼吸停止而死亡。

21. 下列**不是**气胸分类的是
    A. 高压性气胸
    B. 人工气胸
    C. 闭合性气胸
    D. 开放性气胸
    E. 自发性气胸

【解析】气胸分为自发性、外伤性和医源性三类,根据脏层胸膜破裂情况不同及其发

生后对胸膜腔内压力的影响,又可分成闭合性(单纯性)气胸、交通性(开放性)气胸、张力性(高压性)气胸。

22. 损伤性、进行性血胸是指
    A. 胸腔积血1 000ml以上
    B. 胸部伤口流血不止
    C. 胸腔中等量以上积血
    D. 气管向健侧移位,叩诊浊音
    E. 经输血补液后,血压不回升或回升后又迅速下降

【解析】进行性血胸指胸膜腔引流血量＞200ml/h,连续3小时,经输血补液后,血压不回升或回升后又迅速下降。

23. 患者男,15岁。1小时前车祸致伤。体检:呼吸38次/min,意识模糊,血压80/60mmHg,左下胸壁有一5cm长伤口,伤口有气泡溢出。腹部隆起不明显。诊断为开放性气胸,其纵隔表现应为
    A. 纵隔无变化
    B. 吸气时纵隔向左侧移位
    C. 呼气时纵隔向左侧移位
    D. 呼气时纵隔向右侧移位
    E. 吸气时纵隔左右摆动

【解析】开放性气胸因破裂口较大或因两层胸膜间有粘连或牵拉,使破口持续开放,吸气与呼气时空气自由进出胸腔,故吸气时纵隔向健侧移位,呼气时纵隔向患侧移位。该患者为左侧开放性气胸,故吸气时纵隔向右侧移位,呼气时纵隔向左侧移位。

24. 经鼻持续气道正压通气,已被证明在术后预防性应用时可降低术后肺部并发症发生的风险,应用时间是术后至少

答案:　19. E　20. C　21. B　22. E　23. C　24. B

A. 4 小时

B. 6 小时

C. 8 小时

D. 10 小时

E. 12 小时

【解析】CPAP,尤其是经鼻持续气道正压通气,已被证明在术后至少 6 小时预防性应用时可降低 PPC。对于无法进行深呼吸练习或激励肺活量测定的患者,CPAP 治疗可能是此类患者的首选肺扩张技术。

25. 腹腔间室综合征(ACS),被定义为与新器官功能障碍相关的持续腹内压(有或没有腹部灌注压 <60mmHg)大于

A. 12mmHg

B. 15mmHg

C. 18mmHg

D. 20mmHg

E. 25mmHg

【解析】ACS 被定义为与新器官功能障碍相关的持续腹内压 >20mmHg(有或没有腹部灌注压 <60mmHg)。治疗包括支持治疗及外科腹腔减压。

26. 为预防术后肺部并发症,需要评估肺功能,下列说法正确的是

A. SpO_2<90% 与至少一种肺部并发症相关

B. SpO_2<91% 与至少一种肺部并发症相关

C. SpO_2<92% 与至少一种肺部并发症相关

D. SpO_2<93% 与至少一种肺部并发症相关

E. SpO_2<95% 与至少一种肺部并发症相关

【解析】术前 SpO_2 是术后肺部并发症的强预测因子,SpO_2<90% 与至少一种肺部并发症相关(OR 10.7,95% CI 4.1~28.1)。它是一个客观的发现,易于测量,并能反映心肺功能状态。SpO_2 在 3 个不同的水平(>95%、≤95% 和 ≤90%)分析时,PPCs 的临床预测更准确。当 PaO_2>60mmHg 时,SpO_2 检测低氧血症的灵敏度会降低。

27. 患者男,67 岁。既往腹部外伤,有胃穿孔病史 30 余年,因"转移性右下腹痛 10 小时"入院。查体:T 38.5℃,PR 100 次/min,BP 150/90mmHg,RR 22 次/min,神清,右下腹麦氏点压痛、反跳痛明显。血常规:白细胞 1.9×10^9/L。考虑急性阑尾炎,遂急诊手术治疗,但是因为肠粘连明显,手术时间超过 4 小时。其术后肺部并发症发生率为

A. 20%

B. 40%

C. 60%

D. 80%

E. 100%

【解析】一项对 520 名患者术后肺炎危险因素的研究结果表明,持续时间少于 2 小时的外科手术肺部并发症的发生率为 8%,持续时间超过 4 小时的手术肺部并发症的发生率为 40%。

二、多选题

1. 患者男,80 岁。有长期吸烟史,反复咳嗽、咳痰 40 年,活动后气短 20 年,加重 3 天。查体:嗜睡,双肺弥漫湿性啰音,双下肢凹陷性水肿。动脉血气分析:pH 7.28,PaO_2 45mmHg,$PaCO_2$ 80mmHg,BE +5mmol/L。以下急诊处理中**不正确**的是

答案:　25. D　26. A　27. B

1. ACDE

A. 储氧面罩吸氧

B. 尝试无创正压通气

C. 利尿

D. 静脉输入 5% 碳酸氢钠溶液

E. 镇静

【解析】二氧化碳分压较高时,使用储氧面罩吸氧可能解除低氧对呼吸的刺激,加重二氧化碳潴留。利尿和应用碳酸氢钠均可加重该患者的二氧化碳潴留,未纠正高碳酸血症前不宜使用。该患者 AECOPD 可能性大,尚可配合的情况下,尝试无创通气为最佳适应证。

2. Ⅰ型呼吸衰竭常见于

A. 大叶性肺炎

B. 心源性肺水肿

C. 慢性阻塞性肺疾病

D. 急性呼吸窘迫综合征

E. 间质性肺疾病

【解析】慢性阻塞性肺疾病常引起肺泡通气不足、二氧化碳潴留,导致Ⅱ型呼吸衰竭。其余选项常见Ⅰ型呼吸衰竭。

3. 以下是 ARDS 确定性危险因素的是

A. 脓毒症

B. 急性胰腺炎

C. 严重烧伤

D. 吸入性肺炎

E. 严重外伤

【解析】引起 ARDS 的危险因素较多,包括脓毒症、急性胰腺炎、严重烧伤、吸入性肺炎、严重外伤等。

4. 参与 ARDS 发病机制的细胞或因子是

A. 中性粒细胞

B. 巨噬细胞

C. 血小板活化因子

D. 嗜碱性粒细胞

E. 肿瘤坏死因子

【解析】ARDS 发病机制与多种因素相关,其中中性粒细胞在肺内渗出和聚集是 ARDS 发病的始动环节。肺泡单核吞噬细胞通过释放趋化因子促进中性粒细胞在肺内的渗出和聚集。TNF-α、IL-1、血小板活化因子等也参与了 ARDS 的发病过程。

5. 诊断社区获得性肺炎必须具备的临床标准为

A. 社区发病

B. 发热

C. 新近出现的咳嗽、咳痰或原有呼吸道疾病症状加重

D. 外周血白细胞 $>10 \times 10^9$/L

E. 胸部影像学显示新出现的斑片状浸润影、叶或段实变影、磨玻璃影或间质改变

【解析】社区获得性肺炎的临床标准分为三部分。①社区发病。②肺炎相关表现:新近出现的咳嗽、咳痰或原有呼吸道疾病症状加重,伴或不伴浓痰、胸痛、呼吸困难及咯血;发热;肺实变体征和/或闻及湿性啰音;外周血白细胞 $>10 \times 10^9$/L 或 $<4 \times 10^9$/L,伴或不伴细胞核左移。③胸部影像学检查显示新出现的斑片状浸润影、叶或段实变影、磨玻璃影或间质性改变,伴或不伴胸腔积液。

诊断标准:符合①、③以及②中的任何1项,并除外肺结核、肺部肿瘤、非感染性肺间质性疾病、肺水肿、肺不张、肺栓塞、肺嗜酸性粒细胞浸润症及肺血管炎等后,可建立临床诊断。

6. 重症社区获得性肺炎的经验性抗菌药物联合治疗方案有

A. 头孢哌酮舒巴坦 + 克拉霉素

B. 头孢曲松 + 阿奇霉素

C. 左氧氟沙星 + 阿奇霉素

D. 头孢他啶 + 甲硝唑

E. 万古霉素 + 美罗培南

【解析】重症社区获得性肺炎的经验性抗生素常用 β-内酰胺类联合大环内酯类或氟喹诺酮类；青霉素过敏者推荐使用氟喹诺酮和氨曲南治疗，β-内酰胺类多选用青霉素或第二、三代头孢菌素类。

7. 肺高压常规检查项目包括

A. 超声心动图　　B. 胸部 X 线检查

C. CTPA 检查　　D. 运动平板试验

E. 肺功能检查

【解析】运动平板试验用于诊断冠心病。

8. 以下属于肺高压临床分类的是

A. 特发性肺动脉高压

B. 左心疾病所致肺高压

C. 毛细血管后肺高压

D. 肺动脉阻塞型肺高压

E. 肺疾病和/或低氧血症所致肺高压

【解析】毛细血管后肺高压属于肺高压的血流动力学分类。

9. 属于血流动力性肺水肿的是

A. 因毛细血管静水压升高,流入肺间质液体增多所形成的肺水肿

B. 心源性肺水肿

C. 神经性肺水肿

D. 尿毒症性肺水肿

E. 液体超负荷性肺水肿

【解析】尿毒症性肺水肿的发生与血尿素氮和肌酐水平的升高有关。

10. 与药物相关肺水肿的论述中正确的是

A. 麻醉药过量可致肺水肿

B. 呼吸道梗阻可以引起肺水肿

C. 围术期呕吐或胃内容物反流误吸,可以引起肺水肿

D. 一定与麻醉药过量有关

E. 可能与操作技术熟练程度有关

【解析】药物相关肺水肿原因有多种,不一定与麻醉药过量有关。

11. 以下**不是**重症哮喘病理生理机制的是

A. 严重的气道重塑

B. 气道炎症异质性

C. 糖皮质激素反应性升高

D. 遗传因素

E. 糖皮质激素反应性降低

【解析】重症哮喘的病理生理机制包括严重的气道重塑、气道炎症异质性、遗传因素和糖皮质激素反应性降低。

12. 根据诱导痰、支气管黏膜活检、支气管肺泡灌洗等检查结果可将重症哮喘气道炎症分为

A. 嗜酸性粒细胞性

B. 中性粒细胞性

C. 混合粒细胞性

D. 少炎症细胞性

E. 多炎症细胞性

【解析】根据诱导痰、支气管黏膜活检、支气管肺泡灌洗等检查结果可将重症哮喘气道炎症分为嗜酸性粒细胞性、中性粒细胞性、混合粒细胞性、少炎症细胞性。

13. 气道重塑包括的病理特征有

A. 上皮损伤

B. 杯状细胞增生

C. 黏液腺肥大和黏液性化生

D. 上皮下纤维化

E. 成纤维细胞增殖和活化

答案：7. ABCE　8. ABDE　9. ABCE　10. ABCE　11. ABDE　12. ABCD　13. ABCDE

【解析】根据气道壁损伤和修复的重复循环可引起气道壁结构改变,即气道重塑,包括上皮损伤、杯状细胞增生、黏液腺肥大和黏液性化生、上皮下纤维化、成纤维细胞增殖和活化、基底膜增厚、细胞外基质(ECM)蛋白沉积、平滑肌增生和肥大、血管生成等病理特征。

14. AECOPD 患者接受有创机械通气,以下情况与内源性 PEEP **无关**的是
    A. 呼吸机检测示呼气末有持续的气流
    B. 患者出现吸气负荷增大的征象(如"三凹征"等)以及由此产生的人机不协调
    C. 难以用循环系统疾病解释的低血压
    D. 容量控制通气模式下,峰压和平台压升高
    E. 呼吸回路漏气

【解析】内源性 PEEP(PEEP$_i$)的形成主要与气道阻力增加、肺部弹性回缩力下降、呼气时间缩短和分钟通气量增加等有关。可根据临床症状、体征及呼吸循环监测情况来判断 PEEP$_i$ 存在:①呼吸机检测示呼气末有持续的气流;②患者出现吸气负荷增大的征象(如"三凹征"等)以及由此产生的人机不协调;③难以用循环系统疾病解释的低血压;④容量控制通气时峰压和平台压升高。

15. 关于 AECOPD 患者人工气道的选择,以下说法正确的是
    A. 对于 AECOPD 患者建立人工气道,应首选经口气管插管
    B. 经鼻气管插管,患者耐受性较好,但鼻窦炎的发生率相对较高
    C. 经口气管插管,便于痰液引流,鼻窦炎的发生率相对较低

    D. 对于 AECOPD 患者建立人工气道,为便于痰液引流,应首选气管切开
    E. 对于 AECOPD 患者,应严格掌握气管切开的指征,原则上应尽量避免气管切开

【解析】AECOPD 患者人工气道途径的选择:经鼻气管插管,患者耐受性较好,但鼻窦炎的发生率相对较高;经口气管插管,便于痰液引流,鼻窦炎的发生率相对较低。为 AECOPD 患者建立人工气道,应首选经口气管插管。AECOPD 患者,可能会因反复呼吸衰竭加重需多次接受人工通气,应严格掌握气管切开的指征,原则上应尽量避免气管切开。

16. AECOPD 患者入住 ICU 的指征有
    A. 意识障碍
    B. 经氧疗和无创机械通气治疗后低氧血症(PaO$_2$<40mmHg)仍持续或进行性恶化
    C. 需要有创机械通气
    D. 血流动力学不稳定需要使用血管活性药物
    E. 动脉血气分析提示 PaCO$_2$>60mmHg

【解析】AECOPD 患者入住 ICU 的指征包括:①严重呼吸困难且对初始治疗反应不佳;②意识障碍(如昏迷等);③经氧疗和无创机械通气治疗后低氧血症(PaO$_2$<40mmHg)仍持续或进行性恶化,和/或严重/进行性加重的呼吸性酸中毒(pH<7.25);④需要有创机械通气;⑤血流动力学不稳定需要使用血管活性药物。

17. 大量咯血见于
    A. 支气管扩张   B. 空洞型肺结核
    C. 肺脓肿   D. 二尖瓣狭窄
    E. 主动脉瓣狭窄

答案: 14. E 15. ABCE 16. ABCD 17. ABCD

【解析】大量咯血见于支气管扩张、空洞型肺结核、肺脓肿、二尖瓣狭窄,主动脉瓣狭窄一般不引起大咯血。

18. 引起咯血的原因有
    A. 呼吸系统疾病
    B. 循环系统疾病
    C. 外伤
    D. 血液病
    E. 急性胃炎

【解析】咯血的病因一般是呼吸系统疾病、循环系统疾病、血液系统疾病、外伤等,但急性胃炎不引起咯血。

19. 张力性气胸患者的表现包括
    A. 胸腔抽气后压力不再上升
    B. 肺萎陷轻
    C. 纵隔移位明显
    D. 胸腔压力常呈正压
    E. 常需采用胸腔闭式引流

【解析】张力性气胸时破裂口呈单向活瓣或活塞作用,吸气时胸廓扩大,胸膜腔内压变小,空气进入胸膜腔;呼气时胸膜腔内压升高,压迫活瓣使之关闭,致使胸膜腔内空气越积越多,内压持续升高,使肺受压,纵隔向健侧移位,此型气胸胸膜腔内压测定常超过 $10cmH_2O$,甚至高达 $20cmH_2O$,抽气后胸膜腔内压可下降,但又迅速复升,对机体呼吸循环的影响最大,必须紧急行胸腔闭式引流。

20. 闭式胸膜腔插管引流术的指征为
    A. 开胸手术者
    B. 气、血胸经反复抽吸无效者
    C. 脓胸、脓气胸经反复抽吸无效者
    D. 中等量以上血胸
    E. 脓胸并存支气管胸膜瘘者

【解析】闭式胸膜腔插管引流术的指征为气、血胸经反复抽吸无效者,脓胸、脓气胸经反复抽吸无效者,中等量以上血胸,脓胸并存支气管胸膜瘘者以及开胸手术者。

21. 下列关于气胸的描述,**错误**的是
    A. 气胸区域可见到肺纹理
    B. 张力性气胸,纵隔可向健侧移位
    C. MRI 对本病的诊断价值最高
    D. 不同病因气胸的影像表现不同
    E. 单纯性气胸:立位胸片示外高内低致密影

【解析】气胸的典型立位 X 线表现为外凸弧形的细线条形阴影,称为气胸线,线外透亮度增高,无肺纹理,线内为压缩的肺组织,即内高外低致密影。大量气胸时,肺向肺门回缩,呈圆球形阴影。大量气胸或张力性气胸常显示纵隔及心脏移向健侧。CT 对于小量气胸、局限性气胸以及肺大疱与气胸的鉴别比 X 线胸片更敏感和准确。

22. 术后肺部并发症的术前危险因素中与患者相关的包括
    A. 年龄   B. 性别
    C. ASA 分类   D. 慢性肾病
    E. 体重减轻

【解析】术后肺部并发症的术前危险因素中与患者相关的非常多,包括:年龄,性别,ASA 类,肾衰竭,一般因素(功能状态、体重减轻)等。

23. ARISCAT 风险评分于 2010 年开发和验证,根据任何术后肺部并发症发展的七个客观独立风险因素的加权评分,将患者分为高、中和低风险组。这些风险因素包括
    A. 年龄

答案: 18. ABCD 19. CDE 20. ABCDE 21. ACDE 22. ABCDE 23. ABCD

B. 术前氧饱和度

C. 术前贫血(10g/dl)

D. 手术时间

E. 麻醉时间

【解析】ARISCAT 风险评分于 2010 年开发和验证,根据任何 PPC 发展的七个客观独立风险因素的加权评分,将患者分为高、中和低风险组。这些风险因素包括:年龄;术前氧饱和度;在过去 1 个月内存在呼吸道感染;术前贫血(10g/dl);外周、上腹部或胸腔内手术切口;手术时间;以及是否属于紧急程序。它被认为是一种评估 PPC 风险的高效且准确的方法。不包括麻醉时间。

24. 术前患者教育的两个重要领域,已被证明可以降低术后肺部并发症(PPC)的发生风险,该重要领域是

A. 戒烟　　　　B. 肺扩张操作

C. 运动　　　　D. 禁食

E. 戒酒

【解析】术前患者教育的两个重要领域,已被证明可以降低发生 PPC 的风险:戒烟和肺扩张操作。由于吸烟已被证明会增加 PPC 发生的风险,因此在手术前对患者进行戒烟教育和手术前至少 4 周成功戒烟已被证明可以降低 PPC 发生的风险。肺扩张操作,如激励肺活量测定法、深呼吸练习、间歇正压呼吸(IPPB)和持续气道正压通气(CPAP)可增加肺容量,从而降低发生肺不张的风险。

三、共用题干单选题

(1~5 题共用题干)

患者男,60 岁。反复咳嗽、咳痰 30 年,活动后气短 10 年,下肢水肿 3 年。此次因"畏寒、发热、咳黄痰"3 天入院。体检:T 38.2℃,RR 25 次/min。神清可遵嘱,口唇发绀,双肺弥漫干、湿啰音;HR 120 次/min,律齐,无杂音;双下肢中度凹陷性水肿。

1. 该患者目前最恰当的诊断考虑为

A. 慢性支气管炎

B. 慢性阻塞性肺疾病急性加重 + 慢性肺源性心脏病

C. 支气管哮喘

D. 慢性阻塞性肺疾病急性加重 + 急性肺源性心脏病

E. 肺部感染

【解析】慢性咳、痰、喘病史考虑慢性阻塞性肺疾病可能性大,下肢水肿病程较长,首先考虑慢性肺源性心脏病。肺部感染可能为此次慢性阻塞性肺疾病急性加重的诱因。

2. 该患者下一步需要立即完善的检查**不包括**

A. 动脉血气分析

B. 心电图

C. 痰液病原学检查

D. 肺功能

E. 胸部 X 线片

【解析】COPD 急性加重期行肺功能检查无意义。

3. 对该患者采取的主要治疗措施**不包括**

A. 适当利尿

B. 控制感染

C. 低浓度氧疗

D. 化痰

E. 使用 β 受体拮抗剂控制心率

【解析】根据题干信息,该患者心率增快首先考虑与体温或呼吸困难相关,不宜直接使用 β 受体拮抗剂对症控制心率,有可能加重小气道阻塞。

答案:　24. AB

　　　1. B　2. D　3. E

4. 假设该病例呼吸困难突然加重,听诊右肺呼吸音较前明显减弱。为明确原因,可选择的检查**不包括**
   A. 胸部 B 超
   B. 肺电阻抗断层成像(EIT)
   C. 动脉血气分析
   D. 胸部 CT
   E. 胸部 X 线片

【解析】根据题干信息,考虑气胸可能性大,首选完善影像学检查,选项 A、B、D、E 均为影像学检查,可有助于气胸的发现。

5. 假设该患者逐渐出现昏睡、球结膜水肿,动脉血气分析提示:pH 7.28,PaO_2 45mmHg,$PaCO_2$ 90mmHg,BE +5mmol/L。此时患者最有可能合并
   A. ARDS
   B. 肺性脑病
   C. 感染中毒性脑病
   D. 脑出血
   E. 低血糖昏迷

【解析】最有可能为 CO_2 潴留导致的肺性脑病。

(6~8 题共用题干)

患者男,40 岁。吸烟 20 年,昨日从火场逃离,全身无外伤、烧伤,今日出现进行性加重的呼吸困难,无发热。查体:SpO_2 86%(未吸氧),HR 120 次/min,RR 40 次/min,双肺闻及少量细湿啰音,胸部 CT 提示双肺浸润影。

6. 该患者最可能的诊断为
   A. 支气管肺炎
   B. AECOPD
   C. 肺栓塞
   D. 急性支气管炎
   E. ARDS

【解析】患者青年男性,急性发病,进行性呼吸困难,双肺浸润影,结合病史及影像学诊断 ARDS。

7. 为明确诊断,需要完善的检查是
   A. 动脉血气分析
   B. 心电图
   C. 痰液病原学检查
   D. 肺功能
   E. 纤维支气管镜

【解析】动脉血气分析是诊断 ARDS 和对 ARDS 进行严重程度分级的必需检查。

8. 针对该患者低氧最有效的治疗措施是
   A. 低流量持续吸氧
   B. 高浓度持续吸氧
   C. 正压机械通气
   D. 应用糖皮质激素
   E. 支气管扩张雾化药物

【解析】该患者目前宜使用机械通气缓解呼吸困难和改善氧合。

(9~11 题共用题干)

患者男,45 岁。身高 164cm,体重 70kg。因车祸致肝脾破裂和右股骨骨折,急诊手术抢救,术后带气管插管转 ICU 治疗。手术后 24 小时患者动脉血氧饱和度逐渐下降,床旁胸片提示双肺浸润影,临床拟诊断 ARDS。

9. 根据 ARDS 肺保护通气的要求,该患者的呼吸机潮气量应设置为
   A. 360ml
   B. 420ml
   C. 450ml
   D. 480ml
   E. 560ml

【解析】男性患者的理想体重(kg)=50+0.91[身高(cm)-152.4]。该患者理想体重约为 60kg,肺保护通气策略要求按理想体重潮气量设置在 6ml/kg,故为 360ml。

答案: 4. C 5. B 6. E 7. A 8. C 9. A

10. 主管医师拟为该患者测量呼吸系统静态顺应性,以下说法**不正确**的是
    A. 需在容量控制模式下进行测量
    B. 患者需无自主呼吸
    C. 存在自主呼吸会低估患者的顺应性
    D. 使用吸气末暂停
    E. 顺应性 = 潮气量/(平台压−PEEP)

【解析】若患者存在自主呼吸,则计算出的呼吸系统静态顺应性会高出患者实际顺应性。

11. 为患者进行正压通气时,以下参数的测量与控制对避免呼吸机相关性肺损伤**无帮助**的是
    A. 平台压   B. 跨肺压
    C. 呼吸机械能   D. 驱动压
    E. 胸壁顺应性

【解析】选项 A、B、C、D 均与呼吸机相关性肺损伤密切相关,对这些指标的控制能够改善 ARDS 患者的预后。

(12~15 题共用题干)

患者女,30 岁。淋雨后出现高热,伴咳嗽咳痰,咳铁锈色痰。查体:T 39℃,HR 120 次/min,RR 33 次/min,SpO₂ 93%,NBP 110/56mmHg,右肺下野可闻及细湿啰音。

12. 目前患者**不需**紧急进行的检查是
    A. 心电图   B. 血常规
    C. 胸片   D. 痰培养
    E. 肺活检

【解析】患者目前表现为高热、咳嗽咳痰,可完善心肺相关检查,暂时无需有创病理检查。

13. 患者完善相关检查,血常规:WBC 14.58 × 10⁹/L,N 87.8%。胸片显示右肺斑片状浸润影。目前考虑该患者最有可能的诊断是
    A. AECOPD   B. 哮喘

    C. 肺癌   D. 细菌性肺炎
    E. 心包炎

【解析】患者青年女性,既往体健,此次淋雨后出现高热、咳嗽、咳痰症状,考虑细菌性肺炎可能性大。

14. 根据患者临床表现,考虑患者的病原体为
    A. 肺炎链球菌
    B. 葡萄球菌
    C. 肺炎克雷伯菌
    D. 铜绿假单胞菌
    E. 厌氧菌

【解析】患者急起高热,咳铁锈色痰,考虑肺炎链球菌肺炎可能性大。葡萄球菌肺炎多表现为脓痰或脓血痰,肺炎克雷伯菌肺炎多为砖红色胶冻状痰,铜绿假单胞菌肺炎的患者多咳黄绿色脓痰。

15. 常用于评价肺炎严重程度的 CURB-65 评分系统**不包括**
    A. 意识障碍   B. 肾功能不全
    C. 呼吸频率   D. 低血压
    E. 心率快

【解析】CURB-65 评分包括意识、肾功能、呼吸频率、低血压、年龄,不包括心率。

(16~19 题共用题干)

患者女,7 岁。因"反复晕厥伴喘息半年"入院。查体发现口唇轻度发绀,颈静脉充盈,心率 100 次/min,律齐,P2>A2,三尖瓣区可闻及 2/6 级收缩期杂音。无杵状指/趾,双下肢轻度水肿。

16. 对该患者最可能的诊断是
    A. 血管迷走性晕厥
    B. 癫痫发作
    C. 肺高压,WHO 心功能分级Ⅲ级

D. 肺高压,WHO 心功能分级Ⅳ级

E. 心肌炎

【解析】幼年女性,因反复晕厥伴喘息半年入院,缺氧、右心衰竭体征,P2>A2,三尖瓣区可闻及 2/6 级收缩期杂音,考虑诊断肺高压,WHO 心功能分级Ⅳ级。

17. 下列检查可作为确诊依据的是

A. 超声心动图

B. 心电图

C. 胸部 CT 检查

D. 胸部 X 线检查

E. 右心导管检查

【解析】右心导管检查是肺高压诊断的金标准。

18. 该病的发病机制**不包括**

A. 肺微小动脉内皮损伤

B. 炎症反应

C. 血栓栓塞

D. 肺血管壁重建

E. 血管内皮细胞过度凋亡

【解析】肺高压发病机制:肺高压存在血管内皮细胞凋亡但非过度凋亡。

19. 下列药物**不宜**应用的是

A. 呋塞米　　　B. 地高辛

C. 波生坦　　　D. 硝酸甘油

E. 伊洛前列素

【解析】肺高压治疗药物包括抗凝剂、利尿剂、地高辛、CCB、前列环素、内皮素受体拮抗剂、5 型磷酸二酯酶抑制剂。

(20~21 题共用题干)

患者女,65 岁。因胸痛 3 天来到急诊室。血压为 80/60mmHg,心率为 120 次/min,呼吸为 24 次/min,两肺可闻及大量的湿啰音。

20. 诊断首先考虑为

A. SEPSIS

B. 急性心肌梗死致左心衰竭、肺水肿

C. 重症肺炎

D. 主动脉瘤破裂

E. 肺栓塞

【解析】中老年女性,急性胸痛,伴低血压、心率快,双肺湿啰音,考虑为急性心肌梗死致左心衰竭、肺水肿。

21. 需进一步进行检查,以下**不正确**的是

A. 胸片　　　　B. 心脏超声

C. 心电图　　　D. 心肌酶谱

E. 胸部 CT

【解析】发病急,胸部 CT 非必要检查项。

(22~23 题共用题干)

某实习医学生给一个胸腔积液的患者抽取胸腔积液,穿刺过程顺利,在左侧抽取 1 200ml 胸腔积液。突然患者出现呼吸急促,嘴唇青紫。

22. 该患者的诊断首先考虑为

A. 肺栓塞

B. 脑血管意外

C. 复张性肺水肿

D. 血胸

E. 胸膜反应

【解析】胸腔积液首次抽液建议 700ml,如过量易导致复张性肺水肿。

23. 下列处理措施**不正确**的是

A. 马上停止抽取胸腔积液

B. 给氧

C. 给予肾上腺皮质激素

D. 给予广谱抗生素

E. 利尿

【解析】复张性肺水肿可给予停止操作、吸氧、激素、利尿等治疗,无理由给予抗生素。

答案:　17. E　18. E　19. D　20. B　21. E　22. C　23. D

（24~26题共用题干）

患者男，59岁。春季郊游，出现咳嗽、咳痰伴胸闷、气促7天，憋喘6小时。有哮喘病史30年，长期使用沙美特罗替卡松气雾剂治疗，对刺激性气味、花粉过敏，患者父亲患有哮喘。查体：双肺呼吸音明显降低，血气分析显示：pH 7.162，PaO_2 68.2mmHg，$PaCO_2$ 71.9mmHg，HCO_3^- 21.2mmol/L。

24. 对患者主要诊断为

   A. 慢性阻塞性肺疾病急性发作

   B. 重症哮喘

   C. 重症肺炎

   D. 急性呼吸窘迫综合征

   E. 慢性支气管炎

【解析】结合患者本次发病的症状、体征，既往史，过敏史，家族史及血气分析，考虑该患者为重症哮喘。患者无慢性阻塞性肺疾病的病史及慢性支气管炎病史，故除外AECOPD和慢性支气管炎；本病例未提供胸部影像学及吸氧情况，故不能得出重症肺炎和急性呼吸窘迫综合征的诊断。

25. 以下**不可**影响哮喘控制的因素是

   A. 依从性   B. 环境因素

   C. 药物因素   D. 共患疾病

   E. 国家政策

【解析】影响哮喘控制的因素很多，包括依从性、环境因素、药物因素和共患疾病等。

26. 以下药物**不推荐**常规应用于重症哮喘患者的是

   A. 糖皮质激素   B. β_2受体激动剂

   C. 抗胆碱药物   D. 大环内酯类

   E. 茶碱

【解析】在采用GINA/NAEPP 5级治疗仍有持续症状或未控制的成人哮喘患者可试用大环内酯类治疗，但基于防止出现大环内酯类抗生素耐药和药物不良反应（耳毒性、Q-T间期延长），不能常规使用大环内酯类抗生素治疗重症哮喘患者。

（27~29题共用题干）

患者女，22岁。身高165cm。咳嗽、咳痰伴胸闷、气促3天，憋喘5小时，意识模糊2小时。有哮喘病史14年，长期使用吸入用硫酸沙丁胺醇和吸入性糖皮质激素治疗。对刺激性气味、花粉过敏。双肺呼吸音明显降低。入院诊断考虑重症哮喘。

27. 完善血气检查显示：pH 7.089，PaO_2 59mmHg，$PaCO_2$ 178mmHg，监测患者BP 110/78mmHg。下一步需要采取的处理措施是

   A. 鼻导管吸氧

   B. 文丘里吸氧

   C. 无创机械通气

   D. 气管插管

   E. 体外膜肺氧合支持

【解析】患者存在严重的呼吸性酸中毒、二氧化碳潴留，存在低氧血症，且患者已出现意识障碍，应尽快改善患者通气，故不应采用鼻导管吸氧、文丘里吸氧和无创机械通气；因该患者尚未进行机械通气，不应直接进行体外膜肺氧合支持。故下一步的治疗措施选择气管插管。

28. 在容量控制通气条件下，潮气量200ml，气道平台压为35cmH₂O，患者出现意识不清，复查血气结果显示 pH 6.987，PaO_2 99mmHg，$PaCO_2$ 198mmHg，Lac 5.6mmol/L，监测患者BP 72/49mmHg。下一步需要采取的处理措施是

   A. 增加潮气量至300ml

   B. 改为压力控制模式

   C. 给予美蓝

答案： 24. B 25. E 26. D 27. D 28. E

D. 给予尼可刹米

E. 启动体外膜肺氧合治疗

【解析】对于重症哮喘患者,尽管机械通气条件达最高,患者的低氧血症、酸中毒、血流动力学不稳定仍继续恶化。应在气压伤发生之前尽早启动体外膜肺氧合支持。

29. 患者经过一系列综合治疗,最后好转出院。则以下药物该患者应该可以使用的是

A. 瑞芬太尼

B. β受体拮抗剂

C. ACEI

D. 非甾体类抗炎药(NSAID)

E. 布地奈德

【解析】药物可以诱发或加重哮喘。至今发现可能诱发哮喘发作的药物有数百种之多。包括阿司匹林、青霉素及亚硫酸盐、酒石酸盐、食物添加剂、非甾体类抗炎药(NSAID)、β受体拮抗剂、ACEI、瑞芬太尼等。

(30~31题共用题干)

患者女,67岁。COPD病史3年,规律使用LABA+LAMA治疗,既往未曾住院治疗。3天前受凉后出现发热、咳嗽、咳黄脓痰、气促加重。查体:T 38.5℃,RR 28次/min,鼻导管吸氧(2L/min),神志清,精神萎靡,桶状胸,双肺呼吸音对称减弱,双肺闻及干湿性啰音。血气分析:pH 7.25,PaO_2 60mmHg,$PaCO_2$ 65mmHg,HCO_3^- 28mmol/L。

30. 对于此患者,目前应首选的呼吸支持手段是

A. 无创正压通气(NPPV)

B. 经鼻高流量湿化氧疗(HFNC)

C. 经鼻气管插管

D. 经口气管插管

E. 气管切开

【解析】HFNC供氧浓度更精确,加温湿化效果更好。高的气流对上气道有"冲洗效应"而减少解剖死腔,同时可以产生一定水平的呼气末正压(平均为3cmH₂O),对AECOPD患者的呼吸困难有一定的改善作用,舒适性及耐受性优于常规的无创通气。主要应用于合并轻度呼吸衰竭的患者。禁忌证包括心搏、呼吸骤停,需紧急气管插管有创机械通气;自主呼吸微弱、昏迷;严重的氧合功能异常($PaO_2/FiO_2<100$mmHg);中重度呼吸性酸中毒高碳酸血症(pH<7.30)。

NPPV是目前AECOPD合并Ⅱ型呼吸衰竭患者首选的呼吸支持方式,主要指征包括:呼吸性酸中毒(动脉血pH≤7.35和$PaCO_2≥45$mmHg),严重呼吸困难且具有呼吸肌疲劳和/或呼吸功增加的临床征象,如动用辅助呼吸肌、胸腹部矛盾运动或肋间隙凹陷,常规氧疗或HFNC治疗不能纠正的低氧血症。

在积极的药物和无创通气治疗后,若患者的呼吸衰竭仍进行性恶化,出现危及生命的酸碱失衡和/或意识改变时,需启动有创机械通气治疗。

该患者目前存在HFNC的禁忌证,尚未达到有创机械通气的指征,存在无创正压通气的指征,无禁忌证,无创正压通气为首选的呼吸支持手段。

31. 关于该患者抗感染药物的使用,以下表述正确的是

A. 暂不需启动抗菌药物治疗

B. 应启动抗菌药物治疗

C. 据降钙素原指导抗感染药物的使用

D. 需给予抗病毒治疗

E. 抗感染方案必须覆盖铜绿假单胞菌

【解析】AECOPD抗菌治疗的临床指征为:①同时具备呼吸困难加重、痰量增加和脓

性痰这 3 个主要症状(Anthonisen Ⅰ型);②具备脓性痰和另 1 个主要症状(Anthonisen Ⅱ型);③需要有创或无创机械通气治疗。制定抗感染方案时需评估铜绿假单胞菌感染的风险,其危险因素包括:①既往痰培养铜绿假单胞菌阳性;②90 天内住院并有抗菌药物静脉应用史;③极重度慢性阻塞性肺疾病(FEV₁ 占预计值 %<30%);④近 2 周全身性应用糖皮质激素(泼尼松 >10mg/d)。因目前的临床研究结果不一致,尤其在重症患者中可能并不获益,目前不建议使用降钙素原来指导 AECOPD 患者抗菌药物的使用。在流感流行季节,对于伴发热或住院的 AECOPD 患者,应尽早行流感病毒核酸检测排查流感。但并不需立即启动抗病毒治疗。

(32~34 题共用题干)

患者女,70 岁。身高 165cm,体重 60kg。因 "AECOPD、Ⅱ型呼吸衰竭" 行气管插管及机械通气治疗。插管前血气分析提示:pH 7.2,PaO₂ 75mmHg,PaCO₂ 88mmHg,HCO₃⁻ 34mmol/L。

32. 假设给予此患者行雾化治疗,以下说法**不正确**的是
    A. 优先选择单用短效 β₂ 受体激动剂(SABA)或联合短效抗胆碱药物(SAMA)吸入治疗
    B. 雾化吸入给药
    C. 雾化器连接于呼吸机回路,药量为正常的 2~4 倍
    D. 雾化器连接于呼吸机回路,药量为正常的 5~7 倍
    E. 是一线基础治疗

【解析】支气管舒张剂是 AECOPD 的一线基础治疗,推荐优先选择单用短效 β₂ 受体激动剂(SABA)或联合短效抗胆碱药物

(SAMA)吸入治疗,住院患者首选雾化吸入给药。使用机械通气的患者可以通过专用的接头连接定量气雾剂吸入药物,或者根据呼吸机的说明书使用雾化治疗,由于药物颗粒可沉淀在呼吸机管道内,因此所需药量为正常的 2~4 倍。

33. 关于初始通气参数的设置,以下选项**不合理**的是
    A. 潮气量 350ml
    B. 潮气量 420ml
    C. 吸气流速 >60L/min
    D. 吸气末平台压(P_{plat}) 28cmH₂O
    E. PEEP 4~6cmH₂O

【解析】COPD 患者机械通气时,通气参数设置的原则是:潮气量(VT):7~9ml/kg,吸气流速(>60L/min),最小的 PEEPₑ(4~6cmH₂O),吸气末平台压(P_{plat})<30cmH₂O。

34. 假设机械通气 2 小时后复查血气分析:pH 7.50,PaO₂ 80mmHg,PaCO₂ 45mmHg,HCO₃⁻ 34mmol/L。此时以下调整呼吸机参数的原则最合适的是
    A. 增加潮气量
    B. 减少潮气量
    C. 增加呼吸频率
    D. 增加 PEEP
    E. 减少 PEEP

【解析】机械通气 2 小时后复查血气分析提示代谢性碱中毒,考虑为 PaCO₂ 下降过快所致,这种情况下需适当下调潮气量。

(35~36 题共用题干)

患者女,25 岁。2 天前咳血痰,今日咯血量达 200ml 左右。既往身体健康。体检:T 37.0℃,右肩胛下少量细小啰音,心尖部 2 级柔和收缩期杂音。X 线胸片无异常发现。

答案:　32. D　33. A　34. B

35. 此患者首选止血药物是
    A. 垂体后叶素
    B. 6-氨基己酸
    C. 巴曲酶(立止血)
    D. 氨基甲酸
    E. 安络血

【解析】垂体后叶素通过收缩内脏小动脉使末梢血流速度减慢而有利于血栓形成达到止血的目的。止血效果明确,起效迅速,咯血量多时首选垂体后叶素。

36. 若需进行体位引流,患者应取
    A. 半卧位
    B. 头低足高左侧卧位
    C. 头低足高右侧卧位
    D. 俯卧位
    E. 仰卧位

【解析】咯血时建议采取头低位或出血侧卧位,禁止健侧卧位或坐位,避免血液或血块阻塞对侧气管或向肺底部积聚。

(37~38 题共用题干)
    患者男,48 岁。刺激性咳嗽,伴气急、痰中带血,支气管解痉药效果欠佳。

37. 对于该患者,应考虑的诊断为
    A. 肺炎支原体肺炎
    B. 支气管哮喘
    C. 支气管肺癌
    D. 喘息性慢性支气管炎
    E. 克雷伯菌肺炎

【解析】患者中年男性,痰中带血、支气管解痉药效果欠佳,可排除哮喘、喘息性慢性支气管炎,合并刺激性咳嗽需考虑支气管肺癌。

38. 下列检查最有价值的是
    A. CT   B. 活检
    C. 支气管镜   D. 胸片
    E. MRI

【解析】支气管肺癌诊断的金标准是病理活检。

(39~40 题共用题干)
    患者女,29 岁。阴道流血 1 个月,咳嗽、咯血 1 天,半年前足月顺产一女婴。妇科检查:阴道壁见 2cm×1cm×1cm 紫蓝色结节,宫颈光滑,宫体如孕 50 天大小,质软,活动,附件区未触及包块。胸片示多个低密度圆形阴影,血 β-HCG 10 000U/L。

39. 对该患者采取的**不恰当**的处理措施是
    A. 化疗
    B. CT 检查
    C. B 超检查
    D. 阴道病灶活检
    E. 血 β-HCG 监测

【解析】结合病史应考虑绒毛膜癌,绒毛膜癌的诊断主要是病史、妇科查体及血 β-HCG 和组织学诊断结果,影像学检查不是必要的,胸部 CT 可排除其他病变。

40. 对该患者最可能的诊断是
    A. 子宫内膜异位症
    B. 阴道肿瘤
    C. 绒毛膜癌
    D. 原发性肺癌
    E. 葡萄胎

【解析】患者育龄女性,主诉为阴道流血 1 个月,咳嗽、咯血 1 天,半年前足月生育史,查体:阴道壁见 2cm×1cm×1cm 紫蓝色结节,血 β-HCG 高,胸片示多个低密度圆形阴影,结合病史应考虑绒毛膜癌。

(41~42 题共用题干)
    患者男,25 岁。车祸伤 1 小时。查体:脉搏 130 次/min,血压 86/60mmHg,烦躁不安,发绀,严重呼吸困难,皮肤湿冷,左颈胸

答案: 35. A 36. C 37. C 38. B 39. C 40. C

部皮下捻发感,气管右移,左胸饱满,左肺呼吸音消失。胸片示左肺完全萎陷。

41. 对该患者最可能的诊断为
    A. 左侧进行性血胸
    B. 左侧闭合性气胸
    C. 左侧开放性气胸
    D. 左侧张力性气胸
    E. 左侧反常呼吸运动

【解析】患者有车祸外伤史,左胸饱满、左肺呼吸音消失,胸片提示左肺完全萎陷,诊断气胸明确,发病1小时即出现严重呼吸困难、烦躁不安、血压低,考虑为张力性气胸。

42. 对于该患者的急救处理是
    A. 抗休克
    B. 气管插管
    C. 高流量吸氧
    D. 呼吸机辅助呼吸
    E. 左侧胸膜腔穿刺

【解析】胸膜腔内压测定常超过10cmH$_2$O,甚至高达20cmH$_2$O,抽气后胸膜腔内压可下降,但又迅速复升,对机体呼吸循环的影响最大,必须紧急行胸腔闭式引流。

（43~45题共用题干）
患者男,56岁。既往体健,吸烟30余年。剧烈咳嗽2天,无咳痰、咯血及发热,半小时前突发胸痛,呼吸困难,不能平卧,伴发绀。查体:呼吸36次/min,左侧语颤减弱,呼吸音降低,心率100次/min。

43. 对该患者最可能的诊断是
    A. 支气管肺癌
    B. 急性左心衰竭
    C. 肺梗死
    D. 自发性气胸
    E. 急性心肌梗死

【解析】中年男性,有长期吸烟史,考虑存在慢性肺结构破坏基础。起病前存在剧烈咳嗽的诱因,突起呼吸困难、不能平卧,听诊一侧语颤减弱、呼吸音降低,诊断自发性气胸,为继发性。

44. 胸片示肺组织压缩近30%,对该患者下一步采取的急救措施是
    A. 补液、抗感染
    B. 气管插管
    C. 高流量吸氧
    D. 呼吸机辅助呼吸
    E. 左侧胸膜腔穿刺

【解析】稳定型小量气胸,首次发生的症状较轻的闭合性气胸可保守治疗。如患者年龄偏大,并有肺基础疾病如COPD,其胸膜破裂口愈合慢,呼吸困难等症状严重,即使气胸量较小,原则上亦不主张保守治疗。题干中的患者是56岁的COPD患者,且肺组织压缩近30%,除吸氧外,需行抽气处理。

45. 经处理后,患者呼吸困难稍缓解,但迅速再发,并有发绀、休克。下一步应采取的急救处理是
    A. 立刻剖胸探查
    B. 闭式胸腔引流
    C. 胸腔穿刺抽气
    D. 保守治疗,密切观察
    E. 择期剖胸探查

【解析】患者抽气后胸膜腔内压可下降,呼吸困难症状稍缓解,但又迅速复升,出现严重呼吸困难(发绀)、休克,考虑为张力性气胸,必须紧急行闭式胸腔引流。

（46~47题共用题干）
患者女,40岁。因体检发现肺部结节1个月余入院。胸部CT:右上肺结节,直

答案: 41. D 42. E 43. D 44. E 45. B

径约 20mm,边缘毛刺状。病理:腺癌,遂行 VATS 肺癌根治术,术后转入 ICU。心电监护:HR 120 次/min,RR 30 次/min,BP 110/60mmHg,SpO$_2$ 88%(鼻导管 2L/min 给氧)。查体:右肺呼吸音消失。床边超声提示:条码征。

46. 患者 SpO$_2$ 低,最可能的原因为
    A. 右侧气胸
    B. 气道梗阻
    C. 肺栓塞
    D. 哮喘急性发作
    E. 麻醉药物导致呼吸抑制

【解析】患者为肺癌术后,血氧低,结合查体及超声所见,为典型气胸表现,考虑术后肺膨胀不全导致。

47. 急救处理中最重要的是
    A. 高流量吸氧
    B. 气管插管
    C. 呼吸机辅助呼吸
    D. 胸腔引流管接负压
    E. 溶栓治疗

【解析】患者为典型气胸表现,考虑术后肺膨胀不全导致,故最重要的是胸腔闭式引流,接负压,使剩余肺逐渐膨胀,改善 $\dot{V}/\dot{Q}$。

(48~49 题共用题干)

患者男,65 岁。既往体健,因体检发现肺部结节 2 个月余入院。胸部 CT:左下肺结节,直径约 20mm,边缘毛刺状。病理:腺癌,遂行 VATS 肺癌根治术,术后转入 ICU。第二天上午查房,心电监护:HR 110 次/min,RR 35 次/min,BP 110/60mmHg,SpO$_2$ 93%(鼻导管 2L/min 给氧)。血气分析:PaO$_2$ 55mmHg,PaCO$_2$ 35mmHg。查体:呼吸浅快,说话不成句,左肺呼吸音减低。

48. 对该患者最可能的诊断是
    A. 肺栓塞   B. 气胸
    C. ARDS   D. 胸腔积液
    E. 急性心肌梗死

【解析】患者术后第二天血氧下降,PaO$_2$/FiO$_2$<200mmHg,因此存在 ARDS。

49. 胸片示右侧肺大量渗出,对该患者下一步的急救处理是
    A. 补液、抗感染
    B. 气管插管、机械通气
    C. 高流量吸氧
    D. 利尿
    E. 左侧胸膜腔穿刺

【解析】患者考虑为术后 ARDS,原因为术中单肺通气导致的健侧肺损伤,故需要立即气管插管接呼吸机辅助呼吸。

四、案例分析题

【案例 1】患者男,52 岁。诊断为慢性血栓栓塞性肺高血压,平均肺动脉压 65mmHg,经靶向药物和经皮肺动脉球囊扩张术治疗效果不佳。今日行肺动脉内膜剥脱术,术后带气管插管、呼吸机辅助呼吸入 ICU 病房。入室动脉血气分析结果(FiO$_2$ 100%,PEEP 5cmH$_2$O):pH 7.21,PaO$_2$ 87mmHg,PaCO$_2$ 55mmHg,BE −10mmol/L,Lac 12.8mmol/L。

第 1 问:患者入 ICU 时表现为严重低氧血症,对病因分析有帮助的检查或操作包括
    A. 肺电阻抗断层成像检查
    B. 床旁肺部超声
    C. 吸痰
    D. 俯卧位
    E. 床旁胸片
    F. 脉搏指示连续心排血量监测

【解析】肺电阻抗断层成像检查和床旁肺

部超声可动态评估肺通气,吸痰可初步除外气道分泌物阻塞,床旁胸片可初步排查气胸、大量胸腔积液等病因,脉搏指示连续心排血量监测可评价心功能和血管外肺水。

第 2 问:经检查,患者气道内无明显分泌物,胸片示双侧肺纹理增粗,均可延伸至肺野外带,肺部超声提示双肺上下蓝点布满 B 线,后蓝点未见碎片征,漂浮导管测量 PAWP 12mmHg。引发该患者低氧血症的原因最有可能是

A. 气胸

B. ARDS

C. 再灌注性肺水肿

D. 心源性肺水肿

E. 胸腔积液

F. 肺通气不足

【解析】胸片基本除外气胸和大量胸腔积液,超声未见背侧实变表现,漂浮导管测量 PAWP 不高,超声提示肺水增多表现,结合病史,考虑再灌注性肺损伤导致肺水肿可能性大。

第 3 问:初步治疗后,氧合指数仍低于 150mmHg,主治医师拟为患者实施俯卧位通气。俯卧位改善氧合的可能机制有

A. 促进肺复张

B. 改善通气/血流比值

C. 减少呼吸弥散距离

D. 降低通气死腔

E. 改善肺顺应性

F. 促进痰液引流

【解析】俯卧位不能改变呼吸膜厚度,即无法改善呼吸弥散距离。需要说明的是,肺顺应性改善本身并不能直接导致氧合改善,但俯卧位可能通过促进肺复张,同时可改善肺顺应性和氧合。

第 4 问:经过 3 天的治疗,患者循环趋于稳定,减弱镇静效果尝试脱机过程中患者呼吸频率明显增快,伴大汗、烦躁,考虑脱机困难。脱机困难的常见原因包括

A. 肺部病变

B. 左心舒张功能不全

C. 高热

D. 谵妄

E. 膈肌运动障碍

F. 严重营养不良

【解析】以上选项均为脱机困难的主要原因。

第 5 问:经过 2 周的治疗,患者最终成功脱机拔管,但咳痰力量较弱,胸部 CT 提示双下肺仍有部分肺不张。以下技术有助于预防或治疗拔管后呼吸衰竭的是

A. 经鼻高流量吸氧

B. 鼻导管吸氧

C. 面罩吸氧

D. 无创通气

E. 呼吸功能锻炼器

F. 早期下地活动

【解析】鼻导管或面罩吸氧本身仅提供氧浓度支持,无法预防或治疗呼吸衰竭。

【案例 2】患者男,58 岁。身高 164cm,体重 70kg。有高血压、冠心病、COPD 病史。此次因大量饮酒后出现上腹剧烈疼痛就诊,血淀粉酶、脂肪酶升高,CT 提示胰腺周围渗出,考虑急性胰腺炎收治入院。入院后第 2 天出现呼吸困难,进行性加重,无发热、咳痰。查体:RR 35~40 次/min,HR 118 次/min,SpO_2 88%(鼻导管5L/min),NBP 146/90mmHg。双下肺细湿啰音,心律齐,双下肢轻度凹陷性水肿。

答案: 2. C　3. ABDF　4. ABCDEF　5. ADEF

第1问:该患者最可能出现的情况是

  A. 院内获得性肺炎

  B. COPD 急性加重

  C. ARDS

  D. 急性左心衰竭

  E. 急性支气管炎

  F. 气胸

【解析】根据题意,可知该患者最有可能是胰腺炎作为诱因,出现了 ARDS。

第2问:患者呼吸困难和低氧血症进行性加重,主管医师为患者实施气管插管和正压通气。呼吸机设置:容量控制模式,潮气量 560ml,呼吸频率 12 次/min,PEEP 3cmH_2O,FiO_2 80%。充分镇静镇痛,无自主呼吸情况下,监测气道峰压 35cmH_2O,平台压 31cmH_2O,无内源性 PEEP 产生。通气 1 小时后查动脉血气:pH 7.34,$PaCO_2$ 46mmHg,PaO_2 100mmHg,BE +2mmol/L。以下说法正确的是

  A. 潮气量不足导致二氧化碳潴留,应提高潮气量

  B. 应提高呼吸频率,降低潮气量

  C. 该患者呼吸系统静态顺应性为 20cmH_2O

  D. 该患者呼吸系统动态顺应性为 20cmH_2O

  E. 更高的 PEEP 对该患者很有可能是更合适的

  F. 该患者目前属于重度 ARDS

【解析】ARDS 患者应行保护性机械通气,按理想体重潮气量为 6ml/kg,对于该患者而言约为 360ml,题中设置的潮气量明显偏大。呼吸系统静态顺应性 = 潮气量/(平台压-PEEP),为 20cmH_2O,动态顺应性 = 潮气量/(峰压-PEEP)。肺外源性 ARDS 对 PEEP 的反应更好,对该患者设置过低的

PEEP 和很高的吸氧浓度,是不合适的。该患者目前氧合指数为 100/0.8=125mmHg,暂不符合重度 ARDS。

第3问:上级医师指导调整呼吸机参数后,复查动脉血气,PaO_2/FiO_2<100mmHg,$PaCO_2$ 55mmHg。为改善低氧血症,此时可考虑采取的措施有

  A. 肺复张

  B. 俯卧位通气

  C. 使用 VV-ECMO

  D. 使用肌松药物

  E. 灌肠通便,降低腹内压

  F. 应用糖皮质激素

【解析】选项 A、B、C 为常见的中重度 ARDS 挽救性治疗。肌松药物应用于呼吸窘迫的中重度 ARDS 患者可能减轻呼吸机相关性肺损伤,但不改善低氧血症。降低腹内压可减少对肺部的压迫,改善肺不张。糖皮质激素不能改善低氧,且无明确循证医学证据应用于急性胰腺炎和 ARDS。

第4问:上级医师打算为该患者实施俯卧位通气。以下关于俯卧位通气的说法,正确的是

  A. 腹腔内压升高是俯卧位的绝对禁忌证

  B. 根据目前循证医学证据,推荐俯卧位治疗时间为每日≥16 小时

  C. 俯卧位可改善肺通气的不均一性

  D. 俯卧位后均能使 $PaCO_2$ 降低

  E. 俯卧位增加胸壁顺应性

  F. 俯卧位有利于肺复张

【解析】俯卧位可能增加腹腔内压,但腹腔高压并非绝对禁忌证。俯卧位对 CO_2 的影响具有不确定性,但目前的证据提示,俯卧位后 $PaCO_2$ 明显下降的患者具有较低的 28 天死亡率。背侧胸壁顺应性较腹侧胸壁

答案:【案例2】 1. C 2. BCE 3. ABCE 4. BCF

顺应性差。仰卧位时,背侧胸壁受限;俯卧位时,腹侧胸壁受限。因此,俯卧位时,胸壁顺应性是下降的。

【案例3】患者男,55岁。2天前劳累后出现发热,体温38.5℃,伴肌肉酸痛,无畏寒、寒战,无咳嗽、咳痰,无胸闷、胸痛,自服对乙酰氨基酚无好转。1天前出现咳嗽,咳少量黄白色黏痰,就诊我院急诊。查体:T 39.5℃,HR 113 次/min,RR 35 次/min,SpO_2 93%,NBP 87/56mmHg,左肺下野可及细湿啰音,实验室检查:WBC 12.58×10^9/L,N 88.9%,Cr 96μmol/L,BUN 8.3mmol/L,血钠133mmol/L,血钾 3.7mmol/L,PCT 0.76ng/ml。ABG:pH 7.36,PaO_2 67mmHg,$PaCO_2$ 31mmHg。胸片示:左肺中野斑片影。甲型及乙型流感病毒抗原均显示阴性。有高血压、高脂血症病史。

第1问:该患者社区获得性肺炎(CAP)的诊断依据包括

　　A. 社区发病

　　B. 发热、咳嗽咳痰

　　C. 肺部湿啰音

　　D. WBC$>10 \times 10^9$/L

　　E. 胸部X线左肺中野斑片影

　　F. 呼吸急促

【解析】CAP的主要表现分为3部分:①社区发病。②肺炎相关临床表现:新近出现的咳嗽、咳痰或原有呼吸道疾病症状加重,伴或不伴浓痰、胸痛、呼吸困难及咯血;发热;肺实变体征和/或闻及湿性啰音;外周血白细胞$>10 \times 10^9$/L 或 $<4 \times 10^9$/L,伴或不伴细胞核左移。③胸部影像学检查显示新出现的斑片状浸润影、叶或段实变影、磨玻璃影或间质性改变,伴或不伴胸腔积液。诊断标准:符合①、③以及②中的任何1项,并除外肺结核、肺部肿瘤、非感染性肺间质性疾病、肺水肿、肺不张、肺栓塞、肺嗜酸性

粒细胞浸润症及肺血管炎等后,可建立临床诊断。

第2问:该患者诊断为重症社区获得性肺炎的指标包括

　　A. 高热

　　B. 尿素氮 >7mmol/L

　　C. 呼吸频率超过 30 次/min

　　D. 血压 <90/60mmHg

　　E. 低氧血症

　　F. PCT 0.76ng/ml

【解析】CAP病情严重程度的评估,目前建议使用 CURB-65 评分。CURB-65 评分共5项指标。①C:意识障碍;②U:尿素氮 >7mmol/L;③R:呼吸频率≥30 次/min;④B:血压 <90/60mmHg;⑤年龄≥65 岁。满足1项得1分,0~1分,低危,原则上门诊治疗即可;2分,中危,建议住院或在严格随访下院外治疗;3~5分,高危,应住院治疗。该评分简洁,敏感度高,易于临床操作,但应结合患者基础疾病、社会经济状况、胃肠功能及治疗依从性等综合判断。

第3问:该患者最可能的致病菌是

　　A. 肺炎链球菌

　　B. 肺炎克雷伯菌

　　C. 甲型流感病毒

　　D. 金黄色葡萄球菌

　　E. 铜绿假单胞菌

　　F. 乙型流感病毒

　　G. 白念珠菌

【解析】根据《中国成人社区获得性肺炎诊断和治疗指南》,可能的致病菌如下:细菌类,如肺炎链球菌、肺炎克雷伯菌、金黄色葡萄球菌、铜绿假单胞菌以及不典型病原菌;病毒类,如普通上呼吸道病毒、甲型流感病毒、乙型流感病毒。

答案:【案例3】 1. ABCDE　2. BCD　3. ABCDEF

第4问:常用的流感病毒核酸检测标本是

A. 咽拭子   B. 鼻拭子

C. 鼻咽抽取物   D. 气管抽取物

E. 痰   F. 肛拭子

【解析】流行性感染诊疗方案推荐常用病原学检测方法为病毒核酸检测:检测呼吸道标本(咽拭子、鼻拭子、鼻咽或气管抽取物、痰)中的流感病毒核酸。病毒核酸检测的特异性和敏感性最好,且能区分病毒类型和亚型。

【案例4】患者女,18岁。因胸痛伴呼吸困难1个月入院。在当地医院诊断为血胸,给予抽胸腔积液治疗1个月,胸痛缓解出院。出院后第2天再次出现胸痛,遂来诊。自幼有反复鼻出血史。体检:血压100/76mmHg。神志清,精神紧张。口唇无发绀,颈静脉无充盈。双肺呼吸音粗,无啰音。心率80次/min,律齐,左背下部可闻及收缩期3/6吹风样杂音。双手及背部可见散在红色血管瘤,直径1~2mm,压之褪色。双下肢无水肿。

第1问:患者入院后应常规进行的检查是

A. 心电图

B. 超声心动图

C. CTPA

D. 血常规

E. 胸部X线检查

F. 动脉血气分析

G. 胸腔积液常规及生化

【解析】患者青年女性,自幼反复鼻出血,此次反复胸痛伴呼吸困难1个月,需进行相关检查进行鉴别明确诊断。

[提示]胸片提示左侧胸腔少量胸腔积液,超声心动图检查示:LVEDD 45mm,RV 20mm,估测肺动脉收缩压47mmHg,检查发现左下肺动静脉瘘。

第2问:此时应采取的治疗是

A. 静脉应用止血药

B. 继续抽取胸腔积液

C. 介入封堵肺动静脉畸形

D. 抗生素预防感染

E. 卧床休息,避免剧烈活动

F. 吸氧

【解析】暂时无需止血药,少量胸腔积液暂不处理。其余对症对因处理。

[提示]右心导管检查发现肺动脉平均压为45mmHg,CO 3.0L/min,PCWP 10mmHg,PVR 11.7Wood单位,介入封堵成功。

第3问:患者目前诊断为

A. 遗传性出血性毛细血管扩张症相关性肺高压

B. 结缔组织病相关性肺高压

C. 特发性肺高压

D. 慢性血栓栓塞性肺高压

E. 左心疾病相关性肺高压

F. 肺血管发育不良

【解析】遗传性出血性毛细血管扩张症(HHT)的特征性临床表现:皮肤黏膜交界处的毛细血管扩张,常伴有严重反复性鼻出血,肺动静脉畸形。

[提示]介入封堵术后出现活动后心慌,行走100米心率可达150次/min,休息5分钟即可恢复正常。

第4问:目前应采取的治疗是

A. 注意休息

B. 吸氧

C. 口服利尿剂

D. 地高辛

E. 西地那非口服

F. 波生坦口服

G. 伊洛前列素(万他维)吸入

H. 前列地尔静脉输注

答案: 4. ABCDE   【案例4】 1. ABCDEF 2. CDEF 3. A 4. ABCDEFG

【解析】一般治疗＋强心＋利尿＋降动脉压治疗。

【案例5】患者男,67 岁。因前壁心肌梗死入 CCU 治疗,治疗第4天突然出现严重的气促,血压 90/70mmHg,心率 125 次/min,两肺可及湿啰音,左胸骨缘可闻及 3 级新的收缩期杂音。

第1问:对该患者最可能的诊断是
A. 新的心肌梗死出现
B. 乳头肌断裂致左心衰竭、肺水肿
C. 肺栓塞
D. 心包积液
E. 肺部感染
F. 主动脉关闭不全

【解析】急性心肌梗死常见并发症,左胸骨缘可闻及 3 级新的收缩期杂音,血压 90/70mmHg,心率 125 次/min,两肺可及湿啰音,为乳头肌断裂致左心衰竭、肺水肿表现。

第2问:最有助于诊断的是
A. 心脏超声　　　　B. 胸片
C. EKG　　　　　　D. 心肌酶谱
E. 肌钙蛋白　　　　F. BNP

【解析】心脏超声可快速床旁确诊。

第3问:超声监测见乳头肌断裂,下列描述正确的是
A. 呈"马鞭样"运动
B. 不完全乳头肌断裂可见收缩期乳头肌裂隙
C. 二尖瓣叶出现连枷样运动
D. 左心房、左心室扩大
E. 三尖瓣关闭不全
F. 右心房增大

【解析】乳头肌断裂应导致二尖瓣关闭不全,左心房、左心室增大

第4问:对该患者需要进行的可最终改善患者生存率的治疗是
A. 使用洋地黄
B. 行二尖瓣置换术
C. 必要时加做冠状动脉搭桥术
D. 使用利尿剂
E. 使用 ACEI
F. 使用 β 受体拮抗剂

【解析】乳头肌断裂进行外科手术才能从根本上解决存活率,选择二尖瓣置换术＋必要时加做冠状动脉搭桥术。

【案例6】患者男,79 岁。因气促2天来急诊室,有高血压病史。查体:两肺底可闻及湿啰音。胸片提示:心影扩大,肺门蝶状阴影。心脏超声提示:射血分数为 33%。

第1问:对该患者最可能的诊断是
A. 扩张型心肌病
B. 急性心肌梗死
C. 急性左心衰竭、肺水肿
D. 肺炎
E. COPD
F. 肺栓塞

【解析】老年男性,急性起病,EF33%,心影增大,肺门蝶形阴影,两肺底可闻及湿啰音,符合急性左心衰竭、肺水肿表现。

第2问:以下处理措施,**不正确**的是
A. 静脉注射呋塞米
B. 静脉注射吗啡
C. 给予广谱抗生素
D. 面罩给氧
E. 静脉注射西地兰
F. 静脉注射氨茶碱

【解析】急性心力衰竭肺水肿治疗:吸氧、强心、利尿、镇痛、使用茶碱,无理由给予抗生素。

答案:【案例5】 1. B　2. A　3. ABCD　4. BC　　【案例6】 1. C　2. C

第3问:患者经过药物治疗后,气促无明显缓解,SpO$_2$ 81%,HR 148 次/min,BP 175/88mmHg。此时应该选择的治疗措施是

A. 硝普钠扩张血管

B. 硝酸甘油扩张血管

C. 继续呋塞米利尿

D. 经鼻高流量氧疗

E. 胺碘酮控制心率

F. 普罗帕酮控制心率

【解析】急性左心衰竭可使用硝普钠快速扩张小动静脉,减轻前后负荷,面罩给氧效果不佳可以经鼻高流量氧疗,产生轻度PEEP作用,降低氧耗量。胺碘酮、普罗帕酮均有负性肌力作用,急性心力衰竭时不适用。

第4问:经高流量氧疗后患者氧合仍无改善,呼吸窘迫进一步加重,此时应该考虑立刻进行的治疗是

A. 无创呼吸机辅助呼吸

B. 有创呼吸机辅助呼吸

C. ECMO

D. IABP

E. CRRT

F. 冠脉造影

【解析】心力衰竭经氧疗无效,呼吸循环仍不稳定,应进行机械通气治疗,可选择无创/有创机械通气,其余几项治疗措施不是目前病情状态立刻需要进行的治疗方法。

【案例7】患者女,35岁。憋喘5小时,有哮喘病史。

第1问:有助于对患者做出诊断,应完善的检查是

A. 胸部平片

B. 一般健康和哮喘控制问卷

C. 全套肺功能测定及峰流速监测

D. 诱导痰 FeNO 测定

E. 高分辨率 CT

F. 诱导痰嗜酸性粒细胞

G. 认知量表

【解析】对哮喘患者需要进行仔细和全面的评估,评估的主要内容如下:哮喘病史;环境暴露;共存疾病和混杂因素;治疗依从性;身心疾病史;体格检查要点;有无药物不良反应;哮喘病情评估(肺功能:支气管舒张试验或激发试验、肺容积和弥散功能测定、基线评估、一般健康和哮喘控制问卷、血清总IgE和外周血嗜酸性粒细胞计数、过敏原皮肤试验;评估气道炎症:诱导痰嗜酸性粒细胞计数和 FeNO 测定);针对共存疾病的其他检查,如食管24小时 pH 监测、高分辨率CT等。

第2问:如果患者诊断为重症哮喘,则以下选项患者应符合的是

A. 症状控制不佳,哮喘控制问卷(ACQ)总分在 1.5 分以上

B. 症状控制不佳,哮喘控制测试(ACT)在 20 分以下

C. 频繁的急性发作,即使在全身使用激素的情况下(使用3天以上),1年内出现两次或者以上的发作

D. 严重的急性发作,在1年内需要1次以上的住院治疗或入住 ICU

E. 严重的急性发作,需要机械通气支持

F. 气流受限,撤除短效或者长效支气管舒张剂后,患者第1秒用力呼气流量(FEV$_1$)小于80%预计值,同时存在FEV$_1$/FVC(用力呼气流量)低于正常值的下限

G. 使用第3级或第4级哮喘药物治疗才能够维持控制

【解析】明确是否属于重症哮喘:哮喘控

答案: 3. AD 4. AB 【案例7】 1. ABCDEF 2. ABCDEF

制的标准应按照 GINA 的标准进行综合、全面的评估。符合以下 4 条中的 1 条即为未控制的哮喘：①症状控制不佳，哮喘控制问卷（ACQ）总分在 1.5 分以上或者哮喘控制测试（ACT）在 20 分以下（或者根据国家哮喘教育和预防项目定义的"控制不佳"，或者使用 GINA 指南评估患者 3 个月以上仍然属于控制不佳）；②频繁的急性发作，频繁意味着即使在全身使用激素的情况下（使用 3 天以上），1 年内出现两次或者以上的发作；③严重的急性发作，在 1 年内需要一次以上的住院治疗、入住 ICU 或者需要机械通气支持；④气流受限，撤除短效或者长效支气管舒张剂后，患者第 1 秒用力呼气流量（FEV_1）小于 80% 预计值，同时存在 FEV_1/FVC（用力呼气流量）低于正常值的下限。

第 3 问：以下选项属于重症哮喘的病理生理机制的是

A. 严重的气道重塑
B. 气道炎症异质性增加
C. 气道炎症异质性降低
D. 遗传因素
E. 糖皮质激素反应性升高
F. 糖皮质激素反应性降低

【解析】重症哮喘的病理生理机制包括严重的气道重塑、气道炎症异质性增加、遗传因素、糖皮质激素反应性降低。

第 4 问：结合重症哮喘的病理生理机制，下面药物可以用于治疗重症哮喘的是

A. 糖皮质激素
B. β_2 受体激动剂
C. β_2 受体拮抗剂
D. 抗胆碱药物
E. 茶碱

F. 白三烯调节剂
G. 免疫抑制剂和抗代谢药物

【解析】可用于治疗重症哮喘的药物包括糖皮质激素、β_2 受体激动剂、抗胆碱药物、茶碱、白三烯调节剂、免疫抑制剂和抗代谢药物、大环内酯类和抗真菌药物。

第 5 问：给予患者高流量氧疗但患者 PaO_2 仍低于 60mmHg 且 $PaCO_2$ 进一步升高，并出现持续性酸中毒、意识水平下降。下一步首选的处理措施是

A. 无创呼吸机辅助呼吸
B. 有创呼吸机辅助呼吸
C. 给予呼吸兴奋剂
D. 体外膜肺氧合
E. 给予碳酸氢钠注射液
F. 给予肌松剂
G. 降低吸氧浓度和氧流量

【解析】重症哮喘患者氧疗效果无效时，应及时考虑进行有创机械通气，其指征为出现发绀，尽管给予高流量氧疗但 PaO_2 仍低于 60mmHg，$PaCO_2$ 进一步升高，心动过缓，持续性酸中毒，意识水平下降，反常的胸腹运动，寂静胸和呼吸停止等。

第 6 问：对患者进行气管插管和机械通气治疗，应遵循的机械通气干预原则是

A. 增加呼气末正压
B. 减少吸气时间
C. 降低呼吸频率
D. 增加吸气流速
E. 减少吸气暂停时间
F. 较低的潮气量
G. 增加吸气压，尽快改善通气

【解析】重症哮喘进行机械通气参数设置前需评估气道阻力、肺泡过度充气和高碳酸血症等情况。支气管痉挛等压点内移、

答案：　3. ABDF　4. ABDEFG　5. B　6. ABCDEF

auto-PEEP 增加、DPH 是哮喘的呼吸力学主要的改变。机械通气干预原则：①增加呼气末正压（PEEP），以对抗内源性 PEEP，一般设定为内源性 PEEP 的 50%~80%；②减少吸气时间或降低呼吸频率，目的是使呼气时间足够保证肺泡内气体充分呼出；③不增加平台压的前提下，增加吸气流速，克服气道阻力；④减少吸气暂停时间；⑤给予较低的潮气量，如 4~6ml/kg。在气管插管后的 12 小时内，多数患者的高碳酸血症会有所好转，高碳酸血症极少对患者造成严重影响。

【案例 8】患者男，75 岁。因"咳嗽、咳痰 6 年，活动后气促 3 年，加重 2 天"入院。4 年前肺功能检查提示"重度阻塞性通气功能障碍，支气管舒张试验阴性"，诊断为"慢性阻塞性肺疾病（COPD）"，近 2 年反复多次因 AECOPD 住院治疗。2 个月前曾因"Ⅱ型呼吸衰竭、肺性脑病"行气管插管及有创机械通气治疗，1 个月前病情改善出院，2 天前受凉后症状加重，伴发热、咳黄痰、精神萎靡。有高血压病史，规范服用降压药，血压维持于 125/80mmHg 左右。查体：T 38.5℃，RR 28 次/min，BP 102/68mmHg，SpO_2 93%（低流量吸氧）；对答切题；双侧球结膜水肿；喉头闻及痰鸣音；桶状胸，双肺叩诊过清音，双肺呼吸音对称减弱，双肺闻及散在呼气相低调哮鸣音，呼气延长，双下肺闻及湿啰音；心率 100 次/min，心律齐，P2 亢进，各瓣膜听诊区未闻及病理性杂音；腹软，全腹无压痛，肝脾未触及；双下肢轻度凹陷性水肿。

第 1 问：对于该患者，应尽快完善的检查是

A. 血培养　　　　B. 脑脊液检查
C. 胸片　　　　　D. 动脉血气分析
E. 血乳酸　　　　F. 快速血糖测定
G. 痰培养　　　　H. 头颅核磁
I. 心电图

【解析】患者受凉后出现症状加重，伴发热、精神萎靡、血压下降，考虑为感染诱发 AECOPD，伴早期肺性脑病，需完善血培养、动脉血气分析、痰培养、胸片、心电图、血乳酸、血糖等检查。暂不需完善头颅核磁、脑积液检查。

第 2 问：对该患者应采取的处理措施是

A. 立即收入 ICU
B. 首选无创通气
C. 密切评估病情，及时给予机械通气
D. 如需有创机械通气，应尽快行气管切开术
E. 预防性抗凝
F. 雾化吸入短效 $β_2$ 受体激动剂联合异丙托溴铵
G. 动态监测液体、电解质和酸碱平衡

【解析】患者出现意识改变，伴有血流动力学变化，达到入住 ICU 的指征；目前暂未达到有创机械通气的指征，首选无创通气，但需密切评估有创机械通气的指征。AECOPD 患者，可能会因反复呼吸衰竭加重需多次接受人工通气，应严格掌握气管切开的指征，原则上应尽量避免气管切开。住院的 AECOPD 患者存在深静脉血栓形成及肺动脉栓塞的风险，如无禁忌证，应启动预防性抗凝治疗。支气管舒张剂是 AECOPD 的一线基础治疗，推荐优先选择单用短效 $β_2$ 受体激动剂（SABA）或联合短效抗胆碱药物（SAMA）吸入治疗。动态监测液体、电解质和酸碱平衡。

第 3 问：患者入 ICU 后，经密切评估，予患者行气管插管接呼吸机辅助通气，积极抗感染、支持等治疗，但患者仍反复发热，气道分泌物较多，呼吸衰竭状态纠正不理想。需考虑的可能因素是

A. 抗感染方案是否覆盖了潜在致病原

答案：【案例 8】 1. ACDEFGI　2. ABCEFG　3. ABCDEFG

B. 镇静程度过深,影响痰液清除

C. 耐药菌或特殊病原体感染,有真菌感染可能

D. 合并心力衰竭

E. 合并呼吸机相关性肺炎

F. 合并气胸

G. 药物热

【解析】若初始治疗反应不佳,在调整抗感染药物治疗前,应评估以下内容:①抗菌方案是否覆盖了潜在致病原。②是否存在痰液清除障碍等影响感染控制的因素。③反复检查感染的病原学,注意耐药菌或特殊病原体感染,尤其是已经较长时间使用广谱抗菌药物和/或近期反复全身应用糖皮质激素治疗的患者,应注意真菌感染可能。④评估是否存在未控制的合并症和/或并发症如心力衰竭、肺栓塞、气胸等。同时,也应警惕是否合并院内感染如呼吸机相关性肺炎。也不能排除药物热可能。

第4问:该患者经过有创机械通气、抗感染、舒张支气管等治疗,目前无发热,神志清,经气管插管吸出少量白色黏痰,双肺闻及少量湿啰音,双下肢轻度水肿。血气分析提示:FiO_2 40%,pH 7.38,PaO_2 88mmHg,$PaCO_2$ 48mmHg,HCO_3^- 28mmol/L。应采取的下一步治疗措施包括

A. 抗感染治疗可降阶梯

B. 继续使用支气管舒张剂

C. 评估撤机拔管,序贯为无创通气

D. 康复锻炼

E. 营养支持

F. 撤机拔管后,首选序贯为 HFNC

G. 利尿消肿,并维持水电解质平衡

【解析】AECOPD 并发肺部感染得以控制,脓性痰液转为白色且痰量明显下降、肺部啰音减少、临床情况表明呼吸衰竭获得初

步纠正后,可以将抗感染治疗降阶梯,继续使用支气管舒张剂;如果吸氧浓度 <40%,血气接近正常或达到缓解期水平,通常可以考虑拔管,拔管后的序贯策略,首选无创通气。同时需继续加强营养支持和康复锻炼,适当利尿消肿,维持水电解质平衡。

【案例9】患者女,30岁。反复咳嗽、咳痰 10 余年,以晨起明显。近 2 天来,因受凉后咳嗽咳痰加重,每日咳黄痰约 100ml,今晨略咳鲜血半碗,自感恶寒、发热,时有气促、胸闷等症状。体格检查:T 38℃,PR 84 次/min,RR 22 次/min,BP 100/50mmHg,神清,口唇略发绀,双侧锁骨上淋巴结未触及,右下肺闻及湿啰音,心律齐,腹软,双下肢无水肿。辅助检查:白细胞 8×10^9/L,中性粒细胞 70%。胸部 CT 示:右下肺卷发样阴影,少许液平面。年幼时曾患支气管肺炎。曾行胸部高分辨 CT 检查示:右肺下叶基底段"柱状支气管扩张"。无其他基础疾病,无吸烟饮酒不良嗜好。

第1问:该患者最主要的发病原因是

A. 防御功能缺陷

B. 婴幼儿支气管肺炎

C. 异物吸入

D. 肺结核

E. 受凉感冒

F. 肺曲霉菌病

【解析】患者青年女性,慢性咳嗽、咳痰病史,年幼时曾患支气管肺炎,既往 CT 提示支气管扩张,结合病史,主要发病原因考虑为婴幼儿支气管肺炎。

第2问:入院后第 4 天,患者咯血 150ml,突然出现烦躁不安、气急、口唇发绀、大汗淋漓等症状。该患者最可能发生的情况是

A. 休克　　　　　B. 支气管哮喘

答案:　4. ABCDEG　【案例9】1. B　2. C

　C. 咯血窒息　　　D. 心绞痛

　E. 心律失常　　　F. 气胸

【解析】咯血窒息主要表现为大咯血突然中止,出现表情恐怖、张口目瞪、两手乱抓、抽搐、大汗淋漓或神志突然丧失等,应立即抢救,否则可因心搏、呼吸停止而死亡。

第 3 问:如发生上述情况,进行抢救可采取的措施是

　A. 迅速挖出口、咽、喉、鼻部血块

　B. 立刻建立静脉通道

　C. 尽快采取支气管镜检查

　D. 立即采取头低脚高侧卧位,脸侧向一边

　E. 应用止血药

　F. 立即外科手术

【解析】咯血窒息应迅速挖出口、咽、喉、鼻部血块,立刻建立静脉通道,尽快采取支气管镜检查明确出血部位,立即采取头低脚高侧卧位,脸侧向一边,应用止血药等。紧急外科手术不是首选。

第 4 问:若采取常规支气管镜治疗、止血治疗均未能有效止血。下列首选的治疗方法是

　A. 外科手术

　B. 支气管动脉栓塞术

　C. 激素冲击

　D. 免疫治疗

　E. 化疗

　F. 放疗

【解析】咯血后经常规方法未能有效止血时,首选支气管动脉栓塞术。

【案例 10】患者男,40 岁。胸部受伤,急诊入院。经吸氧,呼吸困难无好转,有发绀、休克。查体:脉搏 130 次/min,血压 80/50mmHg,呼吸 28 次/min,左胸饱满,气管向右移位,左侧可触及骨擦音,叩之鼓音,听诊呼吸音消失,皮下气肿明显。

第 1 问:对该患者的诊断首先考虑是

　A. 肋骨骨折

　B. 张力性气胸

　C. 肋骨骨折并张力性气胸

　D. 血心包

　E. 开放性气胸

　F. 交通性气胸

【解析】患者有外伤史,外伤后出现严重呼吸困难、休克,根据体格检查发现左胸饱满,气管向右移位,左侧可触及骨擦音,叩之鼓音,听诊呼吸音消失,皮下气肿明显,考虑为肋骨骨折合并张力性气胸。

第 2 问:为明确诊断,下一步应完善的必要检查是

　A. 胸部 X 线片　　B. 心电图

　C. 胸部 B 超　　　D. 心脏彩超

　E. 血常规　　　　F. 动脉血气分析

　G. 血乳酸

【解析】根据题干信息,诊断考虑为肋骨骨折合并张力性气胸,需行胸部 X 线片明确气胸大小、肋骨骨折定位,患者有休克表现,需完善血常规及胸部 B 超检查,明确有无血红蛋白低下及胸腔积液,排除血胸可能。呼吸困难患者需监测动脉血气分析。

第 3 问:下一步应采取的治疗是

　A. 升压药抗休克

　B. 镇痛镇静

　C. 呼吸机加压呼吸

　D. 左胸膜腔闭式引流

　E. 立即剖胸探查

　F. 静脉快速输血输液

　G. 多头胸带包扎固定胸壁

答案:　3. ABCDE　4. B　【案例 10】1. C　2. ACEF　3. DFGI

H. 药物控制心室率

I. 密切观察病情,必要时外科干预

【解析】张力性气胸,需立即行胸腔闭式引流,改善呼吸、循环衰竭症状,患者已经出现休克症状,需快速输液扩容保证器官灌注,因患者合并肋骨骨折,需用多头胸带包扎固定胸壁,避免引起反常呼吸。此外需密切观察病情,必要时外科干预。

第4问:上述处理后,患者气促症状改善,但血压回升后又迅速下降。下一步应采取的措施是

A. 胸部 X 线片

B. 心电图

C. 胸部 B 超

D. 心脏彩超

E. 血常规

F. 动脉血气分析

G. 血乳酸

H. 立即剖胸探查

I. 静脉快速输血输液

J. 密切观察病情,必要时外科干预

【解析】患者肋骨骨折合并张力性气胸,经上述处理后气促改善,但血压回升后又迅速下降,考虑出现损伤性、进行性血胸,需行胸部 B 超检查明确胸腔积血情况,血常规检查了解血红蛋白下降情况,同时快速输血输液补充血容量,行剖胸探查止血处理。

【案例 11】某男性患者。因"黄疸进行性加重伴腹痛消瘦 1 个月"入院。腹部 CT:胰腺头部占位。行胰腺十二指肠切除术,术后患者腹胀进行性加重,并引流出浑浊腹腔积液,尿量逐渐减少,伴气促、血氧低,高流量储氧面罩下,SpO_2 90%,RR 36 次/min,HR 140 次/min,BP 130/80mmHg。

第1问:腹胀进行性加重首先考虑的原因是

A. 肠梗阻

B. 尿毒症

C. 急性肾损伤

D. 心力衰竭

E. 门脉高压

F. 腹腔间室综合征

【解析】患者腹部大手术后,进行性腹胀伴尿少,同时引流出浑浊腹腔积液,首先考虑腹膜炎、腹腔间室综合征。

第2问:SpO_2 90% 首先考虑的原因是

A. 气胸

B. 气道梗阻

C. 肺栓塞

D. 心力衰竭

E. 肺外源性 ARDS

F. 休克

【解析】患者腹部大手术后,进行性腹胀伴尿少,同时引流出浑浊腹腔积液,首先考虑腹膜炎、腹腔间室综合征;伴随呼吸衰竭,首先考虑的是肺外源性 ARDS。

第3问:为明确诊断,下一步应完善的必要检查是

A. 腹部超声

B. 测膀胱压

C. 腹腔积液检查

D. 心脏彩超

E. 血常规

F. 动脉血气分析

【解析】根据题干信息,患者诊断考虑为腹膜炎、腹腔间室综合征。接着就应完善超声、腹腔积液常规、生化检查,并且需要测定膀胱压,进而推测出腹腔内压;最后还要进行系统评估,如心功能、血常规、血气分析等。

答案: 4. BEHI 【案例 11】 1. F 2. E 3. ABCDEF

第4问:下一步应采取的治疗是

A. 机械通气　　　B. 应用奥曲肽

C. 抗感染　　　　D. 肠内营养

E. 静脉营养　　　F. 血液滤过

G. 必要时剖腹探查

【解析】患者目前存在腹膜炎、腹腔间隙综合征,呼吸衰竭、肺外源性ARDS,因此需要立即气管插管、机械通气,同时予广谱抗生素,静脉营养支持,因为不排除存在胰瘘,因此暂时不能肠内营养。因为尿少,且存在脓毒症,可以给予血液滤过。此外需密切观察病情,必要时外科干预。

答案:　4. ABCEFG

第二章　循环系统功能障碍

一、单选题

1. 中心静脉压(CVP)主要反映
   A. 左心房压力
   B. 左心室压力
   C. 右心房和上腔静脉压力
   D. 肺动脉嵌压
   E. 腹腔动静脉压力

2. 升主动脉夹层动脉瘤未破裂而引起的休克属于
   A. 心源性休克
   B. 分布性休克
   C. 梗阻性休克
   D. 低血容量性休克
   E. 神经源性休克

   【解析】梗阻性休克指心脏之外的原因引起心脏内外流出道梗阻,导致心排血量减少。

3. 血清乳酸水平测定是感染性休克患者早期集束化治疗内容之一,根据2021 SSC应立即进行液体复苏的血乳酸值为
   A. >2mmol/L　　B. ≥4mmol/L
   C. >6mmol/L　　D. >12mmol/L
   E. >15mmol/L

   【解析】2021年SCC更新:对感染性休克血乳酸≥4mmol/L者,需立即开始液体复苏。

4. 患者女,50岁。因"突发晕厥一次"入院。意识恢复后无肢体活动障碍,无言语障碍,入院后再次出现晕厥,发作时面色苍白,脉搏细弱,血压60/40mmHg,持续数秒后缓解。查心脏超声见左心房黏液瘤。该患者的休克属于
   A. 心源性休克
   B. 梗阻性休克
   C. 分布性休克
   D. 低血容量性休克
   E. 过敏性休克

   【解析】梗阻性休克指心脏之外的原因引起心脏内外流出道梗阻,导致心排血量减少。心内梗阻因素常见于瓣膜和结构异常、左房黏液瘤或血栓、乳头肌断裂、室间隔穿孔等。

5. 患者男,62岁。因急性心肌梗死并发休克,血压80/50mmHg,CVP 3mmHg,PAWP 10mmHg。下述**不宜**应用的药物是
   A. 极化液
   B. 多巴酚丁胺
   C. 多巴胺
   D. 硝酸甘油
   E. 低分子量右旋糖酐

   【解析】使用硝酸甘油将导致血压进一步下降,加重心源性休克。

6. 患者男,55岁。因冠心病行支架植入时突然出现胸痛、胸闷、呼吸困难,血压

答案：　1. C　2. C　3. B　4. B　5. D　6. A

70/50mmHg,两肺呼吸音清,心界向两侧扩大,心率 125 次/min,心音减弱,各瓣膜听诊区未闻及杂音。对患者最可能的诊断是
A. 心脏压塞
B. 心肌梗死
C. 肺栓塞
D. 主动脉窦瘤破裂
E. 血气胸

【解析】患者在行支架植入术中,突然出现胸痛、呼吸困难、血压下降、心脏扩大等,应首先考虑可能为导丝通过病变处或放置支架时冠状动脉破裂导致心脏压塞的可能。

7. 患者男,60 岁。因"胸痛、发热,伴咳嗽 3 天"入院。1 个月前发生急性心肌梗死。查体:T 38.0℃,胸骨左缘 3~4 肋间闻及心包摩擦音,超声心动图显示心包少量积液。对患者最可能的诊断是
A. 急性渗出性心包炎
B. Dressler 综合征
C. 肺炎合并反应性胸膜炎
D. 结核性心包炎
E. 病毒性心包炎

【解析】心肌梗死后综合征(Dressler 综合征)常发生于急性心肌梗死后数周至数月。临床表现为发热,与呼吸和体位有关的心前区疼痛,可闻及胸膜摩擦音和心包摩擦音,并可有心包积液或胸腔积液。其病因不清,可能与过敏反应有关。

8. 患者男,38 岁。主诉:阵发性心悸 2 年余,突发突止,每次持续 40 分钟至 1 小时。测心率 220 次/min,律齐,未见 P 波,QRS 波形正常,诊断最可能是
A. 窦性心动过速
B. 心房扑动
C. 阵发性室上性心动过速

D. 阵发性室性心动过速
E. 阵发性房性心动过速

【解析】窦性心动过速可见 P 波,阵发性室性心动过速可见 QRS 波增宽。

9. 患者男,52 岁。心悸 3 周,脉律不齐。心电图显示窦性心律,80 次/min,频发房性期前收缩,短阵房性心动过速。下列药物不适用于治疗该心律失常的是
A. 胺碘酮
B. 利多卡因
C. 普萘洛尔
D. 维拉帕米
E. 普罗帕酮

【解析】利多卡因用于心肌梗死后出现的室性心律失常,对房性心律失常无效。

10. 恶性高血压与急进型高血压的区别要点是
A. 眼底有无视盘水肿
B. 舒张压的高低程度
C. 有无肾功能不全
D. 有无心功能不全
E. 有无脑功能障碍

【解析】高血压按起病的缓急和病程进展分为缓进型和急进型两类。急进型高血压是血压突然升高,并伴有视网膜病变(Ⅲ级眼底改变)。如呈Ⅳ级眼底改变,有视盘水肿,则称为恶性高血压。急进型高血压(早期)和恶性高血压(晚期)是同一个发病过程的不同阶段。

11. 患者男,23 岁。发现高血压 2 年,血压 为 180~230/110~135mmHg。尿蛋白(+++),尿素氮 17.6mmol/L,血肌酐 5.6mg/L,心电图示左心室肥厚劳损。最可能的诊断是
A. 高血压病Ⅲ期

答案: 7. B 8. C 9. B 10. A 11. E

B. 肾性高血压

C. 高血压危象

D. 高血压Ⅱ期

E. 急进型高血压

【解析】急进型高血压多见于中青年患者,可由缓进型高血压发展而来,也可起病即为恶性高血压。临床表现为血压显著升高,舒张压可达 130~140mmHg 及以上。其临床进展迅速,很快出现蛋白尿、血尿、氮质血症或尿毒症,短期内可出现心力衰竭、视力迅速下降、视网膜病变(Ⅲ级)等靶器官受损症状。

12. 下列**不是**主动脉夹层主要危险因素的是

A. 高血压

B. 结缔组织病(如 Marfan 综合征)

C. 主动脉瘤

D. 冠心病

E. 主动脉瓣二叶畸形

【解析】主动脉夹层(AD)主要的危险因素有:增加主动脉壁张力的各种因素,如高血压、主动脉缩窄、外伤等;导致主动脉壁结构异常的因素,如动脉粥样硬化、遗传性结缔组织病(如 Marfan 综合征、Loeys-Dietz 综合征、Ehlers-Danlos 综合征等)、家族性遗传性 AD 或主动脉瘤、大动脉炎等;其他因素如妊娠、医源性 AD。国内多中心研究表明,高血压、Marfan 综合征、吸烟、饮酒、主动脉瓣二叶畸形、动脉粥样硬化等是我国人 AD 发病的主要独立危险因素。

13. 患者男,28 岁。因"前胸部疼痛 3 小时"入院。患者有动脉炎病史,3 小时前左侧前胸壁被撞击。自觉胸部撕裂样疼痛伴呼吸急促。查体:神志清,体温 37.3℃,呼吸 42 次/min,脉搏 143

次/min,血压 78/40mmHg。颈静脉怒张,双肺呼吸音增粗。心音低钝,主动脉瓣听诊区闻及舒张期杂音。心包穿刺抽出不凝血。对该患者诊断最可能是

A. 肋骨骨折

B. 血气胸

C. 主动脉夹层动脉瘤

D. 主动脉夹层动脉瘤破裂

E. 主动脉瓣关闭不全

【解析】主动脉夹层动脉瘤急性期临床表现最常见的症状是突发剧烈的胸部疼痛,疼痛呈撕裂或刀割样,难以忍受,并向背部或腹部放射,常伴有心率增快、呼吸困难、恶心呕吐、少尿或无尿。患者表现为烦躁不安、焦虑、恐惧和濒死感觉,且为持续性,镇痛药物难以缓解。急性期患者可出现面色苍白、大汗淋漓、四肢皮肤湿冷,脉搏快弱和呼吸急促等休克现象。当夹层剥离累及主动脉瓣时,出现主动脉瓣区的舒张期或收缩期杂音。主动脉瓣关闭不全及血肿外穿破入心包腔的特征是心底部杂音和急性心脏压塞征象的出现。

14. 下列**不是**心脏压塞常见阳性体征的是

A. 颈静脉怒张　　 B. 奇脉

C. 低血压　　　　 D. 心包摩擦音

E. 心音遥远

【解析】典型的心脏压塞体征包括低血压、颈静脉怒张和心音低沉 Beck 三联征,体征还包括奇脉。

15. 患者女,72 岁。急性心肌梗死,静脉溶栓治疗后 2 小时出现急性呼吸困难。查体:BP 82/53mmHg,颈静脉怒张,双肺呼吸音清,未闻及明显啰音。心率 122 次/min,心律齐,心音遥远,未闻及明显

病理性杂音。床边超声心动图如图 3-1 所示。与该患者血流动力学的恶化有关的是

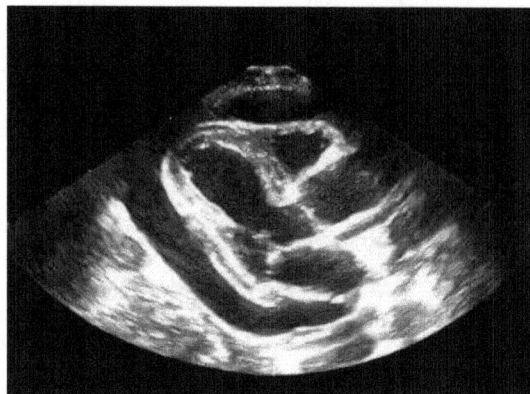

图 3-1 患者的床边超声心动图

A. 心包积液的量
B. 心包积液的性质
C. 心包积液产生的速度
D. 心包积液的位置
E. 患者的年龄

【解析】心脏压塞血流动力学的恶化只与心包积液产生的速度有关。慢性心包积液往往可能在 CT/MRI 扫描心脏或胸部或心超检查后偶然发现大量心包积液，没有压塞临床症状。考虑心包积液的累积速度很慢，以至于纤维状壁层心包膜增加了额外的细胞拉伸，从而使心包压力正常或微升。

16. 下列**不属于**单纯左心衰竭临床表现的是
    A. 呼吸困难
    B. 颈静脉怒张
    C. 咳嗽
    D. 咳粉红色泡沫样痰
    E. 心源性哮喘
【解析】颈静脉怒张是右心衰竭的表现。

17. 下列**不是**引起急性左心衰竭病因的是
    A. 急性广泛性心肌梗死
    B. 高血压危象
    C. 快速性心律失常
    D. 乳头肌断裂
    E. 急性肺栓塞
【解析】急性肺栓塞会引起右心衰竭。

18. 患者女,37 岁。因阵发性室上性心动过速行射频消融治疗。术中患者突然出现胸闷、烦躁、呼吸困难。查体:BP 80/70mmHg,颈静脉怒张,两肺呼吸音清,心界向两侧扩大。心率 120 次/min,律齐。各瓣膜听诊区未闻及杂音,奇脉(+)。导致其临床表现的机制是
    A. 心排血量增加,静脉压升高
    B. 心排血量不变,静脉压升高
    C. 心排血量下降,静脉压降低
    D. 心排血量增加,静脉压降低
    E. 心排血量下降,静脉压升高
【解析】射频消融术是释放射频电流导致局部心内膜及心内膜下心肌凝固性坏死,可能引起心脏压塞,短期内出现大量心包积液可引起急性心脏压塞,表现为窦性心动过速、血压下降、脉压变小和静脉压明显升高。

19. 患者男,70 岁。高血压病 30 年,夜间阵发性呼吸困难 10 年,间断双下肢水肿、少尿 5 年。近 1 个月上述症状加重,伴厌食和腹胀。查体:BP 180/100mmHg,端坐位,心界向两侧扩大。心率 110 次/min,心律绝对不齐。双下肺可闻及中小水泡音。肝肋下 4cm,质软,有压痛,移动性浊音阳性。肝颈静脉回流征阳性。双下肢有可凹性水肿。对该患者最恰当的心功能评价为
    A. 全心衰竭

答案: 16. B 17. E 18. E 19. A

B. 右心衰竭,失代偿

C. 心功能Ⅰ级(NYHA 分级)

D. 心功能Ⅲ级(NYHA 分级)

E. 心功能Ⅳ级(NYHA 分级)

【解析】左心衰竭以肺循环淤血为特征,右心衰竭以体循环淤血为主要表现,左心衰竭后肺动脉压力增高,使右心负荷加重,右心衰竭继之出现,即为全心衰竭。

20. 患者男,54 岁。活动时喘憋渐加重,出现夜间憋醒。有高血压病史 10 余年。超声心动图:左心房、左心室扩大,LVEF35%。患者喘憋的原因为

A. 左心室充盈压明显降低

B. 左心室舒张功能明显受损

C. 左心室每搏功明显高于右心室每搏功

D. 左心室心搏出量明显少于右心室心搏出量

E. 心室搏出量占心室舒张末容积的百分比明显降低

【解析】夜间阵发性呼吸困难:患者入睡后突然因憋气而惊醒,被迫取坐位,多于端坐休息后缓解。其发生机制除睡眠平卧血液重新分配使肺血量增加外,夜间迷走神经张力增加、小支气管收缩、横膈抬高、肺活量减少等也是促发因素。

21. 患者男,62 岁。因外伤致左侧股骨颈骨折,有冠心病病史,平时生活可自理,能整理园林(4.5METs)。择期行股骨颈切开复位内固定术,术前心电图为:窦性心律。血常规:白细胞 9.7×10^9/L,中性粒细胞 63.8%,血红蛋白 128g/L,血小板 178×10^9/L,血肌钙蛋白 I(TNI) 0.01ng/ml;肌酸激酶为 56U/L(参考值为 18.0~198.0U/L),脑钠肽(BNP)86pg/ml。

根据冠心病患者围术期心脏评估及处理流程,下一步的处理措施是

A. 明确临床危险因素并进行手术

B. 按照 GDMT 进行心脏病学评估并开始药物治疗

C. 无须进一步的检查,可手术

D. 需要进一步检查

E. 考虑冠状动脉造影和血运重建手术

【解析】根据冠心病患者围术期心脏评估及处理流程即可判断。患者有冠心病,股骨颈骨折不是急诊手术。结合患者目前的临床状况、心电图、血肌钙蛋白 I、肌酸激酶、脑钠肽(BNP),基本排除急性冠状动脉综合征。为骨科手术(属于中危风险),根据手术种类与危险程度分级,心脏事件发生率大于 1%。患者目前的体能状态较好(>4METs),因此无须进一步的检查,可手术。

22. 患者男,48 岁。有胆囊结石病史 5 年。因"发热伴右上腹疼痛 1 天"急诊入院。查体:体温 38.8℃,神志淡漠,心率 117 次/min,血压 83/55mmHg,呼吸 28 次/min,指脉氧饱和度 SpO_2 92%,皮肤巩膜黄染,血乳酸 5.8mmol/L。引起该患者目前状态最有可能的原因是

A. 急性心功能不全合并急性肺水肿

B. 急性胆管炎合并感染性休克

C. 急性肝衰竭合并肝性脑病

D. 急性胰腺炎合并低血容量性休克

E. 急性胆囊炎合并低血容量性休克

【解析】患者有胆囊结石的病史,本次以"发热伴右上腹疼痛 1 天"急诊入院,伴有皮肤巩膜黄染,具有 Charcot 三联征,可诊断为急性胆管炎。在 Charcot 三联征的基础上发生血压下降、休克者称为四联征,再加上谵语、嗜睡、昏迷等精神症状者称为 Reynold

五联征,具有四联征或五联征可诊断为急性重症胆管炎;脓毒症是指由感染引起的全身炎症反应失控,可导致器官功能障碍,甚至出现组织灌注不良或低血压,引起感染性休克。患者有低血压伴有呼吸急促、低氧、乳酸高等脏器功能不全和组织灌注不良的表现,结合病史,符合感染性休克的症状。

二、多选题

1. 以下**不属于**感染性休克诊断指标的是
    A. 临床上有明确的感染
    B. 器官功能障碍(SOFA 评分≥2 分)
    C. 有 SIRS 存在
    D. 在充分液体复苏后,仍需升压药维持 MAP≥65mmHg
    E. 血乳酸水平 >2mmol/L

【解析】感染性休克的诊断标准:①临床上有明确的感染;②器官功能障碍(SOFA 评分≥2 分);③在充分液体复苏后,仍需升压药维持 MAP≥65mmHg 且血乳酸水平 >2mmol/L。

2. 关于感染性休克患者氧代谢指标,正确的是
    A. 由于 CO 增加,DO_2 相应增加
    B. 严重感染和感染性休克患者,$SvO_2<65\%$ 提示病死率明显增加
    C. $ScvO_2$ 与 SvO_2 有一定的相关性
    D. $ScvO_2>SvO_2$
    E. SvO_2 可以反映组织灌注状态

【解析】感染性休克患者由于 CO 增加,DO_2 相应增加,但 VO_2 也明显增加,因此 SvO_2 降低。在严重感染和感染性休克患者,$SvO_2<65\%$ 提示病死率明显增加。$ScvO_2$ 与 SvO_2 有一定的相关性,在临床上更具可操作性,而且它们所代表的趋势是相同的,可以反映组织灌注状态。将乳酸清除率与 $ScvO_2$ 结合,可在一定程度上指导液体复苏。

3. 关于诊断休克的表述,正确的是
    A. 有休克发生的原因
    B. 乳酸必须大于 2mmol/L
    C. 微循环灌注不良
    D. 一定有血压降低
    E. 意识障碍

【解析】休克是各种致病因素导致机体有效循环血量明显下降,引起组织器官灌注不足,细胞代谢紊乱和器官功能障碍的病理生理过程。

4. 急性心肌梗死患者溶栓再通的判断标准为
    A. 冠状动脉造影直接判断
    B. 抬高的 ST 段于 2 小时内回降 >50%
    C. 胸痛 2 小时内基本消失
    D. 2 小时内出现再灌注心律失常
    E. 血清 CK-MB 酶峰值提前出现(15 小时内)

【解析】溶栓再通的判断标准:冠状动脉造影直接判断;抬高的 ST 段于 2 小时内回降 >50%;胸痛 2 小时内基本消失;2 小时内出现再灌注心律失常;血清 CK-MB 酶峰值提前出现(14 小时内)。

5. 下列疾病中心电图有 ST 段抬高改变的是
    A. 左心室室壁瘤
    B. 急性心包炎
    C. Brugada 综合征
    D. 应激性心肌病
    E. 变异型心绞痛

【解析】左心室室壁瘤可有心前区导联 ST 段抬高,Q 波,低电压;急性心包炎可有 ST 段弓背向下抬高;Brugada 综合征可有 $V_1\sim V_3$ 导联 ST 段升高;应激性心肌病可有 ST 段抬高;变异型心绞痛可有缺血区导联 ST 段升高。

答案: 1. ABDE 2. ABCDE 3. ACE 4. ABCD 5. ABCDE

6. 有关高血压脑病的特征描述,以下说法正确的是
   A. 可发生于嗜铬细胞瘤
   B. 可发生于急进性高血压
   C. 以颅内压增高为主要表现
   D. 发作时先有血压突然升高
   E. 大多数伴有急性肺水肿表现

【解析】高血压脑病指的是血压由于某种原因突然急剧增高,超过脑血管对自身血流的最高调节能力,脑部血流出现高灌注现象,所以出现脑组织的水肿,导致脑急性功能障碍。高血压脑病者一般都有原发性或继发性(肾动脉狭窄、嗜铬细胞瘤等)高血压病史,在此基础上由于一些诱发因素导致血压急剧增高,进而导致以神经系统症状为主要表现的疾病。

7. 高血压急症合并急性左心衰竭抢救原则及措施,下列说法正确的是
   A. 尽快适当降压,及时控制抽搐
   B. 迅速控制或纠正器官功能障碍
   C. 应用快速降压药物
   D. 选用高渗脱水剂快速脱水
   E. 使用镇静药物

【解析】高血压急症合并急性左心衰竭抢救原则包括有阶段、有目标地降低血压,降低左心室后负荷,同时避免快速降压导致的重要器官的血流灌注明显减少。治疗措施包括使用静脉降压药物控制血压,联合使用利尿剂减轻心脏前负荷,同时纠正器官功能障碍,镇静以减轻交感神经兴奋导致的血压升高。

8. 关于图 3-2 的相关诊断,描述正确的是
   A. DeBakey I 型　　　B. DeBakey II 型
   C. DeBakey III 型　　　D. Stanford A 型
   E. Stanford B 型

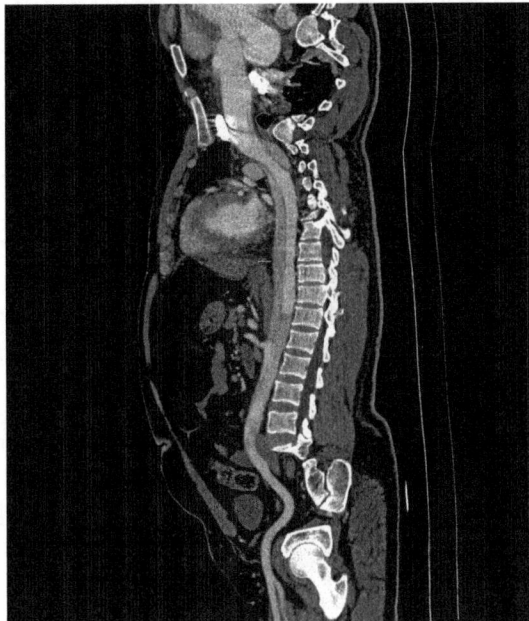

图 3-2　主动脉夹层 CTA 图

【解析】图 3-2 提示患者原发破口位于升主动脉,夹层累及胸升主动脉、主动脉弓、主动脉。

9. 心脏压塞的超声心动图表现包括
   A. 收缩末期右心房塌陷
   B. 舒张早期右心室塌陷
   C. 心脏摆动
   D. 收缩期左心室塌陷
   E. 下腔静脉扩张、固定

【解析】心脏压塞的超声心动图特征如下:右心房收缩期塌陷(时间超过 1/3 收缩期)、右心室舒张期塌陷、左心室及右心室容量随呼吸交替性变化(心脏摆动)、下腔静脉淤血等(说明右心房压升高)。

10. 诊断心脏压塞的 Beck 三联征包括
   A. 低血压　　　　B. 心音遥远
   C. 呼吸困难　　　D. 颈静脉怒张
   E. 奇脉

答案:　6. ABCD　7. ABCE　8. AD　9. ABCE　10. ABD

【解析】典型的心脏压塞体征包括低血压、颈静脉怒张和心音低沉（Beck 三联征）。

11. 血管紧张素转换酶抑制剂（ACEI）治疗心力衰竭的作用机制为
    A. 扩张血管
    B. 改善心肌及血管的重构
    C. 抑制醛固酮
    D. 抑制交感神经兴奋性
    E. 兴奋交感神经兴奋性

【解析】ACEI 有扩张血管、改善心肌及血管的重构、抑制醛固酮、抑制交感神经兴奋性的作用。

12. Killip 分级正确的是
    A. Ⅰ级无心力衰竭征象，无肺部啰音
    B. Ⅱ级肺部啰音范围小于 1/3 肺野
    C. Ⅲ级肺部啰音范围大于 1/2 肺野
    D. Ⅳ级出现心源性休克，血压小于 80/40mmHg
    E. Ⅱ级肺部啰音范围小于 1/2 肺野

【解析】Killip 分级如下。

Ⅰ级：肺部听诊没有湿啰音，也没有心力衰竭症状。

Ⅱ级：肺部听诊已经有湿性啰音，但是湿性啰音不超过肺野的 1/2。

Ⅲ级：肺部听诊湿性啰音超过肺野的 1/2，甚至可以满布整个肺野。

Ⅳ级：已经出现心源性休克。

13. 通过脉搏指示连续心排血量监测（PiCCO），可获取的血流动力学参数是
    A. 全心射血分数（GEF）
    B. 血管外肺水（EVLW）
    C. 肺血管通透性指数（PVPI）
    D. 心排血量（CO）
    E. 左心室舒张末期容积（LVEDV）

【解析】脉搏指示连续心排血量监测（pulse-indicated continuous cardiac output，PiCCO）是一种较新的微创血流动力学监测技术，采用热稀释法可测得单次的心排血量（CO），并通过动脉压力波形曲线分析技术测得连续的心排血量（CCO）。临床上使用 PiCCO 监测仪，既可进行 CO、胸腔内血容量（ITBV）、心脏舒张末总容积（GEDV）、全心射血分数（GEF）、血管外肺水（EVLW）、肺血管通透性指数（PVPI）等指标的测定，也能进行连续心排血量及心指数（CCI）、每搏量（SV）及每搏量的变异率（SVV）的测定。选项 E 是左心室舒张末期容积（LVEDV），在心脏超声检查中可获得该参数。

14. 以下可判断容量反应性的方法是
    A. 中心静脉压（CVP）
    B. 动抬腿试验（PLR）
    C. 容量负荷试验
    D. 每搏量变异度（SVV）
    E. 左心室舒张末期容积（LVEDV）

【解析】容量的状态是静态指标，指的是患者的前负荷状态，可以通过反映前负荷压力（如中心静脉压）和容量指标（如左心室舒张末期容积）进行评估。容量反应性是动态指标，是反映扩容后的效果，即前负荷的储备，是前负荷与心功能状况的综合反映。扩容治疗后心排血量或者每搏量较前增加 10%~15% 提示容量反应性良好。临床中判断容量反应性的方法有容量负荷试验、被动抬腿试验（PLR）、呼吸末阻断法。评估容量反应性的指标有每搏量变异度（SVV）、收缩压变异度（SPV）、脉压变异度（PPV）等。

三、共用题干单选题

（1~3 题共用题干）

患者男，60 岁。因"发热咳嗽 1 周，意识

答案： 11. ABCD 12. ACE 13. ABCD 14. BC

不清 1 天"入院。入院时呈昏迷状态,经口气管插管接呼吸机辅助通气,双肺可闻及湿啰音,四肢湿冷、花斑,尿少,呈深黄色,体温 39℃,心率 140 次/min,血压 100/50mmHg。血气分析示(FiO₂ 100%):pH 7.36,PaO₂ 65mmHg,PaCO₂ 30mmHg,BE-10mmol/L,Lac 3.5mmol/L。Cr 300μmol/L。胸部 CT 见双肺弥漫性渗出影。

1. 关于对该患者的诊断,**不正确**的是
   A. 肺炎　　　　　　B. 重症肺炎
   C. AKI　　　　　　D. 感染性休克
   E. MODS

【解析】该患者肺炎同时依赖呼吸机,可诊断为重症肺炎。

2. 该患者代谢紊乱是
   A. 呼吸性酸中毒
   B. 呼吸性碱中毒
   C. 代谢性酸中毒
   D. 代谢性碱中毒
   E. 代谢性酸中毒合并呼吸性碱中毒

【解析】BE-10mmol/L,为代谢性酸中毒;PaCO₂ 30mmHg,为呼吸性碱中毒。

3. 下列治疗措施中**不正确**的是
   A. 复苏以恢复乳酸为导向
   B. 积极液体复苏
   C. 应用去甲肾上腺素升压治疗
   D. 可使用糖皮质激素
   E. 使用羟乙基淀粉复苏

【解析】2021 版 SSC 指南明确反对羟乙基淀粉作为感染性休克的复苏用药。

(4~6 题共用题干)

患者男,39 岁。因"车祸致双下肢疼痛 3 小时"入院。入院时患者神志清楚,面色苍白,素口干,四肢末梢偏凉,双小腿可见撕脱伤,大量渗血。体温 36℃,血压 90/60mmHg,心率 165 次/min,指脉氧 100%。

4. 该患者诊断为
   A. 分布性休克　　　B. 失血性休克
   C. 感染性休克　　　D. 心源性休克
   E. 过敏性休克

【解析】患者有外伤史,双小腿可见组织撕脱、大量渗血,为失血性休克。

5. 以下治疗中**错误**的是
   A. 申请输血
   B. 积极升压,维持收缩压 >120mmHg
   C. 请骨科会诊,处理创面
   D. 积极补液
   E. 留置尿管,监测尿量

【解析】创伤性休克患者在失血没有控制时,需限制血压,避免血压过高导致失血增加。

6. 下列检查中**不是**必要的是
   A. 胸片　　　　　　B. 双下肢 X 线片
   C. 心脏超声　　　　D. 腹部超声
   E. 心电图

(7~8 题共用题干)

患者男,65 岁。急性心肌梗死 3 天,突发喘憋 1 小时。查体:BP 90/60mmHg,双肺未闻及明显干湿性啰音,HR 100 次/min,律齐,心尖区可闻及收缩中晚期喀喇音和吹风样收缩期杂音。

7. 对该患者的诊断考虑为
   A. 急性心脏压塞　　B. 室间隔穿孔
   C. 急性左心衰竭　　D. 乳头肌断裂
   E. 室壁瘤破裂

【解析】二尖瓣乳头肌心肌缺血坏死,导致二尖瓣脱垂或关闭不全,心尖区出现收缩中晚期喀喇音和吹风样收缩期杂音。

8. 该并发症最常见的心肌梗死部位是
   A. 右心室心肌梗死

答案:　1. A　2. E　3. E　4. B　5. B　6. D　7. D　8. C

B. 广泛前壁心肌梗死

C. 下壁心肌梗死

D. 前间壁心肌梗死

E. 后壁心肌梗死

【解析】乳头肌整体断裂少见,多发生在二尖瓣后乳头肌,见于下壁心肌梗死。

（9~10题共用题干）

患者女,70岁。有高血压病史10年,糖尿病病史8年。2小时前情绪激动后突发胸痛、气短,伴大汗。查体:BP 180/95mmHg,HR 110次/min。急诊就诊后立即采血,行心电图检查,显示肌钙蛋白阴性,心电图V$_1$~V$_5$导联ST段弓背向上抬高0.1~0.5mV。

9. 关于下一步采取的处理措施**不正确**的是

A. 2小时后复查肌钙蛋白,待结果回报后决定进一步治疗

B. 立即嚼服阿司匹林

C. 予硝酸酯类药物降压

D. 如容量允许,予呋塞米利尿

E. 予经皮冠状动脉介入治疗

10. 急性心肌梗死时CK-MB开始升高和达到高峰的时间分别为

A. 6小时,16~18小时

B. 4小时,16~24小时

C. 4小时,16~18小时

D. 6小时,24~48小时

E. 6小时,16~24小时

（11~12题共用题干）

患者男,56岁。因"胸闷、胸痛2小时"入院。入院查体:血压86/60mmHg,心率44次/min,律齐。心电图:V$_1$~V$_5$导联ST抬高、Q波形成。

11. 下列**不是**心室颤动的前兆的是

A. 阵发性心动过速

B. 非阵发性心动过速

C. 尖端扭转型室性心动过速

D. 频发多源室性期前收缩

E. R on T室性期前收缩

【解析】非阵发性心动过速是心室内自搏频率加速,不属于心室颤动前兆。

12. 患者出现1次心室颤动后予以电复律转复,现又再次出现心室颤动,则应

A. 再次电复律

B. 静脉滴注利多卡因

C. 急诊行ICD植入术

D. 静脉滴注普罗帕酮

E. 紧急行人工心脏起搏器植入术

【解析】再次电复律是最快捷有效的手段,每延时1分钟,死亡率增加9%,因此应首选。

（13~16题共用题干）

患者男,62岁。有高血压病,因"凌晨2点睡眠中突然心悸、憋喘、咳嗽,不能平卧"来急诊。考虑为急性左心衰竭。

13. 该患者发生急性左心衰竭的可能发病机制是

A. 心肌收缩力急剧下降,引起左心室输出量急剧下降

B. 心率快引起左心室舒张期过短

C. 左心室后负荷突然明显加重

D. 左心室充盈障碍

E. 左心室舒张期负荷突然明显加重

【解析】该患者为高血压急症导致急性左心衰竭,机制是由于左心室后负荷明显增加导致心排血量下降,同时左心室充盈压明显升高,导致急性肺水肿。

14. 寻找急性左心衰竭的原因,除考虑高血压外,尚应做的检查是

A. 心电图　　　　B. 超声心动图

答案: 9. A　10. B　11. B　12. A　13. C　14. A

C. 胸片　　　　D. 白细胞计数

E. 肝、肾功能

【解析】需要完善心电图检查排除急性冠状动脉综合征导致的急性左心衰竭。

15. 若该患者血压 220/130mmHg,心界稍大,心率 120 次/min,律整,可闻及舒张期奔马律,双肺散在干湿啰音。此时最重要的治疗方案是

A. 西地兰、硝酸甘油、卡托普利

B. 硝普纳、西地兰、呋塞米

C. 多巴胺、硝普纳、呋塞米

D. 酚妥拉明、呋塞米、氨茶碱

E. 氨茶碱、硝酸甘油、卡托普利

【解析】高血压急症导致急性左心衰竭治疗措施包括使用静脉降压药物控制血压,使用利尿剂减轻心脏前负荷及肺水肿,同时该患者心率增快可能导致心排血量下降,可应用短效洋地黄类药物控制心室率。

16. 关于高血压危象急性期降压的建议,正确的是

A. 开始 1 小时内,平均动脉压降幅应超过治疗前的 25%

B. 随后 2~6 小时,将血压降至较安全水平,一般 150/90mmHg

C. 如临床状况稳定,在 24~48 小时逐步将血压降至正常水平

D. 老年人由于器官功能多处临界状态,抢救时血压更应迅速恢复正常

E. 优先考虑静脉联合口服给药

【解析】高血压危象早期降压原则:①初始阶段(1 小时内)血压控制目标为平均动脉压的降低幅度不超过治疗前水平的 25%;②在随后的 2~6 小时将血压降至较安全水平,一般为 160/100mmHg 左右,但需根据不同疾病的降压目标和降压速度进行后续

的血压管理;③当病情稳定后,24~48 小时血压逐渐降至正常水平。降压药物的选择通常为静脉给药,宜采用半衰期短的药物为主。

(17~18 题共用题干)

患者男,65 岁。因“突发胸背部疼痛 2 天”入院。有高血压病史 15 年,最高 220/150mmHg,查体:神志清,体温正常,呼吸 22 次/min,心率 90 次/min,血压 165/90mmHg,心肺听诊无明显异常。胸腹部大血管 CTA 提示胸降主动脉夹层分离。

17. 该患者病理分型为

A. Debakey Ⅰ 型

B. Debakey Ⅱ 型

C. Debakey Ⅲ 型

D. Stanford A 型

E. Stanford B 型

【解析】Debakey 分型是根据夹层动脉瘤病变累及范围进行分型:Ⅰ型起自主动脉近端,延伸到头臂血管以下;Ⅱ型起自同一点但限于升主动脉;Ⅲ型起自降主动脉,在左锁骨下动脉开口以下。Stanford 分型根据手术的需要分为 A、B 两型。A 型:破口位于升主动脉,适合急诊外科手术。B 型:夹层病变局限于腹主动脉或髂动脉,可先内科治疗,再采取开放手术或腔内治疗。

18. 对该患者的最佳治疗为

A. Bentall 手术

B. Wheat 手术

C. Cabrol 手术

D. 内科介入降主动脉支架植入术

E. 胸降主动脉人造血管置换术

【解析】血管腔内技术及支架材料不断发展,B 型主动脉夹层更多地使用覆膜支架隔绝,其优点为创伤小、出血少、恢复快、死亡

答案: 15. B　16. C　17. C　18. D

率低,尤其适用于高龄及全身情况差无法耐受传统手术者,已成为复杂性B型主动脉夹层的标准治疗术式,也适用于部分累及主动脉弓或内脏动脉的夹层病例,与传统开放手术相比降低了围手术期并发症发生率。

(19~22题共用题干)

患者男,50岁。因"声音嘶哑1个月"入院。查体:一般情况可,双锁骨上淋巴结不肿大,双肺呼吸音清无干湿性啰音,心率90次/min,律齐,肝脾肋下未及。

19. 若考虑胸主动脉瘤,对此病的诊断具有十分重要作用的检查是
    A. 胸部 CT　　　　B. ECT
    C. MRI　　　　　　D. 胸主动脉造影
    E. 胸片

【解析】CT和磁共振血管成像对评估胸主动脉瘤有很高的敏感性和特异性,CT血管成像最常用,磁共振血管成像可更好地评估主动脉根部、主动脉瓣膜和心包。

20. 根据题干所提供的线索,该患者声音嘶哑考虑动脉瘤压迫的神经是
    A. 喉返神经　　　　B. 膈神经
    C. 交感神经　　　　D. 臂丛神经
    E. 迷走神经

【解析】通常动脉瘤巨大或破裂时出现症状:突发剧烈的胸或背痛,通常破入左胸腔,但也会破入心包造成心包堵塞或破入食管引起吐血,巨大动脉瘤也可压迫胸廓内其他器官,它可引起上腔静脉压迫综合征、食管受压造成吞咽困难、喉返神经受压造成嘶哑、气管或主支气管受压造成呼吸困难和咳嗽,巨大主动脉根部动脉瘤可导致严重主动脉瓣闭合不全而引发心力衰竭,巨大动脉瘤还可压迫冠状动脉导致心肌梗死,也可引起主动脉夹层。

21. 假设建议患者行手术治疗,胸主动脉瘤直径需要大于
    A. 4cm　　　　B. 5cm　　　　C. 5.5cm
    D. 6cm　　　　E. 3.5cm

【解析】关于胸主动脉瘤的外科治疗,直径 >5cm,无手术禁忌证,均应手术治疗。

22. 假设患者进一步检查诊断为降主动脉梭形动脉瘤,长5cm,决定行降主动脉置换术,这种术式**不可能**发生的并发症是
    A. 截瘫
    B. 吻合口出血
    C. 乳糜胸
    D. 喉返神经损伤
    E. 膈神经损伤

【解析】截瘫是降主动脉瘤术后最严重的并发症。其发生的原因主要是术中脊髓缺血超过其安全时限或术中未合理移植肋间动脉。声音嘶哑是术中损伤迷走或喉返神经所致,发生率为 5%~10%,部分患者在术后可以完全恢复,但术中电凝损伤或离断者,则需行声带手术,以恢复声带的正常功能作用。乳糜胸是术中损伤胸导管所致,多数是在游离胸下段动脉瘤或锁骨下动脉远端动脉瘤时损伤胸导管,发生率为 1%~5%。如术后引流液不多(<500ml/d),可以行保守治疗,否则应及时开胸结扎或缝扎胸导管。行胸腹主动脉瘤手术时,因创面大、手术时间长、体外循环时间长,术后容易发生出血或严重的渗血。

(23~26题共用题干)

患者女,40岁。因"反复咳嗽、胸闷3个月余,加重伴气促2小时"来院。既往体健。查体:T 37.5℃,RR 32 次/min,HR 133次/min,BP 78/50mmHg。意识模糊,颈静脉怒张,双肺呼吸音清,未闻及明显啰音。心

答案:　19. A　20. A　21. B　22. E

律齐,心音遥远,各瓣膜区未闻及明显病理性杂音及心包摩擦音。腹软,无压痛、反跳痛,肋下可触及肝,质软。四肢无明显水肿。

23. 该患者休克类型最有可能为
    A. 心源性休克
    B. 梗阻性休克
    C. 感染性休克
    D. 低血容量性休克
    E. 分布性休克

【解析】患者 BP 78/50mmHg,颈静脉怒张,心音遥远,符合心脏压塞的 Beck 三联征。心脏压塞属于梗阻性休克。

24. 该患者心电图检查最典型表现为
    A. ST 段抬高,T 波倒置
    B. P 波高尖
    C. QRS 波低电压和电交替
    D. QRS 波增宽,T 波高尖
    E. ST 段压低,T 波地平

【解析】心包积液时心电图可见肢导低电压,大量渗液时可见 P 波、QRS 波、T 波电交替,常伴窦性心动过速。

25. 假设该患者的心包积液常规及生化检查结果如下:外观为血性浑浊,比重 1.036,Rivalta 试验(++),总蛋白 45g/L,葡萄糖 1.82mmol/L,细胞总数 32.96×10^9/L,有核细胞数 1.06×10^9/L,单核细胞 78%,多核细胞 22%,LDH 285U/L,ADA 96.6U/L,CEA 2.2ng/ml。该患者心包积液的原因最有可能为
    A. 恶性肿瘤
    B. 化脓性心包炎
    C. 结核性心包炎
    D. 甲状腺功能减退
    E. 慢性心力衰竭

【解析】结核性心包炎,积液外观:血性胸腔积液呈洗肉水样;细胞:淋巴细胞为主;葡萄糖 <3.3mmol/L;蛋白质含量较高(>30g/L);酶:腺苷脱氨酶(ADA)在淋巴细胞内含量较高。结核性胸膜炎时,因细胞免疫受刺激,淋巴细胞明显增多,故胸腔积液中 ADA 多高于 45U/L。其诊断结核性胸膜炎的敏感度较高。漏出液和渗出液的鉴别见表 3-1。

表 3-1 漏出液和渗出液的鉴别

类别	漏出液	渗出液
原因	非炎症所致	炎症、肿瘤或物理、化学刺激
外观	淡黄,透明或微浊、浆液性	黄色、血色、脓性或乳糜性
比重	<1.018	>1.018
凝结性	不容易凝结	易凝结
蛋白定量	<25g/L	>30g/L
糖定量	近似血糖量	多低于血糖量
Rivalta 试验(黏蛋白定性)	阴性	阳性
蛋白电泳	以白蛋白为主,球蛋白比例低于血浆	电泳图谱近似血浆
细胞总数	小于 100×10^6/L	大于 500×10^6/L
细胞分类	淋巴、间皮细胞为主	急性感染以中性粒细胞为主;慢性以淋巴细胞为主

答案: 23. B 24. C 25. C

26. 心包穿刺术相关并发症**不包括**
   A. 心律失常
   B. 心脏破裂
   C. 气胸
   D. 食管气管瘘
   E. 冠状动脉损伤

【解析】心包穿刺术穿刺进入心包腔内，此操作风险较大，应严格掌握手术风险、手术指征及操作规范，心包穿刺很容易穿破心脏、冠状动脉，造成心房、心室的损伤，可出现大量的心包积血，造成心脏压塞，甚至出现生命危险。另外还可能出现肺、肝的损伤，并发心律失常、穿刺部位的感染等。

（27~30 题共用题干）

患者女，71 岁。心绞痛病史 10 年，3 年前出现劳力性呼吸困难等症状。近年来呼吸困难加重，夜间常不能平卧，常憋醒。查体：BP 92/61mmHg，颈静脉怒张，心界向两侧扩大，律不齐，可闻及 S_3，肝脾增大，双侧下肢水肿。

27. 患者最可能的诊断为
   A. 全心衰竭　　　B. 左心衰竭
   C. 右心衰竭　　　D. 右心房衰竭
   E. 左心房衰竭

【解析】颈静脉怒张、双下肢水肿提示有右心衰竭症状，夜间不能平卧提示左心衰竭，因此考虑全心衰竭。

28. 最可能由下列某种疾病引起，该疾病是
   A. 肺心病
   B. 扩张型心肌病
   C. 冠心病
   D. 风心病
   E. 病毒性心肌炎

【解析】题干信息提示心绞痛病史 10 年。

29. 下列检查最有助于病因明确诊断的是
   A. 冠状动脉造影
   B. X 线检查
   C. MRI
   D. 心肌活检
   E. 心脏 B 超

【解析】明确心绞痛病情，冠状动脉造影首选。

30. 治疗最适宜应用的药物是
   A. 糖皮质激素
   B. 小剂量洋地黄加利尿剂
   C. 抗生素
   D. 奎尼丁
   E. 硝酸甘油

【解析】心力衰竭的治疗方案一般为强心利尿，患者血压低，暂不适合扩血管治疗。

（31~34 题共用题干）

患者男，81 岁。因"心慌伴胸闷气促 3 小时"急诊就诊。查体：体温 36.7℃，血压 83/52mmHg，心率 133 次/min，呼吸 32 次/min，氧饱和度 89%。精神萎靡，端坐呼吸，双肺可闻及细湿啰音，患者有高血压、二尖瓣狭窄病史。

31. 患者目前的状态，按照美国纽约心脏病协会（NYHA）分级，为
   A. 0 级　　　　　B. Ⅰ级
   C. Ⅱ级　　　　　D. Ⅲ级
   E. Ⅳ级

【解析】患者有心脏病，休息时也有心功能不全或心绞痛症状，无法进行任何体力活动，为Ⅳ级。

32. 针对该患者进行的相关辅助检查中，**不适合**立即进行的检查是

A. 心电图检查

B. 超声心动图检查

C. 冠状动脉造影

D. 心肌酶谱、肌钙蛋白及脑钠肽（BNP）检查

E. 胸部X线片检查

【解析】患者有心脏病（二尖瓣狭窄病史）、高血压，因心慌伴胸闷气促3小时急诊入院，有低血压、呼吸急促，精神萎靡，端坐呼吸，双肺可闻及细湿啰音，初步考虑为急性心功能不全。常规应首选无创的辅助检查，如心电图、超声心动图、心肌酶谱、肌钙蛋白、脑钠肽（BNP）、胸部X线片检查等，若高度怀疑患者有冠心病，才考虑选择冠状动脉造影。

33. 对患者进行心电图检查结果如图3-3所示，则最有可能的诊断是

A. 急性心功能不全合并室上性心动过速

B. 急性心功能不全合并房性心动过速

C. 急性心功能不全合并窦性心动过速

D. 急性心功能不全合并室性心动过速

E. 急性心功能不全合并快速型心房颤动

【解析】患者有心脏病（二尖瓣狭窄病史）、高血压，因心慌伴胸闷气促3小时急诊入院，有低血压、呼吸急促，精神萎靡，端坐呼吸，双肺可闻及细湿啰音，初步考虑为急性心功能不全。该心电图有如下特点：①P波消失，取而代之的是小而不规则的基线颤动，f波频率为350~600次/min。②心室率极不规则，心室率为140~160次/min。③QRS波群的形态正常。符合快速型心房颤动的心电图表现。

34. 对于该患者的治疗，首先需要考虑的是

A. 使用直流电进行心脏复律

B. 使用洋地黄类药物控制心室率

C. 使用β受体拮抗剂控制心室率

D. 使用胺碘酮控制心室率

E. 使用钙通道阻滞剂控制心室率

【解析】伴有血流动力学不稳定的心房颤动，首选的治疗方案为使用直流电进行心脏复律。

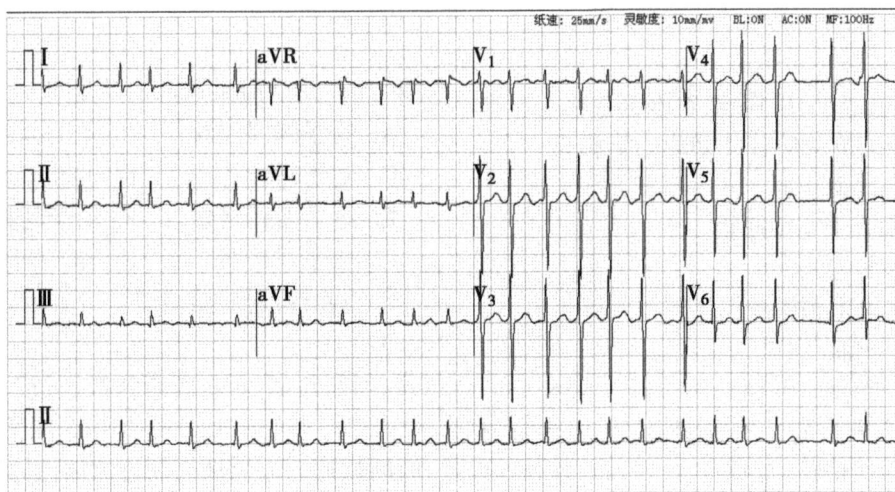

图3-3　心电图检查结果

答案：　33. E　34. A

四、案例分析题

【案例1】患者男,65岁。有血吸虫肝硬化病史20余年。今日进食后突然出现呕血,量约300ml,血压140/90mmHg,心率130次/min,肝肋下未及,Murphy征阴性,脾过脐两指,腹部移动性浊音阳性。

第1问:对该患者治疗时应重点关注

    A. 血红蛋白   B. 血压
    C. 心率   D. 尿量
    E. 神志   F. 肢体末梢温度

【解析】以上指标与患者出血量相关,有助于评估病情。

第2问:对该患者诊断时应重点关注

    A. 出血部位的判断
    B. 出血原因的判断
    C. 出血量的判断
    D. 输血史
    E. 手术史
    F. 过敏史

【解析】患者出现上消化道出血,需评估患者出血部位、原因、出血量,是否行门静脉分流手术等,进一步制定诊疗方案。

第3问:患者血压降至60/40mmHg,心率130次/min,抢救时首先采取的措施是

    A. 床边胃镜止血
    B. 静脉滴注生长抑素
    C. 气管插管
    D. 快速输液或输血
    E. 使用止血药物
    F. 使用特利加压素

【解析】患者出现失血性休克,首要治疗是增加有效循环血容量。

第4问:患者出现3期肝昏迷,临床表现为

    A. 躁动   B. 昏睡

    C. 昏迷   D. 扑翼样震颤
    E. 神志清楚   F. 瞳孔散大

【解析】3期肝昏迷为昏睡期,患者表现为昏睡、扑翼样震颤、肌张力增高。

【案例2】患者男,66岁。因持续胸痛4小时急诊来院。有高血压病史10余年。查体:T 36.1℃,RR 21次/min,HR 43次/min,BP 90/60mmHg,四肢湿冷,颈静脉稍充盈,胸骨左缘第3肋间可闻及3/6级舒张期杂音。心肌酶谱升高,心电图示Ⅱ、Ⅲ、aVF、V_3R、V_4R导联ST段呈弓背向上抬高0.3mV,P波与QRS波无关联,心房率大于心室率。

第1问:对于该患者,目前考虑的诊断为

    A. 急性前壁心肌梗死
    B. 急性下壁心肌梗死
    C. 急性右心室心肌梗死
    D. Killip分级Ⅳ级
    E. 主动脉瓣关闭不全
    F. 肺动脉瓣关闭不全
    G. Ⅲ度房室传导阻滞
    H. 心源性休克
    I. 高血压病

第2问:此时应采取的急诊处理为

    A. 给予阿司匹林   B. 给予氯吡格雷
    C. 给予吗啡   D. 给予硝酸甘油
    E. 给予美托洛尔   F. 给予阿托伐他汀
    G. 给予洋地黄   H. 给予阿托品
    I. 冠状动脉造影

第3问:患者在冠状动脉造影过程中,突发气促,心率150次/min,查心电图提示:室性心动过速。室上性心动过速伴差异性传导与室性心动过速在心电图上常难以区别,如发现以下项目,则可确定为室性心动过速的是

    A. 心室率绝对不规则

答案:【案例1】1. ABCDEF   2. ABCE   3. D   4. BD   【案例2】1. BCDEHI   2. ABCFHI   3. CDFG

B. 心室率绝对规则

C. 房室分离

D. 室性融合波

E. QRS 波宽大畸形,时限 >120ms

F. 心室夺获

G. 胸导联 QRS 波呈同向性

H. V₁ 呈 rsR

第4问:患者持续性室性心动过速,低血压,拟行电复律。电复律时,以下说法正确的是

A. 用交流电复律

B. 用直流电复律

C. 电击能量用 50~100J

D. 电击能量用 100~200J

E. 电击能量用 200~250J

F. 用同步电复律

G. 用非同步电复律

H. 用地西泮静脉注射,患者镇静后电复律

I. 患者在清醒状态下电复律

【案例3】患者男,80 岁。活动时胸闷、胸痛 6 年余,加重 1 小时入院。查体:BP 125/70mmHg,PR 108 次/min,RR 25 次/min,端坐呼吸,双肺广泛干湿啰音,心脏听诊未闻及病理性杂音,双下肢无水肿。心肌酶谱升高,心电图示:V₁~V₅ 导联 Q 波形成,ST 段抬高。

第1问:对该患者的初步诊断是

A. 晕厥　　　　　B. 心脏破裂

C. 心肌梗死　　　D. 肺栓塞

E. 心功能不全　　F. 急性心肌炎

【解析】患者老年男性,根据病史加上心肌酶谱升高、心电图表现,诊断明确。本次端坐呼吸,双肺啰音,存在心功能不全。

第2问:入院时可以用的药物是

A. 阿司匹林

B. 氯吡格雷

C. 阿托伐他汀

D. 单硝酸异山梨酯缓释片

E. 美托洛尔

F. 奥美拉唑

【解析】急性心肌梗死应服用抗血小板聚集、调脂、扩张冠状动脉的药物,改善心肌重构及加用抑酸护胃的药物。因患者心功能不全,不可过早使用β受体拮抗剂。

第3问:入院第 2 天突发胸痛加剧,血压测不出,进而意识丧失,抢救无效死亡。患者出现心搏骤停的可能心电图表现是

A. 心房颤动

B. 心室颤动

C. 窦性心动过缓

D. 无脉性室性心动过速

E. 无脉性电活动

F. 心室静止

【解析】心室颤动、无脉性室性心动过速、无脉性电活动、心室静止为心搏骤停的四大心电图表现。

第4问:出现心搏骤停后应采取的急救措施是

A. 胸外人工按压　　B. 人工呼吸

C. 气管插管　　　　D. 电除颤

E. 建立静脉通路　　F. 抗生素

【解析】抗生素不是必要的急救措施。

【案例4】患者女,58 岁。因"阵发性胸闷、心悸 12 小时,伴晕厥 1 次"入院。于入院前 12 小时清晨起床蹲位排便后起立行走时突发胸闷、心悸、黑矇,呼之不应,持续约 10 分钟,由"120"送入院。既往体健。查体:神志清、心肺未发现异常体征。拟诊"冠心病、心绞痛",给予输液治疗 8 小时后未

答案: 4. BDFH　　【案例3】1. CE　2. ABCDF　3. BDEF　4. ABCDE

再发作,但患者下床活动行走 10m 后又突感胸闷、心悸,心电图示窦性心动过速,心率 120 次/min,给予吸氧,舌下含服硝酸异山梨醇片 5mg 无好转,约 10 分钟患者出现呼吸浅快、意识不清,心电监护示:心室颤动。

第 1 问: 如果有值班医师和一个护士,旁边有除颤设备,接下来首先要进行的操作是

A. 360J 单相非同步电颤

B. 胸外按压

C. 球囊面罩给氧

D. 静脉注射肾上腺素

E. 气管插管

F. 静脉注射胺碘酮

【解析】心室颤动的抢救措施是除颤。

第 2 问: 患者经胸外按压、呼吸支持、静脉注射肾上腺素和电除颤 3 次后仍未恢复窦性心律,心电监护示心室颤动,接下来应采取的处理措施是

A. 继续胸外按压、呼吸支持

B. 注射利多卡因

C. 注射胺碘酮 300mg 后再除颤

D. 注射阿托品 1mg 后再除颤

E. 注射硫酸镁后再除颤

F. 经皮胸壁心脏起搏

第 3 问: 患者有双下肢静脉曲张病史,回顾入院时心电图显示:Ⅰ导联 S 波明显,Ⅲ导联 Q 波明显且 T 波倒置。则该患者心搏骤停最可能的诱发病因是

A. 急性心肌梗死   B. 病毒性心肌炎

C. 夹层动脉瘤   D. 扩张型心肌病

E. 肺栓塞   F. 风湿性心脏病

【解析】患者病史结合心电图变现,首先考虑肺栓塞。

第 4 问: 患者经心肺复苏 5 分钟后,恢复自主心律,1 分钟后又变成心室颤动,如此反复 3 次,超过 15 分钟,接下来应采取的处理措施是

A. 继续心肺复苏

B. 考虑溶栓治疗

C. 静脉滴注碳酸氢钠纠正酸中毒

D. 静脉注射硫酸镁

E. 使用多巴胺升压药物

F. 静脉注射肾上腺素

【解析】肺栓塞导致心搏骤停,在初步复苏后不能维持者,在复苏同时建议尽快溶栓治疗。

【案例 5】 患者女,68 岁。有高血压病史 20 年。持续剧烈胸痛 1 小时,大汗淋漓,面色苍白,皮肤湿冷,口服硝酸甘油不缓解。查体:血压 180/100mmHg,心率 80 次/min,左上胸锁骨下方可闻及 2 级收缩期杂音,双肺无异常。心电图示"左心室肥厚 $V_3 \sim V_5$ 导联 T 波增高而两肢对称"。

第 1 问: 患者下一步应进行简便有效的检查是

A. 胸部 X 线平片

B. 心电图

C. 核磁共振成像

D. 超声心动图

E. 心肌酶

F. 心肌核素显像

【解析】超声心动图可检查有无主动脉夹层。

第 2 问: 对于该患者,**错误**的处置是

A. 尽早开始溶栓治疗

B. 量双侧肢体血压看是否一致,听心脏杂音

C. 超声心动图可检查有无主动脉夹层

答案:【案例 4】 1. A   2. AC   3. E   4. AB   【案例 5】 1. D   2. A

D. 系列心电图检查

E. 口服 β 受体拮抗剂

F. 主动脉 CTA 检查

【解析】患者诊断考虑为"急性主动脉夹层",溶栓治疗可能导致或加重出血。

第 3 问:对该患者最可能的诊断是

A. 急性左心衰竭

B. 急性心肌梗死

C. 肺动脉栓塞

D. 急性心包炎

E. 急性主动脉夹层

F. 消化性溃疡穿孔

G. 主动脉窦瘤破裂

【解析】该患者有长期高血压病史,急性起病,表现为持续、剧烈、口服硝酸甘油不能缓解的胸痛,查体血压明显升高,心脏新发杂音。首先考虑"急性主动脉夹层"。

第 4 问:主动脉夹层一旦诊断明确,应采取的紧急治疗措施包括

A. 肌内注射吗啡,迅速解除疼痛

B. 应用血管扩张剂和 β 受体拮抗剂

C. 加快补液速度

D. 立即进行介入手术治疗

E. 鼻导管吸氧

F. 立即给予洋地黄治疗以减慢心率

【解析】主动脉夹层的初步治疗原则是有效镇痛、控制心率和血压、减轻主动脉剪应力,降低主动脉破裂的风险。采取的措施包括:予患者吸氧、心电监护、建立静脉通路;适当肌内注射或静脉滴注阿片类药物(吗啡、哌替啶)可降低交感神经兴奋导致的心率和血压上升,提高控制心率和血压的效果;控制心率和血压,静脉应用 β 受体拮抗剂(美托洛尔、艾司洛尔等)是最基础的药物治疗方法,但应保证能维持最低的有效终末

器官灌注;对于夹层血肿破裂出血致休克的患者,应抗休克处理进行输血或输血浆。

【案例 6】患者男,31 岁。因"前胸部痛伴胸闷、呼吸困难 5 小时"入院。查体:血压 194/110mmHg,心率 168 次/min,心律齐,心音低钝,主动脉瓣区可闻及舒张期 2/6 级吹风样杂音。腹平软,无压痛及反跳痛。

第 1 问:患者应紧急检查的项目是

A. 常规心电图

B. 超声心动图

C. 常规胸片

D. 冠状动脉造影

E. 主动脉 CTA

F. 超声内镜

G. MRI

H. 血管造影

【解析】患者急性胸痛伴呼吸困难,生命体征不稳定,首先应紧急检查心电图明确是否急性心肌梗死,超声心动图明确心肌活动度、心包积液、主动脉病变等,疑似 AD 患者首选主动脉 CTA 以快速确诊。

[提示]患者心电图提示胸 V_3~V_6 导联 ST 段压低。具体如图 3-4 所示。

第 2 问:该患者首先考虑的疾病是

A. 急性心脏压塞

B. 急性心肌梗死

C. 主动脉夹层

D. 急性心肌炎

E. 急性肺栓塞

F. 主动脉瓣关闭不全

【解析】主动脉夹层的症状与心肌梗死相似,所以疑似主动脉夹层的患者都应进行心电图检查。如主动脉根部的夹层可能会引起冠状动脉血流减少,导致 ST 段抬高,需与急性心肌梗死仔细鉴别。而主动脉夹层最

答案: 3. E 4. ABCE 【案例 6】 1. ABE 2. C

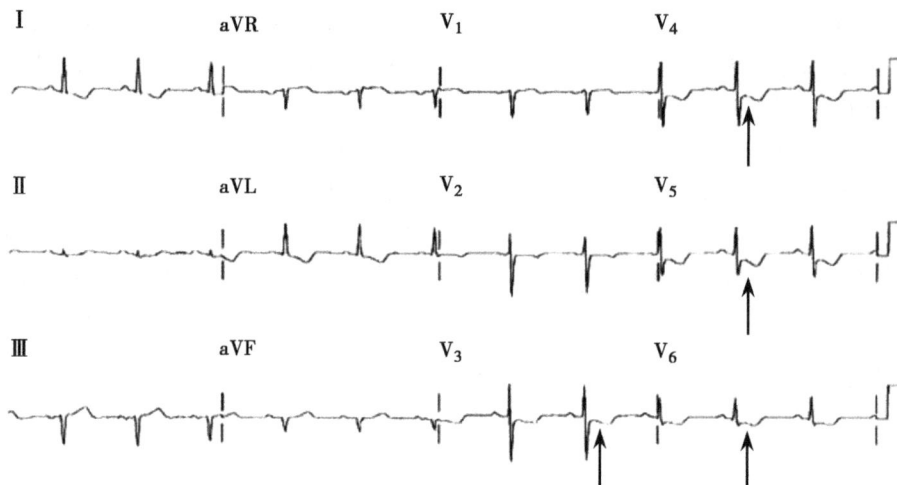

图 3-4 心电图检查结果

常见的心电图异常为 ST 段压低。心电图图形改变取决于冠状动脉血流中断部位。

[提示]患者主动脉 CTA 提示主动脉内膜撕裂,夹层累及升主动脉、主动脉弓及胸降主动脉。

第 3 问:对患者目前应采取的最重要的治疗方案是

A. 急诊外科手术

B. 芬太尼有效镇痛

C. 丙泊酚有效镇静

D. 乌拉地尔控制收缩压至 100~120mmHg

E. 艾司洛尔有效控制心率至 60~80 次/min

F. 如血压控制不良,联合硝普钠控制血压

G. 心包穿刺引流

H. 氨甲环酸预防出血

【解析】AD 初步治疗的原则是有效镇痛、镇静,控制心率和血压,减轻主动脉剪应力,降低主动脉破裂的风险。阿片类药物使用可降低交感神经兴奋导致的心率和血压上升。β 受体拮抗剂是最基础的药物治疗方案,但应保证能维持最低的有效终末器官灌注。患者心率未得到良好控制,勿选用硝普钠降压,因其可引起反射性儿茶酚胺释放,使左心室收缩力和主动脉壁切应力增加,加重夹层病情。药物治疗的目标是 SBP 100~120mmHg,HR 60~80 次/min。

[提示]患者在全麻下及体外循环支持下行主动脉根部复合替换术(Bentall 手术)。

第 4 问:患者围手术期管理,应采取的措施有

A. 保护性肺通气,保持适当的呼气末正压水平

B. 常规使用甘露醇 125ml/次,每 6 小时 1 次,脱水治疗

C. 如出现截瘫,需积极脑脊液穿刺引流

D. NIRS

E. 常规 CRRT 预防急性肾损伤

F. 术前 30 分钟、术中、术后常规静脉预防性应用抗生素

G. 及时复查主动脉 CTA

【解析】急性呼吸功能不全是 Stanford A 型 AD 术后最常见的并发症,发生率为 5%~15%,术中应尽可能缩短 CPB 时间、避免过度输血、定期膨肺、清除分泌物,术后早期采取保护性肺通气策略,保持适当的呼气

答案: 3. BCDE 4. ACDF

末正压水平。高龄和脑血管病史是患者术后发生脑部并发症的独立危险因素,术中严格采取脑保护措施是减少术后脑部并发症发生的关键,对发生脑部并发症患者可常规应用甘露醇脱水、激素、脑神经营养药物。NIRS(近红外光谱分析)是进行脑氧饱和度监测的有效工具。脊髓损伤是 AD 术后常见的并发症,表现为轻瘫或截瘫,肋间动脉发自假腔是术后发生脊髓损伤最直接的危险因素,使患者术后尽早苏醒,观察患者肢体运动,出现截瘫需提高组织灌注压,并应尽早行脑脊液穿刺,将脑脊液压力控制在 10mmHg 以下。术后出现 AKI 需尽早干预,CRRT 并非 AKI 早期的必须支持措施。Stanford A 型 AD 术后感染发生率约 12%,以呼吸道感染为主。手术切皮前(30 分钟内)、术中(手术超过 3 小时)及术后常规静脉预防性使用抗生素。术后发生感染应根据病原学药敏试验合理应用抗生素。

【案例 7】患者男,40 岁。因"胸痛 2 小时"入院。既往有高血压病。查体:T 37.5℃,RR 26 次/min,HR 110 次/min,BP 194/112mmHg (右侧),64/40mmHg(左侧),SpO$_2$ 100%。全身湿冷,烦躁,双肺呼吸音清,未闻及明显啰音。心律齐,心音遥远,各瓣膜区未闻及明显病理性杂音。腹软无压痛、反跳痛,肝脾无肿大,四肢无明显水肿,足背动脉搏动可及,双侧病理征未引出。动脉血气分析:pH 7.235,PO$_2$ 98mmHg,PCO$_2$ 32mmHg,BE－4.5mmol/L,HCO$_3^-$ 21.8mmol/L,Hb 142g/L,Lac 5.9mmol/L。

第 1 问:为明确休克原因,患者首先需要完善的检查是

 A. 胸部 CT   B. 腹部 CT

 C. 床边心脏超声   D. 胸主动脉 CTA

 E. 头颅 CT   F. 下肢静脉超声

 G. 心电图

【解析】根据题干信息,患者为青年,胸痛入院,伴有左右上肢血压不等,心音遥远,休克,因此首先考虑动脉夹层/动脉瘤破裂、心脏压塞。因此,胸主动脉 CTA、超声、心电图检查为首选。

第 2 问:患者胸主动脉 CTA 见图 3-5。床边超声心动图见图 3-6。对该患者的诊断为

 A. 心脏压塞   B. 急性心肌梗死

 C. 心源性休克   D. 梗阻性休克

 E. 低血容量性休克   F. 主动脉夹层

 G. 感染性休克   H. 急性肺栓塞

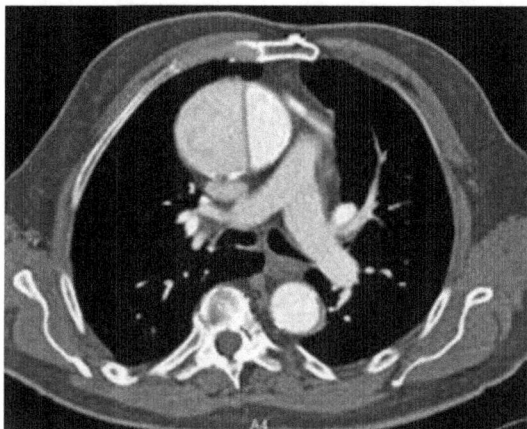

图 3-5　胸主动脉 CTA

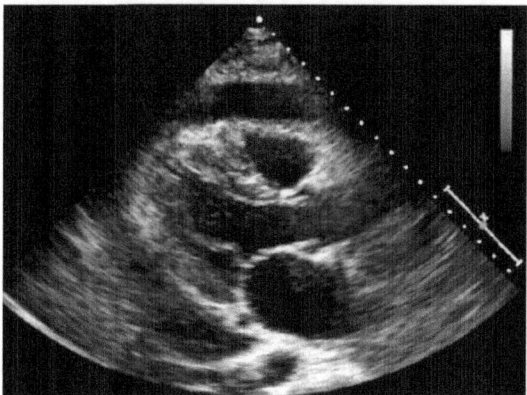

图 3-6　超声心动图

答案:【案例 7】 1. CDG 2. ADF

【解析】患者诊断首先考虑动脉夹层/动脉瘤破裂、心脏压塞。

第 3 问:关于心脏压塞,下列描述正确的是
A. 对血流动力学的影响取决于心包积液的量
B. 心脏超声有助于快速排除心脏压塞
C. 心脏超声发现大量心包积液即可诊断心脏压塞
D. 心脏压塞是临床诊断
E. 对血流动力学的影响取决于心包积液产生的速度
F. 心脏压塞时心脏最先塌陷的腔室是左心房

【解析】心脏压塞血流动力学的恶化只与心包积液产生的速度有关。慢性心包积液往往可能在 CT/MRI 扫描心脏或胸部或心脏超声检查后偶然发现大量心包积液,没有压塞临床症状。考虑心包积液的累积速度很慢,以至于纤维状壁层心包膜增加了额外的细胞拉伸,从而使心包压力正常或微升。心包积液提高了心包腔压力。右心房是压力最小和最薄壁的腔室,是第一个因压力低于心包腔压力导致内陷的心房。

第 4 问:对该患者进行紧急心包穿刺引流术,心包穿刺术的穿刺点可选择
A. 胸骨上窝途径
B. 左胸骨旁第 5 肋间隙
C. 剑突下途径
D. 心尖途径
E. 左锁骨中线第 5 肋间隙
F. 左胸骨旁第 2 肋间隙

【解析】心包穿刺术的穿刺点常用的部位有左胸骨旁第 5 肋间隙、心尖部及剑突下。

【案例8】患者男,74 岁。吸烟30 年,有慢性支气管炎病史20 余年。近日出现咳嗽咳痰、呼吸困难并进行性加重,端坐呼吸。查体:神清,T 36.7℃,BP 85/56mmHg,HR 90 次/min,RR 25 次/min,经皮血氧饱和度 90%,颈静脉充盈,桶状胸,叩诊呈过清音,双肺可闻及细湿性啰音,剑下触及心脏搏动,全心界扩大,腹软无压痛,双下肢水肿。

第 1 问:对该患者目前诊断考虑为
A. 右心衰竭
B. 左心衰竭
C. 全心衰竭
D. 肺动脉栓塞
E. 肺心病
F. 慢性支气管炎
G. 心源性休克

【解析】有老年人慢性支气管炎20 余年,考虑有肺心病,感染诱发心力衰竭,出现心力衰竭的症状,目前出现血压下降,考虑心脏泵血功能衰竭导致休克。

第 2 问:针对该患者,为明确病情下一步该进行的检查是
A. 心脏 B 超　　B. 心电图
C. 胸片　　　　D. 血管 B 超
E. 肺功能　　　F. BNP
G. 血常规

【解析】目前患者发生心力衰竭,需要明确心脏相关病情,需要复查心脏 B 超、心电图、BNP,心力衰竭发作,不适合查肺功能。患者有基础肺病,咳嗽咳痰增多,检查血常规、胸片明确病情。

第 3 问:对该患者应采取的治疗措施有
A. 监测生命体征,氧饱和度
B. 予以米力农强心
C. 予以呋塞米利尿

D. 予以硝酸甘油扩血管

E. 予以去甲肾上腺素收缩血管

F. 测体重

【解析】针对心力衰竭患者强心利尿,因血压偏低,暂时无法扩血管,需要加强监护,测体重观察利尿效果。

第4问:如果使用强心剂,以下说法正确的是

A. 对洋地黄类药物耐受性很低,疗效差

B. 小剂量开始,一般为常规剂量的1/2或2/3

C. 选用作用快、排泄快的药物

D. 用药前应注意纠正缺氧

E. 以心率作为衡量强心药物应用和疗效的考核指标

F. 用药时监测电解质、血气分析

【解析】强心药从来没有以心率作为衡量强心药物应用和疗效的考核指标,患者有慢性支气管炎,二氧化碳潴留会影响洋地黄代谢。

【案例9】患者男,42岁。因"胃痛"长期自行服用布洛芬止痛。入院前8小时进食后突发上腹部剧烈疼痛,向全腹部弥散,未及时就诊。入院前1小时家属发现患者神志淡漠,遂呼叫救护车送入院。查体:意识淡漠,四肢湿冷。体温39℃,心率135次/min,血压86/53mmHg。全腹压痛明显伴反跳痛,以中上腹剑突下最为明显。辅助检查:白细胞$23×10^9$/L,中性粒细胞93.8%,血红蛋白126g/L,血小板$78×10^9$/L,降钙素原22ng/ml,血乳酸8.6mmol/L,血肌钙蛋白I 0.01ng/ml,脑钠肽46pg/ml,D-二聚体0.01μg/ml,心电图示窦性心动过速,腹部CT检查见腹腔积液伴双侧膈下游离气体。

第1问:关于该患者的初步诊断,应该考虑为

A. 上消化道穿孔

B. 急性弥漫性腹膜炎

C. 心源性休克

D. 梗阻性休克

E. 休克代偿期

F. 低血容量性休克

G. 过敏性休克

H. 分布性休克

【解析】患者为进食后突发上腹部剧烈疼痛,向全腹部弥散。腹部CT检查见腹腔积液伴双侧膈下游离气体,考虑为上消化道穿孔。查体见全腹压痛明显伴反跳痛,以中上腹剑突下最为明显,有急性弥漫性腹膜炎的表现。脓毒症是指由感染引起的全身炎症反应失控,可导致器官功能障碍,甚至出现组织灌注不良或低血压,引起感染性休克。其病原微生物包括细菌、真菌、病毒及寄生虫等。患者意识淡漠,四肢湿冷,血压低,乳酸高,存在脏器低灌注的表现。辅助检查见炎性指标高,考虑为腹腔感染引起。脓毒症休克可存在低血容量因素,其发病机制及病理生理主要为多种细胞因子及炎性介质的过度失控,使血管功能失调、内皮受损,导致全身或局部血流分布异常,为分布性休克。

第2问:下列各项检查中,有助于及时明确患者休克类型的是

A. 腹部超声检查

B. 胸部X线检查

C. 胃镜检查

D. 血液及腹腔积液细菌培养及药敏试验

E. 心脏超声检查

F. 血管超声检查

G. 中心静脉监测

【解析】患者有休克,休克的类型包括低

答案: 4. ABCDF　**【案例9】** 1. ABH　2. EF

血容量性休克、分布性休克、心源性休克、梗阻性休克。心脏超声可了解心脏收缩和舒张功能、瓣膜功能、左心室舒张末期容积（LVEDV,容量状态）、各腔室的大小、心排血量（CO）以及肺动脉压力,判断有无心源性及梗阻性休克。结合血管超声可判断患者的容量状态及容量反应性。脓毒症休克可存在低血容量因素,但其发病机制及病理生理主要为多种细胞因子及炎性介质的过度失控,使血管功能失调、内皮受损,导致全身或局部血流分布异常,为分布性休克。腹部超声检查可了解腹腔各脏器状况,有无腹腔积液。胸部X线检查,可大致了解肺部及心脏状况。胃镜检查可了解胃部状况,有无溃疡、出血或者新生物。血液及腹腔积液细菌培养及药敏试验,可明确致病原。中心静脉监测只能大致反映患者的容量状态。

第3问:患者床旁心脏超声检查下腔静脉在吸气相和呼气相的表现如图3-7所示,后续治疗措施首先应考虑

A. 使用艾司洛尔控制心律

B. 继续补液扩容治疗

C. 使用去甲肾上腺素提升血压

D. 使用多巴酚丁胺增强心肌收缩力

E. 停止补液扩容治疗,加强利尿

F. 使用去乙酰毛花苷注射液增强心肌收缩力

【解析】下腔静脉变异度是用床旁超声进行患者容量反应性评价的一种手段。下腔静脉变异度是右心房开口远端下腔静脉处,随呼吸运动使下腔静脉增宽变窄的变异率,也就是下腔静脉最窄时与最宽时的数值比例。如果下腔静脉呈现明显塌陷或变异率大于50%,则提示患者存在循环容量严重不足。该患者的超声表象提示患者存在容量不足,应该继续扩容治疗。

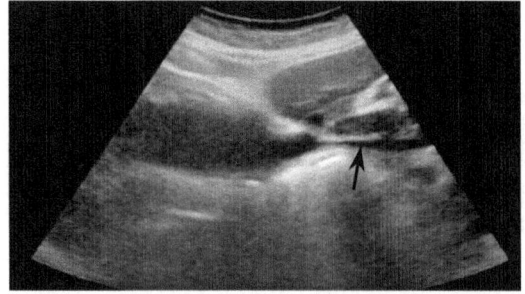

吸气相

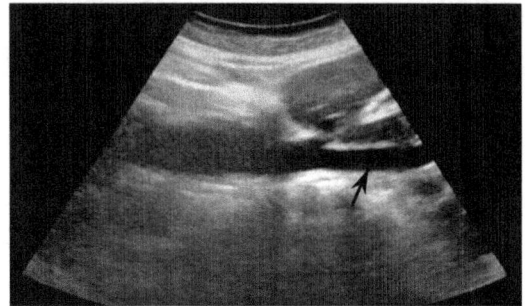

呼气相

图3-7 超声检查结果图

第4问:患者经过术前积极准备,急诊行剖腹探查,发现为十二指肠球部溃疡穿孔,予以修补。术后入ICU,予以积极抗感染治疗、早期液体复苏后,测得中心静脉血氧饱和度（ScvO_2）为75%,但患者依旧存在皮肤湿冷、尿量少,血乳酸5mmol/L,同时测得中心静脉-动脉血二氧化碳分压差（Pv-aCO_2）为10mmHg。进一步应采取的治疗措施是

A. 使用血管升压素提升血压

B. 使用去甲肾上腺素提高脏器灌注

C. 停止液体复苏,同时使用利尿剂

D. 使用酚妥拉明改善组织微循环

E. 继续适当的液体复苏,同时使用正性肌力药物提高心排血量

F. 输注红细胞悬液纠正贫血

G. 予以激素治疗

【解析】中心静脉-动脉血二氧化碳分压

答案: 3. B 4. E

差（$Pcv\text{-}aCO_2$）可较好地反映组织灌注及氧代谢状态。传统的氧代谢监测指标中心静脉血氧饱和度（$ScvO_2$）、混合静脉血氧饱和度和乳酸对临床治疗的指导有限。而 $Pcv\text{-}aCO_2$ 较其他氧代谢指标可以更敏感地反映组织灌注和心排血量（CO）变化，用于目标导向性指导感染性休克。无组织缺氧的情况下，正常的 $Pcv\text{-}aCO_2$（≤6mmHg）提示心排血量正常或升高，$Pcv\text{-}aCO_2$ 升高（>6mmHg）提示心排血量降低，此时提示需要提高心排血量。

第三章　肾功能障碍

一、单选题

1. 对于 AKI,描述正确的是
   A. AKI 与 ARF 的含义相同
   B. AKI 过程中不会出现全身并发症
   C. AKI 不会发生不可逆的肾损害
   D. AKI 发生在很短的时间内,不会超过数小时
   E. AKI 发病突然且通常可逆

【解析】AKI 是指各种原因引起的肾功能损害,在短时间(数小时至数日)内出现血中氮质代谢产物积聚,水、电解质和酸碱平衡失调及全身并发症,是一种严重的临床综合征。AKI 是一种突然且通常可逆的肾小球滤过率下降,导致肾排出的尿素氮、肌酐和其他代谢废物升高。AKI 与 ARF 是同一个疾病的不同阶段。

2. 患者男,72 岁。有糖尿病病史 12 年。因胸闷、胸痛 3 天入院,诊断为急性冠状动脉综合征。行心脏冠状动脉造影检查后尿量减少 2 天,应用利尿剂后尿量仍无改善,入院时 SCr 103.6μmol/L,造影术后 SCr 358.2μmol/L。该患者目前尿量减少最可能的原因是
   A. 糖尿病肾病
   B. 液体摄入不足
   C. 泌尿系结石导致的梗阻
   D. 造影剂相关 AKI
   E. 利尿剂不敏感

【解析】随着影像诊断和介入治疗技术的迅猛发展,造影剂介导的诊断检查和介入治疗广泛开展,造影剂相关肾损伤成为一个常见的、无法回避的问题。据研究报道,30% 接受碘造影剂的患者发生造影剂相关急性肾损伤(contrast induced acute kidney injury, CIAKI),是医院获得性 AKI 的第三大诱因,仅次于缺血、缺氧和药物。诊断标准:注射造影剂后 72 小时内血肌酐浓度增加 25% 或 44μmol/L(0.5mg/dl)以上,或同时满足血肌酐增高百分比和绝对数。

3. 关于围手术期 AKI 的描述,**不正确**的是
   A. 围手术期 AKI 是外科手术的严重并发症之一
   B. 是围手术期患者病死的独立危险因素
   C. 围手术期 AKI 发病率和病死率已大幅下降
   D. 在围手术期早期识别 AKI 的危险因素,能够改善围手术期 AKI 的预后
   E. 早期采取预防性和治疗性手段,能够改善围手术期 AKI 的预后

【解析】围手术期 AKI 是外科手术的严重并发症之一,是围手术期患者病死的独立危险因素,虽然肾支持技术已经取得一定进步,但围手术期 AKI 发病率和病死率仍居高不下。如果能在围手术期早期识别 AKI 的危险因素,密切监测肾功能和早期采取预防性和治疗性手段则能够改善围手术期 AKI 的预后。

答案：　1. E　2. D　3. C

4. 患者女,72 岁。有糖尿病史 10 年。急诊行心脏冠状动脉搭桥术,术后尿量减少 2 天,入院时 SCr 66.8μmol/L,术后 SCr 239.2μmol/L,发生围手术期 AKI。以下**不是**该患者发生围手术期 AKI 高危因素的是

A. 糖尿病　　　　B. 高龄
C. 体外循环　　　D. 急诊手术
E. 应用利尿剂

【解析】围手术期 AKI 的高危因素包括以下两方面。患者相关因素:年龄、高血压、糖尿病、脑血管疾病、左心室功能障碍(EF<40%)、慢性阻塞性肺疾病、慢性肾疾病、腹腔积液、急诊手术、脓毒症、外周血管病变。手术相关因素:手术时间、体外循环时间、钳夹时间、心脏手术发生溶血、心脏手术发生血液稀释、主动脉内球囊反搏、腹腔手术。

二、多选题

1. 对于 AKI 的 KIDGO 诊断和分期标准,描述正确的是

A. AKI 1 期:SCr 为基线水平的 2~2.9 倍,或尿量 <0.5ml/(kg·h)6~12 小时
B. AKI 1 期:SCr 为基线水平的 1.5~1.9 倍,或 SCr 增加值≥26.5μmol/L,或尿量 <0.5ml/(kg·h)6~12 小时
C. AKI 2 期:SCr 为基线水平的 2~2.9 倍,或尿量 <0.5ml/(kg·h)12 小时以上
D. AKI 2 期:SCr 为基线水平的 3 倍以上,或 <0.3ml/(kg·h)24 小时以上或无尿 12 小时以上
E. AKI 3 期:SCr 为基线水平的 3 倍以上,或 SCr≥353.6μmol/L,或开始肾替代治疗,或年龄 <18 岁 eGFR 小于 35ml/(min·1.73m^2),或尿量 <0.3ml/(kg·h)24 小时以上或无尿 12 小时以上

【解析】AKI 的 KIDGO 诊断和分级标准。AKI 1 期:SCr 为基线水平的 1.5~1.9 倍,或 SCr 增加值≥26.5μmol/L,或尿量 <0.5ml/(kg·h)6~12 小时;AKI 2 期:SCr 为基线水平的 2~2.9 倍,或尿量 <0.5ml/(kg·h)12 小时以上;AKI 3 期:SCr 为基线水平的 3 倍以上,或 SCr≥353.6μmol/L,或开始肾替代治疗,或年龄 <18 岁 eGFR 小于 35ml/(min·1.73m^2),或尿量 <0.3ml/(kg·h)24 小时以上或无尿 12 小时以上。

2. 关于 AKI 的描述,正确的有

A. AKI 的病因分为肾前性、肾性和肾后性
B. 血管内容量减少、肾血管严重收缩、肾动脉机械闭锁等情况是肾前性 AKI 的主要原因
C. 感染、药物损伤、肾小管坏死、肾小管内物质的异常沉积等情况是肾性 AKI 的主要原因
D. 输尿管、膀胱、尿道的阻塞是肾后性 AKI 的主要原因
E. 脓毒症是 AKI 的首要原因

【解析】传统上将 AKI 的病因分为肾前性、肾性和肾后性。血管内容量减少、心排血量减少、外周血管扩张、肾血管严重收缩、肾动脉机械闭锁等情况是肾前性 AKI 的主要原因;肾血管性疾病、肾小球肾炎、间质性肾炎、感染、药物损伤、肿瘤细胞肾浸润、结缔组织病、肾小管坏死、肾小管内物质的异常沉积等情况是肾性 AKI 的主要原因;输尿管、膀胱、尿道阻塞是肾后性 AKI 的主要原因。虽然 AKI 的病因是多因素的,但脓毒症一直是 AKI 的首要原因,占 50% 以上,而且 10%~50% 的脓毒症患者发生 AKI。

答案:　4. E
　　　1. BCE　2. ABCDE

3. 围手术期 AKI 的高危因素中,患者相关因素包括
   A. 高血压病
   B. 糖尿病
   C. 脑血管疾病
   D. 左心室功能障碍
   E. 慢性阻塞性肺疾病

【解析】围手术期 AKI 的高危因素中患者相关因素包括:年龄、高血压、糖尿病、脑血管疾病、左心室功能障碍(EF<40%)、慢性阻塞性肺疾病、慢性肾疾病、腹腔积液、急诊手术、脓毒症、外周血管病变。

4. 围手术期 AKI 的高危因素中,手术相关因素包括
   A. 手术时间
   B. 体外循环时间
   C. 钳夹时间
   D. 左心室功能障碍,EF<40%
   E. 心脏手术发生溶血

【解析】围手术期 AKI 的高危因素中手术相关因素包括:手术时间、体外循环时间、钳夹时间、心脏手术发生溶血、心脏手术发生血液稀释、主动脉内球囊反搏、腹腔手术。左心室功能障碍,EF<40% 属于患者相关因素。

三、共用题干单选题

(1~2 题共用题干)

患者男,75 岁。排尿困难 6 年,近 1 个月加重伴食欲缺乏。直肠指检前列腺明显增大,6cm×6cm;叩诊示膀胱已达脐下 3 横指。入院前两天血 Cr 132μmol/L,入院当天血 Cr 379μmol/L。B 超示:双肾中度积水。

1. 对该患者最确切的诊断是
   A. 前列腺增生
   B. 上尿路梗阻,肾积水

C. AKI
D. 肾积水,AKI
E. 前列腺增生症,慢性尿潴留,双肾积水,AKI

【解析】该患者为严重的前列腺增生症导致下尿路梗阻,并出现并发症,即慢性尿潴留、双肾积水和 AKI。

2. 以下治疗措施最为合理的是
   A. 经尿道前列腺切除术
   B. 经尿道前列腺热疗
   C. 耻骨上经膀胱前列腺切除术
   D. 留置导尿管或耻骨上膀胱穿刺造瘘
   E. 服用 α 受体拮抗剂和 5α 还原酶抑制剂

【解析】此时应立即行留置导尿管或耻骨上膀胱穿刺造瘘引流膀胱,缓解肾功能,待以后肾功能缓解后再行进一步处理。目前行外科手术治疗危险性大,不宜进行。此患者已经出现严重的并发症,用药物治疗难以有效,药物治疗必须在膀胱引流的基础上作为辅助治疗方法。

(3~4 题共用题干)

患者男,68 岁。因"咳嗽、咳黄痰,伴发热 5 天"住呼吸内科。行 CT 及相关实验室检查,诊断为肺炎,于呼吸内科应用哌拉西林/他唑巴坦抗感染治疗 1 天。因"血压低 3 小时"转入 ICU。转入时查体:心率 132 次/min、血压 85/41mmHg、呼吸 28 次/min、血氧 95%,清醒状态,瞳孔大小及光反射正常,双肺呼吸音粗糙,可闻及广泛湿啰音,腹无著征,肢端无水肿。患者既往体健,无基础疾病。转入后紧急实验室检查示:Cr 291μmol/L,PLT 72×10⁹/L;血气分析示:氧分压 68mmHg(未吸氧)。

答案: 3. ABCDE 4. ABCE
1. E 2. D

3. 根据题干所提供的信息,患者目前 AKI 最可能的原因为
   A. 低血容量性休克
   B. 抗生素导致的肾损伤
   C. 呼吸衰竭
   D. DIC
   E. 脓毒症

【解析】患者有明确的感染,且 SOFA 评分 >2 分,符合脓毒症诊断。脓毒症是 AKI 的首要原因,占 50% 以上,而且 10%~50% 脓毒症患者会发生 AKI。该患者需进一步评估容量状态方能明确患者是否存在低血容量;患者氧分压虽偏低,但尚不符合呼吸衰竭的诊断标准;血小板计数虽有下降,但尚需进一步完善其他凝血指标方能明确 DIC 的诊断。

4. 对于该患者目前的休克及 AKI,最合适的处置是
   A. 应用利尿剂
   B. 应用多巴胺升高血压同时增加尿量
   C. 立即进行容量评估,并按照需求行液体复苏
   D. 立即行 CRRT 治疗
   E. 无需监测血流动力学状态,直接应用去甲肾上腺素就可以了

【解析】纠正全身循环血流动力学障碍对于 AKI 患者和具有发生 AKI 高危因素的患者,应该密切监测患者的血流动力学状态,以避免低血压加重肾损伤。在血流动力学管理中,应该密切关注液体滴定和血管活性药物的应用。建议在补液的基础上加用血管活性药物,对于感染性休克,首选去甲肾上腺素;合并心功能不全者,可去甲肾上腺素与多巴酚丁胺联合应用,不建议应用多巴胺。在对去甲肾上腺素抵抗的难治性休克患者,血管升压素可能会有较好的效果。患

者休克尚未纠正不适合直接应用利尿剂。目前 AKI 患者紧急行 RRT 治疗的指征为:存在威胁生命的 AKI 并发症(如难以纠正的高钾血症、难以纠正的代谢性酸中毒、利尿剂无效的充血性心力衰竭)。该患者刚刚转入 ICU,需进行常规容量评估、肾外器官功能评估、疾病严重程度评估、AKI 发展趋势评估,通过治疗改善血流动力学状态、确保足够的血管内容量、维持 MAP>65mmHg、尽量避免使用肾毒性药物等。如治疗中出现上述 RRT 治疗的指征,则可考虑行 RRT 治疗,而目前无紧急肾替代治疗的指征,"立即"行 CRRT 治疗是错误的。

(5~6 题共用题干)
患者男,73 岁。既往有高血压病、糖尿病(口服二甲双胍控制)。因胰头占位拟行胰头十二指肠切除术。

5. 以下描述**错误**的是
   A. 患者有发生围手术期 AKI 的高危因素
   B. 需要充分做好术前准备
   C. 术中尽量缩短手术时间
   D. 术中要力求手术完美,手术时间长短并没有那么重要
   E. 充分保证围手术期肾的灌注

【解析】该患者围手术期 AKI 的高危因素包括高龄、高血压病、糖尿病、腹腔手术;应根据患者危险程度选择合适的手术方式,充分做好术前准备,权衡手术的风险与获益,尽量选择对肾损伤较小的手术,尽量缩短手术时间。充分保证围手术期肾的灌注是预防围手术期 AKI 的主要预防手段。

6. 为预防围手术期 AKI,对该患者围手术期血糖控制及营养支持方案最为合理的是
   A. 继续口服二甲双胍
   B. 无需特殊控制

答案: 3. E　4. C　5. D　6. C

C. 应用胰岛素控制血糖,目标为 6.1~8.3mmol/L

D. 营养摄入量 10~20kcal/(kg·d)

E. 营养摄入量 15~20kcal/(kg·d)

【解析】围手术期应用胰岛素控制血糖,目标为 6.1~8.3mmol/L,避免大的血糖波动和低血糖。不应限制蛋白摄入,并给予合理的营养支持,营养摄入量 20~30kcal/(kg·d)。

(7~8 题共用题干)

患者男,42 岁。因"被车辆碾压下腹部 15 分钟"入 ICU。查体:心率 146 次/min、血压 75/52mmHg、呼吸 25 次/min、血氧 99%,清醒状态,瞳孔大小及光反射正常,口唇颜色苍白,双肺呼吸音清,下腹部可见开放性创口,创面污秽可见血液流出,血红蛋白 109g/L。

7. 根据题干所提供的信息,对患者目前应采取的紧急处理**错误**的是

A. 限制性液体复苏

B. 准备急诊手术

C. 目前血红蛋白 >70g/L,无需输注血制品

D. 清创、加压包扎伤口

E. 立即应用抗生素

【解析】该患者为碾压伤造成的腹腔开放伤,紧急处理原则为清创、加压包扎伤口止血,限制性液体复苏,积极准备急诊手术,应用抗生素控制由开放伤导致的创面污染,输注血制品等。虽然患者 Hb>70g/L,但患者处于急性活动性失血状态,已经发生休克,需输注血制品抗休克治疗。

8. 假设该患者术后应用升压药物维持血压,且发生围手术期 AKI,术后当天因为难以纠正的高钾需要行 RRT 治疗,首选的方式是

A. 应用肝素抗凝,行肾透析治疗

B. 无抗凝,行肾透析治疗

C. 应用肝素抗凝,行 CRRT 治疗

D. 应用低分子量肝素抗凝,行 CRRT 治疗

E. 应用枸橼酸盐局部抗凝,行 CRRT 治疗

【解析】活动性出血术后当天患者需行肾替代治疗时,不适合行全身抗凝,有增加术后出血的风险,抗凝方式可选择枸橼酸局部抗凝或无抗凝。RRT 治疗方式宜选择缓慢持续的 CRRT,相较于透析,CRRT 对患者循环的影响更小。

四、案例分析题

【案例 1】患者女,62 岁。因"急性化脓性胆管炎出现休克"由消化内科入 ICU。查体:心率 146 次/min、血压 75/44mmHg、呼吸 23 次/min、血氧 88%、体温 38.9℃,意识模糊,双肺呼吸音粗糙,可闻及湿啰音,右上腹压痛及反跳痛,Murphy 征阳性,周身皮肤黄染。入院后尿量 <0.5ml/(kg·h) 达 7 小时。

第 1 问:为进一步明确患者 AKI 的分期,首先需进行的检查是

A. 泌尿系逆行造影检查

B. 肾超声检查

C. 肾功能检查

D. 肾动脉造影

E. 膀胱镜检查

F. 尿常规

【解析】急性化脓性胆管炎是脓毒症的常见病因,脓毒症又是 AKI 最常见的诱因。目前患者少尿原因为 AKI 导致,需进一步明确肌酐水平,以肌酐水平或尿量中较差的指标进行分期。

［提示］患者肌酐基础水平为 63.8μmol/L,入 ICU 后复查肌酐水平为 90.4μmol/L。

第 2 问:该患者 AKI 的分期为

A. AKIN 标准 1 期

答案:　7. C　8. E

【案例 1】　1. C　2. AD

B. AKIN 标准 2 期

C. AKIN 标准 3 期

D. KDIGO 标准 1 期

E. KDIGO 标准 2 期

F. KDIGO 标准 3 期

【解析】该患者尿量 <0.5ml/(kg·h) 达 7 小时,肌酐虽然在正常水平但是肌酐增长值 >26.5μmol/L,因此该患者符合 AKIN AKI 标准 1 期及 KDIGO AKI 标准 1 期的诊断。

第3问:对该患者目前合适的治疗包括

A. 积极抗休克治疗

B. 应用强效抗生素

C. 立即急诊开腹手术

D. 评估血流动力学状态

E. 监测血乳酸

F. 在容量复苏基础上联合应用去甲肾上腺素

G. 机械通气治疗

【解析】患者入院时诊断为急性化脓性胆管炎,在消化科治疗过程中出现休克伴有意识障碍,目前有雷诺五联征表现,考虑患者发生了急性化脓性梗阻性胆管炎。目前合适的治疗包括:立即评估血流动力学状态,积极抗休克治疗,应用强效抗生素,动态监测血乳酸水平变化,在容量复苏基础上联合应用去甲肾上腺素,机械通气治疗等。待患者休克得到纠正,应立即解除胆道梗阻,目前常用的方法包括 PTCD 及 ENBD 等。该患者休克尚未纠正,立即急诊手术并不合适。

[提示]患者诊断为急性化脓性梗阻性胆管炎,胃镜下行 ERCP+ENBD,休克症状已缓解,升压药物已停止,但出现容量过负荷表现,无法脱离呼吸机,无尿 3 天,利尿剂无效,肌酐上升至 832.6μmol/L。

第4问:对该患者目前治疗的最佳选择是

A. ECMO 治疗

B. CRRT 治疗

C. 血液透析治疗

D. 加大利尿剂用量无需肾替代治疗

E. 继续监测血流动力学

F. 保持鼻胆管通畅

【解析】患者目前脱呼吸机困难原因为容量负荷过重导致的肺水肿,及胆管炎导致的肺损伤,经过减轻容量负荷及控制胆管炎可能脱离呼吸机,暂无应用 ECMO 的指征。患者对利尿剂无反应需应用肾替代治疗,而 CRRT 是该患者目前肾替代治疗的最佳选择。此外需要继续监测血流动力学指标并对血流动力学进行优化。需要保证鼻胆管通畅,以防止胆管炎再次加重。

【案例2】患者男,52 岁。因胰十二指肠切除术后 6 天,突发高热、意识障碍转入 ICU。查体:心率 163 次/min、血压 84/45mmHg、呼吸 33 次/min、血氧 88%、体温 39.6℃,意识模糊,双肺呼吸音粗糙,双下肺可闻及湿啰音,腹部膨隆,右中腹压痛及反跳痛阳性,胆肠吻合口下方引流管引出黄绿色浑浊液体。患者肌酐基础水平为 44.8μmol/L,入 ICU 后复查肌酐水平为 90.4μmol/L。

第1问:对于患者肌酐水平变化的原因及对策描述**不正确**的是

A. 两次肌酐都在正常范围,无需特殊关注

B. 患者已经发生 AKI

C. 该患者 AKI 与腹腔感染有关

D. 需密切关注患者尿量变化,计算每小时尿量

E. 需密切关注患者肌酐水平的变化

F. 患者未发生 AKI

【解析】患者在胰十二指肠术后第 6 天突

发高热,伴有腹膜刺激征,且胆肠吻合口下方引流管引出黄绿色浑浊液体,提示发生胆肠吻合口瘘,继发腹腔感染。患者复查的肌酐虽然仍在正常范围内,但肌酐水平已经超过了基础水平的2倍,符合AKI的诊断。AKI的始动因素为腹腔感染,需密切关注每小时尿量及肌酐水平,以此为依据确定AKI的分期。

第2问:对该患者当前的紧急治疗措施是
A. 动态监测血乳酸变化
B. 立即进行液体复苏
C. 立即留取血液、腹腔引流液进行病原学培养
D. 尽早应用广谱抗生素
E. 尝试多点穿刺引流腹腔内的积液
F. 立即行CRRT治疗

【解析】该患者已经发生感染性休克,须立即启动感染性休克治疗,包括:动态监测血乳酸变化;立即进行液体复苏;立即留取血液、腹腔引流液进行病原学培养;尽早应用广谱抗生素等。对于外科感染还需要积极引流感染物质。该患者刚转入ICU,需进行常规容量评估、肾外器官功能评估、疾病严重程度评估、AKI发展趋势评估,通过治疗改善血流动力学状态、确保足够的血管内容量、维持MAP>65mmHg、尽量避免使用肾毒性药物等。如治疗中出现RRT治疗的指征,则可考虑行RRT治疗,而目前无紧急肾替代治疗的指征,"立即"行CRRT治疗是错误的。

[提示]经过相应处置,患者病情仍未稳定,已行气管插管机械通气,并应用去甲肾上腺素维持血压(60μg/min),血小板52×10^9/L,乳酸11.3mmol/L,PT 18.2秒,连续7小时尿量小于<0.5ml/(kg·h),出现容量负荷过重的表现,血钾6.1mmol/L,应用利尿剂后尿量无增加。

第3问:该患者目前需要的治疗手段包括
A. RRT治疗
B. 继续应用强效抗生素
C. 加大利尿剂剂量,无需RRT治疗
D. 行有创血流动力学监测
E. 动态监测血乳酸
F. 继续容量复苏

【解析】患者目前已出现容量过负荷状态,且伴有高钾,有RRT的适应证;患者肾对利尿剂无反应,再行加大利尿剂用量意义不大;目前容量过负荷已不适合继续容量复苏;需要继续应用强效抗生素,动态监测血乳酸变化,行有创血流动力学监测。

[提示]患者拟开始行CRRT治疗,进行枸橼酸局部抗凝。

第4问:对该类患者行CRRT治疗过程中要注意的问题是
A. 选择合适的血流速
B. 选择合适的置换液稀释方式
C. 选择合适的抗凝方式
D. 选择合适的治疗剂量
E. 选择合适的血管通路
F. 选择合适的治疗模式

【解析】脓毒症患者AKI行CRRT治疗时,需要注意以下事项:选择合适的治疗模式;选择合适的血管通路;选择合适的血流速;选择合适的置换液稀释方式;选择合适的治疗剂量;选择合适的抗凝方式。

答案: 2. ABCDE　3. ABDE　4. ABCDEF

第四章　神经系统功能障碍

一、单选题

1. Wernicke 脑病的特征不包括

A. 意识障碍

B. 共济失调

C. 眼肌麻痹和/或眼球震颤

D. 极端情况可出现昏迷

E. 抽搐

【解析】韦尼克脑病（Wernicke encephalopathy, WE）是由于各种原因引起硫胺素（维生素 B_1）缺乏所致的一种少见而严重的代谢性脑病。主要表现为神经精神障碍、眼肌麻痹和/或眼球震颤、共济失调等三联征。常见于长期酗酒者或腹部外科大手术后长期禁食者。欧洲神经病学会联盟（EFNS）制定的 WE 诊断标准为：①有营养障碍或长期饮酒史；②眼征；③小脑症状；④精神意识改变或轻度记忆功能障碍等。4 项中有 2 项者即可诊断。

2. 研究表明低血糖脑病（HGE）脑损害的病变部位有高度的区域选择性，病变最易累及的部位不包括

A. 大脑皮质　　　B. 脑白质

C. 胼胝体　　　　D. 基底节

E. 海马

【解析】研究表明 HGE 脑损害的病变部位有高度的区域选择性，病变最易累及的部位是大脑皮质、胼胝体、基底节和海马。

3. 患者女，31 岁。既往糖尿病 4 年，未治疗。因"腹痛 1 天，意识障碍 2 小时"入院。入院时意识昏睡，深大呼吸，HR 130 次/min，BP 100/60mmHg，SpO_2 94%，血气分析提示：pH 7.05，$PaCO_2$ 15mmHg，PaO_2 80mmHg，HCO_3^- 12mmol/L，BS 30mmol/L。患者意识障碍最可能的原因为

A. 酮症酸中毒

B. 肺性脑病

C. 低血糖脑病

D. 肝性脑病

E. 缺血缺氧性脑病

【解析】年轻女性，有糖尿病病史，因"腹痛 1 天，意识障碍 2 小时"就诊，呼吸深大，血气分析提示代谢性酸中毒，BS 30mmol/L，故首先考虑酮症酸中毒或高渗性昏迷，需要进一步完善血酮、电解质、阴离子间隙、肝肾功能、影像学等检查鉴别诊断。

二、多选题

1. 虽然有关 SAE 的研究越来越多，但目前对其发病机制仍不十分清楚，主要的相关因素除了血脑屏障损伤、微循环改变和缺血缺氧，还包括的因素是

A. 大脑信号传递紊乱

B. 神经递质氨基酸改变

C. 氧化应激与线粒体障碍

答案：1. E　2. B　3. A

　　　1. ABCDE

D. 代谢改变及炎症免疫作用

E. 其他多种因素

【解析】虽然有关 SAE 的研究越来越多，但目前对其发病机制仍不十分清楚，主要考虑与大脑信号传递紊乱、循环改变和血脑屏障损伤、神经递质氨基酸改变、氧化应激与线粒体障碍、代谢改变及炎症免疫作用等有关，但也需考虑其他多种因素的共同作用，导致脓毒症脑病的加重。

2. 神经递质的改变在 SAE 的发展中扮演重要作用，研究发现下列与 SAE 相关的神经递质改变是

A. 多巴胺

B. 去甲肾上腺素

C. 肾上腺素

D. 5-羟色胺

E. γ-氨基丁酸受体

【解析】神经递质的改变在 SAE 的发展中扮演重要作用。研究发现神经递质改变是与 SAE 相关的，特别是多巴胺、去甲肾上腺素、5-羟色胺以及 γ-氨基丁酸受体的表达。一些中性氨基酸也可能与谵妄的发生有关，因为这些氨基酸能够转化为神经递质。

3. 肝性脑病（hepatic encephalopathy，HE），按肝病类型可将 HE 分为

A. 急性肝衰竭相关肝性脑病

B. 门静脉-体循环分流相关的肝性脑病

C. 肝硬化相关的肝性脑病

D. 门脉高压相关的肝性脑病

E. 高胆红素相关的肝性脑病

【解析】按肝病类型可将 HE 分为 A、B 和 C 3 种类型。A 型为急性肝衰竭相关肝性脑病；B 型为门静脉-体循环分流相关的肝性脑病，无肝细胞损伤相关肝病；C 型为肝

硬化相关的肝性脑病，伴门静脉高压或门静脉-体循环分流。

4. 肝性脑病的治疗原则是

A. 寻找和祛除诱因

B. 适当营养支持，维持水电解质平衡

C. 减少肠道有害物质生成和吸收

D. 促进有毒物质代谢和清除

E. 人工肝治疗

【解析】目前肝性脑病的治疗原则包括：寻找和祛除诱因、适当营养支持，维持水电解质平衡，减少肠道有害物质生成和吸收，促进有毒物质代谢和清除。约 90% 的患者仅仅祛除诱因就可控制肝性脑病。

三、共用题干单选题

（1~2 题共用题干）

患者男，80 岁。有 COPD、肺心病病史。因"咳嗽咳痰 1 周，加重伴意识障碍 1 天"入院。血气分析如下：pH 7.25，$PaCO_2$ 90mmHg，PaO_2 50mmHg，BE 5mmol/L，头部 CT 未见明显出血及梗死表现。

1. 该患者可能发生了

A. 代谢性酸中毒

B. 呼吸性酸中毒

C. 代谢性碱中毒

D. 呼吸性碱中毒

E. 无酸碱平衡紊乱

【解析】pH 7.25，$PaCO_2$ 90mmHg，PaO_2 50mmHg，BE 5mmol/L，提示呼吸性酸中毒。

2. 导致患者出现意识障碍最可能的原因是

A. 肺性脑病

B. 脑血管意外

C. 缺血缺氧性脑病

D. 可逆性后部脑白质病变

E. 低血糖昏迷

答案： 2. ABDE　3. ABC　4. ABCD

　　1. B　2. A

【解析】老年患者,有 COPD 病史,咳嗽咳痰 1 周,加重伴意识障碍 1 天,血气分析提示呼吸性酸中毒,CO_2 潴留,头部 CT 排除出血及脑梗死,故优先考虑肺性脑病诊断。

（3~4 题共用题干）

患者男,60 岁。因"右侧腹股沟疝"择期全麻行腹腔镜下疝修补手术,术后在 PACU 突发呼吸、心搏骤停,经心肺复苏约 30 分钟后恢复自主心律转入 ICU。查体:神志昏迷,气管插管呼吸机辅助呼吸,GCS:3 分,四肢抽动,HR 120 次/min,BP 130/80mmHg,SpO_2 94%。

3. 目前患者急需进行的治疗是
   A. 镇静,终止持续性癫痫
   B. 外出行 CT 检查明确是否存在脑血管意外
   C. 亚低温治疗,尽快降低体温至 32℃
   D. 脱水治疗
   E. 肌松

【解析】心肺复苏后进一步脑复苏措施包括呼吸循环管理、控制癫痫、减轻脑水肿、亚低温治疗、稳定内环境等,题干信息提示患者存在持续性癫痫,需立即终止癫痫。

4. 经过早期脑保护对症支持治疗 1 个月后患者仍未苏醒,为判断神经学预后,首选的检查评估方法为
   A. NSE、S100
   B. TCD
   C. 脑电图及脑干诱发电位
   D. 颅脑核磁共振加权成像和灌注成像
   E. 颅脑 CT

【解析】针对缺血缺氧性脑病,实验室检查中 NSE、S100 可协助诊断,判断预后;辅助检查中:CT、MRI、加权成像(diffusion weighted imaging,DWI)、灌注成像(perfusion weighted imaging,PWI)可见脑实质尤其是脑白质区低密度的特征性改变,经颅多普勒(transcranial Doppler,TCD)、脑电图(electroencephalogram,EEG)均可协助诊治。但患者心肺复苏后长时间需要评估脑电及神经反射,故优先选择脑电图及脑干诱发电位。

四、案例分析题

【案例】患者女,31 岁。既往糖尿病 4 年,未治疗。因"腹痛 1 天,加重伴意识障碍 2 小时"入院。入院查体:躁动,呕吐,神志浅昏迷,颈软,左瞳孔直径 3mm,右瞳孔直径 3mm,对光反射迟钝,心率 130 次/min,血压 90/60mmHg,自主呼吸 30 次/min,血氧饱和度 94%,腹部膨隆,上腹肌稍紧张,肠鸣音消失,四肢皮温低,病理征未引出。血气分析提示:pH 7.05,$PaCO_2$ 15mmHg,PaO_2 80mmHg,HCO_3^- 12mmol/L,BS 30mmol/L,Lac 10mmol/L。

第 1 问:为明确意识障碍原因,目前患者需要进一步完善的检查包括
   A. 肝功能、血氨
   B. 血清电解质、阴离子间隙
   C. 血酮、尿酮
   D. 全血渗透压
   E. 炎症四项、降钙素原
   F. 血尿淀粉酶
   G. 影像学检查

【解析】出现急性意识障碍首先应神经体格检查明确有否定位体征,然后需要鉴别代谢性脑病,常见的代谢性脑病包括酮症酸中毒、高渗性昏迷、低血糖昏迷、肝性脑病、胰性脑病、脓毒症脑病等。

答案:　3. A　4. C
【案例】　1. ABCDEFG

第2问:进一步实验室检查及影像学检查提示患者存在重症急性胰腺炎、MODS（肝衰竭、脓毒症休克、DIC），考虑存在胰性脑病。床旁监测颅内压的无创措施包括

A. 颅脑超声　　　　B. 侧脑室穿刺测压
C. 头部 CT　　　　D. 视神经鞘测定
E. 视觉诱发电位　　F. 腰椎穿刺测压

【解析】颅内压监测包括以下几方面。(1)神经影像学:CT 检查、磁共振成像(MRI)、正电子发射断层扫描(PET)、单光子发射计算机断层扫描(SPECT)动态观察影像学改变,可以为早期的诊断提供依据。(2)无创颅内压监测:①经颅多普勒(TCD);②测量视神经鞘直径(ONSD);③视觉诱发电位(VEP)。(3)有创颅内压监测:目前脑室内颅内压监测仍为金标准,根据传感器放置位置的不同,分为脑室内、脑实质内、硬膜下和硬膜外测压。没有条件颅内压放置传感器的可以通过腰椎穿刺测压监测颅内压力。床旁可以实施的无创颅内压监测措施为颅脑超声、视神经鞘测定和视觉诱发电位。

第3问:治疗过程中发现患者双侧瞳孔直径 5mm,对光反射迟钝,双侧视神经鞘直径 6mm,TCD 提示高阻力脑血流,双侧大脑中动脉 PI>1.2。对该患者紧急采取的措施包括

A. 保持呼吸道通畅,防止误吸
B. 气管插管,呼吸机辅助呼吸
C. 头正位,床头抬高 30°
D. 迅速静脉滴注 20% 甘露醇 125ml 以降颅压
E. 适当过度通气,$PaCO_2$ 30~35mmHg
F. 腰椎穿刺引流脑脊液

【解析】患者已出现脑水肿加重颅高压表现,降颅压措施包括:头正位,床头抬高 30°;镇静镇痛;目标体温管理;根据病情选择渗透性脱水降颅压药物,如甘露醇、高渗性盐水等;脑脊液引流;苯巴比妥昏迷;过度通气所致二氧化碳下降 30~35mmHg 不超过半小时。

第4问:目前关于胰性脑病发病机制尚不明确,主要的学说除胰酶学说、细胞因子学说外,还包括

A. 营养缺乏
B. 细菌和真菌感染学说
C. 低氧血症
D. 微循环障碍
E. 组织代谢紊乱学说
F. 酒精中毒

【解析】近年对胰性脑病的认识不断提高,但其发病机制尚不明确,主要的学说包括:胰酶学说、细胞因子学说、营养缺乏、细菌和真菌感染学说、低氧血症、微循环障碍、组织代谢紊乱学说、酒精中毒等。

答案: 2. ADE　3. ABCDE　4. ABCDEF

第五章　消化系统功能障碍

一、单选题

1. 肠管扩张指 CT 或者腹部 X 线平片上测得小肠直径超过

   A. 2cm   B. 3cm

   C. 4cm   D. 5cm

   E. 6cm

【解析】CT 或者腹部 X 线平片上测得小肠直径超过 3cm, 结肠直径超过 6cm, 其中盲肠直径超过 9cm, 则称为肠管扩张。

2. 患者男, 35 岁。因"上腹部疼痛伴恶心呕吐 3 天"入院, 诊断为重症急性胰腺炎。入院后予经胃管鼻饲肠内营养, 每 4 小时监测一次胃残留量, 当胃残留量超过一定数值时应考虑行幽门后喂养, 此数值为

   A. 200ml   B. 300ml

   C. 400ml   D. 500ml

   E. 600ml

【解析】单次胃残留量超过 200ml, 定义为高度胃残留, 此时需密切的床旁评估与监测; 若残留量超过 500ml, 则应停止经胃营养, 考虑幽门后喂养。

3. 关于肝肾综合征的发病机制, 叙述**错误**的是

   A. 肾交感神经张力增高

   B. 肾素-血管紧张素-醛固酮系统激活

   C. 内皮素增多

   D. 激肽系统激活的产物增多

   E. 内毒素血症

【解析】肝肾综合征的发病机制: 主要与肾血管收缩导致的肾血流动力学异常有关。肝肾综合征时肾血管的收缩与以下因素有关: ①有效循环血量减少, 使肾交感神经张力增高; ②肾血流量减少使肾素释放减少, 肝衰竭使肾素灭活减少, 导致肾素-血管紧张素-醛固酮系统激活; ③激肽系统活动抑制; ④肾产生的 PG 和 TXA_2 失平衡, 白三烯生成增加; ⑤内皮素-1 生成增多。⑥内毒素血症; ⑦假性神经递质引起血流重分布, 使肾血流减少。

4. 可以使肠内酸化, 减少氨吸收的药物是

   A. 溴隐亭

   B. 左旋多巴

   C. 肾上腺皮质激素

   D. 乳果糖

   E. 万古霉素

【解析】乳果糖是属于弱酸性的一种药物, 可以中和血氨或者促进血氨的排出, 减少血氨成分, 从而影响因血氨升高而造成的大脑神经递质功能紊乱和出现昏迷症状加重的状况, 常常用来治疗肝性脑病。

5. 肝细胞损害导致的肝功能障碍**不包括**

   A. 糖代谢障碍

   B. 电解质代谢紊乱

   C. 胆汁分泌障碍

答案: 　1. B　2. D　3. D　4. D　5. D

D. 内毒素清除障碍

E. 激素灭活功能障碍

【解析】肝细胞损害可导致糖代谢障碍、电解质代谢紊乱、胆汁分泌障碍、激素灭活功能障碍。

6. 成人危重患者腹腔内压(IAP)参考值为

 A. 4~6mmHg B. 5~7mmHg

 C. 7~10mmHg D. 10~12mmHg

 E. 10~15mmHg

【解析】成人危重患者 IAP 参考值为 5~7mmHg。

7. 腹腔内高压(IAH)严重程度分级Ⅲ级是

 A. IAP 12~15mmHg

 B. IAP 16~20mmHg

 C. IAP 21~25mmHg

 D. IAP 16~25mmHg

 E. IAP 26~30mmHg

【解析】IAH 严重程度分级Ⅰ级:IAP 12~15mmHg;Ⅱ级:IAP 16~20mmHg;Ⅲ级:IAP 21~25mmHg;Ⅳ级:IAP>25mmHg。

8. 关于腹腔间室综合征的高危因素,以下描述正确的是

 A. 机械通气,PEEP>8cmH$_2$O

 B. 机械通气,PEEP>10cmH$_2$O

 C. 机械通气,PEEP>12cmH$_2$O

 D. 机械通气,PEEP>15cmH$_2$O

 E. 机械通气,PEEP>18cmH$_2$O

【解析】腹腔间室综合征的高危因素是机械通气,PEEP>10cmH$_2$O。

9. 关于腹腔灌注压,以下描述正确的是

 A. 腹腔灌注压≤60mmHg,提示预后良好

 B. 腹腔灌注压 = 腹内压-平均动脉压

 C. 腹腔灌注压与肾功能障碍没有关系

D. 腹腔灌注压是急性肾衰竭(ARF)发生的独立影响因素

E. 腹腔灌注 50~60mmHg,提示预后良好

【解析】腹腔灌注压≥60mmHg,提示预后良好。腹腔灌注压 = 平均动脉压-腹内压,腹腔灌注压是急性肾衰竭(ARF)发生的独立影响因素。

10. 根据 2013 年《腹内高压和腹腔间隙综合征定义共识及临床实践指南》,测量膀胱内压,应向膀胱内注入生理盐水的量为

 A. 10ml B. 25ml

 C. 50ml D. 100ml

 E. 150ml

【解析】膀胱测压法:向膀胱内置一根 Foley 导管,排空膀胱内尿液,注入 25ml 生理盐水,通过 T 形连接或三通接头将导管与测压器连接。患者仰卧,以耻骨联合为 0 点,水柱高度即为腹内压(cmH$_2$O)。

11. 需进行腹腔内压监测的疾病**不包括**

 A. 重症胰腺炎

 B. 休克大量液体复苏后

 C. 腹膜后大出血

 D. 急性胃肠炎

 E. 腹主动脉瘤破裂

【解析】需进行腹腔内压监测的疾病包括:重症胰腺炎、休克大量液体复苏后、腹膜后大出血、腹主动脉瘤破裂。

12. 患者男,48 岁。腹痛、腹胀 3 天,加重伴呼吸困难 1 天。查体:双肺呼吸音粗,双下肺可闻及湿啰音,腹部膨隆,腹部张力高,叩诊呈鼓音,肠鸣音未闻及,测得腹腔内压(IAP)30mmHg。入院后 2 小时尿量 40ml。此时应采取的治疗措施是

 A. 使用利尿剂

 B. 鼻胃管、肛管减压

答案: 6. B 7. C 8. B 9. D 10. B 11. D 12. B

C. 大量液体复苏

D. 立即开腹治疗

E. 使用多巴胺

【解析】考虑该患者腹腔间室综合征,并发肾功能不全(无尿)、呼吸功能不全,应用多巴胺或利尿剂均无明显效果,只有进行腹腔减压术或是肾包膜切除术才有效,大量的液体复苏可能加重腹腔间室综合征,应尽快降低腹内压,但不推荐在没进行任何处理下就行开腹治疗。

13. SAP 患者可预测死亡率的检查是

   A. 淀粉酶   B. 脂肪酶

   C. 血常规   D. 血钙

   E. CT 检查

【解析】Balthazar 等根据炎症程度、积液的存在和坏死程度建立胰腺炎的 CT 严重度评分(表 3-2),评分越高,并发症发生率和病死率也越高。

表 3-2 胰腺炎的 CT 严重程度评分

坏死程度	坏死评分	定义
无	0	胰腺强化均匀
<30%	2	胰腺腺体无强化区域小于 30%
30%~50%	4	30%~50% 的胰腺腺体无强化
>50%	6	>50% 的胰腺腺体无强化

14. 下列因素中最可能诱发急性胰腺炎(AP)的是

   A. 高血糖   B. 高尿酸

   C. 高血脂   D. 高血钾

   E. 高血钠

【解析】AP 最常见的病因是胆道疾病、高脂血症、饮酒。

15. 关于重症急性胰腺炎并发症,ACS 指持续性的腹腔内压力大于一定数值(伴或不伴腹腔灌注压小于一定数值),并有新发生的器官功能不全或衰竭。该数值分别为

   A. >20mmHg,<60mmHg

   B. >20mmHg,<40mmHg

   C. >15mmHg,<60mmHg

   D. >10mmHg,<60mmHg

   E. >20mmHg,<50mmHg

【解析】腹腔内高压(IAH)是指持续或反复的腹腔内压力病理性升高≥12mmHg;ACS 指持续性的腹腔内压力 >20mmHg(伴或不伴腹腔灌注压 <60mmHg)并有新发生的器官功能不全或衰竭。

16. 关于 SAP 的并发症,以下说法**错误**的是

   A. 腹腔出血

   B. 肠瘘形成

   C. 下肢深静脉血栓形成

   D. 腹腔间室综合征

   E. 影响生育能力

【解析】腹腔感染、急性肾衰竭、肺部感染、腹腔出血、肠瘘、下肢静脉血栓形成、肺栓塞、腹腔内高压、腹腔间室综合征均为重症急性胰腺炎常见的并发症。

17. 简单易行、准确率高,急诊医师应在入院 24 小时内完成,用于早期预测急性胰腺炎患者病情严重度的评分是

   A. SOFA 评分   B. SAPSⅡ评分

   C. Marshall 评分   D. BISAP 评分

   E. JSS 评分

【解析】床旁 AP 严重度评分(bedside index for severity in acute pancreatitis,BISAP)是 2008 年提出的新的简单易行、准确度高的急性胰腺炎评估标准。共有 5 个预测住院病死率

答案: 13. E 14. C 15. A 16. E 17. D

的变量:血尿素氮(BUN)、精神神经状态异常、全身炎症反应综合征(SIRS)、年龄和胸腔积液,并规定 BISAP 评分≥3 分为 SAP;诊断 SAP 的敏感度为 38%、特异度为 92%,阳性预测值 58%,阴性预测值 84%。入院 24 小时内对 AP 患者进行 BISAP 评分,当 BISAP 评分 <2 分时,病死率 <1%,BISAP 评分为 2、3、4、5 分时,病死率分别为 1.6%、3.6%、7.4%、9.5%,BISAP 评分最突出优点是简便易行,且能够预测严重程度、死亡和器官衰竭。

18. 目前认为重症胰腺炎可能是
    A. 胰腺感染性炎症
    B. 胰腺外伤
    C. 自身消化
    D. 自身免疫性疾病
    E. 特发性炎症

【解析】AP 发生时胰蛋白酶催化胰酶系统、激活补体和激肽系统,产生大量炎症因子如 TNF-α、IL-6 以及 IL-8 等,导致胰腺局部组织炎症反应,引起血管壁损伤、血管渗透性增高、血栓形成和微循环灌注不足。

19. 患者男,48 岁。饮酒后出现腹痛、腹胀 2 天,加重伴呼吸困难 1 天。查体:双肺呼吸音粗,双下肺可闻及湿啰音,持续低氧血症,腹部膨隆,腹部压痛明显,肠鸣音未闻及,既往体健。对该患者最可能的诊断为
    A. 急性心肌梗死
    B. 急性肺栓塞
    C. 急性胆囊炎
    D. 重症急性胰腺炎
    E. 急性阑尾炎

【解析】根据病史及临床表现可优先考虑重症急性胰腺炎。

20. 下列**不是**肠坏死常见病因的是
    A. 肠系膜动脉血栓形成
    B. 绞窄性肠梗阻
    C. 腹主动脉真性动脉瘤
    D. 肠系膜静脉血栓形成
    E. 肠扭转

【解析】肠坏死为各种可导致肠道血流减少的疾病所致。常见原因包括肠系膜动脉栓塞、肠系膜-门静脉血栓形成,肠扭转、绞窄性肠梗阻、嵌顿疝等可累及肠管血运的急腹症。另外,主动脉夹层动脉瘤累及肠系膜动脉或主动脉血管腔内治疗时支架覆盖腹腔干肠系膜动脉开口时也可使肠道血流减少而出现肠坏死。

21. 以下**不是**消化道穿孔的症状或体征的是
    A. 腹部压痛　　　B. Murphy 征
    C. 腹部肿块　　　D. 腹部反跳痛
    E. 皮下捻发感

【解析】Murphy 征见于急性胆囊炎。腹部压痛、反跳痛是腹膜炎的典型体征,腹部形成脓肿时可触及肿块,食管穿孔时可能在颈部皮下触及捻发感。

22. 急性梗阻性化脓性胆管炎发病初期典型症状是
    A. Charcot 三联征
    B. Chvostek 征
    C. Trousseau 征
    D. Murphy 征
    E. Reynolds 五联征

【解析】急性梗阻性化脓性胆管炎(AOSC)的典型症状为上腹痛、黄疸、寒战高热,即 Charcot 三联征。重症 AOSC 患者在 Charcot 三联征基础上,出现意识障碍和低血压,称为 Reynolds 五联征。

答案:　18. C　19. D　20. C　21. B　22. A

23. 患者男,65 岁。突发持续性剧烈腹痛 5 小时,伴恶心、呕吐,排稀便 2 次量约 100ml。有高血压、冠心病、心房颤动病史。查体:体温 37.5℃、心率 110 次/min、呼吸 22 次/min、血压 100/60mmHg,腹胀,脐周轻压痛,无反跳痛,肠鸣音 2 次/min。可能诊断为
    A. 消化道穿孔
    B. 克罗恩病
    C. 溃疡性结肠炎
    D. 急性肠系膜动脉栓塞
    E. 腹主动脉夹层动脉瘤

【解析】有冠心病、心房颤动等心脏病史,出现临床主诉与体征不相符的腹痛应考虑急性肠系膜缺血性疾病。

24. 患者男,63 岁。因"腹痛 2 天"入院。腹痛早期位于剑突下,后出现右下腹痛。查体:体温 38.8℃,皮肤巩膜无黄染,全腹有压痛,以上腹部压痛最为明显。血清淀粉酶正常。该患者诊断可能性最大的疾病是
    A. 急性胰腺炎
    B. 急性阑尾炎
    C. 急性胆囊炎
    D. 急性上消化道穿孔
    E. 输尿管结石

【解析】上消化道穿孔后消化液可沿着右结肠旁沟流至右下腹,引起类似转移性右下腹痛的表现,易误诊为阑尾炎。但阑尾炎一般症状较轻,体征局限于右下腹,而穿孔者压痛仍以穿孔处最为明显。

25. 患者男,70 岁。右上腹痛伴畏寒、发热 3 天,眼黄、尿黄 2 天。查体:体温 38.8℃,血压 85/40mmHg,全身皮肤及巩膜中度黄染,右上腹压痛,反跳痛可疑。

超声示:肝内外胆管扩张,胆总管下段显示不清。该患者诊断可能性大的疾病是
    A. 急性化脓性胆囊炎
    B. 轻度急性胆管炎
    C. 中度急性胆管炎
    D. 重度急性胆管炎
    E. 重症急性胰腺炎

【解析】患者具有"上腹痛、黄疸、寒战高热"等典型的 Charcot 三联征,并出现休克。超声示肝内外胆管扩张。考虑为重度急性胆管炎,即急性梗阻性化脓性胆管炎。

26. 下列**不是**肝移植绝对禁忌证的是
    A. 肝性脑病 4 期
    B. 难以控制的感染(细菌、真菌、病毒)
    C. 晚期肝恶性肿瘤伴全身转移
    D. 严重心、肺、脑疾病
    E. 门静脉血栓形成或门静脉海绵样变

【解析】根据《中国肝移植受者选择与术前评估技术规范》(2019 版),肝移植绝对禁忌证:①难以根治的肝外恶性肿瘤;②难以控制的感染(包括细菌、真菌和病毒感染);③严重的心、肺、脑和肾等重要器官实质性病变;④难以控制的心理或精神疾病;⑤难以戒除的酗酒或吸毒。相对禁忌证:①年龄 > 70 岁;②依从性差;③门静脉血栓形成或门静脉海绵样变;④HIV 感染;⑤有精神疾病史。

27. 下列**不是**原发性移植肝无功能临床表现的是
    A. 胆红素明显升高
    B. 血乳酸水平升高
    C. 腹腔感染
    D. 凝血机制紊乱
    E. 胆汁减少或消失

答案: 23. D 24. D 25. D 26. E 27. C

【解析】原发性移植肝无功能(PNF)缺少特异性诊断方法,一般结合临床表现、实验室检查以及病理组织结果进行排除诊断。常见表现有早期出现肝衰竭表现,胆汁呈水样、减少或消失,钾离子增高,代谢性酸中毒,高乳酸血症,急性低血糖,凝血机制障碍,弥散性血管内凝血(DIC);如为急性排斥则表现为发热、纳差、腹部钝痛、有精神症状、腹腔积液、肝功能异常、血胆红素升高、凝血机制障碍,必要时行肝活检。腹腔感染不是PNF的临床表现。

二、多选题

1. 肠黏膜屏障包括
   A. 机械屏障　　　　B. 血肠屏障
   C. 化学屏障　　　　D. 生物屏障
   E. 免疫屏障

   【解析】肠黏膜屏障包括机械屏障(肠上皮细胞及细胞间紧密连接等)、生物屏障(正常菌群)、化学屏障(胃肠道分泌的胃酸、胆汁、各种消化酶、溶菌酶、黏多糖、糖蛋白和糖脂等)及免疫屏障(肠道相关淋巴组织和免疫细胞)。

2. 重症患者胃肠运动功能障碍最具代表性的临床表现是
   A. 胃食管反流(有或无吸入性肺炎)
   B. 肠鸣音消失或改变
   C. 腹胀、腹痛、腹泻、便秘
   D. 胃排空延迟
   E. 肠内喂养不耐受
   F. 肠梗阻

   【解析】重症患者胃肠功能障碍肠内营养专家共识(2021版)指出,临床上胃肠运动功能障碍与胃肠屏障功能障碍是重症患者常见的两大主要障碍。重症患者胃肠运动功能障碍临床表现包括胃食管反流(有或无

吸入性肺炎)、肠鸣音消失或改变、腹胀、腹痛、腹泻、便秘、胃排空延迟、肠内喂养不耐受、肠梗阻等,其中胃排空延迟与肠内喂养不耐受是最具代表性的临床表现。

3. 肝合成功能监测的指标有
   A. 白蛋白　　　　B. 凝血酶原时间
   C. 血清胆固醇　　D. 血清胆碱酯酶
   E. 碱性磷酸酶

   【解析】碱性磷酸酶是胆汁淤积的经典标志。正常人血清中的碱性磷酸酶主要来自骨骼,由成骨细胞产生,经血液到肝,从胆道系统排泄。

4. 肝性脑病的诱因有
   A. 消化道出血
   B. 服用安眠药
   C. 静脉滴注白蛋白
   D. 感染
   E. 严重腹泻

   【解析】诱发肝性脑病的原因主要有上消化道出血、大量放腹腔积液,使用大量排钾利尿剂、尿毒症、感染或者手术创伤、使用镇静催眠药物等。平时尽量避免诱因,以免诱发肝性昏迷症状,如放腹腔积液不可过快过猛、积极治疗感染症状等,积极对症治疗,如应用保护肝功能药物,如双环醇、护肝片等,同时采取降血氨治疗措施等。腹泻容易引发电解质紊乱,或存在感染,也会诱发肝性脑病,而静脉滴注白蛋白不会引起肝性脑病。

5. 关于腹腔内高压(IAH)高危因素,描述正确的是
   A. 腹壁顺应性下降　B. 腹腔内容物增多
   C. 液体复苏　　　　D. 大量输血浆
   E. 体重指数增高

   【解析】腹腔内高压高危因素包括以下几

答案: 1. ACDE　2. DE　3. ABCD　4. ABDE　5. ABCE

方面。①腹壁顺应性下降,如腹部手术,巨大肿瘤,严重创伤、大面积烧伤,俯卧位等。②腹腔脏器内容物增加,如胃排空延迟、胃扩张或梗阻,肠梗阻,假性结肠梗阻,肠扭转,急性胰腺炎,腹胀气,血腹、气腹或腹腔积液,腹腔内感染或腹腔脓肿,腹内或腹膜后肿瘤,腹腔镜检查注入气体过多,肝功能不全或肝硬化伴腹腔积液,腹膜透析等。③毛细血管渗漏及液体复苏,低体温(中心体温≤33℃),大量液体复苏(24 小时内 >10L 晶体液或 5L 胶体液)或液体正平衡,反复输血、大量输注浓缩红细胞(>10U/24h)。④其他因素,凝血功能紊乱 PT>2 倍参考值上限、INR>1.5,机械通气,PEEP>10cmH₂O(1cmH₂O=0.098kPa),包括年龄,床头抬高,切口疝的过度修补,体重指数增高,腹膜炎、肺炎、开胸或开腹处理等。

6. 腹腔间室综合征的治疗措施包括
   A. 测量膀胱内压
   B. 显性腹腔间室综合征时行开腹手术
   C. 液体负平衡
   D. 腹腔灌注压不作为复苏终止指标
   E. 床头抬高 >30°

【解析】存在任何 IAH/ACS 的危险因素的危重或创伤患者应测量 IAP;危重患者发生显性 ACS 时实施开腹减压术;对于危重或创伤患者,或存在 IAH 或 ACS 危险因素的患者,在完成紧急液体复苏后,应采用避免液体正平衡的治疗方案;腹腔灌注压不作为复苏终点指标;增加腹壁顺应性:镇静、镇痛,使用神经肌肉阻滞剂,避免床头抬高 >30°。

7. 腹腔内压(IAP)的保守治疗措施包括
   A. 改善腹壁顺应性
   B. 胃肠腔排空
   C. 排出腹腔积液

   D. 纠正液体正平衡
   E. 器官支持

【解析】腹腔内压(IAP)的保守治疗措施包括:增加腹壁顺应性;清空脏器内容物;清除腹腔积液;纠正液体正平衡;器官支持。详见 IAP 监测及治疗流程,如图 3-8 所示。

8. 以下对于腹腔内高压(IAH)严重程度分级正确的是
   A. Ⅰ级:IAP 12~15mmHg
   B. Ⅱ级:IAP 16~20mmHg
   C. Ⅲ级:IAP 21~25mmHg
   D. Ⅳ级:IAP>25mmHg
   E. Ⅴ级:IAP>30mmHg

【解析】IAH 严重程度分级如下。Ⅰ级:IAP12~15mmHg;Ⅱ级:IAP 16~20mmHg;Ⅲ级:IAP 21~25mmHg;Ⅳ级:IAP>25mmHg。

9. 腹腔内高压可能影响的器官是
   A. 呼吸系统　　　　B. 肾
   C. 肝　　　　　　　D. 神经系统
   E. 循环系统

【解析】腹腔内高压(IAH)发展会造成机体多器官、多系统功能障碍或衰竭。

(1) 心血管紊乱:IAH 致下腔静脉及门静脉受压和胸内压力增加,使上、下腔静脉回流减少,心排血量降低,腹内压 >20mmHg 时此影响更为明显。

(2) 肺功能不全:腹内压急骤升高时,胸腔容积减少,肺顺应性下降,引发以高通气压力、低氧血症及高碳酸血症为特点的呼吸衰竭。

(3) 肾功能紊乱:从少尿逐渐变为无尿和对扩大血容量无反应的肾前氮质血症,是 ACS 造成肾功能紊乱的特征。

腹内压 >15mmHg 时可出现少尿,增高至 30mmHg 时则导致无尿,肾损害与腹内压升

答案:　6. ABD　7. ABCDE　8. ABCD　9. ABCDE

患者存在IAH
（IAP≥12mmHg）

开始降低IAP的保守治疗
避免过量液体复苏
适合的器官灌注（1C）

IAP>20mmHg
伴新的器官衰竭？ —否→ 监测IAP
至少q.4h.
（1C） —否→ IAP持续
<12mmHg？

是

患者发生ACS

是

IAH解除，减少IAP测定频度，
观察患者病情变化

减低IAP的保守治疗措施：
(1) 改善腹壁顺应性：镇静、镇痛；使用
神经阻滞剂；避免床头抬高>30°。
(2) 清空脏器内容物：鼻胃管减压；直肠
减压；使用胃肠动力药。
(3) 清除腹腔积液：腹腔穿刺；经皮置管
引流。
(4) 纠正液体正平衡：避免液体过度复苏；
应用利尿剂；补充胶体/高渗液体；进
行血液透析/滤过。
(5) 器官功能支持：优化机械通气及肺泡
复张；监测跨肺压；应用容量性前负荷
指标指导补液。

确定和治疗导致ACS的基础病因

原发性ACS？ —否→ 继发性ACS

是

IAP>25mmHg？

开腹/腹腔引流减压或腹腔
开放降低IAP（2D） ←是—

否

继续保守治疗降低IAP（1C）

监测IAP至少q.4h.（1C）

应用晶体、胶体、血管活性药调节患者前后负荷及心肌
收缩力获得平衡的液体复苏，避免过度液体复苏（2D）

IAP>20mmHg
伴新的器官衰竭？ ←否— IAP持续
<12mmHg？ —是→ IAH解除，减少IAP
测定频度，观察患
者病情变化

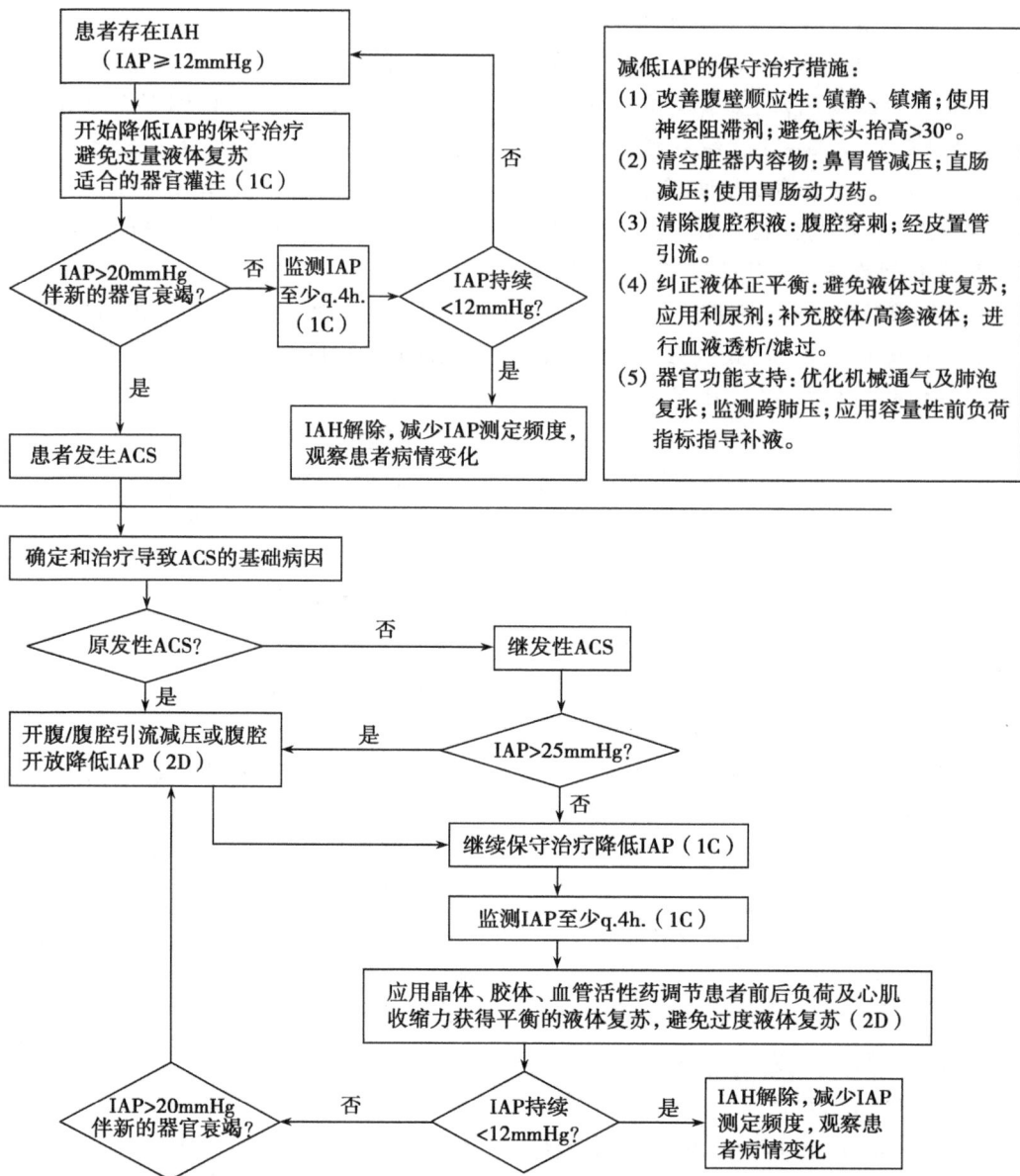

图 3-8 IAP 监测及治疗流程

高成正比。

(4) 腹腔内脏异常：ACS 时肠系膜动脉、小
肠黏膜、肝动脉、肝微循环和门静脉血
流均减少。腹内压 >10mmHg 时，多
器官功能衰竭、脓毒血症、再手术率及
病死率均增加。

(5) 腹壁损害：IAH 时直接压迫腹壁肌肉
和血管，引起腹壁血流量减少，局部缺
血、水肿，腹壁弹性降低，加剧 IAH 的
发展。

(6) 颅脑功能失调：IAH 时可出现颅内压
升高及脑灌注压下降的急剧变化。

颅内压和大脑灌注压的改变与肺、心血管功能变化无关,而与胸内压和中心静脉压升高、脑静脉血回流受阻有关。

10. 关于急性胰腺炎,具有收住 ICU 指征的患者是

    A. 入院 24 小时内 APACHE Ⅱ 评分 >8 分

    B. 持续性(>48 小时)SIRS

    C. 血细胞比容(>44%)、BUN(>20mg/dl)或肌酐(>1.8mg/dl)升高

    D. 基础心脏及肺部疾病、肥胖

    E. 年龄 >60 岁

【解析】有以下情况的急性胰腺炎(AP)患者容易出现脏器损伤或者进展为 SAP,同样可考虑进行监护治疗或转 ICU 治疗:①入院 24 小时内 APACHE Ⅱ 评分 >8 分;②持续性(>48 小时)SIRS;③血细胞比容(>44%)、BUN(>20mg/dl)或肌酐(>1.8mg/dl)升高;④年龄 >60 岁;⑤基础心脏及肺部疾病、肥胖。应在发病后最初 48 小时内密切监测 AP 患者。即使来院时是轻症的患者。监测内容包括:心率、血压、呼吸、体温和血氧饱和度(SpO$_2$);测量每小时尿量;最初 48~72 小时应频繁监测电解质;每小时监测血糖水平,如果有高血糖(血糖 >180~200mg/dl)则应进行处理;中重症患者应该监测腹内压。

11. 重症急性胰腺炎的综合治疗措施包括

    A. 镇静镇痛

    B. 早期给予患者大量补液

    C. 预防性抗生素治疗

    D. 促进胃肠动力

    E. 呼吸支持,必要时给予呼吸机辅助通气

【解析】AP 患者预防性使用抗生素与病死率或发病率的显著降低无关。因此,不推荐所有 AP 患者常规预防性使用抗生素。

12. 关于重症急性胰腺炎并发症中需要手术的是

    A. 肠瘘

    B. 胰周液体形成

    C. 腹腔间室综合征,IAP 持续 >25mmHg

    D. 腹腔出血

    E. 下肢深静脉血栓形成

【解析】当患者炎症反应持续不缓解、腹腔高压(IAH)持续进展或出现腹腔间室综合征(ACS),以及积液可疑感染等征象,应首先行经皮穿刺引流(per-cutaneous catheter drainage,PCD)。

13. 关于重症胰腺炎的治疗,说法正确的是

    A. 早期积极的给予 PN

    B. 早期积极给予足热卡的 EN

    C. 早期积极给予患者滋养型 EN

    D. 早期可积极给予患者肠道益生菌药物

    E. 48 小时不能给予足够 EN 可加用 PN

【解析】重症胰腺炎患者急性期初始营养支持首选肠内营养(enteral nutrition,EN),EN 优于肠外营养(parenteral nutrition,PN)。MSAP 入院 24~48 小时内,待初始液体复苏完成,血流动力学和内环境稳定后,放置鼻胃管或鼻肠管,给予初始滋养型 EN(定义为 10~20kcal/h 或 500kcal/d),根据病情逐渐达到目标量[热量 25~30kcal/(kg·d),蛋白质 1.2~2.0g/(kg·d)]。AP 发作 1 周后 EN 仍无法实施或 EN 不足目标量的 60% 时,应考虑 PN 或补充性 PN,此时要监测血糖和血脂。SAP 患者早期 EN 可考虑使用肠道益生菌,能减少 AP 继发的感染及多器官功能衰竭发生率,减少住院时间。

14. SAP 需要适当的镇痛、镇静治疗可以

    A. 改善患者的舒适性

    B. 降低氧耗和应激反应

答案:　10. ABCDE　11. ABDE　12. BC　13. CD　14. ABCDE

C. 耐受有创操作

D. 降低 ACS 腹壁扩张度和腹肌的张力

E. 减轻临床症状

【解析】SAP 疼痛包括：腹痛和 SAP 相关的疾病外疼痛（如各种监测、有创性操作及外科术后、长时间卧床制动等）。疼痛本身可导致患者焦虑、烦躁，甚至谵妄、挣扎，可使 Oddi 括约肌痉挛，刺激疼痛区周围肌肉的保护性反应，全身肌肉僵直或痉挛等会限制胸壁和膈肌运动，并可进一步加剧机体产生的应激反应 SIRS，甚至多器官衰竭等严重并发症，导致病情加重甚至死亡。SAP 需要适当的镇痛、镇静治疗以改善患者的舒适性、氧耗和应激反应，耐受有创操作，降低 ACS 腹壁扩张度和腹肌的张力，减轻临床症状。

15. **不能除外出现肠坏死的情况包括**

A. 突发剧烈持续腹痛伴呕吐、排血便，腹膜刺激征阳性

B. 肠梗阻患者自诉腹痛加重，腹部穿刺见淡血性腹腔积液

C. 脓毒症性休克患者，以大剂量去甲肾上腺素维持循环，出现腹胀、排血便，肠鸣音未闻及

D. 患者持续腹痛，实验室检查：白细胞计数 22×10^9/L、血淀粉酶 200U/L、二氧化碳结合力 12mmol/L

E. 腹主动脉夹层动脉瘤累及腹腔干，腹部增强 CT 见肠壁均匀增强

【解析】腹痛是肠坏死最突出的临床表现。在原有疾病症状的基础上出现腹痛性质的变化应考虑出现肠系膜缺血。突发剧烈腹痛伴有呕吐、排血便应考虑为急性肠系膜动脉栓塞，如合并有腹膜刺激征时往往提示存在肠壁全层坏死。非阻塞性肠系膜病与导致肠系膜血管痉挛的病理生理反应及药物

相关，往往发生在休克等严重疾病状态的基础之上，难以早期识别、病死率高。腹部增强 CT 是确诊肠坏死的方法，其 CT 表现为：肠道扩张和肠壁增厚，强化减弱甚至无强化，肠壁及门静脉积气甚至存在腹腔内游离气体。

16. **消化道穿孔可能的病因包括**

A. 消化性溃疡

B. 服用糖皮质激素

C. 绞窄性肠梗阻

D. 创伤

E. 结肠癌

【解析】消化性溃疡、服用糖皮质激素、绞窄性肠梗阻、创伤、结肠癌均是消化道穿孔可能的病因。

17. **急性梗阻性化脓性胆管炎典型症状的 Charcot 三联征为**

A. 上腹痛　　　　B. 黄疸

C. 寒战高热　　　D. 意识障碍

E. 低血压

【解析】急性梗阻性化脓性胆管炎（AOSC）的典型症状为上腹痛、黄疸、寒战高热，即 Charcot 三联征。

18. **肝衰竭肝性脑病患者，去氨治疗使用的是**

A. 乳果糖

B. L-鸟氨酸-L-天冬氨酸鸟氨酸（LOLA）

C. 利福昔明

D. 益生菌、益生元

E. 聚乙二醇

【解析】根据中华医学会肝病学分会《肝硬化肝性脑病诊疗指南》（2018 年版）以及 2020 年国际肝性脑病和氮代谢学会（ISHEN）共识：肝性脑病管理中尚未解决的重要问题，目前认为治疗肝性脑病的核心为去氨治疗，上述均为去氨治疗的重要手段。

答案：　15. ABCD　16. ABCDE　17. ABC　18. ABCDE

19. 慢加急性肝衰竭患者合并肝肾综合征，以下的有效治疗方案是
    A. 维持 MAP>65mmHg
    B. 使用特利加压素
    C. 使用袢利尿剂
    D. 行 CRRT
    E. 使用多巴胺

【解析】肝肾综合征（HRS）病情顽固、预后凶险。主要治疗原则在于改善肝功能、祛除诱因、扩张血容量、改善肾血液供应等方面。欧洲肝病学会制订的《肝硬化腹水、自发性细菌性腹膜炎及肝肾综合征诊疗指南》指出，特利加压素联合人血白蛋白是治疗Ⅰ型 HRS 的一线药物。其他药物治疗措施包括去甲肾上腺素、米多君及奥曲肽与白蛋白的联合使用等。必要时可予以连续肾替代治疗（CRRT）和分子吸附再循环系统（MARS）治疗暂时改善肾功能。目前并没有推荐使用多巴胺改善肾血流。

20. 肝移植术后，以下为拔管指征的是
    A. 患者神志清醒
    B. 咳嗽有力，咳嗽反射良好
    C. 呼吸道分泌物少，易咳出
    D. 血流动力学稳定
    E. 自主呼吸恢复 <30 次/min；吸氧浓度≤40%，PaO_2≥60mmHg 或氧合指数 >200mmHg

【解析】呼吸功能是影响肝移植术后恢复的重要因素，因为肝移植术后脱机拔管延迟和肺部感染是导致 ICU 住院时间延长和影响围手术期生存率的主要原因。对于呼吸情况稳定的肝移植术后患者应尽早拔管。达到以下条件，可考虑拔管：①患者神志清醒；②咳嗽有力，咳嗽反射良好；③呼吸道分泌物少，易咳出；④血流动力学稳定；⑤自

主呼吸恢复 <30 次/min；吸氧浓度≤40%，PaO_2≥60mmHg 或氧合指数 >200mmHg。一旦停机拔管，即开始胸部理疗，包括鼓励患者咳嗽、深呼吸和进行呼吸功能锻炼。

三、共用题干单选题

（1~4 题共用题干）

患者女，62 岁。因"车祸外伤后神志不清 6 小时"入院。有高血压病史，血压最高 180/100mmHg。入院查体：体温 39.6℃，血压 96/52mmHg，心率 120 次/min，呼吸频率 28 次/min，浅昏迷，GCS 评分 9 分，听诊双肺呼吸音粗，可闻及少量湿啰音，心率 120 次/min，律齐，未闻及明显杂音，腹软，无明显压痛或反跳痛，肠鸣音 2 次/min，颈软无抵抗，脑膜刺激征阴性。患者入院后予降温、脑保护、循环支持等综合治疗，病情逐步稳定，入院后第 4 天，患者出现胃潴留，继而出现腹胀、腹泻、肠鸣音减弱等症状、体征。

1. 引起患者胃肠道症状最可能的是
    A. 胃肠炎　　　　B. 肠梗阻
    C. 肠麻痹　　　　D. 胃肠功能障碍
    E. 消化性溃疡

【解析】患者有胃肠动力障碍、消化吸收功能障碍等表现，结合有重症创伤的基础病变，故胃肠道症状最可能是由危重患者的胃肠功能障碍引起的。

2. 引起患者胃肠道症状的机制**不包括**
    A. 缺血与再灌注损伤
    B. 肠道通透性降低
    C. 消化液分泌减少
    D. 菌群失调
    E. 黏膜修复能力下降

【解析】重症患者出现胃肠功能障碍的原

答案：　19. ABCD　　20. ABCDE
　　　　1. D　　2. B

因很多,包括高度应激状态导致的胃肠道缺血再灌注损伤、肠道通透性增加、消化液分泌减少、菌群失调、胃肠黏膜修复能力下降等。

3. 目前常用的反映肠黏膜屏障通透性的检测指标**不包括**

    A. 循环 D-乳酸测定

    B. 二胺氧化酶测定

    C. 血浆内毒素测定

    D. 血浆肠脂肪酸结合蛋白测定

    E. 糖分子探针比值测定

【解析】目前常用的肠黏膜屏障功能监测如下,反映肠黏膜屏障通透性的监测指标:二胺氧化酶(DAO)测定、循环 D-乳酸测定、糖分子探针比值测定(甘露醇和乳糖探针)、血浆肠脂肪酸结合蛋白测定;反映细菌移位的检测指标:血液内细菌易位检测、外周血细菌 DNA 片段检测及血浆内毒素含量测定等。

4. 若该患者行肠内营养治疗后,出现轻度腹胀,单次胃潴留最多 300ml,肠内营养治疗的调整方式是

    A. 暂停肠内营养,禁食,改肠外营养

    B. 继续肠内营养,增加或维持原速度,对症治疗

    C. 继续肠内营养,减慢速度,2 小时后重新评估

    D. 暂停肠内营养,重新评估或行幽门后喂养

    E. 继续肠内营养,维持原速度,肠内营养内加入膳食纤维

【解析】依据重症患者肠内营养实施流程,患者轻度腹胀计 1 分,单次胃潴留最多 300ml 计 2 分,总分累计 3 分,推荐继续肠内营养,减慢速度,2 小时后重新评估。

(5~6 题共用题干)

患者男,25 岁。因"乏力、纳差、尿黄 5 天伴神志不清 1 天"来诊。无肝病病史。查体:计算力、定向力下降,呼之能应,反应迟钝,皮肤巩膜重度黄染,双肺呼吸音清,未闻及明显啰音,心律规整,腹部叩诊为鼓音,肠鸣音 2~4 次/min,移动性浊音(+),双下肢无水肿。入院后查肝功能:胆红素 426μmol/L,凝血酶原活动度 20%,血糖及头颅 CT 无异常。

5. 患者最可能的诊断是

    A. 肝硬化

    B. 急性肝衰竭

    C. 亚急性肝衰竭

    D. 肝性脑病

    E. 肝内胆汁淤积症

【解析】该患者无肝病病史,本次急性起病,2 周内出现Ⅱ度肝性脑病并有乏力、纳差症状;且短期内胆红素极高,凝血功能差,排除低血糖及神经系统疾病。

6. 对诊断**无帮助**的是

    A. 血清胆红素   B. 凝血功能

    C. 腹部超声   D. 血清转氨酶

    E. 脑电图

【解析】脑电图的禁忌证包括:①头皮外伤严重,广泛或开放性颅脑外伤,无法安放电极或可能因检查造成感染者;②不宜搬动的病情危重患者,而脑电图机又非便携式不能移至床旁检查者;③极度躁动不安、当时无法使其镇静而配合检查者。

(7~8 题共用题干)

患者男,42 岁。因"神志不清 2 小时"来诊。重度黄疸,双侧肢体肌张力对称性增高,瞳孔等大。尿蛋白及糖定性均阴性。

7. 该患者最可能的诊断是

    A. 肝昏迷   B. 脑血管意外

答案: 3. C　4. C　5. B　6. E　7. A

C. 安眠药中毒　　D. 尿毒症

E. 糖尿病昏迷

【解析】尿蛋白及糖定性均阴性、瞳孔等大可排除选项 B、D、E，无口服安眠药，排除选项 C。

8. 下列治疗**不适合**的是

A. 酸性溶液灌肠

B. 乳果糖灌肠

C. 应用保肝药

D. 肥皂水导泻

E. 静脉滴注支链氨基酸

【解析】肥皂水为碱性，可加重肝性脑病。

（9~11 题共用题干）

患者男，45 岁。因突发腹痛 2 天，伴发热、排血便入院。近 2 周因下肢外伤卧床休息，无不洁饮食史。有乙肝、肝硬化病史 3 年。查体：T 39.0℃，PR 130 次/min，RR 30 次/min，BP 103/68mmHg，双肺呼吸音粗，未闻及干湿性啰音，腹胀，全腹压痛、反跳痛，肠鸣音未闻及。实验室检查：WBC 19×10⁹/L、N 85%、Hb 150g/L、PLT 100×10⁹/L。生化：ALB 28g/L、TBIL 32μmol/L、ALT 85U/L、AST 65U/L、BUN 18mmol/L、Cr 145μmol/L。凝血：D-Dimer 5mg/L。腹部平片：肠淤张。

9. 该患者最可能的诊断为

A. 急性上消化道穿孔

B. 肠系膜-门静脉血栓形成

C. 急性肠系膜动脉栓塞

D. 夹层动脉瘤累及肠系膜动脉

E. 绞窄性肠梗阻

【解析】血流缓慢、血液高凝状态和血管内膜完整性被破坏是导致肠系膜静脉血栓的原因，由于栓塞血管为侧支循环较为丰富的静脉系统，大部分患者的临床表现为亚急性。

10. 以下支持存在肠坏死的证据是

A. 排血便

B. D-Dimer 5mg/L

C. 查体所见

D. 血常规

E. 腹部平片

【解析】肠系膜-门静脉血栓形成与急性肠系膜动脉栓塞相比，发病至出现肠坏死的时间更长，但感染表现更重，疾病早期就可能出现严重脓毒症、脓毒症休克甚至 MODS。

11. 为明确诊断，可行的检查是

A. 急诊胃肠镜

B. 腹部 MRI

C. 腹部彩超

D. 腹部增强 CT

E. 数字胃肠造影

【解析】腹部增强 CT 检查是确诊肠系膜-门静脉系统血栓形成的手段，也是确诊是否存在肠坏死的辅助检查。

（12~14 题共用题干）

患者男，70 岁。因"腹部疼痛 3 天"入院。查体：T 39.1℃，PR 130 次/min，BP 70/40mmHg，神志淡漠，全腹肌紧张，有压痛反应。腹部 CT 可见腹腔游离气体。血清淀粉酶 190U/L。血气分析：PaO₂ 62mmHg（FiO₂ 0.5），Lac 5.4mmol/L，BE −8.9mmol/L。近 6 小时尿量 20ml。

12. 该患者临床诊断**不包括**

A. 急性消化道穿孔

B. 脓毒症休克

C. 急性肾损伤

D. 急性胰腺炎

E. 代谢性酸中毒

【解析】消化道穿孔患者由于从肠腔吸收

答案：8. D　9. B　10. C　11. D　12. D

淀粉酶,血清淀粉酶可能升高,但升高幅度低于急性胰腺炎患者。

13. 对患者病理生理变化阐述**不正确**的是
    A. 早期为化学性腹膜炎
    B. 随着感染进展,腹膜炎逐渐变为细菌性腹膜炎为主
    C. 腹腔液体渗出导致有效循环血容量减少
    D. 腹腔压力增加导致呼吸系统顺应性升高
    E. 心排血量减少导致腹腔内脏器灌注减少

【解析】腹腔高压导致呼吸系统顺应性降低,潮气量变小。

14. 此时应予以的治疗**不包括**
    A. 经验性抗感染治疗
    B. 液体复苏
    C. 剖腹探查
    D. 肠内营养治疗
    E. 氧疗纠正低氧血症

【解析】患者血流动力学不稳定,且原发穿孔尚未处理,不宜开始肠内营养治疗。在腹腔感染有所控制,腹腔高压有所缓解,呼吸循环趋于稳定,肛门或造瘘口排气排便恢复后,可以开始肠内营养。

(15~17 题共用题干)

患者女,55 岁。右上腹痛伴眼黄、尿黄 5 天,寒战、发热 2 天。尿少 1 天。既往因肝内外胆管结石反复手术治疗。查体:右上腹压痛,反跳痛可疑,肝区叩痛阳性,Murphy 征阴性。

15. 急诊接诊医师首先应该进行的处理是
    A. 立即使用抗生素
    B. 立即进行胆道引流
    C. 立即液体复苏
    D. 立即进行 ERCP
    E. 评估患者生命体征

【解析】对于可疑急性胆道感染的患者,首先应该评估其生命体征,判断病情是否紧急。如果病情紧急,不需等待诊断明确,应立刻开始初始治疗,必要时采取呼吸和循环支持等。

16. 该患者临床诊断可能性大的疾病是
    A. 轻度急性胆管炎
    B. 中度急性胆管炎
    C. 急性梗阻性化脓性胆管炎
    D. 急性化脓性胆囊炎
    E. 重症急性胰腺炎

【解析】患者既往因肝内外胆管结石反复手术治疗,此次发病具有发热、腹痛、黄疸等典型症状,考虑急性胆管炎。患者入院前已出现少尿,可能已出现休克,考虑为重度急性胆管炎,即急性梗阻性化脓性胆管炎。

17. 通常与评估患者休克状态**无关**的临床体征是
    A. 意识模糊
    B. 四肢湿冷
    C. 脉搏细速
    D. Murphy 征阴性
    E. 尿少

【解析】休克患者可出现脉搏细速、四肢湿冷、尿量减少,严重者可出现意识模糊。Murphy 征用于判断是否存在胆囊炎。

(18~21 题共用题干)

患者女,58 岁。以腹痛、腹胀伴发热 1 周就诊。外院腹部增强 CT 见:肠道轻度扩张、肠壁增厚、均匀强化,肠系膜上静脉内可见充盈缺损。查体:T 38.7℃,PR 110 次/min,

---

答案: 13. D　14. D　15. E　16. C　17. D

RR 30 次/min,BP 80/56mmHg,神志清楚,双肺呼吸音粗,腹胀,全腹压痛无反跳痛,肠鸣音 3 次/min。实验室检查:WBC 16×10^9/L、N 81%、Hb 130g/L、PLT 150×10^9/L。生化:ALB 26g/L、TBIL 23μmol/L、ALT 60U/L、AST 45U/L、BUN 15mmol/L、Cr 119μmol/L。血气分析提示:pH 7.23、PCO_2 23mmHg、PO_2 80mmHg、Lac 4.0mmol/L、BE −10mmol/L。

18. 应给予的治疗**除外**
    A. 剖腹探查
    B. 抗凝治疗
    C. 使用抗生素
    D. 液体复苏
    E. 血管内治疗

【解析】患者中年女性,腹痛 1 周入院,腹部增强 CT 已明确存在肠缺血表现及肠系膜上静脉充盈缺损,故入院诊断为肠系膜静脉血栓形成。患者虽有休克表现但外院 CT 肠壁均匀强化,查体无腹膜炎的肠坏死临床表现,故暂无剖腹探查指征。

19. 经过上述治疗后患者腹胀、腹痛症状无明显改善,查体:T 38℃,PR 130 次/min,RR 40 次/min,BP 90/45mmHg [去甲肾上腺素 0.8μg/(kg·min)],CVP 9mmHg,SpO_2 92%,神志淡漠,双肺可闻及湿性啰音,腹胀,全腹压痛、反跳痛阳性,肠鸣音未闻及。测腹腔压力 16mmHg。进一步治疗首选
    A. 继续液体复苏
    B. 调整抗生素
    C. 呼吸机辅助呼吸
    D. CRRT
    E. 剖腹探查

【解析】肠系膜静脉血栓形成经血管内治疗、抗凝、休克复苏等治疗后,如出现病情改善后再次出现腹痛加重、循环波动,或休克

难以纠正应考虑病情进展出现肠坏死可能。本例患者经治疗后休克仍难以纠正,且查体出现腹膜炎体征、肠鸣音消失,强烈提示存在肠坏死,此时应积极行剖腹探查术以切除坏死肠管。

20. 术中切除坏死小肠 2 米,远端肠管缝闭,近段空肠造口;余有数段肠管呈肿胀发绀状,但仍可见肠壁活动。术后患者返回 ICU,可考虑给予
    A. 拔除气管插管
    B. 少量肠内营养
    C. 低分子量肝素抗凝
    D. 严密监测造口肠管颜色及循环情况
    E. 静脉泵入罂粟碱缓解血管痉挛

【解析】肠坏死切除术后尚有肠管活力情况未明者,术后应严密观察肠道血运情况及肠管活力,如再次出现肠坏死临床表现则需二次手术切除,二次探查手术多在 24~48 小时内进行。治疗措施包括:抗凝、抗感染、休克复苏及脏器支持等,但近期可能手术或肾功能不全的患者不宜给予低分子量肝素抗凝,在明确肠道血供恢复之前给予肠内营养可能增加氧耗。

21. 如术后 1 周患者肠鸣音恢复、造口肠黏膜红润、排便通畅、循环稳定,但有反复发热,需考虑
    A. 肠坏死
    B. 腹腔间室综合征
    C. 腹腔内小脓肿形成
    D. 急性消化道穿孔
    E. 肠道菌群位移

【解析】肠坏死经术后治疗后腹腔内仍可能存在残留的或无法清除的小感染灶、肠道吻合口、残端漏。术后出现反复发热时应考虑感染引流不畅的可能。

答案: 18. A 19. E 20. D 21. C

（22~25 题共用题干）

患者男,76 岁。有饮酒史 40 余年。全腹痛 3 天,伴停止排气排便。查体:急性痛苦表情,T 39.1℃,PR 120 次/min,BP 90/70mmHg,吸空气 SpO_2 91%。双肺呼吸音粗,未闻及啰音。腹胀,全腹压痛反跳痛,肠鸣音未闻及。血常规:白细胞 20×10^9/L,血小板 15×10^9/L,血淀粉酶 300U/L,凝血酶原时间 26 秒,胆红素正常,肌酐 305μmol/L。

22. 需要考虑的诊断**不包括**
    A. 急性重症胰腺炎
    B. 急性胃肠穿孔
    C. 急性梗阻性化脓性胆管炎
    D. 肠系膜血管血栓形成
    E. 肠梗阻

【解析】患者无黄疸表现,不支持急性梗阻性化脓性胆管炎的诊断。

23. 如果 CT 扫描发现胰腺水肿,边界模糊,胰周大量渗出,以下指标对病情严重程度判断意义**不大**的是
    A. 血清淀粉酶
    B. 血钙水平
    C. 血细胞比容
    D. 胰周有多个积液区
    E. 年龄 >60 岁

【解析】患者 CT 改变符合胰腺炎征象。血清淀粉酶水平的高低与胰腺炎病情的轻重无相关性,不能提示疾病的严重程度。

24. 如果 CT 发现腹腔游离气体,下一步治疗的关键是
    A. 应用广谱抗生素治疗
    B. 补液扩容
    C. 手术探查清除感染灶
    D. 实施血流动力学监测
    E. 气管插管机械通气

【解析】患者 CT 发现腹腔游离气体,提示消化道穿孔,需行手术探查清除感染源,病情方能得到控制。其他选项均是围手术期应当考虑的治疗手段。

25. 与腹腔脓毒症不良结局有关的变量**不包括**
    A. 血小板 $<50 \times 10^9$/L
    B. 乳酸 >4mmol/L
    C. 收缩压 <100mmHg
    D. 呼吸频率 >22 次/min
    E. 吸空气下的血氧饱和度 <95%

【解析】腹腔脓毒症预后的生理参数（physiological parameters for prognosis in abdominal sepsis,PIPAS）发现有 10 项变量与死亡相关:年龄 >80 岁、恶性肿瘤、严重心血管疾病、严重慢性肾病、呼吸频率 >22 次/min、收缩压 <100mmHg、无意识、吸空气下的血氧饱和度 <90%、血小板计数 <50×10^9/L 及血清乳酸水平 >4mmol/L。E 选项血氧饱和度 <95% 不正确。

（26~29 题共用题干）

患者男,75 岁。右上腹痛 3 天,畏冷、发热 1 天。查体:右上腹压痛,反跳痛可疑,肝区叩痛阳性,Murphy 征阴性。腹部超声示:肝内外胆管扩张,胆总管下段显示不清。

26. 判断患者疾病严重程度的最重要的因素是
    A. 是否存在主要症状发生的明确诱因
    B. 是否存在结石
    C. 是否存在休克
    D. 既往是否接受胆道手术
    E. 是否高龄

【解析】对于可疑急性胆道感染患者,首先应该评估其生命体征,判断病情是否紧

答案: 22. C 23. A 24. C 25. E 26. C

急。如果病情紧急,不需等待诊断明确,应立刻开始初始治疗,必要时采取呼吸和循环支持等。

27. 如患者就诊时已存在明显休克表现,鉴别诊断考虑可能性**不大**的疾病是
    A. 重症急性胰腺炎
    B. 急性肝炎
    C. 急性梗阻性化脓性胆管炎
    D. 肝脓肿
    E. 急性心肌梗死

【解析】急性胆管炎须与重症急性胰腺炎、急性肝炎、肝脓肿、急性胆囊炎等相鉴别。急性心肌梗死通常无明显发热、腹痛表现。

28. 如患者出现严重休克,实验室检查提示凝血功能障碍,最**不可能**进行的检查或处理是
    A. 腹部超声检查
    B. ERCP
    C. MRCP
    D. 无创血流动力学监测
    E. 有创血流动力学监测

【解析】患者高龄,休克严重,外出检查风险较大。患者病情重,合并凝血功能障碍,进行 ERCP 检查耐受性差,出血风险大。

29. 如果患者确诊为急性梗阻性化脓性胆管炎,一般情况下**不首先考虑**的临床处理措施是
    A. 急诊手术减压
    B. 立即抗感染治疗
    C. 立即床边腹部超声检查,并行 PTCD
    D. 立即予镇痛剂
    E. 积极休克监测,并根据监测结果进行复苏

【解析】开腹胆管减压术一般情况下不作为首选,但适用于胆管解剖异常且无法进行 ERCP 或 PTCD 的患者,如胆管空肠吻合术后。

（30~32 题共用题干）

患者男,52 岁。有乙肝病史,自行停用抗病毒治疗 2 周,身目黄染、意识障碍气管插管后收入 ICU 监护治疗。查体:嗜睡状态,血气分析提示氧合指数 180mmHg,谷丙转氨酶 28U/L,总胆红素 480μmol/L,血肌酐 180μmol/L,血氨 98μmol/L。大便常规提示:大便潜血(+),肝胆胰脾超声可见肝硬化声像,肝体积缩小,大量腹腔积液。心脏超声提示收缩功能减弱,EF 45%。

30. 下列**不是**该患者存在的并发症的是
    A. 肝肾综合征
    B. 肝性脑病
    C. 消化道出血
    D. 肝硬化心肌病
    E. 肺动脉栓塞

【解析】根据题干信息,患者因慢加急性肝衰竭后存在肝肾综合征、肝性脑病、消化道出血、肝硬化心肌病等并发症,暂无肺动脉栓塞证据。

31. 下列**不属于**终末期肝病患者人工肝治疗常用模式的是
    A. 血液灌流
    B. 血浆透析滤过联合血浆置换
    C. 分子吸附再循环系统(MARS)
    D. 双重血浆分子吸附系统(DPMAS)
    E. 连续性静脉-静脉血液透析滤过(CVVHDF)

【解析】根据中华医学会肝病学分会《肝硬化肝性脑病诊疗指南》(2018 年版),血浆灌流、血液透析滤过、血浆置换、MARS、DPMAS 均为人工肝治疗模式。

答案: 27. E　28. B　29. A　30. E　31. E

32. 对于该患者,最佳的治疗方式为
    A. 肝移植
    B. 人工肝治疗
    C. TIPS
    D. 门体分流 + 断流术
    E. 抗病毒治疗

【解析】患者为终末期肝病状态,有肝移植指征,无明显肝移植禁忌证,应考虑行肝移植术。其余治疗手段均为肝移植争取时间。

(33~34 题共用题干)

患者男,48 岁。因原发性肝癌行同种异体肝移植术。术后第 1 天,神志尚可,精神差,呼吸道分泌物多。查体:听诊双肺可闻及少量湿啰音,右下肺呼吸音稍减弱。腹部软,引流管通畅,可见淡红色引流液。血气分析提示:PO$_2$ 64mmHg,PCO$_2$ 48mmHg,氧合指数(OI)小于 200mmHg。

33. 宜采取的措施**除外**
    A. 完善床边肺部超声
    B. 完善床边胸片
    C. 使用祛痰剂,加强雾化、肺部理疗
    D. 纤维支气管镜吸痰
    E. 予以脱机呼吸锻炼

【解析】患者尚无脱机呼吸锻炼条件,肺部情况尚未解决,此时脱机会增加呼吸做功,导致脱机拔管失败,其余均为正确措施。

34. 最有可能导致该患者脱机困难的主要原因是
    A. 肝功能延迟恢复
    B. 意识障碍加重
    C. 肺水肿、胸腔积液
    D. 肝肺综合征
    E. 大量腹腔积液

【解析】肝移植患者由于术后大量液体重新分布,外周液体回流至血管中,会导致容量过负荷,术后 1~3 天为高峰,此外,术中因输注大量血制品,液体"大进大出",不少患者术后会出现肺水肿。

四、案例分析题

【案例 1】患者女,36 岁。因"上腹部疼痛 1 天"入院。1 天前进食后出现上腹部隐痛不适,呈持续性,逐渐加重,向腰背部放射,伴有恶心、呕吐,呕吐物为胃内容物,无明显胸闷、胸痛、腹泻等不适。既往体健无特殊。查体:体温 39.2℃,脉搏 110 次/min,呼吸 28 次/min,血压 136/78mmHg,身高 162cm,体重 82kg。神志清楚,急性病容,皮肤干燥,巩膜无黄染,心肺检查未见明显异常,腹部膨隆,上腹部轻度肌紧张,压痛明显,无明显反跳痛,未触及肿块,Murphy 征阴性,肝肾区无明显叩击痛,肝脾肋下未触及,移动性浊音阳性,肠鸣音弱,双下肢无明显水肿。实验室检查:血红蛋白 156g/L,白细胞 18.2×10^9/L,中性粒细胞比例 90%,淋巴细胞比例 4.7%,血淀粉酶 1 223U/L,肌酐 302μmol/L,腹部 CT 提示胰腺广泛肿胀,胰腺周围渗出明显,腹腔积液,肠管稍扩张。入院诊断:重症急性胰腺炎。

第 1 问:经早期综合治疗,患者腹胀进行性加重,肠鸣音消失,胃肠减压量多,考虑存在急性胃肠功能障碍。其发生机制包括

A. 腹腔大量渗出导致有效循环血流减少,肠黏膜血供减少,肠壁通透性增加
B. 胰腺炎急性期,机体处于高代谢状态,肠黏膜上皮细胞生长周期延缓,肠黏膜萎缩
C. 炎症介质引起肠黏膜通透性增高
D. 腹膜后渗出和胰腺炎病变直接刺激腹腔神经丛,引起胃肠动力障碍

答案: 32. A 33. E 34. C
【案例 1】 1. ABCDEF

E. 炎症渗出液侵蚀肠管,大量毒素吸收引起肠麻痹

F. 治疗药物抑制胃肠道动力,促进肠腔细菌过度生长

【解析】重症急性胰腺炎导致胃肠功能障碍的病理机制复杂,主要包括:①有效循环血流减少,肠黏膜血供减少和缺血再灌注损伤致肠黏膜直接和间接损害,肠壁通透性增加;②炎症渗出液侵蚀肠管,大量毒素吸收引起肠麻痹,腹膜后渗出和胰腺炎病变直接刺激腹腔神经丛,引起胃肠动力障碍;③胆道梗阻导致胆汁入肠道减少,肠黏膜屏障功能受损;④禁食和肠外营养导致胃肠动力障碍,消化液和内分泌激素减少,肠黏膜萎缩;⑤炎症介质引起肠黏膜通透性增高,机体处于高代谢状态,肠黏膜上皮细胞生长周期延缓,肠黏膜萎缩;⑥其他,包括治疗药物抑制胃肠道动力,促进肠腔细菌过度生长等。

第2问:该患者可能出现的胃肠功能衰竭的临床表现包括

A. 腹胀

B. 腹泻

C. 肠道细菌和内毒素易位

D. 肠内营养不耐受

E. 胃肠道激素分泌增加

F. 肠梗阻

G. 应激性溃疡

【解析】腹胀、腹泻、应激性溃疡、高度的胃潴留、肠道细菌和内毒素易位、肠梗阻、肠内营养不耐受均为胃肠功能衰竭的临床表现,而胃肠功能衰竭时,胃肠道激素分泌减少。

第3问:对该患者胃肠功能障碍进行监测和诊断的指标包括

A. 胃黏膜 pH(pHi)测定

B. 肠道细菌易位测定

C. 胃肠动力监测

D. 中心静脉压监测

E. 肠黏膜屏障通透性监测

F. 血浆内毒素测定

G. 腹内压监测

【解析】由于胃肠道功能复杂,临床尚缺乏特异性监测指标,需综合多指标进行分析。胃肠功能障碍监测和诊断指标包括:胃黏膜 pH(pHi)测定、肠道细菌易位测定、胃肠动力监测、肠黏膜屏障通透性测定和肠道细菌易位、血浆内毒素测定、腹内压监测等。

第4问:病程第3周,患者再次出现高热,考虑肠源性胰腺坏死组织细菌感染,目前认为其感染途径可能有

A. 血液循环途径

B. 外源性置管感染

C. 通过胆道系统进入胰管

D. 腹腔积液途径

E. 淋巴系统途径

F. 尿路途径

【解析】胰腺炎时肠道细菌进入胰腺及胰周坏死组织的途径尚未完全清楚,目前认为可能通过以下途径:血液循环途径,细菌易位即细菌穿透肠壁后进入胰腺,腹腔积液途径,淋巴系统途径,通过胆道系统或经十二指肠进入胰管等。

【案例2】患者男,49岁。因"黑便6天,意识障碍1天"来诊。16天前曾服用抗抑郁药,6天前出现黑便,在外院诊断为上消化道出血,1天前出现意识障碍。查体:意识不清,呼之不应,皮肤巩膜重度黄染,双肺呼吸音粗,心律齐,腹胀明显,肠鸣音未闻及,移动性浊音(+),双下肢水肿。双侧病理征未引出。

答案:　2. ABCDFG　3. ABCEFG　4. ACDE

第1问:患者可能的诊断是

    A. 急性肝衰竭   B. 肝性脑病

    C. 药物性肝炎   D. 上消化道出血

    E. 肝硬化   F. 脑梗死

【解析】患者有抗抑郁药口服史,不排除药物性肝损伤、急性肝衰竭,神志不清可能与药物中毒及肝性脑病相关,有消化道出血不排除肝硬化食管胃底静脉曲张可能。

第2问:为明确诊断应做的检查是

    A. 肝功能   B. 凝血功能

    C. 腹部超声   D. 肝穿刺

    E. 脑电图   F. 头颅 CT

    G. 肺动脉造影   H. 肝炎病毒标志物

【解析】患者目前处于昏迷状态,肝穿刺、脑电图、肺动脉造影非必需。

第3问:实验室检查:血胆红素 543μmol/L,凝血酶原活动度 21.1%,肝炎病毒标志物均(−),诊断为急性肝衰竭,肝性脑病。下列措施正确的是

    A. 继续追查引起肝衰竭的原因

    B. 应用保肝药

    C. 应用抗肝性脑病药

    D. 即刻行人工肝支持

    E. 预防性使用止血药

    F. 防治脑水肿

    G. 停止使用抗抑郁药

【解析】使用止血药物并不能改善患者凝血功能。

【案例3】患者男,36 岁。饮酒后出现腹痛 3 天,加重伴少尿 1 天。查体:PR 112 次/min,RR 24 次/min,BP 90/54mmHg,双肺呼吸音粗,双下肺可闻及湿啰音,HR 112 次/min,律齐,未闻及杂音,腹部膨隆,腹部压痛明显,肠鸣音未闻及,既往体健。

第1问:为明确诊断,以下检查正确的是

    A. 血气分析

    B. 血清淀粉酶和脂肪酶

    C. 腹部增强 CT

    D. 腹部 MRI

    E. 生化检查

    F. 心肌酶

【解析】根据病史该患者考虑诊断为重症急性胰腺炎(SAP),诊断急性胰腺炎(AP)需要至少符合以下 3 个标准中的 2 个:①与发病一致的腹部疼痛;②胰腺炎的生化证据(血清淀粉酶和/或脂肪酶大于正常上限的 3 倍);③腹部影像的典型表现(胰腺水肿/坏死或胰腺周围渗出积液)。急性胰腺炎伴有脏器功能障碍或出现胰腺坏死、脓肿或假性囊肿等并发症,可诊断为 SAP。

第2问:该患者实验室检查结果提示:淀粉酶 764U/L,脂肪酶 2 132U/L,肌酐 356μmol/L。腹部 MRI:胰腺周围可见渗出积液。该患者明确诊断为重症急性胰腺炎,立即收住 ICU,并对患者进行监测的指标是

    A. 心率、血压、呼吸、体温

    B. 尿量

    C. 电解质

    D. 血糖

    E. 腹内压

    F. 血氧饱和度(SpO_2)

【解析】有以下情况的 AP 患者容易出现脏器损伤或者进展为 SAP,同样可考虑为进行监护治疗或转 ICU 治疗:①入院 24 小时内 APACHEⅡ评分 >8 分;②持续性(>48 小时)SIRS;③血细胞比容(>44%)、BUN(>1.1mmol/L)或肌酐(>159.1μmol/L)升高;④年龄 >60 岁;⑤基础心脏及肺部疾病、肥胖。应在发病后最初 48 小时内密切监测 AP 患者,即使来院时是轻症的患

答案:【案例2】 1. ABCDE   2. ABCFH   3. ABCDFG   【案例3】 1. ABDEF   2. ABCDEF

者。监测内容包括：心率、血压、呼吸、体温和血氧饱和度（SpO₂）；测量每小时尿量；最初 48~72 小时应频繁监测电解质；每小时监测血糖水平，如果有高血糖（血糖为 >10~11.1mmol/L）则应进行处理；中重症患者应该监测腹内压。

第 3 问：对于该患者的处理**不正确**的是
  A. 鼻胃管胃肠减压
  B. 充分液体复苏
  C. 镇静镇痛
  D. 血液净化
  E. 积极给予肠外营养支持
  F. 预防性使用抗生素

【解析】对于鼻胃管胃肠减压没有证据表明常规的鼻胃管留置进行胃肠减压有治疗作用，但是对于部分幽门部受压，有幽门梗阻表现、出现胃潴留的患者进行胃肠减压，减轻症状，是有必要的。

有效的疼痛控制是必要的。处理腹痛应该将液体复苏是否足够放在第一位。阿片类药物能安全和有效地控制疼痛。充分的疼痛控制需要静脉使用阿片类药物。

SAP 时 CRRT 治疗时机选择应该根据疾病不同阶段、不同的治疗目标，个体化区别对待。

重症胰腺炎患者急性期初始营养支持首选肠内营养（enteral nutrition，EN），EN 优于肠外营养（parenteral nutrition，PN），只有尝试 EN 5~7 天失败后，才使用 PN。

AP 患者预防性使用抗生素与病死率或发病率的显著降低无关。因此，不推荐所有 AP 患者常规预防性使用抗生素。

第 4 问：对于该患者的早期的液体复苏目标是
  A. 早期液体复苏的目标是尿量为 >0.5~1ml/(kg·h)
  B. 平均动脉压（mean arterial pressure，MAP）>65mmHg（1mmHg=0.133kPa）
  C. 心率 <120 次/min
  D. BUN<7.14mmol/L（如果 BUN≥7.14mmol/L，在 24 小时内下降至少 1.79mmol/L）
  E. Hct 为 35%~44%
  F. CVP>10mmHg

【解析】研究表明，相较于后期液体复苏，早期液体复苏伴有较低的胰腺坏死率、较低的 MODS 发生率和病死率。治疗上主要分为快速扩容和调整体内液体分布两个阶段，必要时使用血管活性药物，通常液体复苏应在患者收入院后立即开始，建议入院 24 小时内液体输注的速度为 5~10ml/(kg·h)，其中最初的 30~45 分钟内可按 20ml/kg 的液体量输注，晶体液∶胶体液 =3∶1，林格液复苏效果优于生理盐水。液体复苏应采取目标导向性策略，避免过度的液体复苏。早期液体复苏的目标是尿量 >0.5~1ml/(kg·h)、平均动脉压（MAP）>65mmHg、心率 <120 次/min、BUN<7.14mmol/L（如果 BUN≥7.14mmol/L，在 24 小时内下降至少 1.79mmol/L）、Hct 为 35%~44%。

【案例 4】患者男，68 岁。因"持续腹痛 2 小时"就诊，伴有恶心、呕吐，有排气，未排便。有冠心病、心房颤动、2 型糖尿病病史。查体：T 36.7℃，PR 110 次/min，RR 20 次/min，BP 128/78mmHg，神志清楚，急性病容，双肺呼吸音清；腹稍膨隆，腹软，中上腹轻压痛，无反跳痛，肠鸣音 3 次/min；双下肢无水肿。实验室检查：WBC 13×10⁹/L、N 81%、Hb 130g/L、PLT 260×10⁹/L。生化：ALB 30g/L、TBIL14μmol/L、ALT 30U/L、AST 32U/L、BUN 6mmol/L、Cr 70μmol/L。凝血：PT 11.0 秒、INR 1.0、APTT 28.1 秒、Fib 4.5g/L、D-Dimer

答案： 3. EF 4. ABCDE

3.37mg/L。腹部增强 CT 提示:肠系膜上动脉栓塞。

第 1 问:对于该患者可考虑给予的治疗为

A. 介入取栓治疗

B. 剖腹探查

C. 溶栓 + 全身抗凝治疗

D. 静脉补液

E. 抗感染

F. PiCCO 监测

【解析】 肠缺血但血流动力学稳定且无肠坏死临床表现的肠系膜动脉栓塞患者的非外科治疗包括药物溶栓、机械取栓术、球囊血管成形术等,一旦出现肠坏死则需外科手术治疗干预。急性肠系膜动脉缺血患者如无禁忌证均应给予抗凝治疗减少血管内血栓蔓延。由于急性肠系膜动脉栓塞患者存在液体经肠道丢失及分布至第三间隙,液体复苏的目的在于保证肠道灌注,并且为指导有效的液体复苏同时避免过度补液及腹腔间室综合征的发生,应早期进行血流动力学监测。急性肠系膜栓塞早期存在肠道菌群位移,故应给予抗感染治疗。

第 2 问:出现以下情况需考虑出现肠坏死的为

A. 发热

B. 排血便

C. 腹胀加重、肠鸣音消失

D. 腹膜刺激征阳性

E. 休克

F. 腹痛缓解

【解析】急性肠系膜动脉缺血的患者,在原有基础临床表现的基础上出现腹痛加重、呈持续性且难以缓解、腹部查体出现腹膜刺激征、肠鸣音从有到无、严重脓毒症表现、休克等表现时应考虑出现肠坏死甚至肠穿孔可能。

第 3 问:为明确肠坏死诊断可行的检查是

A. 复查腹部增强 CT

B. 剖腹探查

C. 肠系膜血管造影

D. 腹腔镜探查

E. 腹部彩超

F. CT 平扫

【解析】腹部增强 CT 是肠坏死的确诊手段并且可以明确血管栓塞部位。剖腹探查及腹腔镜探查可直接观察肠道活力。

【案例 5】患者女,81 岁。突发全腹疼痛 1 天半入院。有高血压 30 余年,平素血压 150/90mmHg 左右。查体:神志清楚,急性痛苦表情,T 38.8℃,PR 130 次/min,RR 33 次/min,BP 90/70mmHg,鼻导管给氧 3L/min 下 SpO$_2$ 90%。双肺呼吸音粗,未闻及啰音。腹胀,全腹压痛反跳痛,肠鸣音未闻及。近 6 小时尿量约 10ml。

第 1 问:患者目前需要进一步完善的检查是

A. 血、尿、粪常规检查

B. 降钙素原

C. 血液生化检查

D. 心电图,胸片

E. 血尿淀粉酶

F. 血培养

G. 头颅 CT

H. 腹部立位平片和腹部盆腔 B 超

I. 动脉血气分析

【解析】常规的实验室检查有助于了解患者基本内环境情况。降钙素原评估炎症反应水平。急腹症患者应进行淀粉酶、超声和腹部平片等检查协助病因诊断。患者血压明显低于平素水平,氧合不佳,查动脉血气分析了解氧合及乳酸水平。及时送检血培养明确病原学。

答案:【案例 4】 1. ACDEF　2. CDE　3. ABD　【案例 5】 1. ABCDEFHI

第2问:相关检查回报,白细胞 $25 \times 10^9/L$,血小板 $20 \times 10^9/L$,血淀粉酶105U/L,总胆红素 $33\mu mol/L$,肌酐 $453\mu mol/L$,PT 22秒,降钙素原99ng/ml,乳酸4.2mmol/L,氧分压69mmHg。腹部立位平片可见膈下游离气体。超声见腹腔内少量积液,胆管无扩张。目前患者的诊断考虑为

A. 呼吸衰竭

B. 急性胰腺炎

C. 急性消化道穿孔

D. 脓毒症休克

E. 急性肾损伤

F. 急性肠系膜血管栓塞

G. 急性重症胆管炎

【解析】患者氧合指数<300mmHg,可诊断呼吸衰竭。6小时尿量<0.5ml/h,肌酐升高,可诊断急性肾损伤。患者因腹痛入院,查体有典型的腹膜炎体征,腹部立位片见膈下游离气体,可诊断消化道穿孔。血压低于平素水平超过40mmHg,伴乳酸升高,脓毒症休克可诊断。其余诊断依据不足。

第3问:关于进一步的治疗手段,描述**不正确**的是

A. 积极行术前准备,行急诊剖腹探查术

B. 经验性使用抗生素治疗

C. 超声引导下行腹腔穿刺引流术

D. 建立血流动力学监测,指导液体复苏治疗

E. 液体复苏效果不佳时可加用血管活性药

F. 给予肠外营养

G. 给予肠内营养

【解析】患者血流动力学不稳定,消化道穿孔尚未处理,不宜开始肠内或肠外营养。患者腹腔脓毒症无局限趋势,不宜考虑穿刺引流。腹腔穿刺引流术指征为根据影像学

检查结果,有包裹性穿孔、胃肠道瘘形成或局限性污染的患者,并且没有全身脓毒症的征象。

第4问:患者行剖腹探查发现为结肠癌穿孔,以下治疗原则**不正确**的是

A. 行一期修补

B. 行肠造瘘术

C. 彻底清洗腹腔,清除漏出的消化道内容物

D. 在穿孔和感染部位留置引流管,充分引流感染灶

E. 应选择窄谱抗生素抗感染治疗

F. 应选择广谱抗生素抗感染治疗

【解析】对于血供较差的消化道如结肠等,一期修补后瘘口愈合常较困难,常选择消化道造瘘术,待全身情况好转后再行瘘还纳术。患者病情较重,需要较广谱的抗生素覆盖。其危险因素包括:①高龄(年龄>70岁);②合并器官功能受损(脓毒症);③延迟的(>24小时)感染源控制。

【案例6】患者女,45岁。眼黄、尿黄5天,发热、右上腹痛3天。查体:意识淡漠,四肢湿冷,脉搏细速,全身皮肤及巩膜中度黄染,右上腹压痛,反跳痛可疑,肝区叩痛阳性,Murphy征阴性。腹部超声示肝内外胆管扩张,未见明显结石,胆总管下段显示不清。

第1问:患者治疗前需要进行的检查是

A. 生命体征监测

B. 监测每小时尿量

C. 血、尿、大便常规检查,血液生化检查,血降钙素原、血乳酸检查

D. 凝血功能监测

E. 病原学培养

F. 腹部超声

G. 腹部CT

答案: 2. ACDE 3. CFG 4. BE **【案例6】** 1. ABCDEFG

【解析】接诊重症急性胆管炎患者,首先需要评估生命体征,判断是否存在休克。每小时尿量可以协助判断肾灌注情况。常规的实验室检查、感染指标、灌注指标、凝血指标有助于了解患者全身状况、感染情况及器官受累程度。病原学培养有助于之后的针对性抗感染治疗。超声及 CT 检查,可以了解肝胆系统病变情况,可以评估是否进行胆道引流。

第 2 问:鉴别诊断需要考虑的疾病是
  A. 重症急性胰腺炎
  B. 急性肝炎
  C. 急性梗阻性化脓性胆管炎
  D. 肝脓肿
  E. 急性化脓性胆囊炎
  F. 急性心肌梗死
  G. 右输尿管结石

【解析】根据患者病史特点,需要考虑为急性梗阻性化脓性胆管炎。急性梗阻性化脓性胆管炎须与重症急性胰腺炎、急性肝炎、肝脓肿、急性化脓性胆囊炎等相鉴别。急性心肌梗死通常无明显发热、腹痛表现。右输尿管结石疼痛部位偏中下腹部,一般不伴有发热,无黄疸表现。

第 3 问:患者诊断为急性梗阻性化脓性胆管炎,关于胆道引流,表述正确的是
  A. 对于保守治疗 24 小时无效的急性梗阻性化脓性胆管炎患者,需行紧急(24 小时内)胆道减压
  B. 急性梗阻性化脓性胆管炎一旦确诊,应当尽早进行胆管减压引流
  C. 急性梗阻性化脓性胆管炎患者引流方法首选 PTCD 或 ERCP,两者均可进行外引流或内引流
  D. 在引流失败或无法实施的情况下,需行手术减压

  E. PTCD 的优势在于对患者的刺激较小,可在床边完成操作,避免重症患者外出的风险
  F. PTCD 的风险在于胆总管引流成功率不高,可能引起胆汁性腹膜炎及腹腔出血等并发症
  G. ERCP 的优势在于可直接完成十二指肠乳头切开,可成功去除胆总管结石,胆总管引流效果确切
  H. ERCP 操作对患者的刺激较大,可增加患者转运的风险,且有加重胆管炎和诱发胰腺炎的风险

【解析】急性梗阻性化脓性胆管炎一旦确诊,应当尽早进行胆管减压引流。急性梗阻性化脓性胆管炎患者引流方法首选 PTCD 或 ERCP,两者均可进行外引流或内引流。在引流失败或无法实施的情况下,需行手术减压。PTCD 的优势在于对患者的刺激较小,可在床边完成操作,可避免重症患者外出的风险。PTCD 的风险在于胆总管引流成功率不高,可能引起胆汁性腹膜炎及腹腔出血等并发症。ERCP 的优势在于可直接完成十二指肠乳头切开,可成功去除胆总管结石,胆总管引流效果确切。ERCP 操作对患者的刺激较大,可增加患者转运的风险,且有加重胆管炎和诱发胰腺炎的风险。

第 4 问:最终患者经抗感染治疗和胆道引流后好转,针对易感因素的处理,表述正确的是
  A. 经抗感染治疗和胆道引流后,不需要处理基础病因
  B. 胆石症患者在胆管炎消退后行择期胆囊切除术
  C. 施行括约肌切开术后,胆管炎不会复发

答案: 2. ABCDE 3. BCDEFGH 4. BDEFG

D. 胆道良性狭窄患者可能因胆管损伤而需接受内镜治疗或手术修复

E. 复发性化脓性胆管炎患者需要定期复查内镜

F. 复发性化脓性胆管炎患者必要时需手术切除受累肝胆段并行胆肠吻合术

G. 对于有恶性狭窄的患者,可在内镜下胆道引流时置入支架

【解析】经抗感染治疗和胆道引流后,还需处理基础病因以防止复发。对于胆石症患者,为防日后胆绞痛发作及预防胆石症并发症,推荐在胆管炎消退后行择期胆囊切除术。即使施行括约肌切开术,胆管炎的复发概率也很高。胆道良性狭窄患者可能因胆管损伤而需接受内镜治疗或手术修复。对于复发性化脓性胆管炎患者,可能需要定期内镜监测,以尽可能多地清除结石和/或手术切除受累肝胆段并行胆肠吻合术。对于有恶性狭窄的患者,处理方法通常是在内镜下胆道引流时置入支架。具体的支架类型取决于患者的期望寿命及支架闭塞的可能性。

【案例7】患者男,60岁。有乙肝、原发性肝癌病史,曾行肝癌综合治疗术。因身目黄染、呼吸循环衰竭收入 ICU 监护治疗。查体:嗜睡状态,血压 92/40mmHg,指脉氧98%(面罩吸氧),双肺呼吸音减弱,腹部膨隆,无明显压痛、反跳痛。血气分析提示氧合指数 >200mmHg,谷丙转氨酶 30U/L,总胆红素 300μmol/L,血肌酐 200μmol/L,血氨65μmol/L,肝胆胰脾超声可见肝硬化声像,肝切除术后,肝体积缩小,有大量腹腔积液,大便潜血(-)。

第1问:患者目前存在的并发症有

A. 肝性脑病

B. 肝肾综合征

C. 肝肺综合征

D. 上消化道出血

E. 感染性休克

F. 肝硬化心肌病

【解析】根据题干信息,患者目前存在肝性脑病、肝肾综合征。患者氧合指数 >200mmHg,暂无明显缺氧证据,排除肝肺综合征。患者无呕血、黑便等症状,且大便常规提示大便潜血(-),排除上消化道出血。患者虽有大量腹腔积液,但腹膜刺激征阴性,无发热,暂不考虑自发性腹膜炎,虽患者血压有下降,结合病史,考虑为全身有效循环血容量不足所致,可排除感染性休克。题干中并未提及患者心脏彩超或心脏其他症状、体征,暂时不考虑肝硬化心肌病,排除肝硬化心肌病。

第2问:患者目前诊断为慢加急性肝衰竭,以下治疗手段是

A. 特利加压素

B. 人工肝治疗

C. 抗感染治疗

D. 去氨治疗:乳果糖灌肠 + 鼻饲

E. 全肠外营养治疗

F. 肝移植

【解析】患者无消化道出血症状,无明显肠内营养禁忌证,应首先考虑肠内营养。其他选项均为肝衰竭治疗方式。

第3问:终末期肝病患者人工肝治疗的常用模式是

A. 血液灌流

B. 血浆透析滤过

C. 血液透析

D. 血浆置换

E. 分子吸附再循环系统(MARS)

F. 双重血浆分子吸附系统(DPMAS)

【解析】根据中华医学会肝病学分会《肝

答案:【案例7】 1. AB 2. ABCDF 3. ABCDEF

硬化肝性脑病诊疗指南》(2018 年版),血浆灌流、血液透析滤过、血浆置换、MARS、DPMAS 均为人工肝治疗模式。

第 4 问:患者目前合并肝性脑病,以下治疗措施有效的是

A. 使用乳果糖

B. 使用 L-鸟氨酸-L-天冬氨酸鸟氨酸（LOLA）

C. 使用利福昔明

D. 使用益生菌、益生元

E. 使用聚乙二醇

F. 人工肝治疗

【解析】根据中华医学会肝病学分会《肝硬化肝性脑病诊疗指南》(2018 年版)以及 2020 年国际肝性脑病和氮代谢学会(ISHEN)共识:肝性脑病管理中尚未解决的重要问题,目前认为治疗肝性脑病的核心为去氨治疗,其中上述均为去氨治疗的重要手段。

答案: 4. ABCDEF

第六章 血液系统功能障碍

一、单选题

1. 急性下肢深静脉血栓形成时,根据以下体征可诊断股青肿的是
   A. 下肢肿胀
   B. 浅静脉曲张
   C. 下肢胀痛
   D. 腓肠肌压痛
   E. 下肢肿胀青紫,足背动脉搏动明显减弱或消失

【解析】严重的下肢深静脉血栓形成(DVT),患者可出现股青肿,是下肢DVT中最严重的情况,由于髂股静脉及其属支血栓阻塞,静脉回流严重受阻,组织张力极高,导致下肢动脉受压和痉挛,肢体缺血。临床表现为下肢极度肿胀、剧痛、皮肤发亮呈青紫色、皮温低伴有水疱,足背动脉搏动消失,全身反应剧烈,体温升高。如不及时处理,可发生休克和静脉性坏疽。

2. 患者女,50岁。胃癌术后第7天,下地上厕所时突然出现呼吸困难,血氧饱和度下降至85%。查体:听诊双肺呼吸音清,未闻及干湿啰音,右下肢肿胀。血气显示氧分压60mmHg,二氧化碳分压30mmHg,D-二聚体升高。诊断可能为
   A. 肺炎   B. 胸腔积液
   C. 急性心力衰竭   D. 急性肺动脉栓塞
   E. 气胸

【解析】急性肺动脉栓塞的临床特点是起病急、胸痛、咳嗽、呼吸困难,呼吸衰竭。由于栓子来源常常为下肢深静脉血栓形成,所以该患者右下肢肿胀、呼吸困难、D-二聚体升高提示下肢深静脉血栓形成和急性肺动脉栓塞。肺部听诊也可以帮助排除选项A、B、C、E。

3. 内源性和外源性凝血系统始动因子分别是
   A. Ca^{2+} 和组织因子
   B. 因子Ⅻ和组织因子
   C. 因子Ⅻ和 Ca^{2+}
   D. 因子Ⅹ和组织因子
   E. Ca^{2+} 和因子Ⅹ

【解析】内源性凝血系统始动因子是因子Ⅻ,外源性凝血系统始动因子是组织因子。

4. 患者男,26岁。因车祸致多发伤行外科手术治疗,共计失血约2000ml,急需输血治疗。按照MTP输血策略,需要输注的血液成分**不包括**
   A. 白细胞   B. 血小板
   C. 凝血因子   D. 新鲜冰冻血浆
   E. 红细胞

【解析】MTP大量输血方案包括红细胞、血小板、凝血因子/新鲜冰冻血浆。

5. DIC启动过程中的核心因素是
   A. 组织因子产生增加
   B. 高凝状态

答案: 1. E 2. D 3. B 4. A 5. A

C. 纤溶系统活性降低

D. 炎症因子活化

E. 血小板降低

【解析】DIC病因不同,发病机制不同,组织因子在多种情况下均起到核心作用,产生和释放增多,进一步导致凝血酶生成增多,在DIC启动环节发挥关键作用。

6. 患者男,63岁。腰痛伴肉眼血尿1天入院。否认其他基础疾病。诊断"输尿管结石",入院后急诊行双J管置入术,引流出脓尿30ml。术中血流动力学不稳定,去甲肾上腺素0.8μg/(kg·min)升压,术后入ICU。针眼处可见瘀斑。术后实验室检查回报:PLT 41×10^9/L,PT 23.2秒,APTT 67秒,Fib 4.2g/L,D-Dimer 18.5μg/ml,FDP 126.4μg/ml。血气分析:pH 7.35,Lac 4.4mmol/L,BE −4.2mmol/L。患者入ICU后血流动力学进一步恶化,上调升压药效果不佳,最可能的原因是

A. 高龄、血管张力低

B. 细菌入血

C. 出血

D. 酸中毒

E. 广泛微血管血栓形成

【解析】患者输尿管结石,双J管引出脓尿,提示存在泌尿系感染,术中血流动力学不稳定,结合术后实验室检查考虑存在脓毒症DIC。患者年龄63岁,既往无其他基础疾病,并非血管张力影响;无明显出血迹象;酸中毒不严重,不足以影响升压药作用;术中即应用升压药,入ICU后升压药效果欠佳,入室后无寒战等提示细菌再次入血证据;实验室检查提示存在DIC,脓毒症DIC时凝血活化,大量微血栓形成,影响组织器官灌注,导致组织缺血缺氧,影响机体对升压药反应。

二、多选题

1. 下肢深静脉血栓形成急性期可出现

A. 突发全下肢肿胀

B. 小腿剧痛,患足不能着地踏平

C. 患肢皮温降低呈青紫色

D. 浅静脉明显曲张

E. 患肢小腿和足背可出现水疱

【解析】下肢深静脉血栓形成急性期可见浅静脉扩张,而浅静脉明显曲张多出现在深静脉大部分或完全再通后。选项C、E仅在股青肿时出现。

2. 关于急性肺动脉栓塞治疗正确的是

A. 一旦疑似急性肺动脉栓塞应立即给予溶栓治疗

B. 溶栓治疗主要适用于血流动力学不稳定的患者

C. 活动性溃疡是溶栓的绝对禁忌证,不能溶栓

D. 抗凝治疗是基本治疗方法

E. 需要积极的呼吸和循环支持,必要时给予机械通气

【解析】对有低氧血症的患者,采用经鼻导管或面罩吸氧。当合并严重的呼吸衰竭时,可使用经鼻(面)罩无创性机械通气或经气管插管机械通气。对于合并休克或低血压的急性肺血栓栓塞症(PTE)患者,必须进行血流动力学监测,并予支持治疗。抗凝治疗为PTE和DVT的基本治疗方法,可以有效地防止血栓再形成和复发。一旦明确急性PTE,宜尽早启动抗凝治疗。溶栓治疗主要适用于血流动力学不稳定的患者,即出现因栓塞所致休克和/或低血压的患者。溶栓应尽可能在PTE确诊的前提下慎重进行,但对有溶栓指征的患者宜尽早开始溶栓。

答案: 6. E

    1. ABCE 2. BDE

活动性溃疡是溶栓的相对禁忌证。而且对于致命性高危 PTE,绝对禁忌证亦应被视为相对禁忌证。

3. DIC 的促发因素有
　A. 血小板减少症
　B. 高凝状态(包括妊娠)
　C. 纤溶系统活性降低
　D. 单核、吞噬细胞系统受抑制
　E. 缺氧、酸中毒、脱水、休克

【解析】血小板减少症不是 DIC 的促进因素。其余各项均是。

4. DIC 的常见病因有
　A. 手术及创伤　　B. 恶性肿瘤
　C. 病理产科　　　D. 感染性疾病
　E. 肝病

【解析】DIC 的病因即为造成 DIC 的基础疾病,常见原因如下:感染、恶性肿瘤、病理产科、手术及创伤、肝病、中毒等。

5. 脓毒症 DIC 患者实验室检查可以出现
　A. PT 延长　　　B. 血小板增高
　C. Fib 增高　　　D. Fib 降低
　E. FDP 正常

【解析】脓毒症 DIC 患者凝血因子和血小板消耗,表现为 PT 延长,血小板降低,Fib 为急性相反应蛋白,在脓毒症 DIC 早期由于炎症反应影响,其水平可能增高,DIC 晚期纤溶亢进,其水平可以低于正常。由于脓毒症 DIC 高凝状态,继发性纤溶活化,D-二聚体及 FDP 增高。

6. 脓毒症 DIC 可以出现
　A. 纤溶系统活化,FDP 增多

　B. 凝血系统被激活,血中凝血因子和血小板减少
　C. 凝血系统被激活,血中凝血酶增多
　D. 凝血系统被激活,血中 FDP 增多
　E. 继发性纤溶系统激活,血中凝血因子和血小板增多

【解析】脓毒症 DIC 为血栓形成型,体内 TF 生成和释放增加,启动外源性凝血途径,生成凝血酶,进一步活化内源性凝血途径,起到自身放大作用,生成大量凝血酶,同时抗凝物质减少,体内形成大量血栓,活化纤溶系统,纤维蛋白(原)被降解,导致纤溶降解产物 D-二聚体和 FDP 增多。凝血因子和血小板参与血栓形成被消耗,血中凝血因子和血小板减少。

三、共用题干单选题

(1~4 题共用题干)

患者男,72 岁。因“左股骨颈骨折 7 天”入院。行骨科手术治疗,术后第 5 天患者突然出现呼吸困难,血氧饱和度下降至 80%。查体:T 36.5℃,BP 80/60mmHg,颈静脉充盈,听诊双肺未闻及干湿啰音。P2 亢进,心脏各瓣膜区未闻及杂音和心包摩擦音,左下肢肿胀。心电图:电轴右偏,$S_1Q_{III}T_{III}$,D-二聚体升高明显。

1. 对该患者最可能的诊断是
　A. 急性肺动脉栓塞 B. 急性心肌梗死
　C. 急性心包炎　　　D. 主动脉夹层
　E. 胸腔积液

【解析】考虑是急性肺动脉栓塞,患者有下肢骨折史,下肢制动,可能形成下肢静脉血栓,血栓脱落时可引起肺动脉栓塞。

2. 该患者**不可能**出现的病理生理改变为
　A. 肺循环阻力增加,肺动脉压力上升

答案：　3. BCDE　4. ABCDE　5. ACD　6. ABC
　　　1. A　2. E

B. 右心室后负荷增加,可引起右心衰竭

C. 右心室充盈压升高,室间隔左移,加之受到心包的限制,可引起左心室充盈下降,导致体循环压降低,严重时可出现休克

D. 通气/血流比值($\dot{V}/\dot{Q}$)失调,通气、弥散功能障碍

E. 右心室前负荷降低

【解析】发生急性肺栓塞时,栓子堵塞肺动脉,肺循环阻力增加,肺动脉压力上升,右心室后负荷增加,心排血量下降,可引起右心衰竭、血压下降。肺循环阻塞,右心室充盈压升高,室间隔左移,加之受到心包的限制,可引起左心室充盈下降,导致体循环压降低,严重时可出现休克。急性肺动脉栓塞时通气/血流比值($\dot{V}/\dot{Q}$)失调,通气、弥散功能障碍。

3. 给予患者床旁心脏超声检查,**不可能**出现的征象是
    A. 右心室和右心房扩大
    B. 三尖瓣反流速度增快及室间隔左移运动异常
    C. 肺动脉干增宽
    D. 发现肺动脉近端或右心腔血栓
    E. 下腔静脉狭窄

【解析】超声心动图可提供急性肺动脉栓塞的直接征象和间接征象。直接征象为发现肺动脉近端或右心腔血栓,间接征象多是右心负荷过重的表现,如右心室和右心房扩大、三尖瓣反流速度增快及室间隔左移运动异常、肺动脉干增宽等。

4. 下面有关对该患者的治疗**错误**的是
    A. 该患者的初始危险分层为非高危急性肺动脉栓塞
    B. 积极寻找栓子来源及血栓高危因素

C. 首选 CTPA 以明确诊断。如无条件,首选床旁超声心动图

D. 抗凝治疗是基本治疗

E. 超声心动图证实右心室功能障碍,排除溶栓绝对禁忌证后,溶栓治疗

【解析】急性肺动脉栓塞只要存在休克或者持续低血压即为高危 PE,休克或者持续低血压是指收缩压 <90mmHg,或收缩压下降≥40mmHg 并持续 15 分钟以上,排除新发心律失常、血容量下降、脓毒症。如无则为非高危 PE。该患者血压 <90mmHg,符合高危 PE。可疑高危(伴休克或低血压)PTE 的诊断:临床可能性评估分值较高的患者,如有条件,应首选 CTPA 以明确诊断。如无条件,首选床旁超声心动图检查,以发现急性肺动脉高压和右心室功能障碍的证据。病情不稳定不能行 CTPA 者,超声心动图证实右心室功能障碍足以立即启动再灌注治疗,无需进一步检查。

(5~8 题共用题干)

患者男,30 岁。2 小时前车祸伤及腹部,急诊入院,既往体健。查体:痛苦面容,意识模糊,皮肤黏膜苍白,腹部压痛、反跳痛、腹肌紧张,血压 85/60mmHg,心率 120 次/min。

5. 正确的处理措施是
    A. 抗休克治疗,观察疗效
    B. 抗休克治疗的同时剖腹探查
    C. 强心
    D. 立即剖腹探查
    E. 立即注射升压药

【解析】青年男性患者,腹部外伤后,腹部压痛、反跳痛、腹肌紧张(腹膜刺激征),血压 85/60mmHg(参考范围为 90~139/60~89mmHg,提示腹腔内出血),心率 120 次/min(参考范围为 60~100 次/min),皮肤黏膜苍白(皮肤苍白、血压下降、心率加快提示失血性

休克),结合患者病史和体查,应考虑为腹部闭合性损伤伴出血性休克。由于腹腔内实质性脏器破裂出血量较大、病情进展较快,因此正确的处理措施是抗休克的同时剖腹探查,以明确损伤器官,彻底控制出血,纠正休克。

6. 在严重创伤的患者中,常见的急性恶性症状、体征**不包括**
　　A. 大出血　　　　B. 凝血功能障碍
　　C. 低体温　　　　D. 代谢性酸中毒
　　E. 感染

【解析】大出血和凝血病在严重创伤患者中非常普遍,往往进展为合并低体温、酸中毒的"致死性三联征",具有很高的死亡率。

7. 以下关于创伤性凝血病的治疗原则,**不正确**的是
　　A. 控制出血　　　B. 维持较高血压
　　C. 液体复苏　　　D. 输注血制品
　　E. 抗纤溶治疗

【解析】创伤性凝血病的患者,应维持最低血压以保证重要脏器的灌注,减少出血。

8. 创伤性凝血病的发病机制**不包括**
　　A. DIC-纤溶假说
　　B. 活化蛋白C假说
　　C. 多糖-蛋白质复合物假说
　　D. 纤维蛋白原-中心假说
　　E. 自身溶血假说

【解析】目前,TIC的机制主要包括以下4种假说:①弥散性血管内凝血(DIC)-纤溶假说;②活化蛋白C假说;③多糖-蛋白质复合物假说;④纤维蛋白原-中心假说。

(9~12题共用题干)

患者男,68岁。因"结肠部分切除术后

3天呼吸衰竭"入ICU。有慢性肝炎病史。入室查体:HR 125次/min,BP 100/65mmHg[去甲肾上腺素0.5μg/(kg·min)],SpO$_2$ 89%(FiO$_2$ 100%)。寒战,测体温39.2℃。腹胀明显,各引流液呈淡黄色,澄清。双手末梢发绀,双下肢花斑。无尿。实验室检查:WBC 26×10^9/L,Hb 76g/L(前1天92g/L),PLT 93×10^9/L(前1天123×10^9/L),PT 30.2秒,APTT 73秒,Fib 3.5g/L,D-Dimer 4.5μg/ml,FDP 18.4μg/ml。外周血涂片可见破碎红细胞。

9. 患者凝血功能改变最可能的原因是
　　A. 肝功能障碍
　　B. 失血
　　C. 脓毒症和肝功能综合影响
　　D. 脓毒症
　　E. 血小板减少性紫癜

【解析】该患者肠道手术后3天,寒战,高热,发生呼吸衰竭和DIC,考虑为脓毒症导致多器官功能障碍,但脓毒症导致DIC,体内高凝,凝血因子和血小板消耗,继发性纤溶亢进,表现为凝血时间尤其是PT延长,血小板减少,D-二聚体和FDP增高,血小板是最敏感指标,发生明显变化。该患者PT和APTT延长明显,血小板下降不明显,纤溶产物增高不明显。提示患者并非单纯脓毒症影响,患者有慢性肝炎病史,感染打击后很可能发生肝功能不全。目前存在贫血,但没有出血倾向,暂不考虑失血所致。

10. 为进一步明确患者DIC原因,首先要进行的检查是
　　A. 腹部超声　　　B. TEG
　　C. 腹部增强CT　　D. ADAMDTS13
　　E. 肝功能检查

【解析】患者有慢性肝炎病史,结合上题

答案:　6. E　7. B　8. E　9. C　10. E

解析,考虑该患者脓毒症和肝功能综合影响导致 DIC,需首先完善肝功能检查。

11. 该患者贫血最可能的原因是
　　A. 骨髓抑制　　　B. 失血
　　C. 溶血性贫血　　D. 缺铁性贫血
　　E. 中毒性贫血

【解析】患者由于感染和肝功能障碍导致 DIC,Hb 急性变化,目前无出血倾向,除外失血,DIC 可以导致溶血,红细胞破坏,发生微血管病性溶血性贫血。

12. 目前患者首先需进行的操作是
　　A. 腹部增强 CT 检查
　　B. 液体复苏
　　C. 留取外周血培养
　　D. 应用广谱抗生素
　　E. 肺复张

【解析】该患者肠道手术后 3 天,高热,呼吸衰竭,DIC,考虑为脓毒症导致多器官功能障碍,需要首先明确感染灶,留取病原学,处理感染。患者目前生命指标不稳定,无法外出完善 CT 等检查,目前寒战高热,需先留取病原学,然后经验性应用广谱抗生素。器官支持治疗的手段,需要先明确器官损伤的严重程度和干预靶点,再进行干预。

四、案例分析题

【案例 1】患者女,62 岁。入院诊断为:右肺下叶肿瘤。胸外科给予"胸腔镜下右肺下叶切除术、纵隔淋巴结廓清术"。术后病理为:右肺下叶腺癌。术后第 7 天患者下地如厕后突然出现神志不清、呼吸困难、四肢无力。立即给予面罩吸氧,8L/min,心电监护:血氧饱和度为 85%,血压 70/45mmHg,心率 100次/min。

第 1 问:患者下一步应进行的诊疗措施**错误**的是
　　A. 给予积极升压药物支持循环
　　B. 气管插管,机械通气治疗
　　C. 立即行肺动脉血管 CT 检查
　　D. 纠正酸中毒
　　E. 积极扩容补液,抗休克
　　F. 可行床头胸片及超声检查
　　G. 机械通气后肺复张治疗

【解析】该患者符合可疑高危(伴休克或低血压)急性肺动脉栓塞的诊断,临床可能性评估分值较高的患者,如有条件,应首选 CTPA 以明确诊断。如无条件,首选床旁超声心动图检查。该患者血流动力学不稳定,不适合外出进行 CT 检查。肺复张治疗也不适用。

［提示］胸片见双肺透过度可,肺动脉段增宽,心影增大。床旁心脏超声显示右心房和右心室增大,下腔静脉增宽,直径 2.5cm,左心室收缩良好。双下肢深静脉可见血栓。心电图显示Ⅲ导联 Q 波形成,T 波低平。D-二聚体 50.4μg/ml。

第 2 问:首先考虑的疾病是
　　A. 急性心肌梗死
　　B. 气胸
　　C. 下肢深静脉血栓
　　D. 主动脉夹层
　　E. 急性肺动脉栓塞
　　F. 急性心肌炎

【解析】根据患者发病过程及检查检验表现,考虑为下肢深静脉血栓和急性肺动脉栓塞。

第 3 问:关于深静脉血栓,描述正确的是
　　A. 好发于年轻女性

答案:　11. C　12. C
　　【案例 1】　1. CG　2. CE　3. BDEFH

B. 形成血栓栓塞的三要素,即血管内膜损伤、血流淤滞和血液高凝状态

C. 好发于上肢

D. DVT 是血液在深静脉内不正常凝结引起的静脉回流障碍性疾病

E. 症状和体征差异很大

F. 超声因具备无创、价廉和可重复性的特性而成为首选

G. 多需要置入下腔静脉滤器

H. DVT 急性期的治疗主要是非手术疗法:溶栓、抗凝、滤器置入以及其他介入治疗手段,偶尔需手术治疗

【解析】DVT 是血液在深静脉内不正常凝结引起的静脉回流障碍性疾病,常发生于下肢。深静脉血栓形成好发于年龄较大患者。19 世纪 Virchow 提出血栓形成的三要素为血管壁改变、血液性质改变以及血流变化。DVT 患者的症状和体征差异很大,视受累深静脉的部位、发生速度、阻塞程度、侧支循环的建立和血管壁或血管周围组织的炎症情况而定。超声因具备无创、价廉和可重复性的特性而成为首选。近年来 DVT 急性期的治疗主要是非手术疗法:溶栓、抗凝、滤器置入以及其他介入治疗手段,偶尔需手术治疗。对单纯抗凝治疗的 DVT 患者,不推荐常规应用下腔静脉滤器,对于抗凝治疗有禁忌或有并发症,或在充分抗凝治疗的情况下仍发生 PTE 者,建议置入下腔静脉滤器。

第 4 问:确定患者为可疑高危(伴休克或低血压)急性肺动脉栓塞的诊断,下一步应采取的诊疗**错误**的有

A. 首选床旁超声心动图检查,以发现急性肺动脉高压和右心室功能障碍的证据,暂时不行 CT 检查

B. 超声心动图证实右心室功能障碍应立即启动再灌注治疗,无需进一步检查

C. 患者一旦病情稳定,应考虑 CTPA 确定诊断

D. 应用机械通气中需注意尽量减少正压通气对循环的不利影响

E. 对于合并休克或低血压的急性 PTE 患者,必须进行血流动力学监测,并给予支持治疗

F. 抗凝治疗为 PTE 和 DVT 的基本治疗方法

G. 积极早期溶栓治疗

H. 立即放置下腔静脉滤器

【解析】可疑高危(伴休克或低血压)PTE 的诊断:临床可能性评估分值较高的患者,如有条件,应首选 CTPA 以明确诊断。如无条件,首选床旁超声心动图检查,以发现急性肺动脉高压和右心室功能障碍的证据。如有右心室负荷增加,病情稳定具备增强 CT 检查条件者,可行 CTPA 明确诊断。病情不稳定不能行 CTPA 者,超声心动图证实右心室功能障碍应立即启动再灌注治疗,无需进一步检查。如果发现右心血栓则更明确 PTE 诊断。患者一旦病情稳定,应考虑 CTPA 确定诊断。溶栓应尽可能在 PTE 确诊的前提下慎重进行,但对有溶栓指征的患者宜尽早开始溶栓。溶栓治疗的禁忌证分为绝对禁忌证和相对禁忌证。对于致命性高危 PTE,绝对禁忌证亦应被视为相对禁忌证。该患者血流动力学不稳定,存在休克,适合先行紧急溶栓治疗,之后行抗凝治疗。该患者不适合放置下腔静脉滤器。

【案例 2】患者男,19 岁。外出务工,不慎从高处坠落,事发后由他人救起。急救现场体检:面色苍白、脉搏细弱、四肢冷、出汗,左耻骨联合及大腿根部大片瘀斑、血肿。血压

答案:　4. H

65/50mmHg,心率 125 次/min,体温 36.8℃。伤后送医院,途中患者渐转入昏迷,皮肤瘀斑,最终死亡。

第 1 问:送院前急救现场体检时该患者处于休克的阶段是
A. 休克中期　　　B. 休克初期
C. 休克晚期　　　D. 微循环淤滞期
E. 微循环衰竭期　F. DIC 期

第 2 问:此阶段微循环变化的特点是
A. 动静脉吻合支开放
B. 大量真毛细血管关闭
C. 少灌少流,灌多于流
D. 微循环异常是不可逆的
E. 毛细血管前阻力上升 > 毛细血管后阻力上升
F. 微循环血液流速显著减慢,血液"泥化"淤滞,微循环淤血

第 3 问:从病理生理的角度考虑,抢救该患者的原则是
A. 合理应用血管活性药物
B. 止血、纠正酸中毒
C. 补充血容量
D. 防治细胞损伤、防治器官衰竭
E. 合理输注血制品,监测患者血红蛋白及凝血指标变化
F. 营养支持

第 4 问:该患者的休克类型属于
A. 低血容量性休克
B. 分布性休克
C. 心源性休克
D. 感染性休克
E. 梗阻性休克
F. 过敏性休克

【案例 3】患者女,35 岁。既往有胆囊结石、慢性胆囊炎,否认其他病史。突发右上腹疼痛,伴有寒战、发热,T 39.1℃。查体:神志淡漠,HR 153 次/min,BP 76/47mmHg,RR 25 次/min,SpO₂ 93%(面罩吸氧 6L/min)。右上腹压痛,Murphy 征阳性,针眼处大片瘀斑。少尿。

第 1 问:患者下一步应进行的检查是
A. 腹部增强 CT
B. 血常规
C. 肝肾功能
D. 凝血功能
E. 腹部超声
F. 腹部 MRI
G. 血气分析

【解析】患者有慢性胆囊炎病史,目前寒战、发热,右上腹压痛,Murphy 征阳性,提示急性胆囊炎可能性大,为明确胆囊情况寻找感染灶需行腹部增强 CT 检查。患者寒战、高热,神志淡漠,心率快,血压低,尿少,提示患者可能发生感染性休克,需完善血常规,血气分析,肝肾功能,凝血功能检查评价器官功能受累情况。

[提示]患者行腹部增强 CT 发现,胆囊坏疽穿孔,腹腔积液。实验室检查提示:WBC 28 × 10⁹/L,Hb 78g/L,PLT 53 × 10⁹/L。TBIL 54.6μmol/L,DBIL 42.5μmol/L。Cr 200μmol/L。PT 18.3 秒,APTT 62 秒,Fib 2.52g/L,D-Dimer 13.2μg/ml,FDP 69.5μg/ml。血气分析提示:pH 7.27,PO₂ 68mmHg,PCO₂ 28mmHg,Lac 3.5mmol/L,BE −5.6mmol/L。

第 2 问:对患者目前需要采取的处理措施是
A. 立即手术
B. 留取外周血培养
C. 建立深静脉通路
D. 液体复苏
E. 补充止血制剂

答案:【案例 2】 1. B　2. E　3. ABCDEF　4. A　　【案例 3】 1. ABCDG　2. BCDFG

　　F. 等待血压稳定后尽快手术

　　G. 早期应用广谱抗生素

【解析】患者为胆系感染,目前 SOFA 评分为 11 分,存在脓毒症,需要积极处理感染灶,但目前血压不稳定,麻醉和手术风险太大,需要立即按照脓毒症集束化治疗(sepsis bundle)处理,留取病原学,尽早应用广谱抗生素,建立深静脉通路,积极液体复苏,待血压稳定后尽快手术。实验室检查提示存在 DIC,脓毒症 DIC 是血栓形成型,体内高凝,目前患者没有明显出血倾向,PLT>50×10^9/L,PT 及 APTT 延长低于正常值 1.5 倍,Fib>1.5g/L,无需补充止血底物。

第 3 问:此患者发生 DIC 的直接原因是

　　A. 血管内皮细胞受损

　　B. 血液高凝状态

　　C. 红细胞大量破坏

　　D. 组织因子入血

　　E. 血小板活化

　　F. 纤维蛋白(原)降解

【解析】凡能引起内源性或外源性凝血系统广泛激活的因素,都能成为引起 DIC 的原因。此患者为脓毒症 DIC,其病理生理过程是内皮细胞受损,组织因子(TF)、凝血酶等促凝物质增多,血小板活化,纤溶相对抑制,导致体内高凝状态,血栓形成。脓毒症 DIC 红细胞遭到破坏,释放组织因子类物质,活化外源性凝血途径。血小板活化后,可直接激活

FⅫ,活化内源性凝血途径。血液高凝状态和纤维蛋白(原)降解不能激活凝血系统。

　[提示]患者经过液体复苏后心率、血压较前好转,急诊行胆囊切除术,术中见胆囊坏疽穿孔化脓,腹腔见脓汁约 200ml,术中应用去甲肾上腺素 1.0μg/(kg·min)升压。术后入 ICU。见鼻腔少量出血,尿液呈淡血性,引流液呈淡血性。复查凝血功能提示:PT 29.6 秒,APTT 87 秒,Fib 1.65g/L,D-Dimer>20μg/ml,FDP>150μg/ml。PLT 32×10^9/L。

第 4 问:针对患者目前凝血功能,下一步应采取的治疗措施有

　　A. 静脉泵入普通肝素

　　B. 补充血浆

　　C. 补充冷沉淀

　　D. 补充冻干纤维蛋白原

　　E. 补充血小板

　　F. 应用氨甲环酸

【解析】患者术后休克加重,DIC 加重,尿液、引流液均为淡血性,鼻腔少量出血,存在出血倾向,且实验室检查提示凝血功能较前恶化,PLT<50×10^9/L,PT 及 APTT 延长超过正常值 1.5 倍,可以补充血小板和血浆,但 Fib>1.5g/L,暂无需补充纤维蛋白原。患者 D-Dimer 和 FDP 均大于上限,提示体内高凝严重,继发纤溶亢进,目前出血不明显,因此补充止血底物需配合抗凝治疗,无需抗纤溶治疗。

答案:　3. ACDE　4. ABE

第七章　脓毒症与多器官功能障碍综合征

一、单选题

1. 目前对脓毒症的定义正确的是
   A. 为机体对感染的过度炎症反应导致危及生命的器官功能障碍
   B. 为机体对感染的炎症反应不足导致危及生命的器官功能障碍
   C. 为机体对感染的炎症反应失控导致危及生命的器官功能障碍
   D. 早期识别与恰当处理不可改善脓毒症患者的预后
   E. 20 多年来，脓毒症定义一直沿用 sepsis1.0

   【解析】2016 年，在第 45 届美国重症医学年会上发布了"sepsis 3.0"，将脓毒症定义为机体对感染的炎症反应失控导致危及生命的器官功能障碍，即感染加上序贯器官衰竭评分（sequential organ failure assessment, SOFA）≥2 分。

2. 患者女，65 岁。因"发热伴头痛 3 天"入院。查体：体温 38.9℃，心率 98 次/min，血压 100/69mmHg，呼吸 25 次/min，神清，精神萎靡，头痛，双肺呼吸音粗，双侧肺底可闻及干湿啰音。根据上述资料，关于患者是否存在全身炎症反应综合征（SIRS），下列说法正确的是
   A. 可以肯定存在
   B. 不能肯定是否存在
   C. 不存在
   D. 需增加血白细胞指标
   E. 需增加血气分析指标

   【解析】SIRS 诊断标准（具备以下 2 项或 2 项以上体征）：①体温 >38℃ 或 <36℃；②心率 >90 次/min；③呼吸急促，频率 >20 次/min，或过度通气，$PaCO_2<44.3kPa$；④ $WBC>12×10^9/L$，或 $<4×10^9/L$。

3. 序贯器官衰竭评分（SOFA）**不包括**的指标是
   A. 呼吸系统
   B. 凝血系统
   C. 心血管系统
   D. 中枢神经系统
   E. 肝肾内环境

   【解析】SOFA 评分包括呼吸系统、凝血系统、心血管系统、中枢神经系统、肝、肾 6 大指标。没有内环境。

4. 对于引起脓毒症的常见病原学，以下描述**不正确**的是
   A. 革兰氏阳性球菌常见的有葡萄球菌、链球菌、肠球菌
   B. 革兰氏阴杆菌常见的有大肠埃希菌、铜绿假单胞菌和克雷伯菌属
   C. 真菌
   D. 厌氧菌、寄生虫
   E. 支原体、衣原体

答案：　1. C　2. A　3. E　4. E

【解析】脓毒症的病因很多,所有可能导致机体感染的病原体如细菌、真菌、病毒、寄生虫等都有可能导致脓毒症的发生。

二、多选题

1. 参与脓毒症发展为 MODS 的主要炎症反应异常包括
   A. 全身炎症反应综合征
   B. 局部炎症反应
   C. 代偿性抗炎反应综合征
   D. 混合性拮抗反应综合征
   E. 炎症反应播散

【解析】根据机体对病原体的反应可分为 3 种不同的势态:促炎反应占优势称全身性炎症反应综合征,抗炎反应占优势称为代偿性抗炎症综合征,促炎和抗炎反应同时存在称混合性拮抗性反应综合征。

2. 床旁快速 SOFA(qSOFA)包括的指标是
   A. 呼吸频率　　　　B. 意识
   C. 收缩压　　　　　D. 舒张压
   E. 心率

【解析】见表 3-3。

表 3-3　qSOFA 标准

项目	标准
呼吸频率	≥22 次/min
意识	改变
收缩压	≤100mmHg

3. 对于脓毒症发病机制的描述,正确的是
   A. 感染是脓毒症发生的病因和核心启动环节
   B. 异常的宿主反应会导致炎症反应失控,促进脓毒症的发生发展
   C. 脓毒症发生时,会发生内皮细胞凋亡、血管通透性增加、内皮细胞屏障功能丧失

   D. 在脓毒症发生发展过程中,凝血活化、炎症反应及纤维抑制相互作用,最终导致 DIC 的发生
   E. 受到同一病原微生物感染的两个患者,其临床表现及预后应该完全一样

【解析】受到同一病原微生物感染的两个患者,其临床表现及预后可能截然不同,因为脓毒症的临床表现除与环境因素、疾病的过程等相关外,遗传因素对其发生发展也起着重要的作用。

4. 以下对脓毒症休克的描述,正确的是
   A. 脓毒症的一个亚型,是一种足以危及生命的基础循环及细胞/代谢异常的综合征
   B. 确诊脓毒症并伴有持续性低血压
   C. 确诊脓毒症并使接受充分容量复苏治疗,仍需血管活性药物来维持平均动脉压(MAP)≥65mmHg,且血乳酸水平 >2mmol/L(18mg/dl)
   D. 对于感染或疑似感染患者,相关序贯器官衰竭(SOFA)评分较基线上升≥2 分
   E. 对于感染或疑似感染患者,符合 qSOFA 标准中的至少 2 项

三、共用题干单选题

(1~4 题共用题干)

患者男,45 岁。因"腹痛伴发热 2 天"入院。查体:体温 39℃,心率 110 次/min,血压 70/44mmHg,呼吸 32 次/min,神清,精神萎靡,腹部膨隆,腹肌紧张,中下腹有压痛、反跳痛,肠鸣音消失。四肢皮肤冰凉伴散在瘀点和瘀斑。实验室检查:白细胞 20×10^9/L,血小板 46×10^9/L。

答案: 1. ACD　2. ABC　3. ABCD　4. ABC

1. 下列提示患者存在免疫功能抑制的检查结果是

    A. 白细胞 20×10^9/L

    B. 白蛋白 25g/L

    C. 单核细胞人白血病抗原(mHLA-DR) 7 000 个单克隆抗体/细胞

    D. 补体 C3 增高

    E. IgG、IgA 增高

【解析】单核细胞人白血病抗原为免疫功能评价指标之一。

2. 对患者存在的病理生理状态,描述最恰当的是

    A. 脓毒症   B. 严重脓毒症

    C. 脓毒症休克   D. SIRS

    E. 严重应激反应

【解析】根据脓毒症定义,患者存在感染因素,SIRS 明确,同时伴有血压下降及组织灌注不足,符合脓毒症休克诊断标准。

3. 对于患者微循环损伤,描述正确的是

    A. 四肢皮肤冰凉伴散在瘀点和瘀斑

    B. 呼吸 32 次/min

    C. 血小板 46×10^9/L

    D. 神清,精神萎靡

    E. 腹肌紧张,中下腹压痛、反跳痛

【解析】少尿、肢端循环差是常见的微循环障碍的表现。

4. 针对患者目前情况处理**不恰当**的是

    A. 立即给予液体复苏及集束化治疗

    B. 完善腹部影像学明确诊断

    C. 检测血乳酸

    D. 立即使用糖皮质激素

    E. 合理进行呼吸支持

【解析】激素并非一线药物。

(5~8 题共用题干)

患者男,25 岁,农民。因"发热伴咳嗽咳痰 4 天"来院。查体见右下肺实变体征。胸部 X 线片示右肺大片浸润影。血气提示: pH 7.36,PO_2 64mmHg,PCO_2 35mmHg。

5. 为明确诊断,下列检查有意义的是

    A. 血培养

    B. 痰培养 + 药敏试验

    C. 痰涂片

    D. 胸部 CT

    E. 纤维支气管镜检查

【解析】明确病原学及寻找敏感药物。

6. 为取得病原菌,下列说法正确的是

    A. 清晨用清水漱口后,深部痰予以快速送检

    B. 留取第 1 口痰

    C. 痰液在 9 小时内送检

    D. 黏稠的痰液直接接种

    E. 使用抗生素后再取痰送检

【解析】痰培养标准送检流程:清晨清水漱口,留取深部痰,且标本在 1 小时内送检。黏稠痰液需溶解剂溶解后再开始接种。

7. 如经验性抗菌治疗无效,则下列措施中应首选

    A. 确定病原体,根据药物敏感试验调整抗菌药物并改善引流

    B. 改用碳青霉烯类抗生素

    C. 加用抗真菌治疗

    D. 呼吸道局部应用抗生素

    E. 加用万古霉素

8. 若已明确病原菌为流感嗜血杆菌,则应选用的抗生素为

答案: 1. C 2. C 3. A 4. D 5. B 6. A 7. A 8. A

A. 氨苄西林　　　B. 青霉素 G

C. 阿米卡星　　　D. 氨基糖苷类

E. 万古霉素

【解析】氨苄西林为常用敏感药物。

四、案例分析题

【案例】患者女，45 岁。因"4 天前做饭时不慎划破皮肤后出现高热、皮肤瘀斑"来院治疗。查体：体温 39.1℃，心率 107 次/min，血压 110/70mmHg，呼吸 30 次/min，神清，精神萎靡，双肺呼吸音粗，下肢皮肤散在瘀点和瘀斑。血常规：白细胞 18×10^9/L，血小板计数为 88×10^9/L。血气提示：pH 7.36，PO_2 65mmHg，PCO_2 35mmHg。

第 1 问：能提示患者存在细菌感染的检查是

A. C 反应蛋白增高

B. T 细胞亚群检查 $CD4^+/CD8^+$ 比值降低

C. 体温高于 39℃

D. 心率大于 100 次/min

E. 降钙素原 120ng/ml

F. 白细胞增高，中性粒细胞比例增加

【解析】C 反应蛋白、T 细胞亚群、体温、心率检查均不能有效鉴别细菌、真菌和病毒。降钙素原（PCT）升高，一般在细菌感染中表现突出。

第 2 问：对该患者存在的病理生理状态，描述最恰当的是

A. 菌血症　　　　B. 脓毒症

C. 脓毒症休克　　D. SIRS

E. 严重应激反应　F. 细菌感染

【解析】患者符合脓毒症诊断标准，即感染＋器官功能障碍的证据。

［提示］治疗中，患者病情进一步加重，嗜睡，血压降为 80/50mmHg，HR 145 次/min，呼

吸困难，RR 42 次/min。血气提示：pH 7.30，PO_2 55mmHg，PCO_2 25mmHg，BE −11mmol/L，Lac 8.6mmol/L。

第 3 问：对该患者的病理生理状态，描述最恰当的是

A. 菌血症

B. 脓毒症

C. 脓毒症休克

D. SIRS

E. 严重应激反应

F. 急性呼吸窘迫综合征

【解析】患者在感染基础上，逐渐出现休克表现：血压下降、心率增快、意识障碍、乳酸增加等异常表现。

第 4 问：该患者的休克类型属于

A. 低血容量性休克

B. 过敏性休克

C. 心源性休克

D. 分布性休克

E. 梗阻性休克

F. 神经源性休克

【解析】患者为感染性休克，故常导致外周阻力急剧下降。

第 5 问：对该患者目前可选择的治疗措施是

A. 清创，抗感染治疗

B. 充分液体复苏，最初 3 小时内至少静脉输注 30ml/kg 晶体液进行复苏

C. 使用缩血管药物维持血压

D. 机械通气

E. 营养支持

F. 中心静脉置管

【解析】循环不稳定，不适宜营养支持。

第 6 问：对该患者的治疗中，选用抗生素的原则**错误**的是

答案：【案例】1. E　2. B　3. C　4. D　5. ABCDF　6. E

A. 在确认感染性休克后 1 小时内尽早静脉使用抗生素进行治疗

B. 在使用抗生素前应该进行病原微生物培养,但不能因此而延误抗生素的给药

C. 根据血象结果,若为中性粒细胞减少症患者采取联合抗生素治疗方法

D. 联合治疗不超过 3~5 天

E. 抗生素疗程一般为 10~14 天

F. 对于临床治疗反应慢,或者中性粒细胞减少症患者,应恰当延长其治疗疗程

【解析】脓毒症患者的抗感染疗程一般为 7~10 天。

第 7 问:该患者液体复苏的原则**错误**的是

A. 液体复苏过程中的容量管理分四个阶段:复苏、优化、稳定、撤退

B. 当无法明确脓毒症液体管理策略方向时,首选应用重症超声进行液体反应性等血流动力学评估

C. 液体复苏种类选择,推荐胶体液作为首选,可考虑使用白蛋白

D. 若初始液体复苏后血压仍未恢复,则应在第 1 小时内使用升压药使 MAP≥65mmHg

E. 监测乳酸水平

F. 患者经过充分的液体复苏和升压药后仍不能恢复血流动力学稳定,过度依赖缩血管药物的脓毒症休克患者,推荐使用小剂量糖皮质激素

【解析】液体复苏种类选择,推荐晶体液作为首选,不建议使用羟乙基淀粉,但可考虑使用白蛋白。

[提示] 治疗中,患者血常规检查发现血小板计数为 $12 \times 10^9/L$。

第 8 问:下一步应采取的处理措施是

A. 不管是否有出血均输注血小板

B. 有明显出血危险时,可以考虑输注血小板

C. 外科手术或侵入性操作时才考虑输注血小板

D. 以治疗感染为主,不输注血小板

E. 应结合血小板的功能决定是否输注血小板

F. 使用重组人白细胞介素-11 增加血小板数量

【解析】对于脓毒症休克患者,当血小板计数小于 $5 \times 10^9/L$,不管是否有出血均推荐输注血小板;当血小板计数为 $(5\sim30) \times 10^9/L$ 并且有明显出血危险时,可以考虑输注血小板;外科手术或侵入性操作时需要更高的血小板计数($\geq 50 \times 10^9/L$)。

答案: 7. C 8. B

第八章 心肺脑复苏

一、单选题

1. 关于胸外心脏按压术的叙述,以下说法**错误**的是
    A. 下压比向上放松的时间长 1 倍
    B. 按压部位在胸骨中下 1/3 交界处
    C. 按压部位的定位先确定胸骨下切迹
    D. 按压频率为 100~120 次/min
    E. 按压与放松时,重叠的掌根不能离开胸骨定位点

【解析】胸外按压是心肺复苏的基础。通过提高胸腔内压力和直接压迫心脏产生血流。要点如下:①位于患者一侧,确保患者仰卧在坚固的平坦表面;②正确摆放双手和体位。将一只手的掌根放在患者胸部的中央,胸骨下半部分上,将另一只手的掌根置于第一只手上,伸直双臂,使双肩位于双手的正上方;③按压和放松时间 1∶1,按压频率 100~120 次/min;④每次按压深度至少达到 5cm,确保垂直按压患者的胸骨;⑤每次按压结束后,确保胸廓完全回弹;⑥尽量减少按压中断;⑦按压/通气比率,对所有年龄段实施单人 CPR 以及对成人实施双人 CPR 均按照 30∶2 给予按压和通气。

2. 关于胸外按压术的叙述,下列说法**错误**的是
    A. 单人复苏按压/通气比率为 30∶2

B. 双人复苏按压/通气比率为 30∶2
    C. 按压深度成人至少 5cm
    D. 按压应平稳不能间断
    E. 按压部位在胸骨下

3. 判断患者有无脉搏,下列说法正确的是
    A. 同时触摸双侧颈动脉
    B. 颈动脉触摸时,不要用力过大
    C. 检查时间不得短于 10 秒
    D. 不能触摸股动脉
    E. 颈动脉搏动点在胸锁乳突肌外缘

【解析】院外心搏骤停患者可尝试触摸大动脉搏动情况,并在 10 秒之内完成检查循环体征。若在该时限内无法明确感觉到脉搏或心电活动,立即开始胸外按压。颈动脉位于胸锁乳突肌内缘。

4. 心搏骤停时的心电活动 2/3 是
    A. 心室颤动
    B. 心房颤动
    C. 心电机械分离
    D. 阵发性室上性心动过速
    E. 室性心动过速

5. 患者心肺复苏后,脑复苏的主要措施是
    A. 维持有效的循环
    B. 确保呼吸道通畅
    C. 低温疗法

答案: 1. A 2. E 3. B 4. A 5. C

D. 加强基础护理

E. 治疗原发疾病

【解析】心搏骤停后综合征(post-cardiac arrest syndrome,PCAS)的概念,强调以脑为中心的综合性加强治疗。治疗性轻度低温疗法是唯一得到证实并获推荐的有效措施。复苏后处理的主要内容还包括:病因治疗,体温管理,呼吸支持,循环支持,抽搐/痉挛的处理和血糖的控制。

6. 关于成人胸外心脏按压操作的说法**错误**的是

  A. 患者仰卧背部垫板

  B. 急救者用手掌根部按压

  C. 按压部位在患者心尖区

  D. 使胸骨下半段及其相邻的软骨下降4~5cm

  E. 按压要有节律,每分钟100~120次

【解析】详见本章单选题第1题的解析。

7. 简单而迅速地确定心搏骤停的指标是

  A. 呼吸停止

  B. 血压下降

  C. 瞳孔散大

  D. 意识消失,无大动脉搏动

  E. 呼之不应

【解析】快速识别心搏骤停。只需进行患者有无应答反应、有无呼吸及有无心跳三方面的判断。最新的AHA指南取消了既往CPR程序中的"看、听和感觉呼吸",强调目击者在确认成人无反应且没有呼吸或不能正常呼吸之后立即开始CPR。

8. 判断口对口人工呼吸法是否有效,首先观察

  A. 口唇发绀是否改善

  B. 瞳孔是否缩小

  C. 吹气时阻力大小

  D. 看到患者胸廓是否升起

  E. 剑突下隆起

【解析】人工呼吸包括口对口人工呼吸和呼吸囊-面罩人工呼吸,通气量只需使胸廓隆起即可判断有效。

9. 胸外心脏按压的位置是

  A. 剑突下

  B. 胸骨左旁第四肋间

  C. 左锁骨中线第四肋间

  D. 胸骨正中线下半段

  E. 上胸部

【解析】见本章单选题第1题解析。

10. 胸外心脏按压时,每分钟按压次数为

  A. 50~80次

  B. 80~100次

  C. 100~120次

  D. 120~140次

  E. 130~150次

11. 国际通用格拉斯哥-匹兹堡脑功能表现评分系统评估脑复苏结局,可划分为5级,其中,属于良好神经学结局的是

  A. 1、2级   B. 2、3级

  C. 3、4级   D. 4、5级

  E. 1、5级

【解析】脑复苏的转归根据格拉斯哥-匹兹堡脑功能分级(cerebral performance categories,CPC)划分为5级:①脑功能完好;②中度脑功能残障;③严重脑功能残障;④昏迷及植物状态;⑤死亡。其中脑功能完好和中度脑功能残障被认定为良好神经学结局。

答案: 6. C 7. D 8. D 9. D 10. C 11. A

12. 关于电除颤,**不正确**的是
    A. 双相波除颤仪首次能量选用120~200J
    B. 单相波除颤仪最大的除颤能量为360J
    C. 急性心肌缺血引起的心室颤动,除颤易于成功
    D. 可以连续除颤2~3次,增加成功概率
    E. 对除颤无反应的患者,可考虑应用胺碘酮

【解析】对所有可电击心律除颤治疗时,均采用单次电击策略。单次电除颤完毕立即回复CPR,首先行胸外按压,完成5个30∶2周期(约2分钟)的CPR后,再停止CPR(暂停时间不超过10秒)检查是否恢复自主心律及脉搏。

13. 对成人心搏骤停患者行体外电除颤时,选择能量水平,首次常为
    A. 双向波50J   B. 双向波100J
    C. 双向波200J   D. 双向波300J
    E. 双向波360J

【解析】电除颤能量的选择,双向波初始电击使用120~200J,其后选用相同或更大剂量。不了解使用设备的有效剂量范围时,可使用设备的最大电能。单项波初始及后续电击均采用360J。若电击成功除颤后心室颤动复发,再次电击采用先前成功除颤的电能进行。

14. 关于胸外按压,下列说法**错误**的是
    A. 在识别心搏骤停后10秒内开始按压
    B. 按压速度为100~120次/min
    C. 对于成人,深度至少为5cm
    D. 对于儿童,深度至少为胸廓厚度的1/3
    E. 每次按压完,不需要让胸廓完全回弹

【解析】见本章单选题第1题解析。

15. 下列**不是**院内成人心搏骤停生存链环节的是
    A. 心搏骤停前疾病的监测、预防和治疗
    B. 立即识别心搏骤停并启动应急反应系统
    C. 尽早实施着重于胸外按压的心肺复苏
    D. 尽早转运
    E. 多学科的心搏骤停后治疗

【解析】院内心搏骤停(IHCA)的生存链:①心搏骤停前疾病的监测、预防和治疗;②识别心搏骤停和启动应急反应系统;③即时高质量CPR;④快速除颤;⑤多学科心搏骤停后治疗。

16. 下列**不是**儿科心搏骤停生存链环节的是
    A. 早期高质量的旁观者心肺复苏
    B. 快速启动应急反应系统
    C. 快速除颤
    D. 有效的高级生命支持
    E. 综合的心搏骤停后治疗

【解析】婴儿和儿童心搏骤停的原因与成人心搏骤停不同,生存链环节无论是院内心搏骤停(IHCA)还是院外心搏骤停(OHCA)都不包括除颤(图3-9)。

17. 成人院外心搏骤停生存链的第3个环节是
    A. 高级生命支持
    B. 高质量心肺复苏
    C. 快速除颤
    D. 多学科的心搏骤停治疗
    E. 快速转运

答案: 12. D 13. C 14. E 15. D 16. C 17. C

AHA儿童IHCA生存链

及早识别 → 启动应急 → 高质量 → 高级 → 自主循环 → 康复
预防　　　反应系统　　CPR　　心肺复苏　恢复后治疗

AHA儿童OHCA生存链

预防 → 启动应急 → 高质量 → 高级 → 自主循环 → 康复
　　　反应系统　　CPR　　心肺复苏　恢复后治疗

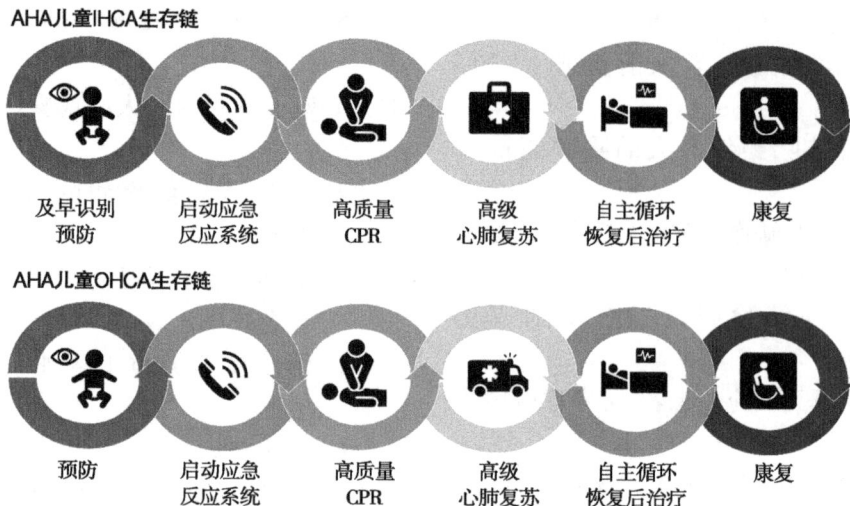

图 3-9　婴儿和儿童 IHCA 和 OHCA 生存链环节

【解析】OHCA 生存链：①立即识别心搏骤停并启动急救服务；②着重胸外按压的早期 CPR；③快速除颤；④有效的高级生命支持（包括快速稳定和转送患者去接受心搏骤停后治疗）；⑤多学科的心搏骤停后治疗。

18. 下列选项是儿童心搏骤停最常见原因的是
    A. 心脏问题
    B. 先天性或获得性心脏缺陷
    C. 呼吸衰竭或休克
    D. 感染和败血症
    E. 电解质紊乱

【解析】成人心搏骤停最常见的原因是心源性，儿童最常见的原因是呼吸衰竭或休克。

19. 心肺复苏时，如已置入高级气道，以下说法**错误**的是
    A. 按压速率 100~120 次/min
    B. 持续按压，不得因呼吸而中断
    C. 对于成人，每 6 秒给予 1 次呼吸（每分钟 10 次呼吸）

    D. 对于儿童和婴儿，每 3~5 秒给予一次呼吸（每分钟 12~20 次呼吸）
    E. 约 2 分钟检查一次脉搏

【解析】儿童进行人工呼吸的口对口呼吸法时，吹气每分钟不少于 20 次，婴儿每分钟不少于 30 次。

20. 关于心肺复苏时药物的使用，下列说法**不恰当**的是
    A. 肾上腺素是心搏骤停抢救的首选用药
    B. 心搏骤停时由于患者缺血缺氧，通常会有酸中毒，应及早应用碳酸氢钠
    C. 对于除颤无反应的心室颤动和无脉性室性心动过速，可考虑静脉使用胺碘酮
    D. 利多卡因也可用于心室颤动和无脉性室性心动过速
    E. 对于无脉性电活动和心搏停止，不常规使用阿托品

21. 关于复苏后处理，下列说法**错误**的是
    A. 尽早实施 TTM，将体温控制在 32~36℃，至少持续 24 小时

答案：　18. C　19. D　20. B　21. D

B. 体温治疗达预期后,应缓慢复温到正常水平

C. 应将血二氧化碳分压维持在40~45mmHg 水平

D. 为保证氧供,可吸入较高浓度的氧气保证氧饱和度达 100%

E. 为维持充分的脑血流,平均动脉压应维持在不低于 65mmHg 水平

【解析】所有心搏骤停 ROSC 后的昏迷,即对语言缺乏反应的成年患者,都应采用 TTM,设定核心温度在 32~36℃,并至少维持 24 小时。对复跳后存在任何程度脑功能障碍的患者,均应进行气管插管,以保障气道通畅及维持氧供。应使 $PaCO_2$ 维持在正常水平,40~45mmHg。氧供方面,应避免高氧所带来的氧毒性损害,以最低吸入氧浓度维持动脉氧饱和度达94% 即可。目前尚无确切资料提示应将复苏后血压和血流动力学参数控制在何种水平,能够获得最佳的存活结局。考虑全脑缺血后可能发生脑水肿,需要更高的脑灌注压才能维持充分的脑血流,适当提高血压水平是合理的,建议将收缩压维持在 90mmHg 以上,平均动脉压不低于 65mmHg。同时应着重解决组织氧供和氧耗的平衡问题,在微血管水平上改善组织的灌注。

22. 下列关于心搏骤停后综合征的处理**不正确**的是

A. 治疗性低温

B. 气道保护和机械通气

C. 正性肌力药维持血压

D. 输注葡萄糖,补充能量

E. 治疗原发病

【解析】复苏后的综合处理包括病因治疗,体温管理,呼吸支持,循环支持,抽搐/痉挛的处理和血糖的控制。复苏后高血糖与

不良神经学预后之间有强烈的相关性。但目前尚无资料显示将此类患者血糖控制在何种目标水平最为恰当。值得注意的是,复苏后的昏迷患者存在发生低血糖后不容易被及时发现的风险。一般认为,可参考普通重症患者的强化胰岛素治疗策略,用胰岛素将血糖控制在 8~10mmol/L 水平是合理的。

23. 某 6 岁儿童,在公园玩耍时不慎溺水窒息,急救的首要步骤是

A. 加压给氧

B. 挤压简易呼吸器

C. 清除呼吸道异物

D. 肌内注射呼吸兴奋剂

E. 口对口人工呼吸

【解析】儿童溺水所致的窒息,属于院外心搏、呼吸骤停,此时急救的要点是祛除诱因,就是清除呼吸道异物。

24. 某 5 岁患儿,家中进食时突发吸气性呼吸困难伴刺激性干咳,最可能的原因是

A. 哮喘发作　　B. 自发性气胸

C. 气管异物　　D. 肺水肿

E. 心力衰竭

【解析】根据病史可知,最可能的病因是气管异物。

25. 某患者,无意识和呼吸,以下确保心搏骤停者呼吸道通畅的正确做法是

A. 头后仰,颈项过伸

B. 平卧位,去枕

C. 侧卧位

D. 头低足高位

E. 俯卧位,头向一侧

【解析】保持心搏骤停者呼吸道通畅的基本手法有两种。①仰头抬颏法:施救者一手置于患者额头,轻轻使头部后仰,另一手置

于其颌下,轻轻抬起使颈部前伸。②推举下颌法:施救者的示指及其他手指置于下颌角后方,向上和向前用力托起,并利用拇指轻轻向前推动额部使口张开。这两种手法都是为了保证患者的头后仰,颈项过伸。

26. 某患者在野外作业时发生触电,对其诊断是否心搏停止,最迅速有效的方法是
    A. 听心音　　　　　B. 观察心尖搏动
    C. 测血压　　　　　D. 心电图检查
    E. 摸颈动脉搏动
    【解析】院外心搏骤停患者可尝试触摸大动脉搏动情况,并在10秒之内完成检查循环体征。

27. 某48岁患者,住院时出现心搏骤停,首选的药物是
    A. 肾上腺素　　　　B. 碳酸氢钠
    C. 利多卡因　　　　D. 胺碘酮
    E. 阿托品
    【解析】肾上腺素为心搏骤停抢救的首选药物。

28. 患者男,45岁。开会途中突然倒地,意识不清。急救人员8分钟后赶到现场,触摸颈动脉波动消失,此时应采取的急救措施是
    A. 气管插管,人工呼吸
    B. 按压人中,人工呼吸
    C. 气管插管,准备除颤
    D. 胸外按压2分钟后,准备AED
    E. 开放静脉通路,肾上腺素1mg静脉注射
    【解析】中年男性,发生院外心搏骤停,最可能的原因是心源性猝死。急救措施应是行胸外按压后使用AED。

二、多选题

1. 心搏骤停常用的给药途径有
   A. 静脉　　　　　　B. 气管内
   C. 肌内　　　　　　D. 皮下
   E. 心内
   【解析】抢救心脏停搏的用药途径有3种:静脉途径,骨髓腔途径,气管途径。优先采用静脉途径,静脉通路难以建立或根本无法建立时,可考虑采用后两者。

2. 目前主张在成功复苏、重建正常心脏节律前,避免过早应用的药物为
   A. 肾上腺素　　　　B. 碳酸氢钠
   C. 利多卡因　　　　D. 胺碘酮
   E. 阿托品
   【解析】心肺复苏时不再建议在治疗无脉性电活动/心脏停搏时常规使用阿托品。其应用指征为血流动力学不稳定的窦性、房性或交界性心动过缓。在心脏停搏和CPR(尤其院外停搏)期间,或自主循环恢复后阶段,均不建议常规应用碳酸氢钠。仅在严重代谢性酸中毒时才进行纠酸治疗。复苏后动脉血气分析显示pH<7.1(或碱剩余在−10mmol/L以下)时考虑使用碳酸氢钠。有以下情况也可积极应用:①存在危及生命的高钾血症或高钾引起的心脏停搏;②原有严重的代谢性酸中毒;③三环类抗抑郁药中毒。

3. 胸外心脏按压易发生的并发症有
   A. 肋骨骨折、血气胸
   B. 胸骨骨折
   C. 胃破裂
   D. 肝破裂
   E. 胃扩张

答案:　26. E　27. A　28. D
　　　　1. AB　2. BE　3. AD

【解析】胸外按压易发生的并发症有肋骨骨折、创伤性血气胸、心脏损伤、肝脾破裂、栓塞等。

4. 人工呼吸的方法有

    A. 口对口

    B. 口对鼻

    C. 口对口鼻

    D. 口对气管切开导管

    E. 口对口咽导气管

【解析】以上五种均属于人工呼吸。

5. 患者会因开通气道而恢复呼吸、心搏的情况是

    A. 呼吸道梗阻　　B. 心肌梗死的猝死

    C. 溺水　　　　　D. 休克

    E. 电击

【解析】心肺复苏的病因判断非常重要,对病因及时干预治疗往往直接关系心肺复苏患者的预后。呼吸道梗阻和溺水都存在气道不通畅,开通气道解除心搏骤停的诱因,患者可能很快恢复心脏搏动。

6. 下列项目属于脑复苏治疗措施的是

    A. 维持血压

    B. 呼吸支持,保证脑组织充分供氧

    C. 除颤

    D. 低温

    E. 降低颅内压

【解析】脑复苏是一项综合性治疗。治疗内容主要包括:病因治疗,体温管理,呼吸支持,循环支持,抽搐/痉挛的处理和血糖的控制。

7. 构成现代心肺复苏三大要素的是

    A. 人工呼吸

    B. 胸外心脏按压

    C. 心脏电复律/除颤

    D. 人工心脏起搏器

    E. 起搏-电复律除颤

【解析】现代 CPR 的基本框架形成于 20 世纪 50~60 年代,其标志是确立 CPR 的四大基本技术:口对口人工呼吸,胸外心脏按压,体表电除颤和肾上腺素等药物的应用。其中肾上腺素等药物的应用属于高级生命支持。

8. 阿托品中毒样症状表现为

    A. 恶心　　　　　B. 心动过速

    C. 狂躁　　　　　D. 瞳孔扩大

    E. 惊厥

【解析】阿托品可与乙酰胆碱竞争副交感神经节后纤维突触后膜的乙酰胆碱 M 受体,从而拮抗过量乙酰胆碱对突触后膜刺激所引起的毒蕈碱样症状和中枢神经症状。临床上常用于抑制腺体分泌、扩大瞳孔、调节睫状肌痉挛、解除肠胃和支气管等平滑肌痉挛。中毒的主要临床表现:①口干、咽干、皮肤干燥、夏天体温升高等,由腺体分泌减少所致。②心率加快。③瞳孔扩大、视力模糊、看近物不清。④腹胀、便秘、老年可有排尿困难。上述 4 点为乙酰胆碱受体被阻断所致。⑤颜面、皮肤潮红由血管扩张所致,严重中毒可因外周血管舒张、血管运动中枢麻痹而出现血压下降乃至休克。⑥烦躁、多语、幻觉、谵妄、惊厥等中枢兴奋症状,最后出现昏迷、呼吸抑制等危重征象,最终因呼吸衰竭死亡。

9. 胸外按压心脏时,要掌握的要点包括

    A. 双手叠加,掌根部放在胸骨中下 1/3 处垂直按压

    B. 按压深度:成人为 4~5cm,儿童为 3~4cm

    C. 按压频率:成人 100~120/min

答案: 4. ABCDE　5. AC　6. ABDE　7. ABC　8. BCDE　9. ABCE

D. 复苏者应在患者右侧

E. 按压/放松时间比为1:1

【解析】胸外按压是心肺复苏的基础。通过提高胸腔内压力和直接压迫心脏产生血流。要点如下：①位于患者一侧，确保患者仰卧在坚固的平坦表面；②正确摆放双手和体位，将一只手的掌根放在患者胸部的中央，胸骨下半部分上，将另一只手的掌根置于第一只手上，伸直双臂，使双肩位于双手的正上方；③按压和放松时间1:1，按压频率100~120次/min；④每次按压深度至少达到5cm，确保垂直按压患者的胸骨；⑤每次按压结束后，确保胸廓完全回弹；⑥尽量减少按压中断；⑦按压/通气比率，对所有年龄段实施单人CPR以及对成人实施双人CPR均按照30:2给予按压和通气。

10. 心搏骤停时,心电图的表现有

A. 心室颤动

B. 心房颤动

C. 电-机械分离

D. 心室静止

E. 室上性心动过速

【解析】心搏骤停常见的心电图类型包括心室颤动(VF)、无脉性室性心动过速(pVT)、心室停顿(asystole)和无脉性电活动(PEA)等几种，依据是否需要进行电击除颤及电击是否能够有效恢复灌注心律，又可分为可电击心律和非可电击心律两类。

11. 心肺脑复苏中的BLS包括

A. 保持气道畅通

B. 人工呼吸

C. 建立人工循环

D. 开放气道与通气支持

E. 机械辅助通气

【解析】基础生命支持(basic life support, BLS)又称初级心肺复苏，是心搏骤停现场急救的最初抢救形式和最基本的常规操作技术，包括突发心搏骤停的识别、应急反应系统的启动、早期心肺复苏和迅速使用除颤仪进行除颤。早期心肺复苏包括胸外按压，开放气道，人工呼吸及体表电除颤(AED)。

12. 下列属于心肺复苏有效指征的是

A. 可扪及颈动脉、股动脉搏动

B. 出现应答反应

C. 瞳孔由小变大

D. 收缩压在65mmHg以上

E. 呼吸改善

【解析】扪及颈动脉、股动脉搏动以及收缩压能测及说明有效循环恢复，出现应答说明意识恢复，呼吸改善说明循环恢复，均可说明心肺复苏有效。瞳孔由小变大反映颅内病变，不能反映心肺复苏是否有效。

13. 能够引起心搏骤停的**非心脏性因素**包括

A. 呼吸系统疾病

B. 急剧血容量丢失

C. 中枢神经系统疾病

D. 严重代谢失常

E. 中毒

【解析】除心脏本身的病变外，休克、缺氧、严重电解质紊乱和代谢紊乱、中毒、呼吸系统疾病等均可能导致心搏骤停，应及时判断并纠正可逆性病因。

14. 可电击心律包括

A. 室性心动过速

B. 心室颤动

C. 无脉性室性心动过速

D. 无脉性电活动

E. 心室自主节律

答案： 10. ACD 11. ABCD 12. ABDE 13. ABCDE 14. BC

【解析】可电击心律:包括心室颤动(VF)和无脉性室性心动过速(pVT),发病率最高,抢救成功率也高。

15. 心肺复苏后,根据格拉斯哥-匹兹堡脑功能分级,良好神经学结局包括
    A. 患者清醒,正常生活或工作
    B. 患者清醒,轻度语言障碍,能独立完成工作
    C. 患者清醒,有癫痫发作,能独立完成日常活动
    D. 患者清醒,严重记忆紊乱,日常生活依赖他人
    E. 患者清醒,瘫痪,仅能用眼睛同旁人交流

【解析】脑复苏的转归根据格拉斯哥-匹兹堡脑功能分级(cerebral performance categories, CPC)划分为5级:①脑功能完好;②中度脑功能残障;③严重脑功能残障;④昏迷及植物状态;⑤死亡。其中脑功能完好和中度脑功能残障被认定为良好神经学结局。选项A为1级,选项B、C为2级,中度脑功能残障。选项D、E为3级。

16. 对脑死亡的判定,需要的条件是
    A. 观察时间要足够长,至少1周
    B. 排除各种原因的可逆性昏迷
    C. 临床表现为深昏迷、脑干反射全部消失和无自主呼吸
    D. 确认试验至少一项阳性
    E. 首次判定后,12小时后复判无变化

【解析】脑死亡定义是全脑(包括脑干)功能不可逆丧失的状态。其诊断包括先决条件、临床判定、确认试验和观察时间4个方面。①先决条件:包括昏迷原因明确,排除各种原因的可逆性昏迷;②临床判定:包括深昏迷、脑干反射全部消失和无自主呼吸;③确认试验:包括脑电图呈电静息、经颅多普勒超声无脑血流灌注或体感诱发电位P36以上波形消失,其中至少一项阳性;④观察时间:首次判定后,12h小时复查无变化,方可判定。

17. 常见心搏骤停的病因有
    A. 高钾血症　　　B. 高钠血症
    C. 低氧血症　　　D. 肺栓塞
    E. 张力性气胸

【解析】除心脏本身病变外,休克、缺氧、严重水电解质平衡和代谢紊乱、中毒和呼吸系统疾病等均可导致心搏骤停。可按"6H5T"的提示分析心搏骤停的原因(表3-4)。

表3-4　心搏骤停的"6H5T"原因

项目	心搏骤停原因
6H	Hypovolemia:低血容量
	Hypoxia:低氧血症
	Hydrogen ion (acidosis):酸中毒
	Hyper-/Hypokalemia:高/低钾血症
	Hypothermia:低体温
	Hypoglycemia:低血糖
5T	Toxins:中毒
	Tamponade:心脏压塞
	Tension pneumothorax:张力性气胸
	Thrombosis-coronary or pulmonary:冠状动脉/肺动脉栓塞
	Trauma:创伤

18. 院内患者疑似心搏骤停,下列采取的措施**不必要**的是
    A. 找听诊器听心音
    B. 找护士量血压
    C. 接心电监护看心电图
    D. 找手电筒看瞳孔
    E. 判断不超过10秒,立即开始胸外按压

答案: 　15. ABC　16. BCDE　17. ACDE　18. ABCD

【解析】近年来,触摸颈动脉搏动判断心脏搏动的方法受到质疑,实际操作中可能因无法准确判断而导致复苏的延迟或是放弃。AHA 指南取消了既往 CPR 程序中的"看,听和感觉呼吸",强调目击者在确认成人无反应且没有呼吸或不能正常呼吸之后立即开始 CPR。专业医务人员检查脉搏的时间不应超过 10 秒。若 10 秒内不能确定是否存在脉搏,应立即进行胸外按压。

19. 患者气管插管机械通气,突发低氧血症,SpO_2 降至 40%,心率下降至 30次/min,1 分钟后心脏停搏,可能的原因是
    A. 急性心肌梗死
    B. 失血性休克
    C. 张力性气胸
    D. 肺栓塞
    E. 高钾血症

【解析】根据病史,患者气管插管机械通气,低氧血症开始,然后出现心脏停搏,从呼吸相关因素寻找原因,选项 C、D 符合要求。

三、共用题干单选题

(1~4 题共用题干)

某 2 岁患儿,昨日在局麻下行腺样体切除术。术后一般情况可。早上吵闹肚饿,家长给予喂食牛奶和小零食。正逢护士过来肌内注射药物,使患儿于床上平卧。护士操作完毕,突然发现患儿挣扎、手乱动、脸色发青。

1. 请问此刻应采取的紧急处理措施是
    A. 安抚患儿
    B. 翻转患儿,行海姆立克急救法
    C. 立即胸外按压

D. 吸氧
E. 镇痛镇静

【解析】根据病史,可能跟喂食后误吸相关,因此紧急处理措施为解除呼吸道梗阻。对吸入异物,海姆立克急救法简单有效。

2. 行海姆立克手法,患儿咳出一团食物,但患儿仍然无反应,触摸脉搏无搏动,接下来最应该采取的措施是
    A. 胸外按压
    B. 口对口呼吸急救
    C. 电除颤
    D. 心电监护
    E. 气管插管

【解析】呼吸、心搏骤停,应立即启动胸外按压。

3. 单人对该患儿实施心肺复苏的正确按压/通气比率为
    A. 15 次按压接 1 次人工呼吸
    B. 15 次按压接 2 次人工呼吸
    C. 20 次按压接 1 次人工呼吸
    D. 20 次按压接 2 次人工呼吸
    E. 30 次按压接 2 次人工呼吸

【解析】按压/通气比率,对所有年龄段实施单人 CPR 以及对成人实施双人 CPR 均按照 30∶2 给予按压和通气。

4. 有同事加入抢救,2 个人对该患者进行心肺复苏,正确的按压/通气比率是
    A. 15 次按压接 1 次人工呼吸
    B. 15 次按压接 2 次人工呼吸
    C. 20 次按压接 1 次人工呼吸
    D. 20 次按压接 2 次人工呼吸
    E. 30 次按压接 2 次人工呼吸

【解析】因小儿心脏停搏多系窒息所致,

答案: 19. CD
    1. B 2. A 3. E 4. B

故专业急救人员对婴儿及青春期前儿童进行双人 CPR 时,可采用 15:2 的按压/通气比率。而新生儿 CPR 时,对氧合和通气的要求远远高于胸外按压,故保留 3:1 按压/通气比率。

(5~10 题共用题干)

在公交车站,一名中年男子突然倒地,无反应。若你是看到他猝倒且是最先到达现场的施救者,发现他躺在地上一动不动。

5. 这种情况下,你应该采取的第一个措施是
   A. 打"120"
   B. 立即行心肺复苏,从胸外按压开始
   C. 提供急救呼吸,如人工呼吸
   D. 确保现场对你和患者均是安全的
   E. 拍照留证据

【解析】院外心肺复苏的前提是保证现场是安全的前提下进行的。

6. 当你拍打他并大声呼唤他时,他仍然没有反应,则下一步的措施应该是
   A. 检查他的脉搏
   B. 检查他的呼吸
   C. 开始高质量心肺复苏
   D. 开始提供急救呼吸
   E. 呼叫附近的人员帮忙

【解析】院外心搏骤停(OHCA)生存链:①立即识别心搏骤停并启动急救服务;②着重胸外按压的早期 CPR;③快速除颤;④有效的高级生命支持(包括快速稳定和转送患者去接受心搏骤停后治疗);⑤多学科的心搏骤停后治疗。院外心肺复苏生存链,在保证安全的前提下,立即启动呼救并启动急救服务。

7. 若有一些施救者回应,你需要他们联系急救系统并获取可能的 AED 和急救设

备。当你检查脉搏和呼吸时,注意他呼吸很奇怪,发出鼻鼾的声音,触摸不到他的脉搏。下一步应采取的措施是
   A. 进行高质量心肺复苏,现场胸外按压开始
   B. 继续观察患者,直到另外更有经验的救援者到达
   C. 每 5~6 秒给一次人工呼吸
   D. 找最近的 AED 设备提供帮助
   E. 将患者放平,头偏向一侧

【解析】院外心搏骤停患者可尝试触摸大动脉搏动情况,并在 10 秒之内完成检查循环体征。院内心搏骤停患者立即给予心电监护及测量血压。若在该时限内无法明确感觉到脉搏或心电活动,立即开始胸外按压。

8. 在进行心肺复苏时,胸外按压/通气比率是
   A. 10 次按压接 2 次急救呼吸
   B. 15 次按压接 2 次急救呼吸
   C. 30 次按压接 2 次急救呼吸
   D. 50 次按压接 2 次急救呼吸
   E. 100 次按压接 2 次急救呼吸

【解析】按压/通气比率,对所有年龄段实施单人 CPR 以及对成人实施双人 CPR 均按照 30:2 给予按压和通气。

9. 成年患者胸外按压的速度和深度是
   A. 按压速度每分钟 60~80 次,按压深度 2.5cm
   B. 按压速度每分钟 80~100 次,按压深度 4cm
   C. 按压速度每分钟 60~80 次,按压深度 5cm
   D. 按压速度每分钟 100~120 次,按压深度 5cm

答案:　5. D　6. E　7. A　8. C　9. D

E. 按压速度每分钟 120~140 次,按压深度 6.5cm

【解析】标准心肺复苏的按压速度每分钟 100~120 次,按压深度 5cm。

10. 如果你怀疑他倒地时有头部或颈部外伤,开放气道时首选的方法是

A. 仰头提颏法 　　B. 推举下颌法

C. 仰头提颈法 　　D. 头偏向一侧

E. 避免开放气道

【解析】解除呼吸道梗阻的基本手法有两种。①仰头抬颏法:施救者一手置于患者额头,轻轻使头部后仰,另一手置于其颏下,轻轻抬起使颈部前伸。②推举下颌法:施救者的示指及其他手指置于下颌角后方,向上和向前用力托起,并利用拇指轻轻向前推动颏部使口张开。托颌法适用于怀疑存在颈椎损伤患者(如高处坠落伤、头颈部损伤等)。

四、案例分析题

【案例】某女性患者,诊断为格林-巴利综合征,已行气管切开,接呼吸机辅助呼吸。肺部感染,呼吸道分泌物较多。下午4点钟,患者氧饱和度下降,给予拍背吸痰后呼吸仍然无缓解,并出现呼吸急促,全身大汗,心率增快,血压高,氧饱和度持续下降,护士检查气道通畅,气道分泌物清理干净无堵塞。4点 30 分,患者氧饱和度持续下降,最低降至 30%,心电图显示为室颤率、血压测不出,氧饱和度测不出。医护人员立即给予胸外按压,并呼叫 ICU,耳鼻喉及心内科会诊。

第 1 问:该患者出现心搏骤停的最可能原因有

A. 急性心肌梗死

B. 肺栓塞

C. 张力性气胸

D. 痰液堵塞

E. 恶性心律失常

F. 电解质紊乱

【解析】常见心搏骤停原因可参考“6H5T”(见表 3-4)。

第 2 问:此时最需要采取的抢救措施是

A. 胸外按压

B. 电除颤

C. 给予肾上腺素

D. 给予钙剂

E. 给予胺碘酮

F. 给予碳酸氢钠

【解析】CPR 的三个重要组成部分为胸外按压,电除颤及肾上腺素的使用。

〔提示〕经过持续胸外按压,电除颤 3 次后,约 10 分钟患者恢复窦性心律,但氧饱和度仍低,最低 15%。血压低,需要大剂量去甲肾上腺素维持。患者窦性心律维持不到 3 分钟,又变为心室颤动,再次行 CPR5 分钟后恢复至窦性心律。听诊双肺呼吸音清楚,左边略强,无明显干湿啰音。

第 3 问:此时,需要完善的检查是

A. 床边胸片

B. 心电图

C. 血气分析

D. 头、胸 CT

E. 肝、胆、胰、腹腔 B 超

F. 心脏超声

G. D-二聚体

H. 心肌酶

I. 肌钙蛋白

【解析】参考可能的心搏骤停的原因“6H5T”,相关检查确认或排除可能因素。

答案: 10. B

　　【案例】 1. BCD　2. ABC　3. ABCDFGHI

［提示］因患者情况不稳定,患者不能外出检查,即刻完成床边胸片和血气分析。胸片示左侧气胸,压缩 90%。立即请胸外科在床边行胸腔闭式引流,置入引流管后立即引出大量气体和脓液。患者的血氧饱和度逐渐改善,逐渐上升至 95%,血压仍需大剂量去甲肾上腺素维持。

第 4 问:复苏后治疗,下列治疗合适的是
  A. 继续机械通气,为改善缺氧,吸入浓度 50%,氧饱和度维持在 100%
  B. 调整呼吸机参数,血 PCO_2 维持在 40~45mmHg
  C. 使用胰岛素,控制血糖在 10mmol/L 左右
  D. 使用冰毯冰帽,控制体温 34℃
  E. 常规使用甘露醇降低颅内压
  F. 抗感染治疗

【解析】复苏后处理的主要内容有:病因治疗,体温管理,呼吸支持,循环支持,抽搐/痉挛的处理和血糖的控制。

［提示］治疗第 10 天,患者仍深昏迷,疼痛刺激无反应。镇痛镇静药物、血管活性药物已停用。脑氧监测 PSI 突然降至 0,瞳孔对光反射消失,自主呼吸消失,需要机控呼吸。立即行头颅 CT 显示全脑明显肿胀,沟回消失。

第 5 问:如果需要诊断脑死亡,需要进行的检查是
  A. 神经检查
  B. 自主呼吸试验
  C. 颅内压监测
  D. 脑电图
  E. 经颅多普勒
  F. 体感诱发电位
  G. 脑氧监测

【解析】脑死亡定义是全脑(包括脑干)功能不可逆丧失的状态。其诊断包括先决条件、临床判定、确认试验和观察时间 4 个方面。①先决条件:包括昏迷原因明确,排除各种原因的可逆性昏迷;②临床判定:包括深昏迷、脑干反射全部消失和无自主呼吸;③确认试验:包括脑电图呈电静息、经颅多普勒超声无脑血流灌注或体感诱发电位 P36 以上波形消失,其中至少一项阳性;④观察时间:首次判定后,12 小时复查无变化,方可判定。

答案: 4. BCDF　5. ABDEF

第九章　内分泌系统功能障碍

一、单选题

1. 关于甲状腺危象发生的机制,叙述**错误**的是
   - A. 血中促甲状腺激素水平增加
   - B. 甲状腺激素快速释放入血
   - C. 血中游离甲状腺激素增加
   - D. 交感神经的肾上腺素受体的活性增加
   - E. 组织对甲状腺激素敏感性增加

【解析】甲状腺危象的发病机制:①单位时间内过多大量的甲状腺激素释放入血,从而使循环中总甲状腺激素和游离甲状腺激素的浓度突然增多。②在应激状态下,交感神经系统和肾上腺髓质活性增加,儿茶酚胺释放增加,同时应激状态下儿茶酚胺活性增强。③机体对甲状腺激素耐受性降低,在各种诱因作用下,周围组织代谢发生异常,组织对甲状腺激素敏感性增加,机体不能适应而发生失代偿,从而发生甲状腺危象。

2. 糖尿病酮症酸中毒出现严重失水的原因中,**少见**的是
   - A. 高血糖引起渗透性利尿
   - B. 大量酮体从肾、肺排出带走大量水分
   - C. 大量酸性代谢产物排出,加重水分丢失
   - D. 恶心、呕吐等胃肠道症状导致体液丢失
   - E. 高热、大汗等引起体液丢失

【解析】严重失水可由下列综合原因引起:高血糖加重渗透性利尿;大量酮体从肾、肺排出带走大量水分;蛋白质和脂肪分解加速,大量酸性代谢产物排出,加重水分丢失;恶心、呕吐等肠道症状使体液丢失。而高热、大汗并非其临床表现。

3. 有关肾上腺危象的说法中,**不正确**的有
   - A. 肾上腺危象患者首日补液量为生理盐水 2 000~3 000ml
   - B. 补液同时,应立即给予大剂量糖皮质激素(氢化可的松)100mg 治疗,前 24 小时总量为 200~400mg
   - C. 伴有甲状腺功能减退的患者应先给予甲状腺激素替代后再予糖皮质激素治疗
   - D. 病情危急,常有高热、恶心、呕吐、腹痛或腹泻,低血压,嗜睡甚至昏迷
   - E. 氢化可的松每日剂量超过 50mg 不需额外补充盐皮质激素

【解析】肾上腺危象一经拟诊需要紧急治疗,应立即补充糖皮质激素。

4. 关于垂体性尿崩症,下列说法正确的是
   - A. 注射加压素后,尿量不减少,尿比重不增加
   - B. 注射加压素后,尿量减少,尿比重增加
   - C. 禁水后尿量减少,尿比重增加
   - D. 多饮,多尿,血糖升高
   - E. 多饮,多尿,低钾软瘫,血氯高,血 pH 低,尿 pH7~8

答案:　1. A　2. E　3. C　4. B

【解析】尿崩症患者禁水后尿量仍多,尿渗透压常不超过血浆渗透压,中枢性尿崩症患者注射加压素后,尿量减少,尿渗透压进一步升高,较注射前至少增加 9%,AVP 缺乏程度越重,增加的百分比越多。

5. 通常情况下,垂体危象发生时,垂体组织的破坏达
   A. 5%　　　　　B. 25%
   C. 50%　　　　D. 75%
   E. 95%

【解析】垂体危象的发生常取决于引起腺垂体功能减退的基础病理损害程度及病程,损害越严重,病程越长,则越容易发生垂体危象。一般情况下,50% 以上腺垂体组织破坏后才出现临床症状,75% 破坏时症状明显,当破坏达 95% 以上时可有严重垂体功能减退或危象发生。

6. 患者女,35 岁。甲状腺功能亢进 5 年,突发高热 3 天,伴大汗淋漓,心慌,气喘,不能平卧,有房间隔缺损合并心房颤动病史。查体:体温 39℃,心率 138 次/min,双肺可闻及明显中小水泡音。**不宜**选用的药物是
   A. 丙硫氧嘧啶　　B. 氢化可的松
   C. 艾司洛尔　　　D. 布洛芬
   E. 碘溶液

【解析】对于高热甲状腺危象患者,应使用对乙酰氨基酚降体温,并使用冷却毯或冰袋进行物理降温。不推荐使用非甾体类抗炎药,因为这些药物可能会增加游离甲状腺激素水平。而布洛芬属于非甾体类抗炎药。

7. 患者女,48 岁。20 年前分娩后大出血,产后闭经,精神差,易感冒,怕冷,乏力。近

1 周咳嗽咳痰,恶心,呕吐,不伴有发热。近 2 天,患者出现嗜睡,呼之能应。血压 75/38mmHg,血钠 119mmol/L,血钾 4.3mmol/L,胸片示双肺纹理增粗。该患者最有可能的诊断为
   A. 垂体危象
   B. 肾上腺危象
   C. 肝性脑病
   D. 颅内感染
   E. 继发性肾上腺皮质功能减退

【解析】患者 20 年前有产后大出血病史,产后闭经,精神差,易感冒,怕冷,乏力,可诊断为垂体功能不全。低钠、低血压,符合垂体危象的症状。

8. 患者男,63 岁。有垂体瘤切除病史,近 1 周出现恶心、纳差、乏力。查体:神志淡漠,精神差,全身水肿,体温 39℃,血压 91/62mmHg,血肌酐 89μmol/L,钠 123mmol/L,钾 3.3mmol/L。最可能的原因是
   A. 抗利尿激素分泌失调综合征
   B. 肾水排泄障碍
   C. 盐皮质和糖皮质激素不足
   D. 体内内生水过多
   E. 摄入过少

【解析】垂体占位性病变易引起继发性肾上腺皮质功能减退症,导致因皮质激素分泌不足而引起的系列症状。

9. 患者男,34 岁。口渴、多饮、多尿,每日尿量 6~8L,尿比重 1.005,禁水 10 小时后,尿比重 1.008,尿渗透浓度 185mmol/L。注射加压素 5U 后 2 小时尿比重 1.023,尿渗透浓度 350mmol/L。对该患者诊断为
   A. 部分性中枢性尿崩症
   B. 肾性尿崩症
   C. 完全性中枢性尿崩症

答案:　5. E　6. D　7. A　8. C　9. C

D. 精神性烦渴

E. 慢性肾盂肾炎

【解析】注射加压素后,中枢性尿崩症患者注射加压素后,尿渗透压进一步升高,较注射前至少增加9%。AVP缺乏程度越重,增加的百分比越多。完全性中枢性尿崩症者,注射加压素后尿渗透压增加50%以上;部分性中枢性尿崩症者,尿渗透压常可超过血浆渗透压,注射加压素后尿渗透压增加9%~50%。肾性尿崩症在禁水后尿液不能浓缩,注射加压素后仍无反应。

10. 患者女,40岁。口渴、多饮、多尿,每日尿量6L,尿比重1.002,尿糖、尿蛋白、尿细胞阴性。该患者最可能的诊断是

A. 糖尿病　　　　B. 尿崩症

C. 慢性肾炎　　　D. 醛固酮增多症

E. 肾盂肾炎

【解析】尿崩症的主要临床表现为多尿、烦渴与多饮,起病常较急,一般起病日期明确。24小时尿量可多达4~10L,一般不超过18L,尿比重常在1.005以下,尿渗透浓度常为50~200mmol/L,尿色淡如清水。

二、多选题

1. 甲状腺危象的主要临床表现有

A. 体温>39℃

B. 心率>140次/min

C. 多食、多尿

D. 精神异常或嗜睡

E. 恶心、呕吐伴黄疸

【解析】多食、多尿为糖尿病患者常见临床表现。

2. 下列药物可以用于治疗肾性尿崩症的是

A. 氯磺丙脲　　　B. 卡马西平

C. 氯丙嗪　　　　D. 氢氯噻嗪

E. 去氨加压素

【解析】肾性尿崩症口服抗利尿药物包括:噻嗪类利尿剂、氯磺丙脲、非甾体类抗炎药、阿米洛利、卡马西平、氯贝丁酯。

3. 关于垂体危象的发病原因,描述正确的是

A. 垂体或下丘脑肿瘤

B. 垂体缺血缺氧性损伤

C. 全身免疫性疾病

D. 感染与浸润性病变

E. 长期糖皮质激素治疗

【解析】腺垂体功能减退的发生机制可受3方面影响:①下丘脑病变,导致促垂体前叶释放激素分泌障碍,继发性的垂体功能障碍。②下丘脑-垂体之间的分泌途径故障。③垂体原发性的损害,垂体前叶激素合成、存储和分泌障碍。

4. 关于脓毒症相关性肾上腺皮质功能不全的治疗,下列说法正确的是

A. 只有经充分补液复苏和中高剂量血管活性药物治疗后仍无法维持血压的感染性休克患者需要加用糖皮质激素治疗

B. 停用血管活性药物后糖皮质激素应逐渐减量,不能突然停用

C. 无休克症状的脓毒症患者不建议使用糖皮质激素治疗

D. PaO_2/吸氧浓度分数<200且在起病14天以内的中至重度ARDS建议使用糖皮质激素

E. 推荐静脉滴注氢化可的松≤400mg/d,连用≥3天

【解析】2018年《危重病相关皮质醇不足的诊断和管理指南》关于脓毒性休克患

答案: 10. B

1. ABDE　2. ABD　3. ABCDE　4. ABCDE

者液体复苏无反应及使用中高剂量血管加压药时,建议使用皮质类固醇,即氢化可的松 400mg/d,疗程≥3d;建议中度、重度成人 ARDS 住院患者早期使用皮质类固醇。

三、共用题干单选题

(1~2 题共用题干)

患者男,62 岁。发热伴恶心呕吐 1 周,查体可见患者精神呈淡漠状态,全身毛发稀疏,血压 86/55mmHg,血糖 3.5mmol/L,白细胞 3.0×10^9/L,血清皮质醇下降,初步考虑危重症相关性肾上腺皮质功能减退症(CIRCI)可能。

1. 下列关于此患者 CIRCI 实验室诊断的说法,**错误**的是
   A. ACTH 刺激试验有助于明确诊断
   B. 随机总皮质醇 <10μg 可考虑 CIRCI 诊断
   C. 危重症患者脂代谢受到抑制,高密度脂蛋白含量下降,可能造成皮质醇合成不足
   D. 皮质醇在血浆中的半衰期约为 70 分钟,大部分经过肝脏代谢。危重患者可能存在脏器功能损伤,影响皮质醇的正常代谢,进而干扰 HPA 轴的生理功能
   E. 测定患者血清总皮质醇水平即可预测血清游离皮质醇水平

【解析】重症患者常伴有低血清皮质醇 - 结合球蛋白(CBG)和低蛋白血症,通过测定血清总皮质醇水平可能无法预测血清游离皮质醇水平。

2. 关于该患者的治疗,下列说法**有误**的是
   A. 合并甲状腺激素、性腺激素、生长激素等缺乏,应在充分补充糖皮质激素的前提下再予补充
   B. 首次补充治疗时,应警惕患者在长期糖皮质激素缺乏的情况下,接受激素治疗后出现的精神症状
   C. 经充分补液复苏和血管活性药物治疗后血压稳定的感染性休克患者仍可加用糖皮质激素治疗
   D. 无休克症状的脓毒症患者不应使用糖皮质激素治疗
   E. 长期治疗,首选短效糖皮质激素口服剂型(即氢化可的松),经典 b.i.d. 给药方式为晨起时给予总剂量的 2/3 左右,下午给予总剂量的 1/3,模拟皮质醇正常的昼夜节律

【解析】在 2021 年 SSC 指南中,静脉皮质醇治疗仅推荐在经过充分液体复苏及给予血管活性药物仍然不能维持循环稳定的脓毒症成人患者使用。

(3~6 题共用题干)

患者女,40 岁。1 年来常口渴难忍夜间亦需大量饮水,每日饮水 4~5 暖壶,喜饮凉水。尿量明显增加,白天、夜间排尿次数均增加,全天尿量达 9L。患者常吞咽困难几乎不能咽下干粮,只能进食带水的食物。发病以来精神差,烦躁、消瘦、心悸、哆嗦,近 2 周出现头痛。

3. 根据以上病史,考虑该患者的疾病是
   A. 糖尿病
   B. 尿崩症
   C. 食管梗阻
   D. 神经症
   E. 甲状腺功能亢进症

【解析】该患者主要临床表现为多尿、烦渴与多饮,排尿次数增多,24 小时尿量可多达 9L,考虑尿崩症诊断可能性较大。

4. 为明确病因,进一步应做的检查是
   A. 头颅 CT 或 MRI

答案：　1. E　2. C　3. B　4. A

B. GAD65

C. 糖耐量试验

D. T_3、T_4

E. TSH

【解析】患者考虑尿崩症诊断,可完善血尿渗透压、基线 Copeptin 水平、禁水加压试验、高渗盐水试验或精氨酸试验等明确诊断,一旦诊断成立,需进一步明确为中枢性尿崩症还是肾性尿崩症,中枢性尿崩症患者中约 50% 患者病因为下丘脑神经垂体及附近部位的肿瘤,该患者合并头痛症状,需完善头颅 CT 或 MRI 进一步明确病因。

5. 患者入院后第 2 天受凉后发热,头痛加重,饮水量少,神志不清。查体:血压 90/60mmHg,口唇干燥,皮肤弹性差,未见颈抵抗。此时应首先考虑

A. 高渗性昏迷

B. 糖尿病急性代谢并发症

C. 感染中毒性休克

D. 颅内压增高

E. 脑卒中

【解析】尿崩症患者由于低渗性多尿,血浆渗透压常轻度升高,从而兴奋下丘脑口渴中枢(渗透压感受器),患者因烦渴而大量饮水,喜冷饮。如有足够的水分供应,患者一般情况可不受影响。但当病变累及口渴中枢时,口渴感丧失,或由于手术、麻醉、颅脑外伤等原因,患者处于意识不清状态,如不及时补充大量水分,可出现严重失水,血浆渗透压与血清钠浓度明显升高,表现为极度虚弱、发热,出现精神症状、谵妄甚至死亡。

6. 对此患者应采取的最合理的治疗措施为

A. 注射胰岛素

B. 去氨加压素每日 20μg

C. 最小有效剂量的去氨加压素

D. 限制饮水

E. 限制钠盐

【解析】去氨加压素是目前治疗中枢性尿崩症的首选药物,为精氨酸加压素(AVP)的衍生物,增强抗利尿作用,缩血管作用只有 AVP 的 1/400,剂量应根据病情而定。

(7~9 题共用题干)

患者男,50 岁。颅脑外伤血肿清除术后,呈昏迷状态,尿量增多,每日 4L。

7. 根据病例,尿量增多**最不可能**的原因是

A. 中枢性尿崩症

B. 原发性烦渴

C. 补液过多

D. 脑耗盐综合征

E. 液体潴留性多尿

【解析】患者脑外伤术后,每日尿量 4L,上述原因均有可能,除外原发性烦渴,主要表现为烦渴、多饮、多尿与低比重尿,与尿崩症极为相似,但 AVP 并不缺乏,主要由于精神因素引起烦渴、多饮而导致多尿与低比重尿。这些症状可随情绪而波动,并伴有其他神经官能症状,尿崩症诊断性试验均阴性。

8. 留取患者血液及尿液送检,尿比重减低,血浆渗透压升高,限制液体入量后尿量仍无减少趋势,最佳治疗方案为

A. 补液

B. 限钠摄入

C. 去氨加压素小剂量泵入

D. 继续观察

E. 限制饮水

【解析】患者为低比重尿,血浆渗透压高,考虑尿崩症及液体潴留性多尿可能性大,但液体潴留性多尿限制液体入量后尿量减少,考虑为中枢性尿崩症,给予去氨加压素小剂量泵入。

答案: 5. A 6. C 7. B 8. C

9. 如患者血钠偏低、血浆渗透压升高、尿量增多,最可能原因为
   A. 中枢性尿崩症
   B. 抗利尿激素分泌失衡综合征
   C. 补液过多
   D. 脑耗盐综合征
   E. 液体潴留性多尿

【解析】中枢性尿崩症为低比重尿,血钠偏高;抗利尿激素分泌失衡综合征容量正平衡,血钠及血浆渗透压均偏低;补液过多血浆渗透压偏低;液体潴留性多尿血钠一般正常。

(10~13题共用题干)

患者女,42岁。因"腹泻1天余,加重10余小时"入院。患者因入院前1天进食油腻食物后出现腹泻,为黄色稀便,量大,300~500ml/次,每日腹泻4~8次,无腹痛、腹胀,无四肢抽搐,因腹泻持续存在不能缓解,急诊至外院。入院时测血压<90/60mmHg,心率162次/min,呼吸18次/min,神志清,心肺查体无明显异常,心率162次/min,肠鸣音六进,6~8次/min,四肢活动可,生理性反射存在,病理性反射未引出。实验室检查:pH 7.28,PO$_2$ 170mmHg,PCO$_2$ 27.4mmHg,血钾3.1mmol/L,血钠131mmol/L,Lac 2.6mmol/L。肾功能:Cr 175μmol/L,AMY 115U/L。血常规:WBC 39.63×10^9/L。

10. 对该患者首先需要采取的处理原则是
    A. 积极查找腹泻原因
    B. 止泻治疗
    C. 抽血培养,经验性使用抗感染治疗
    D. 建立静脉通路,抗休克治疗
    E. 气管插管,呼吸机辅助通气

【解析】结合题干信息,患者为大量腹泻后导致的低血容量性休克,可能合并有感染性休克,但血压低,需紧急建立静脉通路,抗

休克治疗,至于选项A、B、C、E均需处理但不是首要处理措施。

11. 针对该患者给予快速建立静脉通路,中心深静脉穿刺置管术。测乳酸,留血培养,经验给予抗感染治疗、输注白蛋白、止泻。后患者血压逐渐升至128/76mmHg,但患者仍有发热,体温最高达38.5℃,心率141次/min,伴意识模糊,急查CT未见明显异常。实验室检查提示:游离三碘甲状腺原氨酸,24.33pmol/L,游离甲状腺素49.86pmol/L,三碘甲状腺原氨酸4.39nmol/L,甲状腺素287.14nmol/L,超敏促甲状腺激素0.5mU/L。血常规:白细胞9.8×10^9/L,中性粒细胞百分比78%,C反应蛋白68.2mg/L。肾功能:肌酐75μmol/L。此时患者高热伴意识障碍,原因考虑为
    A. 合并中枢神经系统感染
    B. 感染控制欠佳,需调整抗感染治疗
    C. 甲状腺危象
    D. 合并急性冠状动脉综合征
    E. 合并急性脑梗死,需完善MRI

【解析】结合甲状腺功能及患者年龄,考虑为甲状腺危象。

12. 根据题干信息,对该患者下一步应采取的治疗措施是
    A. 完善MRI评估是否有急性脑梗死
    B. 行腰椎穿刺术,调整抗感染治疗
    C. 物理降温后再观察
    D. 立即给予普萘洛尔及丙硫氧嘧啶
    E. 完善心脏超声及心肌酶等指标

【解析】从以上题干信息考虑为甲状腺危象,需减慢心率,同时给予抗甲状腺药物:甲巯咪唑或丙硫氧嘧啶。

答案: 9. D 10. D 11. C 12. D

13. 患者随后出现皮肤黏膜点状出血,查血常规:白细胞 $1.2 \times 10^9/L$,血小板 $22 \times 10^9/L$,凝血功能:PT 18.4 秒,PTA 36%。下一步治疗首要采取的措施是
    A. 停用抗甲状腺药物,加用激素,必要时血浆置换
    B. 行骨髓穿刺活检
    C. 输注血小板及血浆
    D. 暂时观察,监测血常规及凝血功能
    E. 给予重组粒细胞刺激因子及重组人血小板生成素

【解析】患者存在白细胞减低的药物反应,无法再次应用抗甲状腺药物,可选用激素及血浆置换改善症状。

四、案例分析题

【案例】患者男,68 岁。2 个月前开始出现纳差,进食明显减少,伴恶心、呕吐、乏力,并时常出现头晕、黑矇、出汗、心悸。无腹痛、发热,无明显消瘦、畏寒等。发现低钠低氯血症,给予补充氯化钠后仍纳差、乏力。近日出现嗜睡、卧床。半小时前突然出现意识模糊、呼之不应。垂体瘤术后 6 年,4 个月前复查发现垂体瘤复发,于外院行伽马刀治疗。否认高血压、糖尿病、冠心病病史。体格检查:T 36.5℃,BP 66/38mmHg,PR 65 次/min。神志淡漠,反应迟钝,对答部分切题,查体合作。

第 1 问:患者下一步最需要进行的检查是
A. 甲状腺彩超
B. 头 CT
C. 甲状腺功能、垂体功能检查
D. 头 MRI
E. 头 CT 血管成像

F. 血、尿、大便常规
G. 腹部 CT

【解析】患者既往行垂体瘤手术及伽马刀手术,目前伴随消化系统、循环系统、神经系统症状,临床重点考虑腺垂体功能减退未得到合适治疗而进展为垂体危象。

第 2 问:综合考虑,最可能的疾病是
A. 急性脑血管病
B. 甲状腺功能减退症
C. 电解质代谢紊乱
D. 垂体功能减退症
E. 低血容量性休克
F. 代谢性脑病

【解析】根据患者病史及临床表现,考虑为甲状腺功能减退症,垂体危象。

第 3 问:患者目前需进行的治疗有
A. 补充糖皮质激素
B. 补充甲状腺激素
C. 适当补液
D. 行垂体瘤急诊手术治疗
E. 进行床旁 CRRT 纠正水电解质平衡
F. 静脉补充电解质

【解析】患者考虑垂体危象,治疗有激素替代治疗,给予氢化可的松和左甲状腺素钠,纠正水电解质紊乱等对症处理。

第 4 问:垂体危象处理**禁用**
A. 高渗葡萄糖　　B. 氢化可的松
C. 抗菌药物　　　D. 氯丙嗪
E. 甲状腺制剂　　F. 抗生素

【解析】垂体危象处理禁用或慎用麻醉剂、镇静药、催眠药或降糖药等。

答案:　13. A
　【案例】1. C　2. B　3. ABCF　4. D

第十章 重症感染

一、单选题

1. 关于医院获得性肺炎,描述**不正确**的是
   A. 无明确潜伏期的感染,规定入院48小时后发生的感染
   B. 本次感染直接与上次住院有关
   C. 在原有感染的基础上出现其他部位新的感染(除外全身性感染迁徙灶)
   D. 由于诊疗措施激活的潜在性感染,如结核分枝杆菌感染
   E. 患者原有的慢性感染在医院内急性发作

【解析】医院获得性肺炎(hospital-acquired pneumonia,HAP)是指患者住院期间没有接受有创机械通气、未处于病原感染的潜伏期,而于入院48小时后新发生的肺炎。

2. 医院获得性肺炎/呼吸机相关性肺炎感染的最主要来源是
   A. 胃肠道和口咽部定植菌
   B. 皮肤定植菌
   C. 胆道定植菌
   D. 会阴部定植菌
   E. 体癣等皮肤真菌

【解析】根据致病菌感染来源将医院获得性肺炎(HAP)/呼吸机相关性肺炎(VAP)分为内源性和外源性。内源性主要来源于患者鼻部、口咽部和气管的定植菌,反流性胃内容物以及血源性感染。外源性主要来源于医务人员、机械通气管路、雾化器等。

3. 临床上重症监护室患者最常见的感染部位是
   A. 消化道
   B. 伤口
   C. 泌尿系统
   D. 下呼吸道
   E. 血流

【解析】由于ICU患者机械通气的应用,统计认为最常见的感染部位为下呼吸道。

4. 关于增加HAP/VAP死亡风险的因素说法**不正确**的是
   A. 诊断时有严重疾病,如急性生理和慢性健康状况评估(APACHE)评分较高、休克、昏迷、呼吸衰竭或ARDS
   B. 菌血症及重度基础共存疾病
   C. 感染的微生物为MDR微生物,如铜绿假单胞菌、不动杆菌和肠杆菌科(包括肺炎克雷伯菌)
   D. 肺部影像学检查发现有累及多肺叶、空洞形成或快速进展的浸润
   E. 尽早启动有效的抗菌药物治疗

【解析】HAP/VAP增加死亡风险的因素包括:①诊断时有严重疾病,如急性生理和慢性健康状况评估(APACHE)评分较高、休克、昏迷、呼吸衰竭或ARDS;②菌血症;③重度基础共存疾病;④感染的微生物为MDR微生物,如铜绿假单胞菌、不动杆菌和肠杆菌科(包括肺炎克雷伯菌);⑤肺部影像学检查发现有累及多肺叶、空洞形成或快速进展的浸润;⑥延迟启动有效的抗菌药物治疗。

答案: 1. E 2. A 3. D 4. E

5. 患者女,78岁。诊断为肺癌,肺部感染。头孢曲松治疗 7 天后,咳嗽、咳痰好转,化疗 2 周后患者病情出现加重,痰培养检出白念珠菌。以下使病情加重的说法**错误**的是

 A. 二重感染

 B. 医院获得性感染

 C. 内毒素致病

 D. 条件致病菌致病

 E. 内源性感染

【解析】医院获得性感染是指无明确潜伏期的感染,规定入院 48 小时后发生,或在原有感染基础上出现其他部位新的感染(除外全身性感染迁徙灶),或在原感染已知致病菌基础上又分离出新的致病菌(排除污染和原来的混合感染)感染。二重感染是指广谱抗生素长期使用,使敏感菌受到抑制,不敏感菌(如真菌等)趁机在体内繁殖生长,造成二重感染,又称菌群交替症。条件致病菌又称为机会致病菌,在某种特定条件下如当其集聚部位改变、机体抵抗力降低或菌群失调时则可致病的正常菌群,如变形杆菌。病原体寄生在动物机体内,在机体正常的情况下,并不表现致病性。这样的病原体称为条件性病原微生物。但受到不良因素的影响,致使动物机体的抵抗力减弱时,可引起病原微生物的活化,增强毒力,大量繁殖,最后引起机体发病。这样引起的发病称为内源性感染。

6. 关于导管相关血流感染,描述**不正确**的是

 A. 无明确潜伏期的感染,留置血管内导管期间或拔除血管内导管 48 小时以后发生的感染

 B. 是与其他部位感染无关的感染

 C. 患者有感染症状(如发热、寒战和低血压)

 D. 包括血管导管相关局部感染和血流感染

 E. 患者出现菌血症或真菌血症

【解析】导管相关血流感染(CRBSI)是指留置血管内导管期间或拔除血管内导管 48 小时内发生的原发性,且与其他部位感染无关的感染,包括血管导管相关局部感染和血流感染。患者出现菌血症或真菌血症,同时伴有感染症状(如发热、寒战和低血压)。

7. 关于血管内导管相关血流感染的危险因素中的导管因素,描述**不正确**的是

 A. 导管类型

 B. 导管穿刺部位

 C. 导管留置时间

 D. 导管长度

 E. 导管材料

【解析】血管内导管相关血流感染的危险因素中导管因素包括导管类型、导管穿刺部位、导管留置时间、导管材料。

8. 导管相关血流感染是指带有血管内导管或者拔除导致血管内导管一定时间内,患者出现菌血症或真菌血症,该时间是

 A. 24 小时　　　　B. 48 小时

 C. 72 小时　　　　D. 96 小时

 E. 36 小时

【解析】导管相关血流感染是指留置血管内导管期间或拔除血管内导管 48 小时内发生的原发性,且与其他部位感染无关的感染,包括血管导管相关局部感染和血流感染。

9. 成人中心静脉置管时应当首选

 A. 锁骨下静脉　　B. 股静脉

 C. 颈内静脉　　　D. PICC

 E. 颈外静脉

答案: 5. C 6. A 7. D 8. B 9. A

【解析】对于中心静脉置管,发生 CRBSI 的风险由低到高的顺序为:锁骨下静脉＜颈内静脉＜股静脉。为降低 CRBSI 的发生,推荐锁骨下静脉穿刺作为危重患者中心静脉置管或肺动脉导管置管的首选部位。

10. 关于导管相关血流感染的预防措施,下列说法**错误**的是
    A. 置管过程严格执行无菌技术操作
    B. 每日监测血糖
    C. 在超净台配制营养液
    D. 采用全封闭式输液系统
    E. 定期消毒穿刺点皮肤并更换敷料

【解析】预防 CRBSI 的关键因素是手卫生,减少 CRBSI 发生注意事项:避免插入不必要的导管、穿刺置管过程采取充分的无菌屏障预防措施;优先使用锁骨下静脉插入部位;穿刺操作过程中推荐 2% 洗必泰酒精制剂进行皮肤消毒、推荐使用氯己定浸渍敷料;立即更换湿润或脱落的导管敷料;及时评估,尽早拔除导管。

11. 关于诊断导管相关血流感染的微生物学检查结果,下列说法正确的是
    A. 外周静脉血培养细菌或真菌阴性,导管端血培养细菌或真菌阳性
    B. 导管端和外周血培养出不同种类的致病菌
    C. 导管端和外周血培养出不同种类、相同药敏结果的致病菌
    D. 导管端和外周血培养出相同种类、相同药敏结果的致病菌
    E. 外周静脉血培养细菌或真菌阳性,导管端血培养细菌或真菌阴性

【解析】①血培养诊断,中心静脉导管血样标本菌落数与外周血培养的菌落数计数比(导管血:外周血)≥5:1,可确诊 CRBSI。

②中心静脉导管血培养比外周静脉血培养出现阳性报警时间早 2 小时或以上可以确诊 CRBSI。③有 1 次半定量导管培养阳性(每导管节段≥15CFU)或定量导管培养阳性(每导管节段≥1 000CFU),同时外周血和导管末端培养出同种病原微生物,可诊断 CRBSI。④定量血培养时,导管血培养结果是静脉血培养结果的 3 倍或以上可以诊断 CRBSI。⑤外周血和导管出口部位脓液培养均为阳性,且为同一株微生物,可诊断 CRBSI。

12. 患者男,48 岁。诊断为重症急性胰腺炎,住院治疗 1 个月。晨起出现高热达 39℃,伴畏寒、寒战,右颈内静脉置管部位皮肤红肿、硬结。对明确诊断最有价值的检查是
    A. 导管半定量细菌培养
    B. 导管定量细菌培养
    C. 外周静脉细菌定量培养
    D. 经中心静脉导管、外周静脉同时抽血行血培养
    E. 中心静脉细菌定量培养

【解析】诊断包括导管培养诊断和血培养诊断。怀疑 CRBSI 时进行导管培养,是诊断 CRBSI 的金标准。

13. 下列**不是**治疗新型隐球菌性脑膜炎药物的是
    A. 氟康唑　　　　B. 两性霉素 B
    C. 吡喹酮　　　　D. 5-氟胞嘧啶
    E. 咪康唑

【解析】新型隐球菌性脑膜炎系中枢神经系统真菌感染,应给予抗真菌治疗,吡喹酮系驱虫药,不用于新型隐球菌性脑膜炎中。

14. 随结核性脑膜炎病情的发展**不可能**出现的症状是
    A. 卒中样瘫痪　　B. 慢性瘫痪

答案:　10. B　11. D　12. D　13. C　14. C

C. 全身瘫痪　　D. 癫痫发作

E. 意识模糊

【解析】结核性脑膜炎病情的进展,可能出现多种神经系统损害的表现。但一般不会出现全身瘫痪的表现。

15. 结核性脑膜炎时,脑脊液中糖和氯化物的典型变化是

A. 均升高

B. 糖下降,氯化物升高

C. 均下降

D. 糖升高,氯化物下降

E. 氯化物降低,糖正常

【解析】结核性脑膜炎患者脑脊液典型表现为以淋巴细胞为主的白细胞计数增多,蛋白增多,脑脊液糖及氯化物含量较低。

16. 结核性脑膜炎和新型隐球菌性脑膜炎的鉴别主要通过

A. 脑脊液中蛋白的变化

B. 脑脊液中病原体检查

C. 脑脊液中糖的变化

D. 脑脊液中氯化物的变化

E. 是否存在慢性消耗性疾病

【解析】脑脊液中病原体检查是鉴别不同病原体感染的最准确的指标。

17. 关于细菌性脑膜炎,下列叙述**错误**的是

A. 多由上呼吸道侵入

B. 任何化脓性细菌均可引起

C. 婴幼儿时期的症状最典型

D. 新生儿以全身中毒症状为主

E. 治疗不及时或不彻底可发生脑积水

【解析】婴幼儿时期的细菌性脑膜炎症状不典型,年长儿症状较典型。

18. 患者女,30岁。发热7天,体温波动在37.5~38℃,伴头痛呕吐3天。检查脑膜刺激征阳性,脑脊液淋巴细胞增多,糖含量减低,脑脊液抗酸染色(+)。治疗过程中一度好转后,又出现头痛加重,呕吐,伴有右侧肢体无力,考虑应为

A. 脑梗死

B. 蛛网膜下腔出血

C. 脊髓蛛网膜下腔阻塞

D. 脑出血

E. 脑肿瘤

【解析】结核性脑膜炎患者治疗过程中因纤维蛋白渗出,易造成阻塞,形成脑积水。

19. 患者男,29岁。头痛、呕吐3天,脑膜刺激征(+)。脑脊液抗酸涂片(+)。需尽早选药,应**排除**的药物是

A. 异烟肼　　　　B. 利福平

C. 乙胺丁醇　　　D. 两性霉素B

E. 吡嗪酰胺

【解析】结合该患者症状,需考虑结核性脑膜炎,应尽早抗结核治疗,而两性霉素B为抗真菌治疗药物。

20. 患儿男,2个月。拒食、吐奶、嗜睡,面色青灰,前囟紧张,脐部有脓性分泌物。最关键的检查应为

A. 脐部分泌物培养

B. 血常规

C. 脑脊液检查

D. 血气分析

E. 头颅CT

【解析】该婴儿有脑膜炎的相应表现,前囟紧张,同时脐部有脓性分泌物,应行脑脊液检查明确是否存在脑膜炎。

21. 某9个月患儿,发热、呕吐、抽搐3天,惊厥2次而入院。脑脊液结果支持"化脓性脑膜炎"。患儿入院后频繁呕吐,

高热不退,神志不清,并出现一侧瞳孔扩大,四肢肌张力增高。对该患儿的诊断是

A. 蛛网膜下腔出血

B. 脑积水

C. 脑疝

D. 硬膜下积液

E. 药物中毒

【解析】结合该患儿症状,频繁呕吐,神志不清,具有颅内压增高的表现,同时出现一侧瞳孔扩大,四肢肌张力增高需考虑脑疝可能。

22. 患儿男,1岁。高热、频繁呕吐1天。查体:面色较苍白,双眼凝视,心肺无异常,颈软,克氏征阴性。实验室检查:WBC 18×10^9/L,N 85%,L 15%。下列最**不能**排除的疾病是

A. 早期化脓性脑膜炎

B. 病毒性脑炎

C. 早期结核性脑膜炎

D. 急性胃炎

E. 上呼吸道感染

【解析】结合该患者症状,白细胞明显升高,需考虑细菌感染,因患者存在频繁呕吐、双眼凝视,需考虑神经系统细菌感染。

23. 血行感染时每次血培养最佳抽血量是

A. 20~40ml   B. 8~10ml

C. 30~40ml   D. 40~50ml

E. 越多越好

【解析】每次最佳抽血量为培养基的1/10~1/5(8~10ml)。成人每份血培养最佳血量是20ml(10ml接种至需氧瓶,10ml接种至厌氧瓶)。必须强调抽血量不足是培养失败最常见的原因,成人中,血培养标本每增加1ml,检出率增加3%。

24. 为预防中心静脉导管引起的相关感染,以下措施**不正确**的是

A. 置管部位铺大无菌单,严格无菌操作

B. 置管人员戴帽子、口罩、无菌手套,穿无菌手术衣

C. 成人中心静脉置管时应首选股静脉,尽量避免使用锁骨下静脉

D. 置管过程中手套污染或破损应当立即更换

E. 定期更换局部敷料

【解析】置管部位的选择影响感染风险,中心静脉导管通常感染更常发生于股静脉,其次颈内静脉。

25. 患者男,30岁。因车祸致颅脑外伤,左股骨骨折并急性呼吸窘迫综合征,正接受人工气道和呼气末正压机械通气治疗,为预防院内感染。主要采取的措施为

A. 选择经鼻气管插管

B. 每日更换人工鼻

C. 预防性使用抗生素

D. 应用一次性吸痰管

E. 取半卧位

【解析】预防医院获得性肺炎时,认为有效的措施包括取半卧位、接触患者后洗手、持续声门下吸引、限制使用制酸药、避免滥用抗生素、选择经口气管插管等,认为无效的措施包括每日更换人工鼻、预防性使用抗生素、应用一次性吸痰管、选择性去肠道污染等。

26. 血行感染休克时进行液体复苏,留置中心静脉置管时,成人建议首选

A. 颈内静脉   B. 股静脉

C. 锁骨下静脉   D. 腋静脉

E. 足背静脉

答案: 22. A   23. B   24. C   25. E   26. C

【解析】选择合适的留置部位,中心静脉置管成人建议首选锁骨下静脉,其次选颈内静脉,不建议选择股静脉;连续肾替代治疗时建议首选颈内静脉。

27. 患者男,63 岁。因胃癌手术治疗需要静脉化疗。颈内静脉置管 5 天后突发寒战、发热。查体:体温 38.8℃,右侧颈内静脉置管处红肿、穿刺处出现脓点。对该患者处理措施**不正确**的是
    A. 立即拔掉颈内静脉置管
    B. 继续使用颈内静脉置管
    C. 立即抽导管血及外周血进行培养
    D. 拔掉颈内静脉置管并做尖端培养
    E. 无需立即使用抗菌药物给予治疗

【解析】如果中心静脉置管患者突然发生高热、寒战等感染征象并怀疑导管相关血流感染时,应立即拔管,立即抽导管血及外周血进行培养。

28. 置管后预防血行感染的措施**不包括**
    A. 应当定期更换置管穿刺点覆盖的敷料
    B. 无菌纱布更换间隔至少 1 次/2 天
    C. 无菌透明敷料更换间隔至少 1 次/周
    D. 敷料出现潮湿、松动、可见污染时应当及时更换
    E. 无菌纱布更换间隔至少 1 次/5 天

【解析】置管后预防措施应当尽量使用无菌透明、透气性好的敷料覆盖穿刺点,对高热、出汗、穿刺点出血、渗出的患者可使用无菌纱布覆盖。应当定期更换置管穿刺点覆盖的敷料。更换间隔时间为:无菌纱布至少 1 次/2 天,无菌透明敷料至少 1 次/周,敷料出现潮湿、松动、可见污染时应当及时更换。

29. 导管相关血流感染的定义是
    A. 带有血管内导管或者拔除血管内导管 48 小时内的患者出现菌血症或真菌血症,并伴发热(>38.5℃)、寒战或者低血压等表现,除血管导管外没有其他明确的感染源
    B. 带有血管内导管或者拔除血管内导管 48 小时内的患者出现菌血症或真菌血症,并伴发热(>38℃)、寒战或者低血压等表现,除血管导管外没有其他明确的感染源
    C. 带有血管内导管或者拔除血管内导管 24 小时内的患者出现菌血症或真菌血症,并伴发热(>38℃)、寒战或者低血压等表现,除血管导管外没有其他明确的感染源
    D. 带有血管内导管或者拔除血管内导管 24 小时内的患者出现菌血症或真菌血症,并伴发热(>38.5℃)、寒战或者低血压等表现,除血管导管外没有其他明确的感染源
    E. 带有血管内导管或者拔除血管内导管 48 小时内的患者出现菌血症或真菌血症,并伴发热(>37.5℃)、寒战或者低血压等表现,除血管导管外没有其他明确的感染源

【解析】血管导管相关感染是指留置血管导管期间及拔除血管导管后 48 小时内发生的原发性,且与其他部位感染无关的感染,包括血管导管相关局部感染和血流感染。患者局部感染时出现红、肿、热、痛、渗出等炎症表现,血流感染除局部表现外还会出现发热(>38℃)、寒战或低血压等全身感染表现。

30. 血行感染血培养阳性第一位的是
    A. 大肠埃希菌
    B. 表皮葡萄球菌

答案: 27. B 28. E 29. B 30. A

C. 肺炎克雷伯菌

D. 人葡萄球菌

E. 金黄色葡萄球菌

【解析】1/4~1/2 的血行感染由革兰氏阴性杆菌引起，其中大肠埃希菌、肺炎克雷伯菌、铜绿假单胞菌最为多见。具体比例取决于感染发生的地域以及患者其他危险因素。据全国细菌耐药监测网数据表明，血培养阳性的血行感染中前五位：大肠埃希菌（25.2%）、表皮葡萄球菌（12.1%）、肺炎克雷伯菌（10.2%）、人葡萄球菌（8.5%）、金黄色葡萄球菌（6.7%）。非发酵菌中铜绿假单胞菌属（2.7%）和鲍曼不动杆菌（2.7%）构成比最高，但呈逐年下降趋势。

31. 下列对尿路感染的定位诊断**无帮助**的是

    A. 膀胱冲洗后尿培养

    B. 尿 NAG、尿 β-MG 升高

    C. 尿沉渣有白细胞管型

    D. 尿渗透压

    E. 尿白细胞计数

【解析】膀胱冲洗后尿培养阳性、尿 NAG 与尿 β-MG 升高、尿沉渣有白细胞管型、尿渗透压降低均提示上尿路感染。尿白细胞计数升高只表示有尿路感染可能，不能作为尿路感染确诊标准，更无定位意义。

32. 需要治疗的无症状性菌尿见于

    A. 老年女性

    B. 长期留置导尿

    C. 糖尿病

    D. 绝经期前非妊娠女性

    E. 妊娠女性

【解析】妊娠女性需要治疗。

33. 尿路感染最常见的感染途径是

    A. 下行感染　　B. 上行感染

C. 血行感染　　D. 淋巴感染

E. 直接感染

【解析】尿路感染最常见的感染途径是上行感染。

34. 慢性肾盂肾炎患者，尿培养为变形杆菌，尿沉渣白细胞为 5~10 个/HP。经严格内科治疗，症状可暂时缓解，但选用敏感抗生素后，实验室结果均未改善。下一步应采取的处理方法是

    A. 做病毒检查

    B. 做真菌检查

    C. 做高渗培养

    D. 再次做药敏试验，选择敏感抗生素

    E. 做静脉肾盂造影

【解析】慢性肾盂肾炎最重要的检查为静脉肾盂造影，了解有无尿路梗阻。

35. 以下关于导管相关尿路感染的诊断标准的叙述，**错误**的是

    A. 尿路刺激症状，或者有下腹触痛、肾区叩痛、耻骨弓上压痛及肋椎角疼痛或压痛，伴有或不伴有发热

    B. 实验室诊断：尿检白细胞男性≥5 个/高倍视野，女性≥10 个/高倍视野，或者白细胞酯酶和/或尿亚硝酸盐试纸试验阳性

    C. 尿培养革兰氏阳性球菌菌落数≥10^4CFU/ml，革兰氏阴性杆菌菌落数≥10^5CFU/ml

    D. 耻骨联合上膀胱穿刺留取尿液培养的细菌菌落数≥10^3CFU/ml

    E. 新鲜尿液标本经离心应用相差显微镜检查，在每 20 个视野中有半数视野见到细菌

【解析】新鲜尿液标本经离心应用相差显微镜检查，在每 30 个视野中有半数视野见到细菌。

答案：　31. E　32. E　33. B　34. E　35. E

36. 复杂性尿路感染的标准是尿培养阳性以及包括以下至少 1 条合并因素,**除外**
    A. 留置导尿管、支架管或间歇性膀胱导尿
    B. 残余尿 >100ml
    C. 肾功能不全、移植肾、糖尿病和免疫缺陷等
    D. 恶性肿瘤
    E. 围手术期和术后尿路感染

【解析】暂未把恶性肿瘤纳入合并因素。合并因素有以下几点:留置导尿管、支架管或间歇性膀胱导尿;残余尿 >100ml;任何原因引起的梗阻性尿路疾病,如膀胱出口梗阻、神经源性膀胱、结石和肿瘤;膀胱输尿管反流或其他功能异常;尿流改道;化疗或放疗损伤尿路上皮;围手术期和术后尿路感染;肾功能不全、移植肾、糖尿病和免疫缺陷等。

37. 关于尿路感染的说法中,**错误**的是
    A. 最常见的致病菌为来自肠道的细菌,95% 以上由单一细菌引起
    B. 铜绿假单胞菌引起的尿路感染多见于无症状菌尿或无并发症的尿路感染
    C. 革兰氏阳性菌引起的感染约占 20%,包括葡萄球菌、链球菌、粪球菌等
    D. 念珠菌、新型隐球菌感染多见于糖尿病患者以及使用糖皮质激素和免疫抑制药患者以及肾移植后
    E. 60%~80% 为大肠埃希菌

【解析】大肠埃希菌尿路感染多见于无症状菌尿或无并发症的尿路感染。

38. 以下关于 IVP 的说法,**错误**的是
    A. 尿路感染患者宜及早行 IVP 以排除尿路梗阻
    B. 临床上现已很少使用,基本被超声和 CT 取代
    C. 适应证有复发的尿路感染、疑似复杂性尿路感染和拟诊为肾盂肾炎的患者
    D. IVP 的目的是寻找有否能用外科手术纠正的易感因素,从小儿就有尿路感染反复发作史者,除 IVP 外,还应做排尿期膀胱-输尿管反流检查
    E. 可用于感染持续存在,对治疗反应差的患者

【解析】尿路感染急性期不宜行 IVP,且临床上已被超声和 CT 取代。

39. 对于尿路感染的说法中,**错误**的是
    A. 尚无尿细菌培养结果时,可先根据尿沉淀涂片革兰氏染色来初步估计致病菌,选择恰当的药物
    B. 上尿路感染,症状重、预后差、易复发;下尿路感染,症状轻、预后佳、少复发
    C. 治疗前应测定尿液 pH。若为酸性,宜用碱性药物,如碳酸氢钠等,使尿液碱性化以抑制病菌生长,并用适合于碱性环境的抗菌药物
    D. 泌尿系梗阻常为尿路感染的直接诱因,同时感染后若有梗阻存在,则不易治愈,易产生耐药性菌株,亦易复发
    E. 选择抗生素时应特别注意药物在血液中的药物浓度,若有尿路梗阻者,必须延长用药时间,同时适时解除梗阻

【解析】治疗时必须注意尿液中要有足够浓度的抗菌药物,而不是单纯地依赖于血液中药物浓度,而且尿液中浓度要比血液浓度高数百倍,才能达到治疗目的。若有感染史、

尿路梗阻等诱因者,必须延长用药时间,同时适时消除诱因,如手术引流或解除梗阻,不能单纯依靠药物。

40. 对于急性细菌性膀胱炎的说法,正确的是
    A. 均可用 3 天疗法,约 90% 尿路感染可治愈
    B. 复诊在停服抗菌药物 14 天后
    C. 复诊时若患者无尿路症状,尿培养 $\geq 10^5/ml$ 且为同样的致病菌,则为尿路感染复发且为肾盂肾炎,应给予 14 天敏感抗菌药物治疗
    D. 若复诊时有症状,仍有细菌尿且白细胞尿,则可诊断为症状性肾盂肾炎
    E. 对于症状性肾盂肾炎若 4 周疗程后仍未转阴,应选敏感强力抗生素,使用允许范围内最大剂量口服治疗 6 周,同时可做 IVP 或 CT 检查

【解析】在男性患者、妊娠期妇女、复杂性尿路感染,或拟诊为肾盂肾炎者均不宜用 3 天疗法。复诊在停服抗菌药物 7 天后。①若患者无尿路症状,尿培养 $\geq 10^5/ml$ 且为同样的致病菌,则为尿路感染复发且为肾盂肾炎,应给予 14 天敏感抗菌药物治疗;②若复诊时有症状,仍有细菌尿且白细胞尿,则可诊断为症状性肾盂肾炎,若 14 天疗程后仍未转阴,应选敏感强力抗生素,使用允许范围内最大剂量口服治疗 6 周,同时应进行 IVP。

41. 对于尿源性脓毒症,以下说法**错误**的是
    A. 纠正休克,液体复苏
    B. 早期经验性抗生素治疗
    C. 控制或消除易感因素,做好重要脏器维护

D. 尿源性脓毒症患者使用抗生素的疗程,推荐应用抗生素至退热或易感因素控制或消除后 7~10 天
E. 早期应选用第三代头孢菌素、哌拉西林联合 β 内酰胺酶抑制药或氟喹诺酮类药物常规或依据情况增大剂量,或根据情况选用氨基糖苷类或碳青霉烯类药物进行经验治疗

【解析】尿源性脓毒症患者使用抗生素的疗程,推荐应用抗生素至退热或易感因素控制或消除后 3~5 天。

42. 尿路感染治愈的评定标准是
    A. 治疗后复查细菌尿阴转
    B. 完成抗菌疗程后,细菌尿阴转,在停止抗菌药物后 1 周和 1 个月再追踪复查 1 次,尿液均无细菌
    C. 完成抗菌疗程后,细菌尿阴转,在停止抗菌药物后 2 周和 2 个月再追踪复查 1 次,尿液均无细菌或虽有细菌,但为新的感染菌,则可认为原先的尿路感染已治愈
    D. 完成抗菌疗程后,细菌尿阴转,在停止抗菌药物后 2 周和 3 个月再追踪复查 1 次,尿液均无细菌或虽有细菌,但为新的感染菌,则可认为原先的尿路感染已治愈
    E. 3 天抗菌疗程后,细菌尿阴转。在停止抗菌药物后 1 周和 3 个月再追踪复查 1 次,尿液均无细菌

【解析】完成抗菌疗程后,细菌尿阴转,在停止抗菌药物后 1 周和 1 个月再追踪复查 1 次,尿液均无细菌或虽有细菌,但为新的感染菌,则可认为原先的尿路感染已治愈。

43. 下列**不是**尿路感染常见致病微生物的是
    A. 肺炎克雷伯菌

答案：　40. D　41. D　42. B　43. D

B. 变形杆菌

C. 粪肠球菌

D. 支原体和衣原体

E. 铜绿假单胞菌

【解析】常见致病菌为大肠埃希菌以及肺炎克雷伯菌、变形杆菌、粪肠球菌、铜绿假单胞菌。

44. **不是**尿路感染途径的是

    A. 上行感染　　　B. 血行感染

    C. 淋巴感染　　　D. 直接感染

    E. 下行感染

【解析】尿路感染途径最常见的为上行感染,还可有血行感染、淋巴感染、直接感染。

45. **不是**尿路感染预防措施的是

    A. 多饮水,每 2~3 小时排尿 1 次

    B. 性生活后及时排尿,必要时采取适宜的避孕方式

    C. 1 年内复发 3 次或以上的女性患者,建议持续给予抗生素,疗程 3~6 个月

    D. 对于反复尿路感染者,性交后服药

    E. 尽量避免尿路器械的使用

【解析】对于 6 个月内尿路感染复发 2 次或以上,1 年内复发 3 次或以上的女性患者,推荐使用抗生素治疗。预防方案包括持续给药法和性交后服药法,疗程 6~12 个月。这些方案须在原有尿路感染痊愈后采用。

46. 患者女,35 岁。尿频、尿急、尿痛 2 天,无发热及腰痛,既往无类似发作。查体:双肾区无叩击痛。血白细胞 5.4×10^9/L,尿白细胞 30~40 个/HP,尿亚硝酸盐 (+)。该患者抗感染治疗疗程为

    A. 4 周　　　B. 3 天　　　　C. 7 天

    D. 10 天　　E. 2 周

【解析】急性膀胱炎,抗感染治疗疗程为 3 天。

47. 患者女,27 岁。妊娠 27 周,因"发热伴寒战、腰痛、尿频、尿痛 2 天"来院。查尿常规:pH 6.0, 蛋白(+), 白细胞 25 个/HP,红细胞 6 个/HP,见白细胞管型,中段尿培养为肺炎克雷伯菌。最有可能的诊断是

    A. 急性膀胱炎

    B. 急性肾盂肾炎

    C. 急性肾小球肾炎

    D. 肾脓肿

    E. 输尿管结石伴感染

【解析】妊娠期妇女是尿路感染的易感人群,泌尿系症状 + 全身症状 + 中段尿培养 (+),为急性肾盂肾炎表现。急性膀胱炎一般无全身症状。

48. 患者男,32 岁。突发寒战、发热 39.5℃,腰痛、尿频、尿急、尿痛 1 周,体检两侧肋腰点压痛,双肾区叩痛。清洁中段尿培养为变形杆菌,菌落计数 2×10^6/ml,使用抗菌药物治疗效果不佳。应首选的检查是

    A. 低剂量 CT 扫描泌尿系统

    B. 腹部平片

    C. 再次行清洁中段尿培养

    D. 尿结核杆菌培养

    E. 双肾 B 超检查

【解析】检查目的是寻找有否能用外科手术纠正的易感因素,临床上常做泌尿系 CT 或 B 超检查(曾经为 IVP)。

49. 患者女,29 岁。产后第 4 天出现寒战、发热 39.7℃,伴腰痛与下腹痛,肋脊角有叩痛,耻骨上有压痛。尿常规:红细胞 5~10 个/HP,白细胞 10~25 个/HP,白细胞管型 1~3 个/HP,尿蛋白(+),血白细胞 12.4×10^9/L。应考虑产后并发

    A. 产褥感染

答案:　44. E　45. C　46. B　47. B　48. A　49. E

B. 败血症

C. 急性肾小球肾炎

D. 急性膀胱炎

E. 急性肾盂肾炎

【解析】急性肾盂肾炎表现：①泌尿系统症状，包括尿频、尿急、尿痛等膀胱刺激征，腰痛和/或下腹部痛；②全身感染的症状有寒战、发热、头痛、恶心、呕吐、食欲缺乏等，常伴有血白细胞计数升高。一般无高血压和氮质血症。

50. 下列临床特征**不支持**原发或继发性腹膜炎的是

A. 腹腔积液白细胞 200 个/mm³

B. 腹腔积液生化糖 0.1mmol/L

C. 腹腔积液蛋白浓度 26g/dl

D. 腹腔引流中胆红素及淀粉酶水平大于血浓度 5 倍以上

E. 患者呼吸窘迫，心率快，意识模糊

【解析】原发性腹膜炎特征表现为腹腔积液白细胞计数 >500 个/mm³，高乳酸，低血糖。腹腔积液病原体培养阳性即可确诊。感染缓解则可表现为腹腔积液白细胞计数 <250 个/mm³。

51. 关于 ICU 患者难辨梭菌感染，下列说法**不正确**的是

A. CDI 是最常见的院内获得性胃肠道感染的类型

B. 尿毒症是 CDI 最常见的危险因素

C. 临床症状和体征往往在巨结肠出现之前都不典型，仅表现为腹胀，腹泻

D. 手风琴征是 CDI 感染的 CT 特征性表现

E. 甲硝唑是首选药物治疗

【解析】万古霉素 125mg，每 6 小时 1 次是首选治疗。

52. 患者男，75 岁。因"腹痛、呕吐、高热"收入急诊。有结肠肿瘤切除病史。现嗜睡，体温 39.2℃，呼吸频率 35 次/min，血压 78/42mmHg，心率 142 次/min，律齐。饱和度 88%（未吸氧）。下列**不是**立刻需要采取的措施是

A. 需立刻开始启动液体复苏并转入 ICU 治疗

B. 需要外出行 CT 检查明确感染灶

C. 立刻检查动脉血气，判断有无内环境紊乱及高乳酸血症

D. 需要立刻行床旁超声检查，查找感染源

E. 抗生素治疗需经验性覆盖革兰氏阴性杆菌和肠球菌

【解析】患者考虑腹腔感染，现已出现脓毒症休克，目前需要稳定生命体征，早期启动抗生素治疗，并行床旁超声检查评估可否引流感染病灶。外出 CT 检查需要在患者生命体征相对稳定且超声未发现明显病灶时进行。

53. 诊断血管内导管相关感染成立的条件**不包括**

A. 导管半定量细菌培养阳性（>15CFU），从导管培养出的细菌与外周血培养结果一致

B. 导管定量细菌培养阳性（>10³CFU），从导管培养出的细菌与外周血培养结果一致

C. 导管定量细菌培养阳性（>10⁵CFU），从导管培养出的细菌与外周血培养结果一致

D. 从中心静脉、外周静脉同时抽血送细菌定量培养，二者细菌浓度比例超过 5 : 1

E. 同时从中心静脉、外周静脉抽血送细菌培养，中心静脉所取血样培养出现

答案：50. A 51. E 52. B 53. C

阳性结果的时间比外周静脉血早2小时以上

【解析】具备下述任意一项可证明导管为感染来源：①有1次半定量导管培养阳性（每导管节段 >15CFU）或定量导管培养阳性（每导管节段 ≥1 000CFU），同时外周静脉血亦培养阳性，并与导管节段培养为同一微生物。②从导管和外周静脉同时抽血做定量血培养，两者菌落计数比（导管血∶外周血）≥ 5∶1。③从中心静脉导管和外周静脉同时抽血做定性血培养，中心静脉导管血培养阳性结果出现时间比外周血培养至少早2小时。④外周血和导管出口部位脓液培养均为阳性，并为同一株微生物。

54. 为了预防呼吸机相关性肺炎，以下措施最重要的是
    A. 预防性使用抗生素
    B. 患者留在层流室中
    C. 应用高剂量丙种球蛋白
    D. 避免使用 H_2 受体拮抗剂
    E. 吸痰规范操作
    【解析】规范吸痰操作是预防呼吸机相关性肺炎最重要的措施。

55. 患者男，76 岁。有高血压病史。1 天前情绪激动后出现头痛、头晕，3 小时前出现神志不清，查头部 CT 提示颞叶出血。入院 72 小时后出现发热、畏寒。白细胞增高，肺部 CT 提示双下肺浸润影，肺泡灌洗液培养为铜绿假单胞菌。预防医院获得性肺炎的有效措施为
    A. 常规更换呼吸机管路
    B. 应用一次性吸痰管
    C. 每日更换人工鼻
    D. 尽早撤机拔除气管插管和经鼻胃管
    E. 胸部物理治疗

【解析】每日评估拔除气管插管的可能，尽早撤机拔管可有效预防医院获得性肺炎。

二、多选题

1. HAP/VAP 发生的危险因素包括
   A. 宿主相关因素　　B. 药物因素
   C. 治疗相关因素　　D. 交叉感染
   E. 患者心理因素
   【解析】HAP/VAP 发生的危险因素分为宿主相关因素、药物因素、治疗相关因素及交叉感染。

2. HAP/VAP 最主要的治疗方式，包括经验性抗感染治疗和病原（目标）治疗。其中经验性抗感染治疗的原则为
   A. 应尽早进行经验性抗感染治疗
   B. 尽早进行营养治疗
   C. 应正确评估 MDR 菌感染的危险因素
   D. 正确评估是否发生深静脉血栓
   E. 尽早进行康复训练
   【解析】HAP/VAP 经验性治疗原则：①应尽早进行经验性抗感染治疗；②应正确评估 MDR 菌感染的危险因素。

3. 以下与医院获得性肺炎的感染源有关的因素是
   A. 口咽部微生物误吸，气道直接进入含有细菌的微粒
   B. 远处感染灶的血行播散
   C. 致病菌穿透肺组织
   D. 胃肠道细菌移位
   E. 罕见从邻近部位经膈肌或胸壁传播
   【解析】根据致病菌感染来源将 HAP/VAP 分为内源性和外源性。内源性主要来源于患者鼻部、口咽部和气管的定植菌，反流性胃内容物以及血源性感染。外源性

答案： 54. E　55. D
　　　1. ABCD　2. AC　3. ABCDE

主要来源于医务人员、机械通气管路、雾化器等。

4. 关于导管相关血流感染（CRBSI）时行导管培养，说法正确的是
   A. 如果怀疑患者存在 CRBSI，应该先留取血培养标本后拔除导管，并送检导管进行病原学监测
   B. 对于中心静脉导管，应该对导管尖端进行病原学培养，而不是导管的皮下潜行段（B-Ⅲ）。不推荐对导管尖端进行定性的肉汤培养
   C. 如果怀疑存在导管相关感染，并且穿刺点处有渗液或分泌物，应使用拭子取样送检病原学培养和革兰氏染色
   D. 对于短期留置的血管内导管，建议行常规临床病原学检测，对于长期留置的血管内导管，如果穿刺点和导管头半定量培养菌落计数 <15CFU/plate，考虑血管内导管不是血流感染的感染源
   E. 若患者不存在 CRBSI 的症状和体征，无须对所有拔除的导管进行常规性病原学检查

【解析】①血培养诊断，中心静脉导管血样标本菌落数与外周血培养的菌落数计数比（导管血：外周血）≥5：1，可确诊 CRBSI。②中心静脉导管血培养与外周静脉血培养出现阳性报警时间早 2 小时或以上可以确诊 CRBSI。③有 1 次半定量导管培养阳性（每导管节段≥15CFU）或定量导管培养阳性（每导管节段≥1 000CFU），同时外周血和导管末端培养出同种病原微生物，可诊断 CRBSI。④定量血培养时，导管血培养结果是静脉血培养结果的 3 倍或以上可以诊断 CRBSI。⑤外周血和导管出口部位脓液培养均为阳性，且为同一株微生物，可诊断 CRBSI。

5. 结核性脑膜炎伴颅内高压，可用于减轻脑水肿的措施是
   A. 使用地塞米松
   B. 必要时侧脑室引流
   C. 行腰椎穿刺术明确诊断
   D. 静脉注射呋塞米
   E. 静脉注射甘露醇
   【解析】已经明确颅内高压患者，禁止行腰椎穿刺检查，避免脑疝。

6. 病毒性脑膜炎最常见的症状是
   A. 发热
   B. 头痛
   C. 脑膜刺激征
   D. 全身中毒症状
   E. 严重脑实质受损症状
   【解析】病毒性脑膜炎一般不引起严重的脑实质受损。

7. 明确中枢神经系统感染病原体所做的检查是
   A. 血培养
   B. 头颅 MRI
   C. 脑脊液培养
   D. 脑脊液 PCR
   E. 脑脊液 NGS 检测
   【解析】以上除头颅 MRI 均为明确中枢神经系统感染病原体所做的检查。

8. 新生儿化脓性脑膜炎，脑膜刺激征不明显的原因**不包括**
   A. 机体的反应能力差
   B. 脑膜炎症不如年长儿强
   C. 颅缝及前囟未闭
   D. 颈肌尚不发达
   E. 大脑处于抑制状态
   【解析】新生儿化脓性脑膜炎，脑膜刺激征不明显的原因是颅缝及前囟未闭。

答案： 4. ABCDE　5. ABDE　6. ABCD　7. ACDE　8. ABDE

9. 下列表现有助于结核性脑膜炎诊断的是
   A. 有开放性肺结核接触史
   B. 结核菌素试验阳性
   C. 胸部 X 线发现结核灶
   D. 脑积液有结核性脑膜炎典型改变
   E. 脑脊液找到抗酸杆菌

【解析】以上均有助于结核感染的诊断，脑脊液找到结核杆菌是诊断金标准。

10. 关于非复杂性血流感染定义正确的是
    A. 血培养阳性
    B. 无心内膜炎、无人工装置
    C. 无迁移性感染灶
    D. 血培养于治疗后 2~4 日内转阴
    E. 经有效治疗后 72 小时内退热

【解析】非复杂性血流感染指血培养阳性，无心内膜炎，无人工装置，血培养于治疗后 2~4 日内转阴，经有效治疗后 72 小时内退热，无迁移性感染灶。

11. 疑似发生血流感染时应当及时拔除导管的是
    A. 怀疑患者导管相关感染
    B. 患者出现静脉炎
    C. 导管堵塞或故障
    D. 患者病情不需要时
    E. 患者病情变化时

【解析】应当每天观察患者导管穿刺点及全身有无感染征象。当患者穿刺部位出现局部炎症表现，或全身感染表现的，怀疑发生血管导管相关感染时，建议综合评估决定是否需要拔管。如怀疑发生中心静脉导管相关血流感染，拔管时建议进行导管尖端培养、经导管取血培养及经对侧静脉穿刺取血培养。

12. 导管相关血流感染的高危人群是
    A. 留置血管导管并气管插管者
    B. 长期使用抗菌药物治疗者
    C. 留置血管导管化疗、放疗、免疫抑制剂者
    D. 长期静脉高营养治疗者
    E. 糖尿病血糖控制不良者

【解析】导管相关血流感染的高危人群，包括移植术后开展各种大手术（心血管等），使用皮质激素、广谱抗生素，烧伤创面，气管插管、切开，静脉导管用于肝硬化、糖尿病等；静脉导管留置，导尿管留置，机械通气，静脉输液等；肾上腺皮质激素，广谱抗生素的应用。

13. 血行感染时需要病原学检查行血培养，以下说法正确的是
    A. 宜在抗菌药物应用前及寒战、高热时采血
    B. 不同静脉穿刺部位采集至少两套足量血标本
    C. 每次最佳抽血量为培养基的 1/10~1/5（8~10ml）
    D. 抽血量不足是培养失败最常见的原因
    E. 成人每份血培养最佳血量是 20ml，需氧瓶和厌氧瓶各接种 10ml

【解析】宜在抗菌药物应用前及寒战、高热时，不同静脉穿刺部位采集至少两套足量血标本。每次最佳抽血量为培养基的 1/10~1/5（8~10ml）。成人每份血培养最佳血量是 20ml（10ml 接种至需氧瓶，10ml 接种至厌氧瓶）。必须强调抽血量不足是培养失败最常见的原因，成人中，血培养标本每增加 1ml，检出率增加 3%。

14. 血行感染的入侵途径有
    A. 浅表组织化脓性感染
    B. 深部组织化脓性感染
    C. 手术及创伤

答案：　9. ABCDE　10. ABCDE　11. ABCD　12. ABCDE　13. ABCDE　14. ABCDE

D. 内脏破裂或穿孔

E. 各种插管、导管检查,各种注射、穿刺

【解析】血行感染的入侵途径有浅表组织化脓性感染,深部组织化脓性感染,手术及创伤,内脏破裂或穿孔,各种插管、导管检查,各种注射、穿刺,继发于其他疾病、输注污染液体。还有原因不明的。

15. 有关血行感染的病原学检查说法正确的是

A. 血培养宜在抗菌药物应用前及寒战、高热时采血

B. 为有利于搜寻病原菌所有患者应做尿液、咽分泌物和痰培养

C. 基因测序检测病原菌的基因诊断阳性率明显高于培养

D. 基因测序检测的特异性和敏感性均高于培养

E. 基因测序检测具有高效率、广覆盖的优势

【解析】血培养宜在抗菌药物应用前及寒战、高热时采血,不同静脉穿刺部位采集至少两套足量血标本。尿液、痰、脓液和分泌物培养:所有患者应做尿液、咽分泌物和痰培养,有利于搜寻病原菌,为抗菌药物治疗了解菌群交替情况提供基础资料。分子学方法可以直接检测血培养瓶中的微生物,从而实现微生物的快速识别,病原菌的基因诊断阳性率明显高于培养,且不受抗菌药物应用的影响,也同时便于多种病原体的检出,其特异性和敏感性均高于培养,具有高效率、广覆盖的优势。

16. 预防和控制 MODR,抗菌药物的应用正确的是

A. 医院内感染患者使用抗菌药物前,要先留取标本送培养

B. 医师应根据药敏结果合理使用抗菌药物,以减少耐药菌株的产生

C. 当病区出现多重耐药菌株,检查其他患者所用的抗菌药物,必要时停用可促进这些特殊病原体选择性生长的药物

D. 治疗 MODR 感染患者首选高级抗菌药物

E. 治疗 MODR,必须联用多种抗菌药物

【解析】感染患者使用抗菌药物前,要先留取标本送培养;应根据药敏结果合理使用抗菌药物,以减少耐药菌株的产生;当病区出现多重耐药菌株,检查其他患者所用的抗菌药物,必要时停用可促进这些特殊病原体选择性生长的药物。

17. 有关预防血行感染的说法正确的是

A. 加强原发感染病灶的治疗和预防是关键措施

B. 医院感染管理机构应严格实施抗生素使用监控条件

C. 尽可能提高患者机体免疫力,对免疫力低下患者进行保护性隔离

D. 严格遵守手卫生制度

E. 选择恰当的置管部位,防止静脉导管诱发血栓形成

【解析】加强原发感染病灶的治疗和预防是关键,务必控制炎症扩散,防止病原菌进入血液和导致血行感染。医院感染管理机构应严格实施抗生素使用监控条件,合理地预防性使用抗菌药物。尽可能提高患者机体免疫力,对免疫力低下患者进行保护性隔离。严格遵守手卫生制度,任何操作或检查前后都必须洗手,防止从医务人员获得感染耐药菌株,切断耐药菌株的传播途径。选择恰当的置管部位,防止静脉导管诱发血栓形成,减少导管在血管内长度,

答案: 15. ABCDE　16. ABC　17. ABCDE

缩短插管时间,良好的导管固定,避免使用聚乙烯塑料管等是预防导管引起的血行感染的重要措施。

18. 有关血行感染的预防措施,正确的是
    A. 加强对危重患者皮肤血管护理
    B. 加强各种诊疗措施的无菌操作技术
    C. 加强呼吸机、留置导尿管的消毒,尽量减少不必要介入性操作
    D. 对污染后危害性大的操作实行感染控制管理
    E. 气管切开吸痰时,应戴手套,一次性使用吸痰管

【解析】加强对危重患者皮肤血管护理,加强各种诊疗措施的无菌操作技术,如皮肤消毒、配制液体应在无菌台上操作,配好液体应在 4 小时内输入。尤其是对呼吸机、留置导尿管进行消毒,尽量减少不必要的介入性操作。各种留置导管时间不宜过长,可能感染应立即拔除并做细菌培养。对污染后危害性大的操作实行感染控制管理,建立专业组进行导尿、静脉切开、呼吸机使用等。气管切开吸痰时,应戴手套,一次性使用吸痰管。

19. 有关血行感染使用抗生素的说法中正确的是
    A. 早期有效的抗生素治疗和原发病的控制是血行感染治疗的基础
    B. 按患者原发病灶、免疫功能状况、发病场所及其他流行病学资料综合考虑其可能的病原,选用适宜的抗菌药物治疗
    C. 要进行及时的抗菌治疗
    D. 尽早静脉应用经验性抗生素治疗
    E. 最大限度地发挥抗生素的有效性

【解析】早期有效的抗生素治疗和原发病

的控制是血行感染治疗的基础,抗菌药物应用的原则和方法:按患者原发病灶、免疫功能状况、发病场所及其他流行病学资料综合考虑其可能的病原,选用适宜的抗菌药物治疗。要进行及时的抗菌治疗,通常抗菌治疗的方式是尽早静脉应用经验性抗生素治疗。使用策略就是最大限度地发挥抗生素的有效性。

20. 为最大限度避免血行感染,下面有关留置血管内导管措施正确的是
    A. 置管部位应铺大无菌单,置管人员应戴帽子、口罩、无菌手套,穿无菌手术衣
    B. 成人中心静脉置管时应首选锁骨下静脉,尽量避免使用股静脉
    C. 置管后应当尽量使用无菌透明、透气性好的敷料覆盖穿刺点
    D. 对于高热、出汗、穿刺点出血、渗血的患者应当使用无菌纱布覆盖
    E. 不应为预防感染而定期更换中心静脉导管和动脉导管

【解析】选择能够满足病情和诊疗需要的管腔最少、管径最小的导管。选择合适的留置部位,中心静脉置管成人建议首选锁骨下静脉,其次选颈内静脉,不建议选择股静脉;连续肾替代治疗时建议首选颈内静脉。置管后应当尽量使用无菌透明、透气性好的敷料覆盖穿刺点。对于高热、出汗、穿刺点出血、渗血的患者应当使用无菌纱布覆盖。不应为预防感染而定期更换中心静脉导管和动脉导管。

21. 对于中心静脉置管患者为避免血行感染,下列做法正确的是
    A. 在输血、输入血制品、脂肪乳剂后的 24 小时内及时更换输液管路

答案: 18. ABCDE 19. ABCDE 20. ABCDE 21. ABCDE

B. 外周及中心静脉置管后,应当用生理盐水或肝素盐水进行常规封管,预防导管内血栓形成

C. 每天对保留导管的必要性进行评估,不需要时应当尽早拔除导管

D. 怀疑导管相关血流感染时,首先需进行导管尖端的微生物培养明确诊断

E. 注射药物前用 75% 乙醇溶液消毒导管连接端口,待干后方可注射药物

【解析】在输血、输入血制品、脂肪乳剂后的 24 小时内应当及时更换输液管路。外周及中心静脉置管后,应当用生理盐水或肝素盐水进行常规封管,预防导管内血栓形成。每天对保留导管的必要性进行评估,不需要时应当尽早拔除导管。怀疑导管相关血流感染时,首先需进行导管尖端的微生物培养明确诊断。注射药物前用 75% 乙醇溶液消毒导管连接端口,待干后方可注射药物。

22. 关于尿源性脓毒症,描述正确的是

A. 下尿路感染上行是最常见的病因

B. 多见于泌尿系梗阻患者,如结石

C. 多为常见的尿道病原体,如大肠埃希菌、肺炎克雷伯菌、肠球菌和金黄色葡萄球菌

D. 对于发生脓毒症休克的患者,一旦发现肾结石,需要立刻急诊行手术治疗

E. 需要立刻超声检查明确有无肾造瘘的可能

【解析】因结石引起的尿源性脓毒症,如果发生脓毒症休克,需要立刻液体复苏,稳定血流动力学,评估是否需要气管插管。同时启动抗生素治疗,并超声评估可否行肾盂造瘘。待病情稳定后可择期行手术。

23. 关于肝脓肿,下列描述正确的是

A. 最常见的病原菌为肺炎克雷伯菌

B. 多见于糖尿病患者

C. 患者一旦发生视物模糊、抽搐、意识障碍需考虑眼内炎和脑脓肿可能

D. 全身性菌血症也可以导致肝脓肿

E. 肝脓肿患者必须全身应用抗生素,且应根据感染源选择合适的经验性治疗药物,疗程至少 14 天。

【解析】糖尿病患者常见肝脓肿发生,全身性菌血症也可在肝形成脓肿。最常见细菌为敏感肺炎克雷伯菌,如患者出现视物模糊及抽搐,需警惕眼内炎和脑脓肿。抗生素至少使用 14 天,如合并脑脓肿使用时间应更长。

三、共用题干单选题

(1~3 题共用题干)

患者男,32 岁。车祸致多发伤、颅内血肿、全身多处骨折,深昏迷,急诊已行气管切开。既往体健,否认基础疾病病史。入住 ICU 气管切开辅助呼吸 2 周,现体温升高,气道内分泌物增多,白细胞升高,经纤维支气管镜通过防污染毛刷取下呼吸道分泌物培养检出鲍曼不动杆菌。

1. 该患者临床诊断可能性大的疾病是

A. 医院获得性肺炎
B. ARDS
C. 肺部感染
D. 呼吸机相关性肺炎
E. 心力衰竭

【解析】呼吸机相关性肺炎(VAP)是指气管插管或气管切开患者接受机械通气 48 小时后发生的肺炎。

2. 下一步确诊应选择的辅助检查是

A. 肺部影像学检查

答案:　22. ABCE　23. ABCDE
　　1. D　2. A

B. 心脏彩超

C. 腹部彩超

D. CTPA 检查

E. 肺功能检查

【解析】根据患者病史特点和皮损特征，临床考虑呼吸机相关性肺炎可能性大，多个发布的 HAP/VAP 管理指南推荐基于以下两点做出临床诊断：影像学检查确认新发或进展性肺浸润，伴有临床证据表明浸润来源于感染（如新出现的发热、脓痰、白细胞增多和氧饱和度下降），并且呼吸道样本微生物学检查确认为病原体阳性。因此确诊应进行肺部影像学检查。

3. 通常与上述疾病发生**无关**的因素是

A. 宿主相关因素

B. 患者心理因素

C. 治疗相关因素

D. 交叉感染

E. 药物因素

【解析】对于 HAP/VAP 发生的危险因素包括宿主相关因素、药物因素、治疗相关因素及交叉感染。

（4~6 题共用题干）

患者男，72 岁。因"重症药疹"收住 ICU。患者休克，留置有中心静脉导管 16 天，患者出现发热，高热不退，血培养提示白念珠菌。

4. 该患者引起发热及高热不退可能性大的原因是

A. 导管相关血流感染

B. 皮肤软组织感染

C. 肺部感染

D. 尿路感染

E. 过敏反应

【解析】导管相关血流感染（CRBSI）是指留置血管内导管期间或拔除血管内导管 48 小时内发生的原发性，且与其他部位感染无关的感染，包括血管导管相关局部感染和血流感染。患者出现菌血症或真菌血症，同时伴有感染症状（如发热、寒战和低血压）。

5. 为明确诊断最有价值的检查是

A. 肺部影像学检查

B. 尿常规、尿培养

C. 痰培养、痰涂片

D. 经中心静脉导管、外周静脉同时抽血行血培养

E. 血常规、PCT

【解析】根据患者病史特点和皮损特征，临床考虑导管相关血流感染可能性大。具有严重感染的临床表现，留置导管的患者出现发热或其他全身感染的表现时，应警惕 CRBSI。同时进行导管培养和血培养的诊断。

6. 通常与上述疾病发生**无关**的因素是

A. 导管相关因素

B. 置管操作因素

C. 日常导管管理因素

D. 患者因素

E. 药物因素

【解析】对于 CRBSI 发生的危险因素包括导管相关因素、置管操作因素、日常导管管理因素及患者因素。

（7~9 题共用题干）

患儿女，9 个月。发热、轻咳 10 天，抽搐 2 次，患者呈嗜睡状。体温 38℃，双肺（−），左侧腱反射活跃，病理征（−），克氏征（+）。

7. 该患者最需要进一步完善的检查是

A. 血常规 B. 胸部 X 线

C. 头颅 MRI D. 腰椎穿刺

E. 血培养

答案： 3. B 4. A 5. D 6. E 7. D

【解析】该患者有神经损害的表现,有脑膜炎的症状体征,需立即进一步完善脑脊液检查协助诊断。

8. 下列**不是**明确感染病原体的检查是
   A. 血培养
   B. 头颅 MRI
   C. 脑脊液培养
   D. 脑脊液 PCR
   E. 脑脊液 NGS 检测

【解析】选项 A、C、D、E 均为查找病原体的检测方法。

9. 关于患儿中枢神经系统感染的临床特点,下列说法**错误**的是
   A. 起病隐匿
   B. 临床表现不典型
   C. 体征可以不明显
   D. 婴儿临床表现比年长儿典型
   E. 易误诊

【解析】中枢神经系统感染的临床表现,年长儿比婴儿表现更典型。

　　(10~13 题共用题干)
　　患者女,25 岁。高热、呕吐 1 天。查体:面色较苍白,精神萎靡,嗜睡,心肺(−),颈软,克氏征(+)。

10. 该患者下一步需立即完善的检查**不包括**
    A. 血常规　　　　B. 血培养
    C. 头颅 MRI　　　D. 腰椎穿刺
    E. TCD

【解析】根据患者的临床表现,高度考虑存在中枢神经系统感染,选项 A、B、C、D 均为需立即进一步完善的检查。

11. 如果患者血常规提示白细胞升高,脑脊液检查结果提示:脑脊液压力高、清亮、

白细胞高,以中性粒细胞升高为主,蛋白高,氯化物与糖降低。诊断应首先考虑的疾病是
   A. 化脓性脑膜炎
   B. 病毒性脑炎
   C. 结核性脑膜炎
   D. 隐球菌性脑膜炎
   E. 脑膜癌

【解析】因患者白细胞升高,脑脊液提示中性粒细胞升高为主,遂需考虑化脓性脑膜炎可能性大。

12. 如果查体发现患者有皮肤瘀点、紫癜样皮疹,通常该征象提示感染的病原菌是
    A. 新型隐球菌
    B. 脑膜炎奈瑟菌
    C. 单纯疱疹病毒
    D. 结核杆菌
    E. 寄生虫

【解析】中枢神经系统感染中,若患者同时出现皮肤瘀点样皮疹,通常预示脑膜炎奈瑟菌的感染。

13. 如果患者确诊为化脓性脑膜炎,抗感染治疗首选的药物是
    A. 莫西沙星　　　B. 头孢曲松
    C. 氨苄西林　　　D. 阿米卡星
    E. 阿奇霉素

【解析】第三代头孢菌素的头孢曲松或头孢噻肟常作为细菌性脑膜炎的首选用药。

　　(14~16 题共用题干)
　　患者女,35 岁。有近 8 年的空腹或夜间上腹部烧灼痛,进食后疼痛好转。近来自觉症状加重。6 小时前患者进食后突感上腹部刀割样剧痛很快延及全腹,伴有恶心、呕吐。体检:腹式呼吸消失,板状腹,全腹压

答案:　8. B　9. D　10. E　11. A　12. B　13. B

痛、反跳痛,肝浊音界消失,移动性浊音(+),肠鸣音消失。

14. 该患者临床诊断可能性大的疾病是
    A. 十二指肠溃疡急性穿孔伴弥漫性腹膜炎
    B. 心肌梗死
    C. 急性胰腺炎
    D. 急性肠梗阻
    E. 急性阑尾炎

【解析】有十二指肠溃疡的典型症状,近8年空腹或夜间上腹部烧灼痛,进食后疼痛好转。6小时前患者进食后突感上腹部刀割样剧痛很快延及全腹,板状腹,全腹压痛、反跳痛,肝浊音消失,移动性浊音(+),均提示有穿孔。

15. 确诊应选择的检查是
    A. 细菌培养
    B. 立位腹部透视或摄片或腹部 CT
    C. 超声
    D. 血常规
    E. 心电图

【解析】根据患者病史特点和体征,诊断十二指肠溃疡急性穿孔伴弥漫性腹膜炎可能性大,确诊需要检查腹腔是否有游离气体,行立位腹部透视或摄片或腹部 CT 即可明确。

16. 与腹腔感染相关的病原菌是
    A. 细菌感染   B. 病毒感染
    C. 衣原体感染   D. 寄生虫感染
    E. HPV 感染

【解析】细菌感染(如一些革兰氏阴性杆菌或革兰氏阳性球菌或杆菌)是腹腔感染的病原菌,尤其以大肠埃希菌、尿肠球菌、粪肠球菌为主。

(17~19题共用题干)

患者女,28岁。1周前发热、尿频、尿急、尿痛伴腰痛,无类似病史。查体:体温38.6℃,心肺(-),腹软,肝脾未扪及,双肾区有叩击痛。实验室检查:尿白细胞30~50个/HP,可见白细胞管型。

17. 对该患者最可能的诊断是
    A. 急性肾小球肾炎
    B. 急性尿道综合征
    C. 急性膀胱炎
    D. 急性肾盂肾炎
    E. 输尿管结石

【解析】尿路症状加全身症状,且尿白细胞管型为急性肾盂肾炎表现。

18. **不宜**作为首选的抗菌治疗药物为
    A. 喹诺酮类
    B. 头孢菌素类
    C. 红霉素
    D. 半合成广谱青霉素
    E. 克林霉素

【解析】尿路感染首选药物为喹诺酮、头孢类、呋喃妥因、克林霉素、半合成青霉素等。

19. 一般用药的疗程是
    A. 3 天   B. 7 天
    C. 14 天   D. 20 天
    E. 30 天

【解析】急性肾盂肾炎用药疗程为2周。

(20~22题共用题干)

患者女,75岁。有糖尿病、高血压病史多年,因"尿频、尿急并发热3天"入院。发现神志淡漠、血压下降至 83/50mmHg,CVP 12cmH$_2$O,CO 6.0L/min,SVRI 850dPmx,氧合指数 220,血糖 16mmol/L。

答案: 14. A 15. B 16. A 17. D 18. C 19. C

20. 对该患者最有可能的诊断
    A. 尿脓毒症
    B. 低血容量性休克
    C. 高血压药物过量
    D. 心肌梗死
    E. 酮症酸中毒

【解析】患者尿源性感染合并感染性休克,可诊断尿脓毒症。

21. **不宜**选用的抗生素为
    A. 喹诺酮类
    B. 第三代头孢菌素类
    C. 氨基糖苷类
    D. 半合成广谱青霉素
    E. 克林霉素

【解析】尿源性脓毒症,宜选用第三代头孢菌素、哌拉西林联合 β 内酰胺酶抑制药或氟喹诺酮类药物常规或依据情况增大剂量,或根据情况选用氨基糖苷类或碳青霉烯类药物进行经验性覆盖革兰氏阴性菌的治疗。

22. 一般用药疗程为
    A. 退热后 3~5 天
    B. 3 天
    C. 7 天
    D. 4 周
    E. 2 周

【解析】尿源性脓毒症,疗程为退热或易感因素控制或消除后 3~5 天。

(23~25 题共用题干)

患者女,64 岁。在院外因"呼吸道异物发生气道梗阻,呼吸、心搏骤停"入急诊。来诊时双侧瞳孔 6mm,对光反射消失。支气管镜清除异物并插管成功,经复苏后恢复自主循环。入 ICU 时即严重高热,需要大剂量血管活性药物维持血压,无自主呼吸,肝肾功能

及凝血功能极度紊乱。经治疗循环逐渐稳定,但肠内喂养始终无法达到目标热卡量,反复出现腹胀及胃残余量 >1 000ml/d。2 周后再次高热,白细胞计数为 32 × 10⁹/L,中性粒细胞比例为 95%,降钙素原 32mmol/L。尿常规:白细胞 3~5 个/HP。

23. 以下关于感染源判断最**不可能**的是
    A. 胆道感染　　　B. 肠源性感染
    C. 肺部感染　　　D. 尿路感染
    E. 血流感染

【解析】该患者存在复苏后综合征,各器官因缺血再灌注打击均存在不同程度的损伤。可能因缺血出现急性无结石性胆囊炎,肠缺血后通透性增加内毒素移位入血,或心搏骤停时发生吸入性肺炎。但尿常规白细胞仅 3~5 个/HP,不支持尿路感染引起的严重尿源性脓毒症。

24. 肠内喂养无法进行的最可能原因是
    A. 机械性肠梗阻
    B. 难辨梭菌感染
    C. 复苏后综合征引起的肠功能障碍
    D. 肠穿孔
    E. 肠系膜上动脉血栓形成

【解析】复苏后缺血再灌注损伤可打击各个脏器,是立刻出现器官功能障碍的重要原因。

25. 再次高热后复查腹腔超声提示胆囊大小尚可,胆囊壁 5mm,膈下及肝周大量积液,胆周积液,盆腔中量积液。最可能的诊断是
    A. 急性无结石性胆囊炎
    B. 肝脓肿
    C. 结肠穿孔
    D. 胆囊穿孔
    E. 肠坏死

答案: 20. A　21. E　22. A　23. D　24. C　25. A

【解析】与胆结石相关的胆囊炎相反,急性无结石性胆囊炎的病因为胆囊缺血继发感染;患者多表现为高热和高胆红素血症。血清转氨酶和碱性磷酸酶浓度也会升高。胆囊壁厚度超过 3.5mm 及存在胆囊周围积液即可诊断急性无结石性胆囊炎。

(26~28 题共用题干)

患者男,47 岁。有糖尿病病史,予以胰岛素控制。本次因"高热,寒战,意识模糊"入急诊科就诊。查体:血压 79/32mmHg,呼吸窘迫 25 次/min,心率 152 次/min,律齐,饱和度 98%。四肢皮温较低,膝盖处可见明显花斑。

26. 实验室检查提示血红蛋白 92g/dl,白细胞计数 21×10^9/L,降钙素原 18ng/ml,谷丙转氨酶 128mmol/L,胆红素 43μmol/L,肌酐 128mmol/L,脑钠肽 >35 000ng/ml,白蛋白 28g/dl。CT 提示肝单个巨大低密度灶,右下肺不张伴少量积液,余未见显著异常。诊断考虑肝脓肿,最有可能的病原体是
    A. 肺炎克雷伯菌
    B. 粪肠球菌
    C. 白念珠菌
    D. 脆弱拟杆菌
    E. 肺炎链球菌

【解析】高致病力肺炎克雷伯菌是糖尿病患者肝脓肿的最常见病原体。

27. 查血气提示:pH 7.29,PaO₂ 72mmHg,PaCO₂ 29mmHg,BE − 8mmol/L,Lac 4.9mmol/L。下列措施**不是**立刻需要实施的是
    A. 手术切除肝脓肿
    B. 留置深静脉导管及有创动脉血压监测
    C. 液体复苏及优化循环管理

D. 立刻启动抗生素治疗,可选用头孢曲松
E. 监测微循环氧合情况,必要时气管插管

【解析】患者是高致病力肺炎克雷伯菌导致的肝脓肿,已经出现脓毒症休克的症状,应该迅速开始液体复苏,血流动力学监测并改善全身氧输送。

28. 最可能改善患者预后的处置是
    A. 超声引导下经皮经肝脓肿穿刺引流
    B. 留置 PiCCO 监测血流动力学
    C. 肾替代治疗
    D. 广谱抗生素覆盖
    E. 立刻启动抗真菌治疗

【解析】感染源的控制是腹腔感染最重要的改善预后的措施。

(29~30 题共用题干)

患者男,30 岁。因重症肺炎行机械通气 2 周,体温正常 5 天,最近又发热 3 天,体温 38.5~39℃。查体:双下肺可闻及散在湿啰音,气道分泌物为黄色黏痰,右颈内静脉置管部位皮肤出现红肿、硬结,无脓液渗出。

29. 对明确诊断最有价值的检查是
    A. 从颈内静脉导管、外周静脉同时抽血送细菌定量培养
    B. 气道分泌物培养
    C. 胸部 CT
    D. 痰液涂片找抗酸杆菌
    E. 放射性核素肺通气血流扫描

【解析】患者重症肺炎行机械通气 2 周,体温正常 5 天,说明肺部感染已经得到控制。最近出现发热,且右颈内静脉置管部位皮肤出现红肿、硬结,首先考虑出现导管相关血流感染。

答案:　26. A　27. A　28. A　29. A

30. 如果导管定量细菌培养阳性($>10^3$CFU),从导管培养出的细菌与外周血培养结果一致,细菌为 MRSA,需加用的抗菌药物是
    - A. 头孢曲松
    - B. 青霉素
    - C. 头孢唑林
    - D. 氟康唑
    - E. 万古霉素

【解析】导管定量细菌培养阳性($>10^3$CFU),从导管培养出的细菌与外周血培养结果一致,可诊断为导管相关血流感染。细菌为 MRSA,即耐甲氧西林的金黄色葡萄球菌,万古霉素效果最好。

(31~33题共用题干)

患者男,66岁。因"高热、腹痛"入院,诊断为急性重症胰腺炎。入院后留置颈内静脉置管,抗感染治疗 5 天后体温正常,但 8 天后再度出现发热 38.9℃。查体:静脉导管皮肤入口处发红,少量渗液未见脓性分泌物,无咳嗽咳痰,无腹痛腹泻,导尿管尿色清。

31. 该患者若考虑导管相关血流感染,预留取标本明确病原时下列观点正确的是
    - A. 应留取导管皮下潜行段作为培养标本
    - B. 穿刺点处有渗液或者分泌物,污染机会大,故无须取样培养
    - C. 因患者已使用抗感染药物,抽取血培养判断意义不大
    - D. 应分别由血管内导管、外周静脉采样培养
    - E. 需从导管同一端口抽取 2 份以上血标本

【解析】患者为急性重症胰腺炎,抗感染治疗 5 天后体温正常,说明原发病已基本控制。再次出现发热,且颈内静脉导管皮肤入口处发红,有少量渗液,考虑为导管相关血流感染,应分别由血管内导管、外周静脉采样培养。

32. 该患者若考虑导管相关血流感染,则预计其病原菌最可能是
    - A. 链球菌属
    - B. 葡萄球菌属
    - C. 肠杆菌属
    - D. 肠球菌属
    - E. 念珠菌属

【解析】引起导管相关血流感染的病原菌多为皮肤常居菌。医院感染的病原菌以大肠埃希菌、肺炎克雷伯菌、金黄色葡萄球菌居多,而导管相关血流感染最常见的病原菌为凝固酶阴性葡萄球菌,特别是表皮葡萄球菌,其次是金黄色葡萄球菌、念珠菌属和肠球菌属。

33. 该患者若考虑导管相关血流感染,待血培养结果回报前,进行经验性抗菌治疗可选择使用的药物是
    - A. 万古霉素
    - B. 利奈唑胺
    - C. 苯唑西林
    - D. 头孢唑林
    - E. 亚胺培南西司他丁

【解析】患者为医院感染,具有多重耐药菌感染的高危因素。导管相关血流感染最常见的病原菌为凝固酶阴性葡萄球菌,特别是表皮葡萄球菌,其次是金黄色葡萄球菌、念珠菌属和肠球菌属,因此需选择可覆盖耐甲氧西林的金黄色葡萄球菌的抗生素,故选择万古霉素。

四、案例分析题

【案例 1】患者女,78 岁。因"肠梗阻"急诊入院。有哮喘病史 70 余年及风湿性心脏病病史 40 余年。患者入院后急诊行乙状结肠癌根治术+横结肠造瘘术,术后 4 天造瘘袋排气排便,已进食及下床活动。术后 6 天,患者出现咳嗽、咳痰,呼吸费力,予以头孢曲松抗感染治疗,咳嗽无明显减轻,查胸部

答案:　30. E　31. D　32. B　33. A

CT 提示左肺大片渗出,患者咳嗽、咳痰纠正不明显,出现发热,体温最高达 38.7℃,肺部痰液增多,呼吸困难,因病情加重转入 ICU。查体:体温 38.5℃,心率 142 次/min,呼吸 34 次/min,血压 80/42mmHg,SpO₂ 85%,患者神清,体格消瘦,急性重病容,端坐呼吸,呼吸窘迫。肺部听诊:满肺干湿啰音,心音强弱不齐,心界向左扩大。全腹软,无压痛及反跳痛,肠鸣音 4 次/min,四肢肌力好,双下肢有轻度凹陷性水肿,病理征阴性。

第 1 问:患者治疗前需要进行的检查是

　　A. 血、尿、粪常规检查,血液生化检查

　　B. 血气分析

　　C. 心脏彩超

　　D. 痰培养,痰涂片

　　E. 心电图

　　F. 胸片

　　G. 腹盆腔 B 超

【解析】常规的实验室检查有助于了解患者基本健康状况及脏器功能,胸片、痰培养、痰涂片检测有助于疾病的确诊以及指导抗生素的选择,心脏彩超和心电图有助于了解心脏基本情况,腹盆腔 B 超有助于辅助评估是否合并腹腔感染。

第 2 问:诊断需要考虑的疾病是

　　A. 医院获得性肺部感染

　　B. 感染性休克

　　C. 左心功能不全

　　D. 呼吸衰竭

　　E. 急性肺栓塞

　　F. 复杂腹腔感染

【解析】术后 6 天患者出现咳嗽、咳痰,痰液增多,呼吸费力,体温最高达 38.7℃,且 SpO₂ 85%。肺部听诊:满肺干湿啰音,心音强弱不齐,心界向左扩大。CT 提示左肺大片渗出,医院获得性肺部感染、呼吸衰竭诊

断依据充足。发热伴血压 80/42mmHg,考虑感染性休克。有风湿性心脏病病史 40 余年,心界向左扩大,双下肢有轻度凹陷性水肿,考虑左心功能不全。

第 3 问:关于医院获得性肺部感染患者感染 MDR 假单胞菌和其他革兰氏阴性杆菌以及感染 MRSA 的危险因素,描述正确的是

　　A. 结构性肺病(支气管扩张或囊性纤维化)

　　B. 呼吸道标本革兰氏染色显示有大量处于优势的革兰氏阴性杆菌

　　C. MDR 假单胞菌或其他革兰氏阴性杆菌定植或者之前分离出这些细菌

　　D. 接受治疗的病区内 >20% 的金黄色葡萄球菌菌株耐甲氧西林

　　E. 接受治疗的病区内 MRSA 的流行情况未知

　　F. MRSA 定植或者以前分离出 MRSA

　　G. 过度抑酸治疗

　　H. 因 HAP 而给予通气支持

【解析】医院获得性肺部感染 MDR 假单胞菌和其他革兰氏阴性杆菌的危险因素:①结构性肺病(支气管扩张或囊性纤维化);②呼吸道标本革兰氏染色显示有大量处于优势的革兰氏阴性杆菌;③MDR 假单胞菌或其他革兰氏阴性杆菌定植或者之前分离出这些细菌。HAP 感染 MRSA 的危险因素:①接受治疗的病区内 >20% 的金黄色葡萄球菌菌株耐甲氧西林;②接受治疗的病区内 MRSA 的流行情况未知;③MRSA 定植或者以前分离出 MRSA。

第 4 问:最终患者确诊为休克原因待查:感染性休克? 心源性休克? 医院获得性肺部感染,呼吸衰竭,风湿性心瓣膜病,心脏向左

答案:【案例 1】 1. ABCDEFG　2. ABCD　3. ABCDEF　4. ABDEH

扩大,心房颤动,心功能不全。下一步应即刻采取的治疗措施有

 A. 经验性抗感染治疗

 B. 呼吸机辅助呼吸

 C. 下肢气压泵治疗

 D. 容量管理

 E. 血流动力学监测

 F. 大量补液

 G. 营养支持治疗

 H. 抗生素使用前的痰培养、血培养

【解析】下肢气压泵治疗会增加回心血量,加重心脏负担,目前心功能不全,存在心源性休克,大量补液会加重病情。血流动力学不稳定,营养支持需再评估。

【案例2】患者男,38岁。因"大面积烧伤"急诊入院,既往体健。患者入院后即存在休克,ARDS,因头面部、胸腹部及四肢均为深Ⅱ度~Ⅲ度烧伤,烧伤面积达79%,行股静脉穿刺补液、气管插管呼吸机辅助呼吸、动脉置管行有创血压监测,并急诊行局部清创术,术后入ICU,经积极预防感染、纠正休克、局部反复清创,磺胺嘧啶银保护创面等综合治疗,循环逐渐趋于稳定,血管活性药物已停用,呼吸好转,间断脱机训练,气道分泌物不多。入ICU 14天,患者出现发热、寒战、血压下降。查体:体温38.9℃,心率132次/min,呼吸25次/min,血压85/40mmHg,血氧饱和度96%,患者神清,急性重病容,创面干燥,痂下未扪及波动感。肺部听诊:呼吸音清,未闻及干湿啰音,心音强有力。全腹软,无压痛及反跳痛,肠鸣音4次/min,四肢肌力好,病理征阴性。

第1问:患者治疗前需要进行的检查是

 A. 血、尿、粪常规检查,血液生化检查

 B. 血气分析

 C. 痰培养

 D. 血培养

 E. 导管血培养

 F. 胸片

 G. 腹部彩超

【解析】常规的实验室检查有助于了解患者基本健康状况及脏器功能,血培养、导管血培养检测有助于疾病的确诊以及指导抗生素的选择,因休克血气分析有助于了解氧合及乳酸情况。

第2问:诊断需要考虑的疾病是

 A. 导管相关血流感染

 B. 感染性休克

 C. 心源性休克

 D. 呼吸衰竭

 E. 急性肺栓塞

 F. 呼吸机相关性肺部感染

【解析】具有严重感染的临床表现,留置导管的患者出现发热或其他全身感染的表现时,应考虑CRBSI。血压85/40mmHg,考虑感染性休克。

第3问:导管相关血流感染,必须拔除导管的情况是

 A. 持续的血流动力学不稳定或重度脓毒症:严重脓毒症、血流动力学不稳定、感染性休克、化脓性血栓性静脉炎、蔓延性血凝块

 B. 转移性感染:出现如心内膜炎、骨髓炎、脓毒性血栓等并发症

 C. 出口处感染:如局部皮肤或组织感染

 D. 治疗后反应:抗生素治疗72小时后仍有菌血症和/或抗生素治疗后再次感染

 E. 皮下输液港储液槽感染

 F. 皮下隧道式中心静脉导管的隧道感染

 G. 特殊类型的病原菌因素:培养出以下病原体所致感染需移除导管,因为其

答案:【案例2】　1. ABDE　2. AB　3. ABCDEFG

毒力相对较高、仅进行抗生素治疗有效的概率相对较低,如金黄色葡萄球菌、铜绿假单胞菌、耐药革兰氏阴性杆菌、假丝酵母菌

【解析】导管相关血流感染出现以下情况必须拔除导管。①持续的血流动力学不稳定或重度脓毒症:严重脓毒症、血流动力学不稳定、感染性休克、化脓性血栓性静脉炎、蔓延性血凝块。②转移性感染:出现如心内膜炎、骨髓炎、脓毒性血栓等并发症。③出口处感染:如局部皮肤或组织感染;皮下隧道式中心静脉导管的隧道感染或皮下输液港储液槽感染;局部皮肤和软组织若出现脓肿或广泛隧道炎时还应进行局部清创术。④治疗后反应:抗生素治疗72小时后仍有菌血症和/或抗生素治疗后再次感染。⑤特殊类型的病原菌因素:培养出以下病原体所致感染需移除导管,因为其毒力相对较高、仅进行抗生素治疗有效的概率相对较低,如金黄色葡萄球菌、铜绿假单胞菌、耐药革兰氏阴性杆菌、假丝酵母菌。

第4问:患者诊断考虑:感染性休克,导管相关血流感染。下一步应采取的治疗措施有

A. 抗生素使用前的导管血培养、外周血培养

B. 积极纠正休克

C. 拔除血管内导管

D. 导管尖端培养

E. 营养支持治疗

F. 经验性抗感染治疗

G. PPI抑酸

H. 相关并发症的评估:如脓毒性血栓,感染性心内膜炎和骨髓炎的评估

【解析】目前血流动力学不稳定,营养支持需再评估。过度抑酸导致细菌移位,增加医院相关肺部感染的发生率。

【案例3】患者男,39岁。3个月前,抗洪后出现反复发热,无咳嗽、咽痛、鼻塞流涕,体温37.5℃,每次在当地医院用抗生素治疗后2~3天可退热,但十天左右又再发。1周前再次发热伴头痛,头痛位于头颈部,呈炸裂样,到当地医院住院后使用甘露醇脱水,头痛减轻,但出现右侧肢体麻木乏力,行走拖步。查体:体温38℃,双肺(-),神清,对答切题。眼底:双视神经乳头边界模糊,生理凹陷消失。伸舌偏左,余脑神经(-),左肢肌力Ⅳ级,左侧腱反射活跃,病理征(-),克氏征(+)。腰椎穿刺:脑脊液压力220mmH$_2$O,脑脊液清亮,白细胞410×10^6/L,中性粒细胞百分比75%、淋巴细胞百分比25%、生化蛋白0.984mg/ml、氯化物105mmol/L,血糖2.0mmol/L,涂片未发现隐球菌和抗酸杆菌,脑脊液细胞学提示单核淋巴反应。

第1问:该患者初步诊断主要应考虑的疾病是

A. 神经系统钩端螺旋体病

B. 结核性脑膜炎

C. 新型隐球菌性脑膜炎

D. 化脓性脑膜炎

E. 恙虫病

F. 病毒性脑膜炎

G. 艾滋病

【解析】患者抗洪后发病,亚急性起病,头痛,视盘水肿,有脑膜刺激征,脑脊液示压力高、清亮,白细胞高,蛋白高,氯化物与糖降低,单核淋巴反应。考虑寄生虫病,结核性脑膜炎、隐球菌性脑膜炎、化脓性脑膜炎,抗酸、隐球菌检查一次阴性无排除价值。

第2问:针对鉴别诊断,应完善的检查是

A. 钩端螺旋体凝集试验

B. 头颅CT或MRI

C. 血培养

答案: 4. ABCDFH 【案例3】 1. ABCDE 2. ABCDEF

D. 血肥达试验

E. 胸部 X 线

F. 结核菌素试验

【解析】以上均为鉴别诊断需完善的检查。

第 3 问:头颅 MRI 示:左侧基底节区小团状异常信号,T_1WI 呈低信号,T_2WI 及压力成像呈高信号,增强扫描呈环状强化,周围未见明显水肿信号,脑膜可见明显强化。入院及两周后钩端螺旋体凝集试验阴性,血肥达试验阴性,血培养及脑寄生虫全套阴性,胸部 X 线阴性,脑电图中度异常,血 HIV 阴性。根据以上结果可排除的疾病是

A. 神经系统钩端螺旋体病

B. 结核性脑膜炎

C. 新型隐球菌性脑膜炎

D. 化脓性脑膜炎

E. 恙虫病

F. 病毒性脑膜炎

G. 艾滋病

【解析】可排除神经系统钩端螺旋体病、恙虫病、病毒脑膜炎及艾滋病。

[提示]该患者结核菌素试验阳性,结合患者的临床及体征给予四联抗结核治疗后,患者体温逐渐恢复正常,头痛消失,复查脑积液明显好转,诊断结核性脑膜炎。

第 4 问:关于结核性脑膜炎的临床特点,说法正确的是

A. 急性或亚急性疾病

B. 早期的最常见的症状体征是发热、头痛和脑膜刺激征

C. 早期脑实质损害明显

D. 早期颅内压增高

E. 因为颅底的炎症渗出粘连和压迫,导致颅神经损害

F. 老年患者头痛、呕吐发生率低,脑脊液改变不典型

G. 早期易导致梗阻性脑积水

H. 多合并有颅外结核灶

【解析】结核性脑膜炎早期脑实质损害不明显,晚期因为脑脊液循环受阻,易导致梗阻性脑积水。

【案例 4】患者男,35 岁。主因"腹痛 2 天"入院。患者 2 天前无明显诱因感觉上腹部疼痛不适,呈持续性钝痛,无放射痛,伴恶心、呕吐胃内容物一次,当时自行口服胃药(具体不详),腹痛不缓解。后腹痛转移至右下腹部,持续性疼痛,阵发性加重,无腹胀、腹泻,无腰痛、血尿,不发热。今日腹痛蔓延至全腹伴发热(体温 38℃)。为进一步治疗来我院就诊。既往体健,否认外伤手术史及传染病史。查体:急性病容,步入病室,神清合作,言语清,被动蜷曲体位。皮肤巩膜无黄染,浅表淋巴结不肿大。颈部软,气管居中,甲状腺不肿大;双肺呼吸音清,无啰音,心脏各听诊区未闻及病理性杂音。腹平,未见胃肠型及蠕动波,肝脾肋下未及,全腹压痛(+),反跳痛(+),肌紧张(+),以右下腹为著,未扪及包块,双肾区无叩击痛,移动性浊音未叩出,肠音弱。神经系统无阳性体征。余为阴性。

第 1 问:患者治疗前需要进行的检查是

A. 血、尿、粪常规检查

B. 腹部透视

C. 腹部 CT

D. 血液生化检查

E. 腹盆腔 B 超

F. 胸片

G. 心电图

【解析】常规的实验室检查、胸片、心电图有助于了解患者健康状况,腹部透视、CT、腹盆腔 B 超检测有助于疾病的确诊。

答案: 3. AEFG 4. ABDEFH 【案例 4】 1. ABCDEFG

第2问:实验室及辅助检查:血常规 WBC 21.5×10^9/L、N 80%。腹部透视:腹部见数个小气液平面。超声未发现胆囊肿大。血尿淀粉酶正常。心电图正常。诊断需要考虑的疾病是

A. 急性心肌梗死
B. 急性胆囊炎
C. 急性小肠梗阻
D. 急性胰腺炎
E. 急性弥漫性腹膜炎
F. 急性阑尾炎穿孔

【解析】根据患者病史特点,转移性右下腹痛伴全腹痛病史。查体:全腹压痛(+),反跳痛(+),肌紧张(+),以右下腹为著,未扪及包块,肠音弱。实验室检查:血常规 WBC 21.5×10^9/L、N 80%,这些均支持急性弥漫性腹膜炎、急性阑尾炎穿孔的诊断。腹部透视:腹部见数个小气液平面,这也需考虑急性小肠梗阻的诊断。

第3问:若该患者行腹部 CT 检查,**不可能**出现的描述是

A. 腹部透视见膈下游离气体
B. 胆囊肿大、壁厚、周围渗液
C. 胰腺边缘模糊、胰周积液
D. 阑尾增粗,阑尾周围渗液
E. 阑尾周围气泡征
F. 阑尾周围邻近筋膜、肠系膜增厚

【解析】腹部透视见膈下游离气体是胃、十二指肠溃疡急性穿孔影像特征,胆囊肿大、壁厚,周围渗液是急性胆囊炎影像特征;胰腺边缘模糊、胰周积液是急性胰腺炎影像特征。

第4问:最终患者确诊为急性弥漫性腹膜炎、急性阑尾炎穿孔,且患者出现寒战、发热,体温升高至39.3℃。下一步应采取的治疗措施有

A. 立即手术治疗
B. 继续保守治疗
C. 手术腹腔冲洗治疗
D. 输注抗生素治疗
E. 抽取血培养
F. 术中取标本培养
G. 营养支持治疗

【解析】急诊行剖腹探查、阑尾切除、腹腔冲洗引流术,术后给予抗炎、补液,营养支持对症治疗。患者寒战、发热,体温升高至39.3℃,发生血行感染,抽取血培养,术中取标本培养。

【案例5】患者男,78岁。有心房颤动病史。因腹胀、腹痛、恶心入院,建议进一步检查。

第1问:患者下一步应进行的检查是

A. 腹部平片
B. 腹部平扫 CT
C. 腹部增强 CT
D. 腹部 MRI
E. 超声内镜
F. 普通肠镜

【解析】患者有心房颤动病史,应行腹部增强 CT 检查,除外缺血性肠病。

[提示]患者行腹部增强 CT 发现,肠系膜上动脉分支充盈缺损,结肠脾曲肠壁水肿,部分小肠肠腔扩张。

第2问:首先考虑的疾病是

A. 缺血性肠病
B. 结肠梗阻
C. 结肠穿孔
D. 小肠穿孔
E. 小肠肿瘤
F. 十二指肠憩室炎

【解析】根据患者发病年龄,心房颤动病史及影像学表现,考虑为缺血性肠病。

答案: 2. CEF 3. ABC 4. ACDEFG 【案例5】1. C 2. A

第3问:关于缺血性肠病,描述正确的是

A. 小肠起始段 30~45cm 处和左侧结肠往往不会缺血

B. 盲肠(肠系膜下动脉侧支最远端)和结肠脾曲(肠系膜上下动脉的分水岭区域)是最容易发生缺血性肠病的部位

C. 慢性心房颤动或扩张型心肌病可导致肠系膜动脉血栓栓塞

D. 获得性蛋白 C 或 S 缺乏可表现为高凝状态,仅造成肠系膜动脉血栓

E. 需要立刻启动抗凝治疗

F. 需超声行诊断性腹腔穿刺

【解析】获得性蛋白 S 或 C 缺乏为易栓症,更多见为静脉血栓。

第4问:患者超声提示腹腔积液,诊断性腹腔穿刺提示血性腹腔积液。下一步应采取的治疗措施有

A. 加大达肝素钠治疗剂量为 200U/kg

B. 剖腹探查切除坏死肠管

C. 改用阿加曲班抗凝

D. 立刻液体复苏

E. 立刻予以输血

F. 抗生素广谱覆盖

【解析】血性腹腔积液提示肠坏死,需立刻剖腹探查并切除坏死肠管。

第5问:患者剖腹探查,发现距离回盲部 40cm 处约 50cm 的小肠坏死,周围可见脓苔,予以切除后行肠吻合,并用大量生理盐水冲洗腹腔,吻合口周围留置双套管一根及引流管一根。下一步应采取的治疗措施是

A. 立刻启动抗凝治疗

B. 针对肠杆菌、肠球菌及厌氧菌使用抗生素

C. 立刻开始抗真菌治疗

D. 如感染灶充分清除后,抗生素使用 5~7 天即可根据引流液性状及感染指标予以停止

E. 因患者腹腔可见脓苔,抗感染药物需使用广谱抗生素并至少 2 周

F. 术中需送检坏死病灶组织培养,利于术后抗生素选择

【解析】本题考查充分清除感染病灶的前提下,小肠坏死腹腔感染的抗生素使用原则。抗凝需根据引流液及凝血情况酌情使用,抗真菌治疗可根据 G 实验及患者抗细菌治疗情况酌情使用,不必在术后立刻启动。感染病灶清除彻底情况下抗生素可短疗程应用,根据患者感染情况及时停止。

【案例 6】患者女,64 岁。有糖尿病病史。因"车祸多发伤"入院。查体:神志不清,体温 36.4℃,心率 88 次/min,血压 106/54mmHg,右肺呼吸音低,双肺未闻及干湿啰音,腹平软,肝脾肋下未及。CT 提示脑挫裂伤,多发肋骨骨折,右侧血气胸,骨盆骨折,予气管插管机械通气。

第1问:患者入院 72 小时出现发热,体温 38℃,白细胞 17.6×10⁹/L。关于痰培养说法**错误**的是

A. 即使没有上呼吸道污染,痰培养对于医院获得性肺炎(尤其是呼吸机相关性肺炎)的诊断准确性极差

B. 痰的非定量培养,若每低倍镜视野下多型核白细胞不多于 25 个、上皮细胞不少于 10 个,提示痰液标本没有受到上呼吸道分泌物的严重污染

C. 气管内吸取物的非定量培养敏感性低而特异性高

答案:　3. ABCEF　4. B　5. BDF　【案例 6】1. BCDE

D. 采用定量培养诊断呼吸机相关性肺炎能改善患者预后

E. 气管内吸取物反复培养未得到革兰氏阳性球菌,也不能排除阳性菌感染的可能,也需要使用万古霉素

F. 非定量培养不能鉴别定植和感染

【解析】痰的非定量培养,若每低倍镜视野下多型核白细胞不少于 25 个、上皮细胞不多于 10 个,提示痰标本没有受到上呼吸道的严重污染。气管内吸取物的非定量培养敏感性高而特异性很低。尚无证据表明采用定量培养诊断呼吸机相关性肺炎能改善患者预后。气管内吸取物反复培养未得到革兰氏阳性球菌,不需要使用万古霉素。

第 2 问:患者痰培养多次为铜绿假单胞菌,建议

A. 单用碳青霉烯类

B. 单用酶复合制剂

C. 联合 β-内酰胺类和氨基糖苷类

D. 可以单用也可联合

E. 单用呼吸喹诺酮类

F. 单用第四代头孢菌素

【解析】尽管临床上缺乏证据,但治疗铜绿假单胞菌时仍建议联合 β-内酰胺类和氨基糖苷类。

第 3 问:有关医院获得性肺炎的治疗正确的是

A. 早期正确的经验性抗生素治疗能够改善患者预后

B. 经验性抗生素治疗应当覆盖可能的致病菌

C. 正确的经验性抗生素是指分离的致病微生物对至少一种经验性抗生素敏感

D. 选择经验性抗生素时,无须考虑既往抗生素的应用

E. 选择经验性抗生素时,应当考虑患者的基础情况、宿主因素

F. 必须等待药敏结果来选择药物

【解析】选择经验性抗生素时,需要考虑既往抗生素治疗。药敏结果出来需较长时间,会延误治疗时机。

答案: 2. C 3. ABCE

第十一章　重症产科

一、单选题

1. 针对产后大出血失血性休克的处理措施**错误**的是
   A. 密切观察生命体征,采取保暖、吸氧、呼救措施,做好记录,动态复查血常规、凝血等
   B. 最常用的推荐方案为红细胞:血浆:血小板以1:1:1的比例输入
   C. 首选人工胶体进行液体复苏,必要时辅以晶体液补充容量,但尽量将晶体液控制在1 000~1 500ml
   D. 液体复苏同时可加用血管活性药物维持血压,首选去甲肾上腺素,保证重要脏器的灌注
   E. 动态评估容量状态,既要避免容量不足,又要预防液体过负荷给全身器官系统带来的不利影响

【解析】针对失血性休克的处理措施:①密切观察生命体征,采取保暖、吸氧、呼救措施,做好记录,动态复查血常规、凝血等。②最常用的推荐方案为红细胞:血浆:血小板以1:1:1的比例输入(如10U红细胞悬液+1 000ml新鲜冰冻血浆+1U机采血小板)。有条件的医院可使用自体血液过滤后回输。③必要时辅以晶体液补充容量,但尽量将晶体液控制在1 000~1 500ml,尽量避免使用人工胶体进行液体复苏。④液体复苏同时可加用血管活性药物维持血压,首选去甲肾上腺素,保证重要脏器的灌注。⑤动态评估容量状态,既要避免容量不足,又要预防液体过负荷给全身器官系统带来的不利影响。

2. 羊水栓塞的病理生理改变**不包括**
   A. 过敏样反应
   B. 肺动脉高压
   C. 炎症损伤
   D. 弥散性血管内凝血(DIC)
   E. 失血性休克

【解析】羊水栓塞的病理生理改变包括以下几方面。

(1)过敏样反应:羊水中的抗原成分可引起Ⅰ型变态反应。在此反应中肥大细胞脱颗粒、异常的花生四烯酸代谢产物包括白三烯、前列腺素、血栓素等进入母体血液循环,出现过敏样反应。

(2)肺动脉高压:羊水中的有形物质形成小栓子并刺激肺组织产生和释放血管活性物质,使肺血管反射性痉挛,致使肺动脉高压,直接使右心负荷加重,导致急性右心扩张及充血性右心衰竭;又使左心房回心血量减少,左心排血量明显减少,引起周围血液循环衰竭,使血压下降产生一系列休克症状,产妇可因重要脏器缺血而突然死亡。

(3)炎症损伤:羊水栓塞所致的炎性介质系统的突然激活,引起类似于全身炎症反应综合征。

答案：　1. C　2. E

（4）弥散性血管内凝血（DIC）：是羊水栓塞的临床特点之一，甚至是唯一的临床表现，也常是导致死亡的主要原因。羊水中含大量类似于组织凝血活酶的促凝物质，进入母血后易在血管内产生大量的微血栓，消耗大量凝血因子及纤维蛋白原；同时炎性介质和内源性儿茶酚胺大量释放，触发凝血级联反应，导致 DIC。

3. 有关溶血性尿毒综合征，描述正确的是
    A. 常发生在妊娠中、晚期
    B. ADAMTS13<10%
    C. 分娩后病情好转
    D. 脏器损伤以肾最为突出
    E. 低血糖是其特征表现

【解析】溶血性尿毒综合征常发生在产后，且分娩后病情加重，其 ADAMTS13>10%（血栓性血小板减少性紫癜 ADAMTS13<10%），脏器损伤以肾为最突出，一般没有低血糖。

4. 患者女，35 岁。剖宫产过程中出现呼吸窘迫，随之出现心跳骤降。以下处理**不恰当**的是
    A. 立即予以心肺复苏，气管插管
    B. 氢化可的松 100~200mg 加于 5%~10% 葡萄糖注射液 50~100ml 中快速静脉滴注
    C. 患者出现凝血功能异常，胎儿尚未娩出立即终止手术
    D. 立即输血浆、冷沉淀等改善凝血功能
    E. 补液、扩容、抗休克维持血流动力学稳定

【解析】考虑出现羊水栓塞，应采取的处理措施如下：立即予以心肺复苏，气管插管；可予以氢化可的松 100~200mg 加于 5%~10% 葡萄糖注射液 50~100ml 中快速

静脉滴注抗过敏；心搏骤停者应实施心肺复苏，复苏后仍无自主心跳可考虑紧急实施剖宫产。出现凝血功能障碍时，应果断快速实施子宫切除术。患者出现凝血功能异常，立即输血浆、冷沉淀等改善凝血功能；并补液、扩容、抗休克维持血流动力学稳定。

5. 患者女，36 岁。因"抽搐"急诊入院。追问病史，患者于妊娠 25 周出现血压升高，血压最高 160/100mmHg，尿蛋白（++），血小板 80×10^9/L，血肌酐 115mmol/L。对该患者最可能的诊断为
    A. 妊娠期高血压子痫前期
    B. 慢性高血压合并妊娠
    C. 妊娠期高血压子痫
    D. 慢性妊娠期高血压子痫前期
    E. 慢性高血压合并子痫

【解析】子痫前期基础上发生不能用其他原因解释的抽搐。子痫前期：妊娠 20 周后出现收缩压≥140mmHg 和/或舒张压≥90mmHg，伴有尿蛋白≥0.3g/24h，或随机尿蛋白（+）或虽无蛋白尿，但合并下列任何一项者：血小板 <100×10^9/L，血清转氨酶水平为正常值 2 倍以上，血肌酐 >97.2mmol/L 或为正常值 2 倍以上，肺水肿，新发生的中枢神经系统异常或视觉障碍。

二、多选题

1. 重度子痫前期是指子痫前期伴有下面任何一种表现者
    A. 收缩压≥160mmHg 或舒张压≥110mmHg（卧床休息，两次测量间隔至少 4 小时）
    B. 血小板减少（血小板 <100×10^9/L）
    C. 肝功能损害（血清转氨酶水平为正常值 2 倍以上），严重持续性右上腹或上

答案： 3. D 4. C 5. C
        1. ABCDE

腹疼痛,不能用其他疾病解释,或二者均存在

　　D. 肾功能损害(血肌酐 >97.2mmol/L 或无其他疾病时肌酐浓度为正常值 2 倍以上)

　　E. 新发生的中枢神经系统异常或视觉障碍

【解析】重度子痫前期是指子痫前期伴有下面任何一种表现:①收缩压≥160mmHg 或舒张压≥110mmHg(卧床休息,两次测量间隔至少 4 小时);②血小板减少(血小板 <100×10⁹/L);③肝功能损害(血清转氨酶水平为正常值 2 倍以上),严重持续性右上腹或上腹疼痛,不能用其他疾病解释,或二者均存在;④肾功能损害(血肌酐 >97.2mmol/L 或无其他疾病时肌酐浓度为正常值 2 倍以上);⑤肺水肿;⑥新发生的中枢神经系统异常或视觉障碍。

2. 有关妊娠期高血压疾病,描述正确的是

　　A. 降压治疗的目的:预防子痫、心脑血管意外和胎盘早剥等严重母婴并发症

　　B. 未并发脏器功能损伤者,收缩压应控制在 130~155mmHg,舒张压应控制在 80~105mmHg

　　C. 并发脏器功能损伤者,则收缩压应控制在 130~139mmHg,舒张压应控制在 80~89mmHg

　　D. 降压过程力求快速,为保证子宫胎盘血流灌注,血压不建议低于 130/80mmHg

　　E. 首选降压药物为拉贝洛尔

【解析】降压治疗的目的:预防子痫、心脑血管意外和胎盘早剥等严重母婴并发症。血压目标:未并发脏器功能损伤者,收缩压应控制在 130~155mmHg,舒张压应控制在

80~105mmHg;并发脏器功能损伤者,则收缩压应控制在 130~139mmHg,舒张压应控制在 80~89mmHg。降压过程力求平稳,不可波动过大。为保证子宫胎盘血流灌注,血压不建议低于 130/80mmHg。首选降压药物为:拉贝洛尔(labetalol),为 α、β 肾上腺素受体拮抗剂,可降低血压但不影响肾及胎盘血流量,并可对抗血小板凝集,促进胎儿肺成熟。该药显效快,不引起血压过低或反射性心动过速。

3. 有关 HELLP 综合征的治疗,说法正确的是

　　A. 孕龄≥34 周或胎肺已成熟、胎儿窘迫、先兆肝破裂及病情恶化者,应立即终止妊娠

　　B. 妊娠 27~34 周,病情稳定、胎肺不成熟及胎儿情况良好者,糖皮质激素治疗 48 小时内已完成促胎肺成熟,然后终止妊娠

　　C. 血小板 <50×10⁹/L 考虑糖皮质激素治疗,妊娠期每 12 小时静脉滴注地塞米松 10mg,产后应继续应用 3 次,以免出现血小板再次降低、肝功能恶化、少尿等

　　D. 血小板 <50×10⁹/L 应输注血小板、新鲜冰冻血浆

　　E. HELLP 综合征不是剖宫产指征,但可酌情放宽剖宫产指征

【解析】HELLP 综合征治疗包括以下几方面。

(1)糖皮质激素:血小板 <50×10⁹/L 考虑糖皮质激素治疗,可能使血小板计数、乳酸脱氢酶、肝功能等各项参数改善,尿量增加,平均动脉压下降,并可促使胎儿肺成熟。妊娠期每 12 小时静脉滴注地塞米松 10mg,产后应继续应用 3 次,以免出现血小板再次降低、肝功能恶化、少尿等。

答案: 2. ABCE　3. ABCE

（2）输注血小板：血小板 $<50 \times 10^9/L$ 且血小板数量迅速下降或存在凝血功能障碍时应考虑备血及血小板；血小板 $<20 \times 10^9/L$ 或剖宫产时或有出血时，应输注血小板、新鲜冰冻血浆。但预防性输注血小板并不能预防产后出血的发生。

（3）产科处理

1）终止妊娠的时机：孕龄 ≥34 周或胎肺已成熟、胎儿窘迫、先兆肝破裂及病情恶化者，应立即终止妊娠；妊娠 27~34 周，病情稳定、胎肺不成熟及胎儿情况良好者，糖皮质激素治疗 48 小时内已完成促胎肺成熟，然后终止妊娠。

2）分娩方式：HELLP 综合征不是剖宫产指征，但可酌情放宽剖宫产指征。

4. 妊娠合并急性胰腺炎需要鉴别的疾病是

 A. 妊娠剧吐 B. 临产

 C. 胎盘早剥 D. 急性胃肠炎

 E. 消化道穿孔

【解析】因胰腺位置相对较深以及被增大的子宫覆盖，诊断较困难。妊娠早期因消化道症状容易被误诊为妊娠剧吐；妊娠晚期因炎症刺激导致宫缩易被误诊为临产；因腹膜炎导致的压痛、板状腹等体征易被误诊为胎盘早剥。此外，还应与急性胃肠炎、消化性溃疡穿孔、胆囊炎、阑尾炎、肠梗阻等疾病相鉴别。

5. 有关羊水栓塞，描述正确的是

 A. 以起病急骤、病情凶险、难以预测、病死率高为临床特点，是极其严重的分娩并发症

 B. 临床表现支持羊水栓塞，且必须母血涂片或器官病理找到羊水有形成分才能诊断羊水栓塞

 C. 临床表现支持羊水栓塞，即使没有找到羊水有形成分，也应诊断羊水栓塞

 D. 羊水栓塞的诊断是临床诊断，母血涂片或器官病理检查找到羊水有形成分不是诊断羊水栓塞的必需依据

 E. 找到羊水有形成分，如果临床表现不支持，也不能诊断羊水栓塞

【解析】羊水栓塞的诊断是临床诊断，母血涂片或器官病理检查找到羊水有形成分不是诊断羊水栓塞的必需依据，即使找到羊水有形成分，如果临床表现不支持，也不能诊断羊水栓塞；如果临床表现支持羊水栓塞的诊断，即使没有找到羊水有形成分，也应诊断羊水栓塞。

三、共用题干单选题

（1~2 题共用题干）

患者女，30 岁。妊娠 36 周出现上腹部疼痛、恶心、呕吐症状。查体可发现右上腹或上腹肌紧张。实验室检查：外周血涂片中见破碎红细胞，血清结合珠蛋白 160mg/L，转氨酶升高，谷草转氨酶 150U/L，谷丙转氨酶 ≥65U/L，血清总胆红素 ≥35μmol/L，血小板计数为 $72 \times 10^9/L$。

1. 对该患者最可能的诊断为

 A. 妊娠急性脂肪肝

 B. HELLP 综合征

 C. 溶血性尿毒综合征

 D. 血小板减少性紫癜

 E. 妊娠合并急性胰腺炎

【解析】HELLP 综合征诊断依据：不典型临床表现＋实验室检查。血管内溶血 LDH>600U/L 或外周血涂片中见破碎红细胞、球形红细胞等异形细胞，血清结合珠蛋白 <250mg/L。转氨酶升高，谷草转氨酶

答案： 4. ABCDE 5. ACDE

   1. B

≥70U/L 或谷丙转氨酶≥40U/L 或血清总胆红素≥20.5μmol/L。血小板减少(血小板计数<100×10⁹/L)。LDH 升高和血清结合珠蛋白降低是诊断 HELLP 综合征的敏感指标,常在血清间接胆红素升高和血红蛋白降低前出现。

2. 以下关于该患者的治疗,**不合理**的是
   A. 若出现胎儿窘迫,或妊娠期妇女先兆肝破裂及病情恶化者,立即终止妊娠
   B. 若病情稳定、胎肺不成熟及胎儿情况良好者,糖皮质激素治疗 48 小时内已完成促胎肺成熟,然后终止妊娠
   C. 密切监测血小板变化,以免出现血小板再次降低,必要时使用激素
   D. 若血小板 <50×10⁹/L 应立即输注血小板、新鲜冰冻血浆
   E. HELLP 综合征不是剖宫产指征,但可酌情放宽剖宫产指征

【解析】HELLP 综合征治疗包括以下几方面。

(1)糖皮质激素:血小板 <50×10⁹/L 考虑糖皮质激素治疗,可能使血小板计数、乳酸脱氢酶、肝功能等各项参数改善,尿量增加,平均动脉压下降,并可促使胎儿肺成熟。妊娠期每 12 小时静脉滴注地塞米松 10mg,产后应继续应用 3 次,以免出现血小板再次降低、肝功能恶化、少尿等。

(2)输注血小板:血小板 <50×10⁹/L 且血小板数量迅速下降或存在凝血功能障碍时应考虑备血及输注血小板;血小板 <20×10⁹/L 或剖宫产时或有出血时,应输注血小板、新鲜冰冻血浆。但预防性输注血小板并不能预防产后出血的发生。

(3)产科处理
1)终止妊娠的时机:孕龄≥34 周或胎肺已成熟、胎儿窘迫、先兆肝破裂及病情恶化

者,应立即终止妊娠;妊娠 27~34 周,病情稳定、胎肺不成熟及胎儿情况良好者,糖皮质激素治疗 48 小时内已完成促胎肺成熟,然后终止妊娠。
2)分娩方式:HELLP 综合征不是剖宫产指征,但可酌情放宽剖宫产指征。

四、案例分析题

【案例】患者女,40 岁。在外院经阴道顺产后出现大出血,紧急转我院。入 ICU 时查体:贫血貌,嗜睡状态,心率 130 次/min,呼吸 30 次/min,血压 90/45mmHg。
第 1 问:据患者目前情况,评估其出血量最可能为
   A. 500~700ml   B. 750~1 000ml
   C. 1 100~1 500ml   D. 1 500~1 800ml
   E. 2 000~2 500ml   F. 2 500~3 000ml
【解析】见表 3-5。

[提示]据目前患者情况判断,可能出血量在 1 500~2 000ml,患者呈休克状态,需对其进行抗休克治疗。
第 2 问:此时合理的处理方法为
   A. 按晶体:胶体 =1:1 的比例进行液体复苏
   B. 最佳方案为红细胞:血浆:血小板以 1:1:1 的比例输入
   C. 首选人工胶体进行液体复苏,必要时辅以晶体液补充容量
   D. 可选用人工晶体液进行复苏,但应限制晶体液量在 1 000~1 500ml
   E. 液体复苏同时可加用血管活性药物维持血压,首选去甲肾上腺素,保证重要脏器的灌注
   F. 尽快行手术子宫切除或介入栓塞术止血
【解析】产后大出血失血性休克最常用

答案: 2. D
【案例】 1. D 2. BDEF

表 3-5　失血性休克病情严重程度

参数	等级			
	Ⅰ	Ⅱ	Ⅲ	Ⅳ
失血量/ml	<750	750~1 500	1 500~2 000	>2 000
失血量/%	<15	15~30	30~40	>40
脉率/(次·min⁻¹)	<100	>100	>120	>140
血压/mmHg	正常	降低	降低	降低
呼吸/(次·min⁻¹)	14~20	20~30	30~40	>40
尿量/(ml·h⁻¹)	>30	20~30	5~20	无尿
中枢神经系统症状	正常	焦虑	嗜睡	昏迷

的推荐方案为红细胞∶血浆∶血小板以 1∶1∶1 的比例输入(如 10U 红细胞悬液 + 1 000ml 新鲜冰冻血浆 +1U 机采血小板)。有条件的医院可使用自体血液过滤后回输。必要时辅以晶体液补充容量,但尽量将晶体液控制在 1 000~1 500ml,尽量避免使用人工胶体进行液体复苏。液体复苏同时可加用血管活性药物维持血压,首选去甲肾上腺素,保证重要脏器的灌注。经积极抢救无效、危及产妇生命时,有条件医院可行子宫动脉栓塞术或应尽早行次全子宫切除或全子宫切除术,以挽救产妇生命。

第 3 问:经积极抗休克治疗,并行子宫动脉栓塞术后安返病房,患者血压 115/65mmHg,呼吸频率 15 次/min,心率 100 次/min。接下来需要注意的问题是

A. 密切观察出血量,动脉复查血常规

B. 动态评估容量状态,避免容量不足

C. 动态评估容量状态,预防液体过负荷给全身器官系统带来的不利影响

D. 给予抗生素预防感染

E. 严密监测肝、肾等脏器功能变化,注意早期低灌注及缺血再灌注导致的脏器功能损伤

F. 预防深静脉血栓形成

【解析】失血性休克虽然经动脉栓塞止血,但仍应密切关注出血量以及血红蛋白动态变化,并进行容量评估,避免容量不足和容量过多,平均动脉压以控制在 65~70mmHg 为宜,患者出血量大,且为产后、手术后等需予以抗生素预防感染,并监测各脏器功能变化,因围产期患者处于高凝状态,加之输血等措施,术后卧床等需积极预防深静脉血栓形成。

答案:　3. ABCDEF

第十二章　重症儿科

一、单选题

1. 对儿童进行双人心肺复苏时,胸外心脏按压与人工呼吸的比例为
   A. 10∶2　　　　　B. 15∶1
   C. 15∶2　　　　　D. 30∶1
   E. 30∶2
   【解析】儿童单人心外按压与人工呼吸比例为30∶2,而双人心外按压与人工呼吸比例为15∶2。

2. 颅高压危象时,对库欣三联征描述**不正确**的是
   A. 意识障碍
   B. 瞳孔扩大
   C. 血压增高伴脉缓
   D. 血压增高伴脉速
   E. 常为脑疝的先兆
   【解析】库欣三联征是颅高压危象的临床表现,常为脑疝的先兆,主要包括意识障碍、瞳孔扩大、血压增高伴脉缓。

3. 关于脓毒症的描述正确的是
   A. 脓毒症只是感染诱发促炎反应
   B. 脓毒症是宿主对感染的反应失控
   C. 脓毒症感染病原仅指细菌,不包括病毒、真菌等
   D. 脓毒症早期不存在促凝和抗凝功能紊乱

   E. 脓毒症的炎症反应引起全身毛细血管通透性增加,因此所致的休克为低血容量性休克
   【解析】脓毒症是指由感染引起的全身炎症反应失控,可导致器官功能障碍,甚至出现组织灌注不良或低血压,引起脓毒症休克。其病原微生物包括细菌、真菌、病毒及寄生虫等。早期即可出现凝血功能紊乱,可诱发DIC。脓毒症休克可存在低血容量因素,但根据其发病机制及病理生理,主要为多种细胞因子及炎性介质的过度失控,使血管功能失调、内皮受损,导致全身或局部血流分布异常,为分布异常性休克。

4. 患儿男,6个月。因"右侧腹股沟斜疝不能回纳1天"行斜疝松解+疝修补术。术后10小时出现发热,2小时前呼吸急促,烦躁不安。查体:精神弱,T 39℃,BP 60/45mmHg,双肺无啰音,心音稍钝;腹胀,肝肋下1cm,肠鸣音弱;四肢末端凉,毛细血管再充盈时间5秒。快速血糖测定:7.1mmol/L。该患者病情变化的主要原因是继发
   A. 脓毒症休克　　　B. 肺水肿
   C. 肺炎　　　　　　D. 机械性肠梗阻
   E. 低血糖
   【解析】嵌顿疝持续6~12小时及以上可导致肠内毒素吸收入血,导致全身性炎症反应综合征,加上手术应激等因素,可能导致

答案: 1. C　2. D　3. B　4. A

313

脓毒症。该病例术后发生高热、血压下降，考虑脓毒症休克。患儿肺部无啰音，肝无增大，不支持肺水肿。无呼吸道症状和肺部阳性体征，不支持肺炎。存在肠鸣音，排除机械性肠梗阻。快速血糖值不低，排除低血糖。

5. 患儿女，8 岁。因"发热、头痛 2 天，呕吐 1 天，嗜睡半天"就诊。查体：体温 38.5℃，呼吸 18 次/min，心率 70 次/min，血压 120/75mmHg。嗜睡，言语不清，不能交流；球结膜无水肿，双瞳孔等大等圆，对光反射迟钝；颈软，双肺未闻及啰音，心律齐，心音有力；腹软，肝脾不大；四肢肌张力正常，双侧巴氏征(+)。为明确诊断，应首先进行的最重要的检查是

A. 脑电图 B. 腰椎穿刺
C. 头颅 CT D. 头颅 MRI
E. 头颅 X 线摄片

【解析】患儿以发热伴神经系统症状起病，病理征阳性，首先需考虑有无中枢神经系统感染，应首先进行的检查是腰椎穿刺。干扰项为头颅 CT，患儿临床无明显颅高压危象或脑疝表现，腰椎穿刺前无须常规进行头颅 CT 检查。

二、多选题

1. 关于儿童危重症的特点，描述正确的是
    A. 年龄越小，与成人的差异越大
    B. 儿童危重症以 1 岁以内的婴儿占首位
    C. 先天性疾病更为高发
    D. 儿童感染性疾病发病率低于成人
    E. 不论年龄大小，儿童气管插管时所使用的喉镜片与成人相同

【解析】儿童危重症疾病谱和治疗措施与

成人均有一定区别，年龄越小，与成人的差异越大。儿童重症以 1 岁以内的婴儿占首位，先天性疾病和感染性疾病更为高发；常用抢救复苏设备与成人相比常需要更多大小不一的型号，儿童气管插管时所使用的喉镜片需备有大、中、小不同型号，根据年龄和体重大小进行选择。

2. 关于儿童高质量心肺复苏要点，描述正确的是
    A. 胸外按压要快速、有力，按压深度要达到儿童胸廓前后径的 1/4，按压频率为 100~120 次/min
    B. 每次按压要保证胸廓充分回弹
    C. 尽可能减少按压中断的次数和按压中断时间，每次按压中断不超过 15 秒
    D. 人工呼吸时每次吹气时间要超过 1 秒
    E. 应避免过度通气

【解析】儿童高质量的心肺复苏要求：①胸外心脏按压要快速、有力，按压深度要达到儿童胸廓前后径的 1/3~1/2，频率为 100~120 次/min。每次按压要保证胸廓充分回弹，尽可能减少按压中断的次数和按压中断持续的时间，每次按压中断持续的时间不超过 10 秒。最多按压 2 分钟或按压者疲劳时及时换人按压，避免按压者因疲劳而导致按压质量下降。②人工呼吸时每次吹气时间要超过 1 秒，潮气量不宜过大，能看到明显胸廓起伏即可，避免过度通气。

3. 儿童脓毒症休克时组织低灌注的临床表现有
    A. 心率增快
    B. 外周动脉搏动减弱
    C. 动脉血乳酸>2mmol/L

答案： 5. B
    1. ABC 2. BDE 3. ABCE

D. 前囟饱满

E. 毛细血管再充盈时间>2 秒

【解析】儿童脓毒症休克组织低灌注表现主要有:心率、脉搏变化,皮肤改变,毛细血管再充盈时间延长,意识改变,尿少,乳酸升高;低血压也可提示组织低灌注,但血压正常不能排除存在组织低灌注。

4. 儿童电除颤的指征是

A. 心室颤动

B. 心房颤动

C. 无脉性室性心动过速

D. 室上性心动过速

E. 电机械分离(无脉性电活动)

【解析】电除颤指非同步直流电复律,可用于心室颤动、心室扑动、无脉性室性心动过速。而选项 B、D 可选择同步直流电复律。选项 E 是心肌缺血后心肌不能收缩或缺乏电活动,不是电复律指征。

5. 引起儿童脑水肿的病因有

A. 颅内感染   B. 颅外感染

C. 脑缺氧   D. 颅内出血

E. 中毒

【解析】引起儿童急性颅高压的病因主要是脑水肿,包括以下因素:颅内/外感染、脑缺氧、颅内出血、中毒、水电解质平衡紊乱、颅内占位性病变等。

三、共用题干单选题

(1~3 题共用题干)

一名六年级小学生在上体育课跑步时突然倒地,老师立即拨打"120"求救。

1. 急救医师到达现场后,首先应采取的措施为

A. 立即开始心肺复苏

B. 呼唤患儿,判断有无反应

C. 先用 5~10 秒检查脉搏和呼吸

D. 立即开放静脉通路

E. 立即气管插管

【解析】按照心肺复苏抢救流程,在确认现场环境安全后,首先应进行意识的判断。

2. 该患儿对呼唤和刺激无任何反应,无大动脉搏动和自主呼吸,首选治疗措施为

A. A—B—C 流程开始心肺复苏

B. C—A—B 流程开始心肺复苏

C. 电除颤

D. 同步电复律

E. 开放静脉通路,注射肾上腺素

【解析】按照心肺复苏流程,当判断无反应,无呼吸、脉搏时,立即开始高质量心肺复苏,顺序为 C(心外按压)—A(开放气道)—B(人工呼吸)。

3. 经 2 分钟心肺复苏患儿仍无脉,心电图如图 3-10 所示,下一步首选治疗措施为

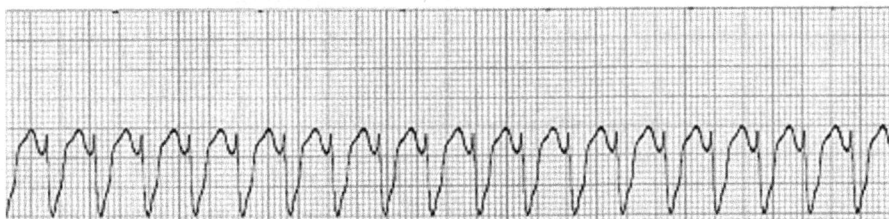

图 3-10   心电图检查结果

答案: 4. AC   5. ABCDE

    1. B   2. B   3. C

A. 继续心肺复苏,准备同步电复律
B. 停止心肺复苏,准备同步电复律
C. 继续心肺复苏,准备电除颤
D. 停止心肺复苏,准备电除颤
E. 静脉注射利多卡因

【解析】患儿在心肺复苏过程中,心电图提示无脉性室性心动过速,为电除颤(非同步直流电复律)指征,应继续心肺复苏,并准备电除颤。

(4~6 题共用题干)

患儿女,40 天。足月顺产,产后纯母乳喂养。因"反复哭闹 2 天,惊厥 2 次"入院。查体:体温 36.9℃,呼吸 58 次/min,心率 178 次/min,血压 80/40mmHg;面色苍白,前囟饱满,颈抵抗(+);10 分钟前手指取血穿刺处仍有渗血;双肺呼吸音清,心律齐,心音有力,腹平软;四肢肌张力稍高,病理反射未引出。

4. 对该患儿最可能的诊断为
   A. 低血糖
   B. 低钙血症
   C. 化脓性脑膜炎
   D. 缺血缺氧性脑病
   E. 晚发性维生素 K 缺乏症

【解析】晚发性维生素 K 缺乏症好发于出生后 1~2 个月的婴儿,多是由于纯母乳喂养导致维生素 K 的摄入量不足,引发严重并发症为颅内出血及皮肤黏膜出血。

5. 具有确诊意义的首选实验室检查为
   A. 血常规   B. 血气分析
   C. 血糖   D. 血电解质
   E. 凝血功能

【解析】婴儿突发哭闹、惊厥、前囟饱满,颈亢,符合婴儿颅内高压临床表现。40 天婴儿,产后纯母乳喂养,无发热等感染征象,

首先考虑晚发性维生素 K 缺乏症所致颅内出血可能,需要快速获取 PT、APTT 的检查结果。

6. 应首选的治疗措施为
   A. 肌内注射苯巴比妥止痉
   B. 葡萄糖酸钙静脉滴注
   C. 维生素 K_1 静脉注射
   D. 25% 葡萄糖溶液静脉注射
   E. 使用能够透过血脑屏障的抗生素

【解析】晚发性维生素 K 缺乏症是由于维生素 K 缺乏引起的凝血障碍性疾病,单纯母乳中缺乏维生素 K,是引起晚发性维生素 K 缺乏的主要原因。维生素 K 缺乏,影响某些凝血因子激活,发生凝血障碍而出血。首选治疗是给予维生素 K_1。

(7~10 题共用题干)

患儿女,6 岁。因"头外伤后昏迷 4 小时"由急救车送入急救室。查体:浅昏迷,Glassgow 评分 9 分(E4、V1、M4),呼吸节律规整,双瞳孔等大等圆,对光反应迟钝,呼吸 18 次/min,双肺未闻及啰音,心率 90 次/min,律齐,心音有力,腹软,四肢活动可,无明显畸形、肿胀,血压 120/75mmHg。

7. 假设患儿出现躁动不安,下列处理**错误**的是
   A. 寻找躁动原因
   B. 药物止痛
   C. 药物镇静
   D. 考虑镇静药物有呼吸抑制作用,选用约束带捆绑固定
   E. 脱水剂降颅压

【解析】脑外伤患儿躁动可引起颅内压增高加重病情,因此需充分镇痛镇静,可予药物镇痛镇静,寻找引起躁动的原因,针对原因进行治疗。脑外伤患儿可因颅高压头痛

答案: 4. E 5. E 6. C 7. D

而躁动,可予脱水剂降压减轻疼痛。选用约束带捆绑可引起患儿的反抗而加重躁动,加重颅高压。

8. 为明确病因,准备行头颅 CT 检查。假设患儿在转运过程中突然出现面色发绀、呼吸缓慢、瞳孔不等大,考虑出现
   A. 脑梗死　　　　B. 脑疝
   C. 肺出血　　　　D. 癫痫发作
   E. 肺水肿

   【解析】脑疝是由于急剧的颅内压升高导致脑组织从高压区向低压区移位,被挤到附近的生理孔道或非生理孔道,使部分脑组织、神经及血管受压,脑脊液循环发生障碍而产生相应症状,如意识改变、瞳孔改变、运动障碍、生命体征紊乱等。该患儿临床表现最符合脑疝可能。

9. 假设该患儿头颅 CT 示右侧额叶血肿,出血量 40ml,伴中线向左侧偏移 0.7cm。下一步最有效的治疗是
   A. 镇静镇痛治疗
   B. 过度通气治疗
   C. 外科手术清除血肿
   D. 脱水治疗
   E. 输血治疗

   【解析】颅内血肿可引起颅高压,甚至脑疝。手术清除指征:CT 检查提示幕上血肿大于 30ml,颞叶 20ml,幕下血肿大于 10ml;或者虽然血肿不大,但中线移位大于 0.5cm;或者脑室脑池受压明显者。

10. 此时**不宜采取的**急救处理措施是
    A. 充分给氧
    B. 给予脱水剂
    C. 高渗盐水

    D. 生理盐水 20ml/kg,5~10 分钟输入,快速扩容
    E. 给予利尿剂

    【解析】严重颅高压患儿,主要治疗措施为降颅压,保证脑灌注,而不应急于快速扩容,快速扩容可导致颅压进一步升高,应予匀速、慢速液体支持,以免颅压波动过大。

四、案例分析题

【案例 1】患儿女,1 岁。发热 3 天,伴嗜睡、纳差,尿量少,无咳嗽,无吐泻。查体:T 39.3℃,PR 180 次/min,RR 54 次/min,BP 68/40mmHg,体重 10kg;嗜睡、面色苍白、气促,两肺未及啰音,心率快,心音尚有力,律齐,未及杂音;腹软,肝肋下 1cm,脾肋下未及;四肢肌张力正常,脑膜刺激征阴性;肢端凉,可见花斑,毛细血管再充盈时间 5 秒。血常规:WBC 18.6×10^9/L,L 37.0%,N 49.5%,Hb 125g/L,PLT 365×10^9/L;CRP 140mg/L;PCT 24.2ng/ml。

第 1 问:该患儿收入 PICU,为明确诊断,下一步应完善的必要的检查是
    A. 血培养
    B. 脑脊液检查
    C. 骨髓细胞学检查
    D. 动脉血气分析
    E. 血乳酸
    F. 快速血糖测定
    G. 痰培养
    H. 脑电图
    I. 头颅核磁
    J. 心电图

    【解析】应结合临床特点针对病因进行检查,该患儿有感染及组织灌注不良表现,需完善病原学检查及评估内环境及重要脏器功能,但无呼吸道感染和中枢神经系统疾病

答案: 8. B　9. C　10. D
【案例 1】 1. ADEFJ

临床表现,外周血未提示血液病表现,暂无需完善痰培养及骨髓细胞学、脑电图、头颅核磁检查。

[提示]该患儿动脉血气分析:pH 7.25,$PaCO_2$ 25mmHg,PaO_2 108mmHg,BE −13mmol/L;乳酸:6mmol/L;快速血糖测定:10.8mmol/L;心电图:窦性心动过速。

第2问:对该患儿首先考虑的诊断是

- A. 低血容量性休克失代偿期
- B. 低血容量性休克代偿期
- C. 脓毒症休克失代偿期
- D. 脓毒症休克代偿期
- E. 心源性休克失代偿期
- F. 心源性休克代偿期
- G. 梗阻性休克失代偿期
- H. 梗阻性休克代偿期

【解析】该患儿存在感染及组织灌注不良表现,无明显脱水症,无严重心律失常及心力衰竭表现,无梗阻因素,应首先考虑脓毒症休克。其血压明显降低,收缩压<70+年龄×2,故提示休克为失代偿期。

第3问:对该患儿下一步应采取的治疗措施是

- A. 200ml 晶体液扩容,15~20 分钟快速输注
- B. 液体复苏后血压仍低,加用肾上腺素或去甲肾上腺素
- C. 液体复苏及血管活性药物疗效不佳,可加用氢化可的松
- D. 血压正常后,应用抗生素控制感染
- E. 给予碱性液纠正代谢性酸中毒
- F. 积极处理高热

【解析】脓毒症休克初步处理原则包括积极液体支持、血管活性药物及尽早经验性抗感染,而不应因各种原因而延后抗生素的使用。而在未经扩容情况下,对于pH大于7.2的代谢性酸中毒,不应积极纠正,避免导致代谢性碱中毒。

第4问:关于脓毒症休克治疗终点,下列描述正确的是

- A. CRT≤3 秒
- B. 心率达到阈值范围
- C. 中央动脉和外周动脉搏动正常
- D. 肢体温暖
- E. 尿量>0.5ml/(kg·h)
- F. 意识状态正常
- G. 乳酸正常

【解析】脓毒症休克治疗目标为恢复组织灌注,包括:CRT≤2秒,心率达到阈值范围,中央动脉和外周动脉搏动正常,肢体温暖,尿量>1ml/(kg·h),意识状态正常,CI 3.3~6.0L/(min·m²),灌注压(MAP-CVP或MAP-IAP)达到相应年龄的参考值,$ScvO_2$>70%,达到最佳前负荷以使CI、灌注压最大化,INR、阴离子间隙和乳酸正常。

【案例2】患儿女,5岁。既往体健,因"头痛、步态不稳1个月,呕吐伴意识不清1小时"入急诊室。查体:体温 36.7℃,昏迷,Glasgow评分3分(E1、V1、M1),双侧瞳孔不等大,左5mm,对光反射消失,右2.5mm,反射迟钝,双球结膜水肿。自主呼吸 10 次/min,节律欠规整,未吸氧状态下经皮氧饱和度89%,双肺呼吸音粗。心率 70 次/min,律齐,心音有力,血压120/85mmHg。腹部查体无异常。肢端温,CRT 1 秒。四肢肌张力低,肌力不配合。

第1问:结合现有资料,对该患儿的诊断有

- A. 化脓性脑膜炎
- B. 颅高压危象
- C. 脑疝
- D. 中枢性呼吸衰竭

答案: 2. C 3. ABCF 4. BCDFG 【案例2】1. BCD

E. 高血压危象

F. 周围性呼吸衰竭

G. 休克

【解析】该患儿有意识障碍、瞳孔改变、血压增高伴脉缓、瞳孔不等大等临床表现,提示颅高压危象、脑疝。同时存在呼吸减慢、节律不规整、低氧血症、肺部无明显阳性体征,提示中枢性呼吸衰竭。

〔提示〕动脉血气分析:pH 7.25,PaO_2 50mmHg,$PaCO_2$ 66mmHg,HCO_3^- 23mmol/L;床旁胸片:两肺纹理清晰,心影不大。

第2问:该患儿出现的酸碱紊乱类型及其主要发病机制分别是

A. 失代偿性代谢性酸中毒;低氧血症导致血液中氢离子增加

B. 失代偿性代谢性酸中毒;摄入减少导致饥饿性酮症酸中毒

C. 失代偿性代谢性酸中毒;中枢因素导致限制性通气功能障碍

D. 失代偿性呼吸性酸中毒;中枢因素导致限制性通气功能障碍

E. 失代偿性呼吸性酸中毒;气道因素导致阻塞性通气功能障碍

F. 失代偿性呼吸性酸中毒;低氧血症导致血液中氢离子增加

【解析】患儿动脉血气分析提示 pH<7.35,提示失代偿性酸碱失衡;PCO_2 升高、HCO_3^- 基本正常,提示呼吸性酸中毒。结合患儿存在颅高压危象、脑疝,肺部无明显异常,考虑中枢因素导致限制性通气功能障碍。

第3问:应给予的呼吸支持方式为

A. 鼻导管吸氧

B. 普通面罩吸氧

C. 部分重复吸入储氧面罩

D. 非重复吸入储氧面罩

E. 复苏气囊加压给氧

F. 气管插管,有创机械通气

【解析】选项 A、B、C、D 均为低流量氧疗装置,而该患儿已出现呼吸节律不规整、深昏迷表现,应予开放气道、有创通气,避免严重脑损伤。

第4问:下一步应采取的治疗措施是

A. 头部降温,避免高热

B. 脱水剂

C. 高渗盐水

D. 维持内环境稳定

E. 镇痛镇静

F. 积极降血压,避免高血压

G. 如具备外科手术指征,外科处理

H. 预防继发性癫痫

I. 寻找病因,针对病因治疗

【解析】儿童颅高压危象的处理包括病因治疗,镇痛镇静、降温止痉、预防继发性癫痫、维持内环境稳定等一般治疗与护理,脱水剂、高渗盐水等药物治疗,外科治疗等。但注意因颅内压升高导致血压升高时,应首先尝试降颅压处理,而非降血压,因血压降低而颅压仍高无法保证脑灌注压(脑灌注压=平均动脉压−颅内压)。

答案:　2. D　3. EF　4. ABCDEGHI

第十三章　重症医学中的伦理学问题

一、单选题

1. 患者女,78 岁。因"脑出血 2 小时"入院,病情危重。临床医师建议立即手术,并告知家属手术可能存在的风险,不手术会有生命危险。但是家属因经济困难,示意医师只需对患者进行简单处置,放弃救治,听任其死亡,但拒绝对此签字。此时医师应选择的最佳决策是
   - A. 一定要家属签字,否则让患者转院
   - B. 听从家属决定,并在病历上如实记录家属意见
   - C. 征求医院领导意见并与家属充分沟通,确定符合实际的救治手段
   - D. 提请法院作出决策
   - E. 不考虑家属意见,医师直接手术

【解析】生命终末期管理的决策应该由医疗团队中所有的多个学科成员经过充分讨论后完成。告知患者和家属,限制或撤离生命支持措施的决定应该由跨学科团队通过评估每位患者的意愿,讨论是否撤除生命支持措施并作出相应的回应。

2. 关于医学伦理学基本原则的说法,正确的是
   - A. 四个基本原则中不伤害原则是最重要的
   - B. 在实际应用中,四个原则只有在不冲突的情况下才有效
   - C. 四个基本原则中有利原则是最重要的
   - D. 四个原则中公正原则是最不重要的
   - E. 四个原则之间存在冲突的情况,需要具体判断

【解析】医学伦理学的基本原则包括尊重(自主)原则、不伤害原则、有利原则和公平原则。没有哪个是最重要或最不重要。

3. 对重症医学来讲,对医学实践有深刻影响的四个基本伦理原则**不包括**
   - A. 行善原则
   - B. 无害原则
   - C. 等级原则
   - D. 自主原则
   - E. 公平原则

【解析】医学伦理学的基本原则包括尊重(自主)原则、不伤害原则、有利原则和公平原则。

二、多选题

1. 在下列医务人员的行为中,符合有利原则的是
   - A. 与解除患者的疾苦有关
   - B. 可能解除患者的疾苦
   - C. 使患者受益且产生的不良反应很小
   - D. 使患者受益,但却给别人造成了较大的伤害

答案：　1. C　2. E　3. C
　　　　1. ABCE

320

E. 在人体试验中,可能使受试者暂不得益,但却使社会、后代受益很大

【解析】有利原则要求医务人员的行为对患者确有助益,必须满足的条件有:医务人员的行动与解除患者的疾苦有关;医务人员的行动可能解除患者的疾苦;患者受益不会给别人带来太大的损害;要求医务人员权衡利害,使医学行为能够得到最大可能的益处,而带来的危害应该是最小的。

2. 诊断脑死亡的临床检查项目有
   A. 没有证据表明对最大的外部刺激(包括伤害性的视觉、听觉和触觉刺激)有唤醒或意识
   B. 没有角膜反射、头眼反射和眼前庭反射
   C. 伤害性刺激下没有面部运动
   D. 刺激气管深处没有咳嗽反射
   E. 当呼吸暂停试验的目标 pH<7.30 且 $PaCO_2 \geqslant 60mmHg$ 时,仍然没有自主呼吸

答案: 2. ABCDE

附录一 重症医学模拟试卷（副高级）

一、单选题

1. 严重的一氧化碳中毒患者，未吸氧时监测 SpO_2 95%，送检动脉血气时 SaO_2 可能为
   A. 98%
   B. 73%
   C. 99%
   D. 95%
   E. 90%

2. 机械通气患者，设定参数：VT 500ml，峰流速 60L/min，PEEP 3cmH_2O，监测 P_{peak} 35cmH_2O，P_{plat} 25cmH_2O，$PEEP_{tot}$ 5cmH_2O。请问气道阻力（R）和顺应性（C）分别是
   A. $R10,C23$
   B. $R17,C40$
   C. $R20,C25$
   D. $R10,C25$
   E. $R20,C40$

3. 给患者使用 SIMV 模式进行通气，设置呼吸次数为 10 次/min，监测到实际呼吸次数 20 次/min，则这 20 次呼吸中呼吸机触发次数和患者触发次数分别为
   A. 呼吸机触发 0 次/min，患者触发 20 次/min
   B. 呼吸机触发 10 次/min，患者触发 10 次/min
   C. 呼吸机触发 0~10 次/min，患者触发 10~20 次/min
   D. 呼吸机触发 0~20 次/min，患者触发 0~20 次/min
   E. 呼吸机触发 10~20 次/min，患者触发 10~20 次/min

4. 以下**不属于**氧代谢监测的是
   A. 氧输送/氧消耗
   B. 乳酸
   C. 心排血量
   D. $ScvO_2$
   E. $Pcv-aCO_2/Ca-vO_2$（Ratio）

5. 患者女，42 岁。因"咳嗽咳痰伴发热 2 天"入院。查体：体温 38.5℃，脉搏 96 次/min，血压 100/70mmHg，呼吸 24 次/min，神清，精神萎靡，左侧肺底可闻及干湿啰音，心率 96 次/min，各瓣膜区未闻及杂音。入院血常规检查发现患者血小板计数为 $12×10^9/L$。以下说法正确的是
   A. 不管是否有出血，都输注血小板
   B. 有明显出血风险时，可以考虑输注血小板
   C. 外科手术或侵入性操作时才考虑输注血小板
   D. 以治疗感染为主，不输注血小板
   E. 应结合血小板的功能决定是否输注血小板

6. 患者男，95 岁。有 COPD 病史，主因"发热伴气促 1 天"入院。急诊检查结果提示：C 反应蛋白 302.1mg/L，白细胞 $15.54×10^9/L$，mHLA-DR 1 245Ab/cell，淋巴细胞数 $0.42×10^9/L$，IL −6 453pg/ml。下列最佳的免疫治疗方案是
   A. 免疫球蛋白 IgG
   B. GM-CSF

C. 胸腺肽 α_1

D. 乌司他丁

E. 糖皮质激素

7. 患者女,41 岁。全身水肿、食欲减退伴恶心、呕吐半个月,少尿 2 天。查体:血压 130/80mmHg。实验室检查:血红蛋白 70g/L,血肌酐 743μmol/L,尿蛋白(+++)。该患者最可能出现的电解质紊乱是

A. 高钠　　　　　B. 低钠

C. 低磷　　　　　D. 低钾

E. 高钙

8. 重症患者添加补充性肠外营养(SPN)的时机是

A. 入 ICU 24 小时无法进行肠内营养

B. 入 ICU 24 小时无法耐受足量肠内营养

C. 入 ICU 48 小时无法耐受足量肠内营养

D. 入 ICU 72 小时无法耐受足量肠内营养

E. 入 ICU 1 周无法耐受足量肠内营养

9. 下列关于棘白菌素类药物说法,**错误**的是

A. 对隐球菌不敏感

B. 主要经肝代谢

C. 时间依赖性

D. 蛋白结合率高

E. 是念珠菌血症的首选治疗药物

10. 重症社区获得性肺炎最常见的病原体是

A. 肺炎链球菌

B. 金黄色葡萄球菌

C. 铜绿假单胞菌

D. 肺炎支原体

E. 厌氧菌

11. 心肺复苏后的处理阶段,核心要点是

A. 维持有效的循环

B. 确保呼吸道通畅

C. 低温疗法

D. 脑复苏

E. 治疗原发疾病

12. 反映心脏做功的最佳指标是

A. BP　　　　　B. CVP

C. CO　　　　　D. EF

E. 心脏大小

13. 以下评价微循环灌注指标**较差**的是

A. CRT 5 秒

B. CRT 2 秒

C. PI 2.0

D. PI 1.5

E. Lac 1.8mmol/L

14. 下腔静脉扩张的常见病因**不包括**

A. 容量过负荷

B. 急性心脏压塞

C. 急性肺栓塞

D. 急性肺源性心脏病

E. 感染性休克

15. 患者男,73 岁。因"排尿困难 1 周"入院。有前列腺病史 10 年。入院查血肌酐 670μmol/L,诊断为肾衰竭。医师建议进行肾替代治疗。下列关于该治疗的相关说法**不正确**的是

A. CRRT 是目前临床上应用于救治 AKI 的主要肾替代治疗方式

B. 不同阶段的 AKI 及存在不同合并症时,应选择个体化的治疗策略

C. 吸附是血液灌流或血浆吸附时溶质清除的主要方式,考虑部分大分子物质无法通过对流或弥散清除,临床上主要用于中、大分子物质的清除

D. 超滤是肾替代治疗时清除水分的主
要原理

E. 当患者血液循环不稳定时,建议进行
IHD 方法治疗

二、多选题

1. 肺高压的常规检查项目包括
   A. 超声心动图
   B. 胸部 X 线检查
   C. CTPA 检查
   D. 运动平板试验
   E. 肺功能检查

2. 肺高压的临床分类包括
   A. 特发性肺动脉高压
   B. 左心疾病所致肺高压
   C. 毛细血管后肺高压
   D. 肺动脉阻塞性肺高压
   E. 肺疾病和/或低氧血症所致肺高压

3. 下列属于血流动力性肺水肿的是
   A. 因毛细血管静水压升高,流入肺间质
      液体增多所形成的肺水肿
   B. 心源性肺水肿
   C. 神经性肺水肿
   D. 尿毒症性肺水肿
   E. 液体超负荷性肺水肿

4. 下列关于气胸的描述,**错误**的是
   A. 气胸区域可见到肺纹理
   B. 张力性气胸,纵隔可向健侧移位
   C. MRI 对本病的诊断价值最高
   D. 不同病因气胸的影像表现不同
   E. 单纯性气胸时立位胸片示外高内低致
      密影

5. 患者男,52 岁。心悸 3 周,脉律不齐。心
   电图显示窦性心律,80 次/min,频发房性
   期前收缩,短阵房性心动过速。下列药
   物适用于治疗该心律失常的是

A. 胺碘酮
B. 利多卡因
C. 普萘洛尔
D. 维拉帕米
E. 普罗帕酮

6. 患者女,72 岁。急性心肌梗死,静脉溶栓
   治疗后 2 小时出现急性呼吸困难。查体:
   BP 82/53mmHg,颈静脉怒张,双肺呼吸
   音清,未闻及明显啰音。HR 122 次/min,
   心律齐,心音遥远,未闻及明显病理性杂
   音。下列与该患者血流动力学的恶化
   无关的是
   A. 心包积液的量
   B. 心包积液的性质
   C. 心包积液产生的速度
   D. 心包积液的位置
   E. 患者的年龄

7. 下列是引起急性左心衰竭病因的是
   A. 急性广泛性心肌梗死
   B. 高血压危象
   C. 快速性心律失常
   D. 乳头肌断裂
   E. 急性肺栓塞

8. 血管紧张素转换酶抑制剂(ACEI)治疗心
   力衰竭的作用机制为
   A. 扩张血管
   B. 改善心肌及血管的重构
   C. 抑制醛固酮
   D. 抑制交感神经兴奋性
   E. 兴奋交感神经兴奋性

9. 升主动脉夹层动脉瘤未破裂而引起的休
   克**不包括**
   A. 心源性休克
   B. 分布性休克
   C. 梗阻性休克
   D. 低血容量性休克
   E. 神经源性休克

10. 关于休克的诊断,说法正确的是
    A. 有引起休克的病因
    B. 乳酸必须大于 4mmol/L
    C. 微循环灌注不良
    D. 一定有血压降低
    E. 意识障碍

11. 患者男,63 岁。近 1 周出现恶心、食欲缺乏、乏力。有垂体瘤切除病史。查体:神志淡漠,精神差,全身水肿,体温 39℃,血压 91/62mmHg。实验室检查:血肌酐 89μmol/L,血钠 123mmol/L,血钾 3.3mmol/L。根据该患者的临床表现和检查指标,可能的原因**不包括**
    A. 抗利尿激素分泌失调综合征
    B. 肾水排泄障碍
    C. 皮质激素不足
    D. 体内内生水过多
    E. 水摄入过少

12. 患者男,55 岁。高热、咳嗽、咳痰 1 周,加重伴呼吸困难 1 天就诊。在急诊室测量 SpO_2 88%(鼻导管吸氧 3L/min),HR 125 次/min,RR 29 次/min。胸片显示患者左下肺大片实变影。患者初步筛查需要进行监测的循环功能指标是
    A. 有创血压
    B. 中心静脉压
    C. 经胸心脏超声、肺部超声
    D. PiCCO
    E. 漂浮导管

13. 关于医疗质量控制的说法,以下属于结果评价指标的是
    A. 患者满意度
    B. 死亡率
    C. ICU 重返率
    D. 不良事件发生率
    E. 床位使用率

14. 临床上常用的肺通气功能评价指标是
    A. 每分通气量(VE)
    B. 每分钟肺泡通气量(VA)
    C. 用力肺活量(FVC)和第 1 秒用力呼气容积(FEV_1)
    D. 最大呼气中段流量(MMEF)
    E. 潮气量(VT)

15. Impella **不可用于**的情况是
    A. 右心衰竭
    B. 左心衰竭
    C. 与 VA-ECMO 联用
    D. 已更换主动脉机械瓣
    E. 重症流感肺炎合并病毒性心肌炎

16. 直接影响颅内压(ICP)的因素有
    A. 脑组织
    B. 脑脊液
    C. 血浆胶体渗透压
    D. 血浆晶体渗透压
    E. 脑血容量

17. 关于颈内静脉血氧饱和度($SjvO_2$),叙述正确的是
    A. $SjvO_2$ 正常范围为 55%~75%
    B. $SjvO_2$ 小于 50%,提示大脑氧供不足
    C. 反映脑混合静脉血氧饱和度
    D. 脑的氧耗增加或氧供下降都会使 $SjvO_2$ 下降
    E. $SjvO_2$ 对脑的局部缺血缺氧反映较好

18. 梗阻性黄疸患者,下列实验室检查指标正确的是
    A. 直接胆红素明显增加
    B. 间接胆红素轻度增加
    C. 直接胆红素/总胆红素>0.6
    D. 尿胆原强阳性
    E. 尿胆红素强阳性

19. 患者男,85 岁。反复咳嗽、咳痰 40 年,活动后气短 20 年,加重 3 天。有长期吸烟史,每天 2 包。查体:嗜睡,双肺弥漫湿性啰音,双下肢凹陷性水肿。动脉血气分析:pH 7.28,PaO_2 48mmHg,$PaCO_2$ 84mmHg,BE +6mmol/L。以下处理方法**错误**的是
    A. 储氧面罩吸氧
    B. 尝试无创正压通气
    C. 利尿
    D. 静脉输入 5% 碳酸氢钠溶液
    E. 镇静

20. 患者女,37 岁。因"右上腹部隐痛半个月,加重伴意识障碍 2 天"入院。既往慢性乙肝 20 年。入院查体:嗜睡,HR 110 次/min,BP 100/60mmHg,SpO_2 93%。血气分析:pH 7.27,$PaCO_2$ 28mmHg,PaO_2 80mmHg,HCO_3^- 20mmol/L,GLU 11.8mmol/L。该患者意识障碍最可能的原因**不包括**
    A. 酮症酸中毒
    B. 肺性脑病
    C. 低血糖脑病
    D. 肝性脑病
    E. 缺血缺氧性脑病

21. 脑复苏治疗时需要实施的治疗措施包括
    A. 维持血压
    B. 保证脑组织充分供氧
    C. 除颤
    D. 低温
    E. 降低颅内压

22. 某男性患者,车祸导致不可逆的颅脑创伤,家属拟行器官捐献。对该患者脑死亡的判定,需要满足的条件是
    A. 观察时间要足够长,至少 1 周
    B. 排除各种原因的可逆性昏迷
    C. 临床表现为深昏迷、脑干反射全部消失和无自主呼吸
    D. 确认试验至少一项阳性
    E. 首次判定后,12 小时后复查无变化

23. 关于急性肺动脉栓塞的治疗,正确的是
    A. 一旦疑似急性肺动脉栓塞应立即给予溶栓治疗
    B. 溶栓治疗主要适用于血流动力学不稳定的患者
    C. 活动性溃疡是溶栓的绝对禁忌证,不能溶栓
    D. 抗凝治疗是基本治疗方法
    E. 需要积极的呼吸和循环支持,必要时给予机械通气

三、共用题干单选题

（1~3 题共用题干）

患者男,68 岁。高热、咳嗽、咳痰 5 天,呼吸困难 1 天就诊。在急诊室测量 SpO_2 85%（鼻导管吸氧 3L/min）,HR 138 次/min,RR 35 次/min,胸片显示患者右下肺大片实变影。

1. 患者首先需要进行监测的循环功能指标是
    A. 有创血压
    B. 中心静脉压
    C. 经胸心脏超声、肺部超声
    D. PiCCO
    E. 漂浮导管

2. 患者血压 80/45mmHg,马上需要进行的治疗方案是
    A. 气管插管呼吸机辅助通气
    B. 液体复苏
    C. 使用缩血管药物、强心药
    D. CRRT
    E. ECMO

3. 患者经过上述积极治疗后,血压仍为 85/50mmHg。此时需要的治疗方案是
 A. 气管插管呼吸机辅助通气
 B. 液体复苏
 C. 使用缩血管药物
 D. CRRT
 E. ECMO

(4~5 题共用题干)

　　患者女,45 岁。因"突发全腹剧烈疼痛伴发热 3 小时"来诊。既往胃炎 10 余年。查体:体温 38.5℃,脉搏 110 次/min,血压 90/60mmHg,腹肌紧张,全腹压痛及反跳痛,尤以上腹部为重。血常规:白细胞 21×10^9/L。腹部立位平片:膈下可见游离气体。

4. 对该患者的临床诊断可能性最大是
 A. 胃十二指肠穿孔
 B. 肠梗阻
 C. 胃出血
 D. 胆绞痛
 E. 急性胃肠炎

5. 对患者应采取的治疗措施**不包括**
 A. 液体复苏
 B. 抗感染
 C. 留置胃管
 D. 抑制胃酸分泌
 E. 镇痛

(6~9 题共用题干)

　　患者女,53 岁。因颅咽管瘤行手术治疗,术后患者出现尿多,量约 4 500ml/d,心率 120 次/min,血压 88/60mmHg。

6. 该患者多尿的原因是
 A. 肾性尿崩
 B. 中枢性尿崩
 C. 精神性尿崩
 D. 慢性肾病
 E. 糖尿病

7. 该患者出现尿崩的病理生理机制是
 A. 抗利尿激素分泌增多
 B. 抗利尿激素分泌减少
 C. 脑钠肽分泌异常
 D. 肾小管重吸收功能降低
 E. 肾功能障碍

8. 该患者可能出现的电解质紊乱是
 A. 高钠血症
 B. 高钾血症
 C. 高镁血症
 D. 低钠血症
 E. 高磷血症

9. 针对患者出现的问题,以下治疗方法**不恰当**的是
 A. 补液
 B. 加压素
 C. 垂体后叶素
 D. 维持电解质稳定
 E. 限制补液

(10~12 题共用题干)

　　患者男,40 岁。因火灾被困在电梯内半小时后出现进行性加重的呼吸困难入院。查体:SpO_2 86%(未吸氧),HR 120 次/min,RR 40 次/min,双肺闻及少量细湿啰音,胸部 CT 提示双肺浸润影。

10. 对该患者最可能的诊断为
 A. 支气管肺炎
 B. 急性左心衰竭
 C. 肺栓塞
 D. 急性支气管炎
 E. 吸入性损伤

11. 为明确诊断,需要完善的检查**不包括**
 A. 动脉血气分析
 B. 心电图
 C. 痰液病原学检查

D. 肺功能测定

E. 纤维支气管镜

12. 针对该患者低氧最有效的治疗措施是

A. 低流量持续吸氧

B. 高浓度持续吸氧

C. 正压机械通气

D. 应用糖皮质激素

E. 雾化支气管扩张药物

（13~14 题共用题干）

患者男，65 岁。急性心肌梗死 3 天，突发喘憋 1 小时。查体：BP 90/60mmHg，双肺未闻及明显干湿性啰音，HR 100 次/min，律齐，心尖区可闻及收缩中晚期喀喇音和收缩期吹风样杂音。

13. 对该患者的诊断考虑为

A. 急性心脏压塞

B. 室间隔穿孔

C. 急性左心衰竭

D. 乳头肌断裂

E. 室壁瘤破裂

14. 该并发症最常见的心肌梗死的部位是

A. 右心室心肌梗死

B. 广泛前壁心肌梗死

C. 下壁心肌梗死

D. 前间壁心肌梗死

E. 后壁心肌梗死

（15~16 题共用题干）

患者男，42 岁。因"躁动 2 天，神志不清 2 小时"入院。有肝炎病史。体格检查：全身皮肤重度黄疸，双侧肢体肌张力对称性增高，瞳孔等大，直径 3mm。尿蛋白及尿葡萄糖定性均阴性。

15. 对该患者最可能的诊断是

A. 肝性脑病

B. 脑血管意外

C. 安眠药中毒

D. 尿毒症

E. 糖尿病昏迷

16. 为明确诊断，需要做的检查**不包括**

A. 肝功能　　　　B. 血氨

C. B 超　　　　　D. CT

E. MRI

（17~18 题共用题干）

患者男，85 岁。因"腹胀、腹痛 7 天，加重伴发热 1 天"入院。有高血压病史。查体：T 39.1℃，PR 141 次/min，BP 72/58mmHg，神志淡漠，全腹肌紧张，有压痛反应。腹部 CT 可见腹腔游离气体。查血清 AMY 190IU，血气分析：PaO_2 62mmHg（FiO_2 0.5），Lac 5.4mmol/L，BE −11.9mmol/L。最近一天基本没有小便。

17. 对该患者的临床诊断**不包括**

A. 急性消化道穿孔

B. 感染性休克

C. 急性肾损伤

D. 急性胰腺炎

E. 代谢性酸中毒

18. 此时应予以的治疗**不包括**

A. 经验性抗感染治疗

B. 液体复苏

C. 手术剖腹探查

D. 肠内或肠外营养

E. 纠正低氧血症

（19~20 题共用题干）

患者男，25 岁。身高 170cm，实际体重 85kg。外伤致蛛网膜下腔出血、肺挫伤、肾撕裂伤、右股骨及髋臼骨折。入 ICU 急救，随后出现创伤后 ARDS，进行气管插管，呼吸机辅助呼吸。患者深镇静，给予肌松药顺阿曲库铵。呼吸机参数：VCV 模式，

RR 35 次/min,FiO_2 100%,PEEP 22cmH_2O,P_{peak} 40cmH_2O,P_{plat} 35cmH_2O,VT 6ml/kg。血气分析:pH 7.24,$PaCO_2$ 60mmHg,PaO_2 50mmHg。

19. 按保护性肺通气策略,该患者的潮气量应该设置为

    A. 600ml   B. 528ml

    C. 520ml   D. 450ml

    E. 400ml

20. 按保护性肺通气策略,该患者的驱动压为

    A. 5cmH_2O B. 10cmH_2O

    C. 12cmH_2O D. 13cmH_2O

    E. 15cmH_2O

四、案例分析题

【案例1】患者男,25岁。因车祸2小时后急诊入院。体格检查:神志清,RR 25 次/min,HR 125 次/min,未吸氧,监测SpO_2 94%,BP 125/85mmHg,双肺未闻及异常呼吸音,腹肌稍紧张,肠鸣音5次/min。四肢凉。实验室检查:WBC 18.9×10^9/L,PLT 59×10^9/L,Hb 109g/L。

第1问:目前对该患者的诊断是

    A. 车祸伤   B. 休克

    C. 休克代偿期   D. 休克失代偿期

    E. 呼吸衰竭   F. 肠穿孔

[提示]1小时后,患者 BP 70/50mmHg,HR 153 次/min,SpO_2 97%,尿量 20ml/h,四肢苍白,CRT 5秒。

第2问:此时,对患者的诊断考虑为

    A. 失血性休克,代偿期

    B. 失血性休克,失代偿期

    C. 感染性休克,代偿期

    D. 感染性休克,失代偿期

    E. 心源性休克

    F. 神经源性休克

第3问:为明确原因,此时需要立即进行的检查是

    A. 胸片

    B. 床旁B超快速筛查

    C. 腹部CT

    D. 胸部CT

    E. 超声心动图

    F. 放射介入血管造影

第4问:B超结果如下图,此时的处理措施应该是

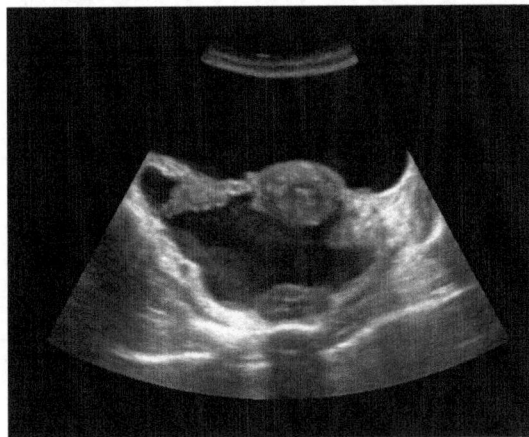

    A. 诊断性腹腔穿刺

    B. 请血液内科会诊

    C. 请外科专科医师会诊

    D. 请心内科医师会诊

    E. 液体复苏

    F. 备血

【案例2】患者男,68岁。主因"呕血1天"急诊入院。有肝炎病史30余年。入院时处于嗜睡状态,血压85/45mmHg,面色苍白,四肢湿冷。血常规:血红蛋白65g/L。

第1问:该患者已经出现上消化道大量出血并伴有呕血,提示胃内储血量为

    A. >100ml   B. >150ml

    C. >200ml   D. >250ml

    E. >500ml   F. >1 000ml

第2问:关于肝硬化食管-胃底静脉曲张破裂出血,可选的治疗有

A. 大剂量吗啡镇静

B. 输血

C. 垂体后叶素止血

D. 内镜下注射硬化剂

E. 三腔双囊管止血

F. 应用利尿剂

第3问:该患者经过内镜下注射硬化剂治疗,消化道出血逐渐受控,呼吸、循环趋于稳定,听诊未闻及肠鸣音。此时可以实施的治疗是

A. 开始小剂量肠内营养

B. 继续密切监测生命体征

C. 待出现肠鸣音后才开始肠内营养

D. 补充性肠外营养

E. 暂不考虑任何形式的肠外营养

F. 监测出、凝血功能

第4问:经胃管肠内营养(750kcal/d)5天后,继续加大剂量时出现明显腹胀,采取使用胃肠动力药等措施但效果不佳。接下来应该采取的措施是

A. 继续加大肠内营养剂量,尽快达标

B. 降低肠内营养剂量

C. 暂停肠内营养,改为全肠外营养

D. 可进行补充性肠外营养

E. 幽门后喂养

F. 停止肠内或肠外营养

【案例3】患者男,75岁。因"咳嗽、咳痰6年,活动后气促3年,加重2天"入院。诊断为慢性阻塞性肺疾病急性加重(AECOPD)。查体:T 38.5℃,RR 28次/min,BP 102/68mmHg,SpO_2 90%(低流量吸氧)。桶状胸,双肺叩诊过清音,双肺呼吸音对称性减弱,双肺闻及散在呼气相低调哮鸣音,呼气延长,双下肺闻及湿啰音。HR 111次/min,心律齐,P2亢

进,各瓣膜听诊区未闻及病理性杂音。腹软,全腹无压痛,肝脾未触及。双下肢轻度凹陷性水肿。

第1问:对于该患者,应尽快完善的检查包括

A. 血培养　　　　B. 胸片

C. 动脉血气分析　D. 血乳酸测定

E. 痰培养　　　　F. 头颅MRI

G. 心电图

第2问:对于该患者,应给予的处理措施是

A. 解除呼吸道痉挛,可雾化吸入短效β_2受体激动剂联合异丙托溴铵

B. 评估病情,及时给予机械通气

C. 首选无创通气

D. 如需有创机械通气,应尽快行气管切开术

E. 预防性抗凝

F. 动态监测液体、电解质和酸碱平衡

第3问:患者入ICU后,经无创通气2小时,患者不能耐受无创通气,予行气管插管接呼吸机辅助通气,镇痛镇静、积极抗感染等支持治疗,2天内患者仍高热不退,气道分泌物较多。可能导致这种情况的原因是

A. 镇静程度过深,影响分泌物清除

B. 抗感染方案没有覆盖潜在病原菌

C. 特殊病原体感染,真菌感染可能

D. 合并心力衰竭

E. 呼吸机相关性肺炎

F. 耐药菌感染

第4问:细菌培养结果为多重耐药铜绿假单胞菌(MDR-PA),经过有创机械通气、调整抗感染为美罗培南+舒普深(头孢哌酮钠舒巴坦钠)、舒张支气管等治疗,1周后无发热,神志清,经气管插管吸出少量白色黏痰,双肺闻及少量湿啰音,双下肢轻度水肿。血气分析提示:pH 7.38,FiO_2 40%,PaO_2 78mmHg,

$PaCO_2$ 48mmHg,HCO_3^- 28mmol/L。下一步的治疗措施包括

A. 降阶梯抗感染治疗
B. 应用支气管舒张剂
C. SBT,可评估拔管指征,序贯为无创通气
D. SBT,可评估拔管指征,序贯为HFNC
E. 康复锻炼
F. 营养支持

【案例4】患者男,52岁。因"车祸胸部受伤"急诊入院。经吸氧,呼吸困难无好转,有发绀,休克。查体:脉搏130次/min,血压85/65mmHg,呼吸28次/min,左胸饱满,气管向右移位,左侧可触及骨擦音,叩诊鼓音,听诊呼吸音消失,皮下气肿明显。

第1问:对该患者的诊断首先考虑

A. 肋骨骨折
B. 张力性气胸
C. 肋骨骨折并张力性气胸
D. 心包出血
E. 开放性气胸
F. 交通性气胸

第2问:为明确诊断,下一步应完善的必要检查是

A. 胸部X线检查
B. 心电图
C. 心肺B超筛查
D. 血常规
E. 动脉血气分析
F. 血乳酸测定

第3问:下一步应采取的治疗措施是

A. 使用去甲肾上腺素将血压升高至140/80mmHg
B. 呼吸机正压通气
C. 左胸膜腔闭式引流
D. 立即剖胸探查

E. 静脉快速输血、输液
F. 多头胸带包扎固定胸壁
G. 密切观察病情,必要时外科干预

第4问:经上述处理后,患者气促症状改善,但血压回升后又迅速下降,此时患者有可能并发

A. 心脏压塞
B. 胸腔出血
C. 肺栓塞
D. 心肌梗死
E. 连枷胸纵隔摆动
F. 低血容量性休克

第5问:超声再次筛查,如下图所示,下一步应采取的处理措施是

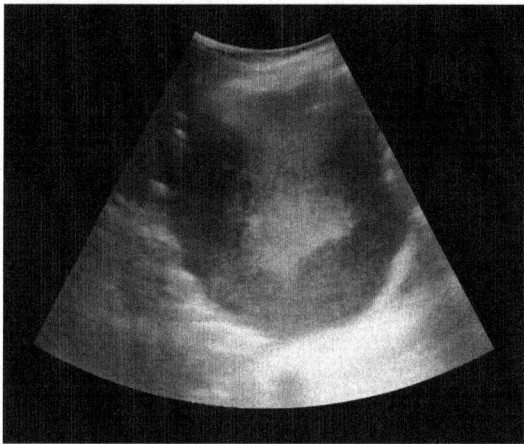

A. 胸腔闭式引流
B. 剖胸探查
C. 快速输血、补液
D. 血压维持在120/75mmHg左右,保证灌注压
E. 继续保守治疗
F. 维持内环境稳定

【案例5】患者男,40岁。跑步后出现胸闷、胸痛半小时入院。既往间断有过胸闷不适感。查体:BP 145/82mmHg,PR 108次/min,

RR 27 次/min,端坐呼吸,双肺广泛干、湿啰音,心脏听诊未闻及病理性杂音,双下肢无水肿。实验室检查:CK 520U/L,CK-MB 750U/L,LDH 721U/L,BNP 8 650pg/ml。心电图示:V_1~V_5 导联 Q 波形成,ST 段抬高。

第 1 问:对该患者的初步诊断是

A. 心脏破裂　　　B. 心肌梗死
C. 肺栓塞　　　　D. 心力衰竭
E. 急性心肌炎　　F. 心律失常

第 2 问:对于该患者,初步需要使用的药物包括

A. 阿司匹林
B. 氯吡格雷
C. 阿托伐他汀
D. 单硝酸异山梨酯缓释片
E. 美托洛尔
F. 奥美拉唑

[提示]患者在急诊治疗 2h,胸痛持续加剧,血压测不出,进而意识丧失。

第 3 问:此时患者出现的心电图表现可能为

A. 心房颤动
B. 心室颤动
C. 窦性心动过缓
D. 无脉性室性心动过速
E. 无脉性电活动
F. 心室静止

第 4 问:此时应立即采取的急救措施是

A. 胸外心脏按压
B. 气管插管、机械通气
C. 电除颤
D. 建立静脉通路
E. 抗生素
F. ECMO

第 5 问:心肺复苏 30 分钟,患者曾恢复自主心律,但很快又变成心室颤动。此时应采取的治疗措施是

A. 胸外心脏按压
B. 继续机械通气
C. 电除颤
D. 静脉使用美托洛尔
E. IABP
F. ECMO

【案例 6】患者女,49 岁。因"腹痛、发热伴皮肤黄染 2 天"入院。诊断为急性化脓性胆管炎。入院后出现血压下降转入 ICU。查体:神志模糊,巩膜黄染,体温 38.9℃,心率 138 次/min,血压 75/44mmHg,呼吸 28 次/min,血氧饱和度 94%。双肺呼吸音粗糙,未闻及干、湿啰音,右上腹压痛及反跳痛,Murphy 征阳性,周身皮肤黄染。入院后尿量<0.5ml/(kg·h)达 7 小时。

第 1 问:对患者的诊断包括

A. 脓毒症
B. 感染性休克
C. 急性肾损伤
D. 急性肝衰竭
E. MODS
F. 急性呼吸衰竭

第 2 问:为进一步明确患者 AKI 的分期,首先需进行的检查是

A. 泌尿系逆行造影检查
B. 肾超声检查
C. 血/尿肌酐检测
D. 肾动脉造影
E. 膀胱镜检查
F. 尿常规

[提示]患者肌酐基础水平为 63.8μmol/L,入 ICU 后复查肌酐水平为 90.4μmol/L。

第 3 问:该患者 AKI 的分期为

A. AKIN 标准 1 期
B. AKIN 标准 2 期
C. AKIN 标准 3 期

    D. KDIGO 标准 1 期

    E. KDIGO 标准 2 期

    F. KDIGO 标准 3 期

第 4 问:对该患者需立即采取的治疗措施包括

    A. 液体复苏

    B. 使用广谱抗生素

    C. 立即急诊手术

    D. 监测血乳酸

    E. 联合应用去甲肾上腺素

    F. 机械通气

第 5 问:患者在积极抗休克治疗后进行 PTCD,感染指标下降,休克症状改善,使用呋塞米 200mg/d,尿量 80ml/d,CVP 19mmHg,心率 132 次/min,呼吸 35 次/min,肌酐上升至 379μmol/L。血气分析:pH 7.28,BE−10.5mmol/L。对该患者目前治疗的最佳选择是

    A. ECMO

    B. CVVH

    C. SLED

    D. 加大呋塞米剂量

    E. 纠正酸中毒

    F. 机械通气

【案例 7】患者女,36 岁。既往体健。大量饮酒后出现腹痛 2 天,加重伴气促 1 天入院。查体:PR 132 次/min,RR 29 次/min,BP 85/54mmHg。双肺呼吸音粗,双下肺可闻及湿啰音。腹部膨隆,腹部压痛明显,叩诊浊音,肠鸣音微弱。

第 1 问:对该患者需要考虑的诊断有

    A. 消化道溃疡

    B. 急性胆囊炎

    C. 急性胃肠炎

    D. 急性胰腺炎

    E. 急性盆腔炎

    F. 急性心肌梗死

第 2 问:为明确诊断,需要做的检查是

    A. 血细胞计数

    B. 心电图

    C. 血清淀粉酶、脂肪酶测定

    D. 血生化检查

    E. 心肌酶测定

    F. 腹部增强 CT

    G. 腹部 MRI

[提示]实验室检查结果:淀粉酶 1 235U/L,脂肪酶 2 382U/L,肌酐 356μmol/L。腹部 CT:胰腺周围可见渗出积液。对该患者诊断为重症急性胰腺炎。

第 3 问:进入 ICU 后需对患者进行的监测项目**不包括**

    A. 体温、心率、血压、呼吸

    B. 尿量

    C. 血气分析

    D. 酸碱平衡

    E. 食管压

    F. 凝血指标

第 4 问:针对该患者的治疗方案包括

    A. 鼻胃管胃肠减压

    B. 充分液体复苏

    C. 镇静镇痛

    D. 血液净化

    E. 早期肠外营养支持

    F. 使用广谱抗生素

【案例 8】患者女,78 岁。反复腹胀、便秘半年,突发全腹疼痛 1 天半入院。既往有高血压 20 余年,血压维持在 145/90mmHg 左右。查体:神志清楚,面容痛苦,T 38.8℃,PR 132 次/min,RR 34 次/min,BP 105/75mmHg。双肺呼吸音粗,未闻及啰音。腹膨隆,全腹压痛、反跳痛,叩诊鼓音,肠鸣音未闻及。

第 1 问:为明确诊断,患者急需完善的检查是

A. 血、尿、大便常规检查

B. 血液生化检查

C. 血、尿淀粉酶检查

D. 痰培养

E. 血气分析

F. 心电图

G. 胸腹 CT

H. 头颅 CT

I. 腹部 B 超

[提示]检查结果提示:白细胞 1.9×10^9/L,血小板 20×10^9/L,血淀粉酶 105U/L,总胆红素 33μmol/L,肌酐 395μmol/L,凝血酶原时间 22 秒,乳酸 4.2mmol/L,氧分压 59mmHg。腹部 CT 可见膈下游离气体,腹腔中量积液。胆管无扩张。

第 2 问:目前考虑对患者的诊断是

A. 急性消化道穿孔

B. 急性胰腺炎

C. 腹腔感染

D. 急性肠系膜血管栓塞

E. 急性重症胆管炎

F. 感染性休克

G. 呼吸衰竭

H. 急性肾损伤

I. 骨髓抑制

第 3 问:对于该患者下一步的治疗措施是

A. 联系外科,准备急诊手术

B. 超声引导下行腹腔穿刺引流术

C. 积极液体复苏

D. 去甲肾上腺素,维持血压在 140/75mmHg

E. 使用广谱抗生素

F. 肠外营养

G. 早期肠内营养

第 4 问:患者行剖腹探查发现为结肠癌穿孔,行肠造瘘术、腹腔引流管置入,术后返回 ICU。有关后续治疗原则,说法正确的是

A. 保持引流通畅

B. 腹腔引流管冲洗,每天 2~3 次,充分引流感染灶

C. 继续广谱抗生素抗感染治疗 5~7 天

D. 改用窄谱抗生素抗感染治疗

E. 监测腹腔压力

F. 早期肠内营养

【案例 9】患者男,75 岁。身高 170cm,体重 80kg。居住于新型冠状病毒感染高风险区域。1 周前出现发热、咳嗽咳痰,隔离点检测新型冠状病毒核酸显示:阳性。门诊以新型冠状病毒感染收治入院。入院查体:神志清楚,精神欠佳,呼吸频率 32 次/min,经鼻高流量氧疗吸氧(FiO_2 100%,流量 50L/min),SpO_2 88%,急行气管插管。予充分镇静镇痛,呼吸机参数:VCV 模式,RR 18 次/min,FiO_2 80%,PEEP 10cmH_2O,P_{peak} 28cmH_2O,P_{plat} 23cmH_2O,流速 40L/min。血气分析示:pH 7.24,$PaCO_2$ 58mmHg,PaO_2 70.2mmHg,有高血压、类风湿关节炎病史。

第 1 问:该患者的潮气量较为合适的是

A. 250ml　　B. 300ml

C. 350ml　　D. 400ml

E. 450ml　　F. 500ml

第 2 问:患者为呼吸性酸中毒,呼吸机参数应调整为

A. 提高潮气量

B. 提高吸气流速

C. 降低 PEEP

D. 提高 PEEP

E. 延长呼气时间

F. 缩短呼气时间

第 3 问:滴定最佳 PEEP 的方法有

A. PEEP 递减法

B. PEEP-FiO_2 表法

C. 应力指数法

D. P-V 曲线法

E. PCV 法

F. 食管压法

第 4 问:该患者的气道阻力和静态顺应性分别是

  A. 气道阻力:7.5cmH$_2$O/(L·s)

  B. 气道阻力:12cmH$_2$O/(L·s)

  C. 气道阻力:18cmH$_2$O/(L·s)

  D. 顺应性:22ml/cmH$_2$O

E. 顺应性:30.5ml/cmH$_2$O

F. 顺应性:36.9ml/cmH$_2$O

第 5 问:患者持续低氧,下列措施有助于改善低氧血症的是

  A. 降低 PEEP

  B. 肺复张

  C. 使用较高 PEEP

  D. 俯卧位通气

  E. VV-ECMO

  F. VA-ECMO

参考答案与解析

一、单选题

1. E　由于患者为一氧化碳中毒,血液中碳氧血红蛋白的浓度明显异常,因此 SpO_2 会出现假性增高表现,所以 SaO_2 应比 SpO_2 稍低。

2. D　$R=(P_{peak}-P_{plat})/Flow=(35-25)/60/60=10$。$C=\Delta V/\Delta P=VT/(P_{plat}-PEEP_{tot})=500/(25-5)=25$。

3. C　设置的呼吸频率,可能是患者在触发窗内患者自主呼吸触发,也可能是没有触发呼吸机强制送气,设置的呼吸频率以上的呼吸则全部为患者触发,故呼吸机触发为 0~10 次/min,患者触发为 10~20 次/min。

4. C　心排血量属于宏观血流动力学监测,不属于氧代谢监测,其他选项均为氧代谢监测。

5. B　输注血小板指征:对于血小板计数>100×10^9/L,不建议预防性输注血小板。对于活动性出血患者,血小板计数应维持在 50×10^9/L 左右。血小板减少的重症患者进行手术或穿刺等操作时,需要维持一定的血小板阈值。由于脓毒症血小板减少与创伤血小板减少的病理生理机制存在明显差异,两者输注血小板的阈值也有明显不同。在 2016 年脓毒症和感染性休克诊疗指南中,建议在如下情况输注血小板:①无明显出血的情况下血小板计数低于 10×10^9/L,②血小板低于 20×10^9/L,患者有明显出血风险。

6. C　从该患者的检查结果可以获悉患者同时存在免疫抑制(mHLA-DR 1 245Ab/cell、淋巴细胞数 0.42×10^9/L),需要免疫调理治疗。免疫调理常用药物:GM-CSF、胸腺肽 α_1。胸腺肽 α_1 目前的临床研究证据多,故最佳选项为胸腺肽 α_1。

7. B　根据题干信息,考虑诊断为急性肾功能不全伴水肿,易出现稀释性低钠血症。

8. E　对于存在经口进食或肠内营养禁忌证,但无明显营养不良的重症患者,不建议早期(入 ICU 24~48 小时内)实施肠外营养,可以在入 ICU 第 3~7 天内启动肠外营养支持。当肠内营养在一段时间内(一般 1 周左右)无法满足患者的营养需求,可以考虑实施补充性肠外营养(SPN)。

9. C　棘白菌素类药物属于浓度依赖性。

10. A　不同严重程度的社区获得性肺炎(CAP)患者致病菌不尽相同,收住 ICU 的重症社区获得性肺炎(SCAP)患者以肺炎链球菌、金黄色葡萄球菌、嗜肺军团菌、革兰氏阴性杆菌、流感嗜血杆菌和呼吸道病毒为主要致病菌。

11. D　心搏骤停后综合征(post-cardiac arrest syndrome,PCAS)的概念,强调以脑为中心的综合性加强治疗。

12. C　血流是循环功能监测的核心,循环功能监测就是对血流的监测,从大循环、器官血流、微循环,血流贯穿始终,流量的监测是对血流状态的反映,根据不同的临床场景选择不同的流量监测指标。临床常用的心排血量(CO)是一个最为经典的反映流量的指标。

13. A　CRT 用于评估血流动力学不稳定患者的低灌注状态,参考值≤2 秒,但与年龄和性别相关。CRT 5 秒反映外周灌注不良,需结合其他指标进一步判断。

14. E　感染性休克通常情况下,有效容量不足,下腔静脉处于偏窄状态。

15. E　CRRT 与 IHD 相比,具有血流动力学稳定,能持续、稳定地控制氮质血症和水盐代谢,不断清除体内毒素及炎症因子,保障患者营养支持治疗等优点,使得该项技术在重症抢救领域迅速被广泛开展。

二、多选题

1. ABCE　运动平板试验用于诊断冠心病。

2. ABDE　毛细血管后肺高压属于肺高压的血流动力学分类。

3. ABCE　尿毒症性肺水肿的发生与血尿素氮和肌酐水平的升高有关。

4. ACDE　气胸的典型立位 X 线表现为外凸弧形的细线条形阴影,称为气胸线,线外透亮度增高,无肺纹理,线内为压缩的肺组织,即内高外低致密影。大量气胸时,肺向肺门回缩,呈圆球形阴影。大量气胸或张力性气胸常显示纵隔及心脏移向健侧。CT 对于小量气胸、局限性气胸以及肺大疱与气胸的鉴别比 X 线胸片更敏感和准确。

5. ACDE　利多卡因用于心肌梗死后出现的室性心律失常,对房性心律失常无效。

6. ABDE　心脏压塞时血流动力学的恶化只与心包积液产生的速度有关。慢性心包积液往往可能在 CT/MRI 扫描心脏或胸部或心脏超声检查后偶然发现大量心包积液,没有压塞的临床症状。考虑心包积液的累积速度很慢,以至于纤维状壁层心包膜增加了额外的细胞拉伸,从而使心包压力正常或微升。

7. ABCD　急性肺栓塞会引起右心衰竭。

8. ABCD　ACEI 有扩张血管、改善心肌及血管的重构、抑制醛固酮、抑制交感神经兴奋性的作用。

9. ABDE　升主动脉夹层动脉瘤未破裂,此时流出道受阻,因此引起的休克应属于梗阻性休克。

10. AC　休克是各种致病因素导致机体有效循环血量明显下降,引起组织器官灌注不足,细胞代谢紊乱和器官功能障碍的病理生理过程,不一定要有低血压和意识障碍。

11. ABDE　垂体占位性病变易引起继发性肾上腺皮质功能减退症,导致皮质激素分泌不足,从而引发一系列症状。

12. ABC　患者血压意识模糊,呼吸频率偏快,需要快速筛查呼吸循环相关指标,漂浮导管和 PiCCO 在初步筛查后根据实际需要再考虑。

13. ABCD　床位使用率、床位数、医护人数等是质量控制中的结构指标。

14. ABCD　临床上常用的肺通气功能评价指标为每分通气量(VE)、每分钟肺泡通气量(VA)、用力肺活量(FVC)和第 1 秒用力呼气容积(FEV_1)、最大呼气中段流量(MMEF)。

15. DE　机械瓣无法置入导管;重症流感肺炎需同时进行呼吸支持,而 Impella 仅有左心辅助功能。

16. ABE　颅内压(intracranial pressure,ICP)是指颅内容物对颅骨的压力,包括脑组织、脑脊液和脑血容量,任何一个成分容积改变,必然伴随其他一种或者几种成分的容积的代偿性改变,这就是 Monro-Kellie 假说,它构成了颅内压与脑容量相互影响的基础。

17. ABCD　$SjvO_2$ 反映脑混合静脉血氧饱和度,不能准确反映某一局部脑组织的缺血缺氧。

18. ABE　梗阻性黄疸直接胆红素/间接胆红素>0.5,尿胆原减少或缺如。

19. ACDE　二氧化碳分压较高时,使用储氧面罩吸氧可能解除低氧对呼吸的刺激,加重二氧化碳潴留。利尿和应用碳酸氢钠均可加重该患者的二氧化碳潴留,未纠正高碳酸血症前不宜使用。该患者为 AECOPD 的可能性大,尚可配合的情况下,尝试无创通气为最佳适应证。

20. ABCE　年轻女性,有慢性乙肝病史,有右上腹部隐痛半个月病史,出现意识障碍,最有可能为肝衰竭导致的肝性脑病,需要进一步完善肝功能、血氨、出血、凝血、影像学检查等检查鉴别诊断。

21. ABDE　脑复苏是一项综合性治疗。治疗内容主要包括:病因治疗,体温管理,呼吸支持,循环支持,抽搐/痉挛的处理和血糖的控制。

22. BCDE　脑死亡定义是全脑(包括脑干)功能不可逆丧失的状态。其诊断包括先决条件、临床判定、确认试验和观察时间 4 个方面。①先决条件,包括昏迷原因明确,排除各种原因的可逆性昏迷;②临床判定,包括深昏迷、脑干反射全部消失和无自主呼吸;③确认试验,包括脑电图呈电静息、经颅多普勒超声无脑血流灌注或体感诱发电位 P36 以上波形消失,其中至少一项阳性;④观察时间,首次判定后,12 小时复查无变化,方可判定。

23. BDE　对有低氧血症的患者,采用经鼻导管或面罩吸氧。当合并严重的呼吸衰竭时,可使用经鼻(面)罩无创性机械通气或经气管插管机械通气。对于合并休克或低血压的急性 PTE 患者,必须进行血流动力学监测,并给予支持治疗。抗凝治疗为 PTE 和 DVT 的基本治疗方法,可以有效地防止血栓再形成和复发。一旦明确急性 PTE,宜尽早启动抗凝治疗。溶栓治疗主要适用于血流动力学不稳定的患者,即出现因栓塞导致休克和/或低血压的患者。溶栓应尽可能在 PTE 确诊的前提下慎重进行,但对有溶栓指征的患者宜尽早开始溶栓。活动性溃疡是溶栓的相对禁忌证。对于致命性高危 PTE,绝对禁忌证亦应被视为相对禁忌证。

三、共用题干单选题

1. A　患者血压意识模糊,呼吸频率偏快,首先行有创血压监测,快速协助诊断治疗,是监测循环功能的基础,再结合血气、超声综合评估,根据临床需求进一步选择监测手段。

2. B　目前患者处于休克状态,首先进行以恢复器官灌注为导向的治疗,判断容量状态及容量反应性后,立即行液体复苏,根据患者的呼吸情况进行呼吸支持、肾支持。

3. C　目前患者处于休克状态,首先进行以恢复器官灌注为导向的治疗,判断容量状态及容量反应性后,立即行液体复苏,液体复苏后血压仍低需要使用缩血管药物提高灌注压。

4. A　该患者出现腹膜炎三联征以及腹部立位平片显示膈下游离气体,提示胃穿孔。

5. E　该患者急性弥漫性腹膜炎,未明确病因或解除病因前不宜使用镇痛药物掩盖症状。

6. B　颅咽管瘤切除术的手术区域处于颅内鞍上基底节区域,术后下丘脑可影响抗利尿激素的分泌,抗利尿激素分泌不足会导致患者出现尿多。

7. B　因下丘脑垂体抗利尿激素不足或缺如而引起的下丘脑-垂体性尿崩症(又称中枢性尿崩症),以及因肾远曲小管、肾集合管对抗利尿激素不敏感所致的肾性尿崩症,凡病变累及分泌抗利尿激素的神经元(下丘脑的室旁核及视上核)、输送抗利尿激素的神经束(垂体柄)、储存抗利尿激素的神经垂体时,均可引起下丘脑-垂体性尿崩症。

8. D　患者多尿伴有低血压、心率快,出现脑耗盐综合征。

9. E　中枢性尿崩症治疗包括以下两个方面:

(1) 病因治疗:针对各种不同的病因积极治疗有关疾病,以改善继发于此类疾病的尿崩症病情。

(2) 药物治疗:轻度尿崩症患者仅需多饮水,如长期多尿,每天尿量大于 4 000ml 时因可能造成肾损害致肾性尿崩症而需要药物治疗。限制补液会导致患者体液平衡进一步紊乱。

10. E　患者青年男性,病因明确,火场被困引起进行性呼吸困难,CT 示双肺浸润影,考虑呼吸道吸入性损伤。

11. D　患者已经处于严重低氧血症、ARDS,不适宜进行肺功能测定。

12. C　该患者目前宜使用机械通气缓解呼吸困难和改善氧合。

13. D　二尖瓣乳头肌心肌缺血坏死,导致二尖瓣脱垂或关闭不全,心尖区出现收缩中晚期喀喇音和收缩期吹风样杂音。

14. C　乳头肌整体断裂少见,多发生在二尖瓣后乳头肌,见于下壁心肌梗死。

15. A　有肝炎病史,尿蛋白及尿葡萄糖定性均阴性、瞳孔等大可排除 B、D、E,无口服安眠药,排除 C。

16. E

17. D　肠穿孔患者由于从肠腔吸收淀粉酶,血清淀粉酶可能升高,但升高幅度低于急性胰腺炎患者。

18. D　患者血流动力学不稳定,且原发穿孔尚未处理,不宜开始肠内营养治疗。在腹腔感染有所控制,腹腔高压有所缓解,呼吸循环趋于稳定,肛门或造瘘口排气排便恢复后,可以开始肠内营养。

19. E　VCV 或 PCV 模式,保护性通气策略,设置潮气量 6ml/kg,理想体重为 66kg,潮气量约为 400ml。理想体重计算方式为:男性=50+0.91×(身高−152.4),女性=45.5+0.91×(身高−152.4)。

20. D　驱动压=平台压−PEEP=35−22=13cmH$_2$O。

四、案例分析题

【案例 1】

第 1 问:AC　根据题干信息,可以判断该患者为车祸伤,意识清、心率增快、四肢凉,可判断该患者处于休克代偿期。

第 2 问:B　对于车祸患者需要从多方面检查患者症状和体征,按照 ABC 原则进行评定,主要是指气道(airway)、呼吸(breathing)、循环(circulation)三个主要方面,患者出现心率增快,结合患者为创伤后,可能存在失血性休克。

第 3 问:B　对于车祸伤、失血性休克患者,建议床旁 B 超快速筛查以迅速明确休克的病因。

第 4 问:ACEF　B 超可见腹腔大量游离液体,腹腔出血的可能性极大,诊断性腹腔穿刺可以快速明确出血,患者此时已经处于失血性休克,需要快速液体复苏及备血,同时由于出血极有可能需要外科手术干预,需立即请外科专科医师会诊。

【案例 2】

第 1 问:D　上消化道大量出血并伴有呕血,提示胃内储血量至少 250ml。

第 2 问:BCDE　肝硬化食管-胃底静脉曲张破裂出血内科治疗措施包括输血制品、垂体后叶素止血(垂体后叶素可通过收缩内脏血管来减少门静脉系统血流量来降低门静脉压力)、内镜下注射硬化剂止血。三腔双囊管在大出血可暂时压迫止血。在消化道出血情况下,使用吗啡镇静弊大于利。利尿剂有可能诱发肝性脑病。

第3问:CE　无论有无肠鸣音,只要循环稳定,胃肠道无活动性出血,均可开始肠内营养;该患者循环稳定,可以开始尝试肠内营养,无需开始早期肠外营养。

第4问:BDE　当肠内营养在一段时间内(一般1周左右)无法满足患者的营养需求,可以考虑实施补充性肠外营养。此外,患者可在内镜下行幽门后喂养管喂养。

【案例3】

第1问:ABCDEG　患者诊断AECOPD,伴早期肺性脑病,需完善血培养、动脉血气分析、痰培养、胸片、心电图、血乳酸测定等检查。没有MRI指征,暂不需完善头颅核磁检查。

第2问:ABCEF　患者暂未达到有创机械通气的指征,首选无创通气,但需及时评估有创机械通气的指征。AECOPD患者,可能会因反复呼吸衰竭加重需多次接受人工通气,应严格掌握气管切开的指征,原则上应尽量避免气管切开。住院的AECOPD患者存在深静脉血栓形成及肺动脉栓塞的风险,如无禁忌证,应启动预防性抗凝治疗。支气管舒张剂是AECOPD的一线治疗药物,推荐优先选择单用短效β_2受体激动剂(SABA)或联合短效抗胆碱药物(SAMA)吸入治疗。动态监测液体、电解质和酸碱平衡。

第3问:ABCDF　若初始治疗反映不佳,在调整抗感染药物治疗前,应评估:①抗菌方案是否覆盖潜在病原菌。②是否存在痰液清除障碍等影响感染控制的因素。③反复检查感染的病原学,注意耐药菌或特殊病原体感染,尤其是已经较长时间使用广谱抗菌药物和/或近期反复全身应用糖皮质激素治疗的患者,应注意真菌感染可能。④评估是否存在未控制的合并症和/或并发症如心力衰竭、肺栓塞等。同时,未超过48小时,呼吸机相关性肺炎可排除。患者有COPD,反复住院,耐药菌的可能性不能排除。

第4问:ABCEF　AECOPD并发肺部感染得以控制,脓性痰液转为白色痰液且痰量明显下降、肺部啰音减少、临床情况表明呼吸衰竭获得初步纠正后,可以将抗感染治疗降阶梯,继续使用支气管舒张剂;如果吸氧浓度<40%,血气接近正常或达到缓解期水平,通常可以考虑拔管,拔管后的序贯策略,首选无创通气。同时需继续加强营养支持和康复锻炼。

【案例4】

第1问:C　患者有外伤史,外伤后出现严重呼吸困难、休克,根据体格检查发现左胸饱满,气管向右移位,左侧可触及骨擦音,叩之鼓音,听诊呼吸音消失,皮下气肿明显,考虑为肋骨骨折合并张力性气胸。

第2问:ACDEF　根据题干信息诊断考虑为肋骨骨折合并张力性气胸,需行胸部X线检查明确气胸大小、肋骨骨折定位,患者有休克表现,需完善血常规及胸腔积液B超检查明确是否有血红蛋白低下及胸腔积液,以便排除血胸可能。呼吸困难患者需监测动脉血气分析,休克患者需动态监测乳酸。

第3问:CEFG　张力性气胸,需立即行胸腔闭式引流,改善呼吸、循环衰竭症状,患者已处于休克状态,需快速输液扩容保证器官灌注,患者合并肋骨骨折,需用多头胸带包扎固定胸壁,避免引起反常呼吸。此外需密切观察病情,必要时外科干预。休克原因未解除,不宜过度升高血压。

第4问:ABF　患者肋骨骨折合并张力性气胸,经上述处理后气促改善,但血压回升后又迅速下降,考虑有可能是出现胸腔出血或者心包积血导致的。短时间失血有可能导致低血容量性休克。

第5问:BCF 超声图像明确有大量胸腔出血征象,且患者又出现迅速休克症状,加之该症状为外伤所致,应有活动性出血,此时胸腔闭式引流无法解决出血原因,因此应该快速输血、补液的同时立即准备剖胸探查,由于出血病因未解除,按照损伤控制原则,血压不宜维持过高。

【案例5】

第1问:BD 患者中年男性,剧烈活动后发病,根据既往病史加上心肌酶谱升高,心电图异常表现,诊断明确。本次端坐呼吸,双肺啰音,存在心力衰竭。

第2问:ABCDF 急性心肌梗死的治疗应抗血小板聚集、调节血脂、扩张冠状动脉血管,改善心肌重构及加用抑酸护胃。因患者心功能不全,不可过早使用 β 受体拮抗剂。

第3问:BDEF 心室颤动、无脉性室性心动过速、无脉性电活动、心室静止为心搏骤停的四大心电图表现。

第4问:ABCD 抗生素不是必要的急救措施。ECMO 也并非立刻需要采取的急救措施。若复苏效果不佳,方可考虑。

第5问:ABCDF 患者心肺复苏 30 分钟,一度恢复心律,说明有继续复苏的价值,需要继续高质量 CPR,同时使用静脉 β 受体拮抗剂抗交感风暴。由于反复心室颤动,急需建立体外生命支持(ECMO)保证有效循环,为下一步的治疗争取时间。IABP 在此刻并非急需措施。

【案例6】

第1问:ABCE 急性化脓性胆管炎是脓毒症的常见病因,脓毒症又是 AKI 最常见的诱因。

第2问:C 目前患者少尿原因为 AKI 导致,需进一步明确肌酐水平,以肌酐水平或尿量中较差的指标进行分期。

第3问:AD 该患者尿量<0.5ml/(kg·h)达 7 小时,肌酐虽然在正常水平但是肌酐增长值>26.5μmol/L,因此该患者符合 AKIN AKI 标准 1 期及 KDIGO AKI 标准 1 期的诊断。

第4问:ABDE 感染性休克的治疗措施包括:立即评估血流动力学状态,积极抗休克治疗,应用强效抗生素,动态监测血乳酸水平变化,在容量复苏基础上联合应用去甲肾上腺素等。待患者休克得到纠正,应立即解除胆道梗阻,目前常用的方法包括 PTCD 及 ENBD 等。该患者休克尚未纠正,立即急诊手术并不合适。

第5问:BE 经过减轻容量负荷及控制胆管炎病情可能改善,暂无应用 ECMO 的指征。患者对利尿剂无反应需应用肾替代治疗,而 CVVH 是该患者目前肾替代治疗的最佳选择,SLED 只能减轻容量负荷,对纠正内环境紊乱效果不佳。

【案例7】

第1问:ABCD 大量饮酒后出现的消化道症状,需考虑溃疡穿孔、胆囊炎、胃肠炎、胰腺炎等。盆腔炎及心肌梗死出现的症状与患者的发病时间和临床表现不符合。

第2问:CF 根据该患者的病史及临床表现,初步诊断为重症急性胰腺炎(SAP)可能性较大,需与消化道溃疡穿孔、胆囊炎鉴别。急性胰腺炎(AP)的诊断需要至少符合以下三个标准中的两个:①与发病一致的腹部疼痛;②胰腺炎的生化证据(血清淀粉酶和/或脂肪酶大于正常上限的 3 倍);③腹部影像的典型表现(胰腺水肿/坏死或胰腺周围渗出积液)。急性胰腺炎伴有脏器功能障碍或出现胰腺坏死、脓肿或假性囊肿等并发症,可诊断为 SAP。

第3问:E　食管压在 ARDS 机械通气的患者可能需要监测。

第4问:EF　重症胰腺炎患者急性期初始营养支持首选肠内营养(EN)优于肠外营养(PN),只有尝试 EN 5~7 天失败后,才使用 PN。AP 患者预防性使用抗生素与病死率或发病率的显著降低无关。因此,不推荐所有 AP 患者常规预防性使用抗生素。

【案例 8】

第1问:ABCEGI　常规的实验室检查有助于了解患者基本内环境情况。急腹症患者应进行淀粉酶、超声和腹部 CT 等检查协助病因诊断。患者血压明显低于平素水平,氧合不佳,查动脉血气分析了解氧合及乳酸水平。

第2问:ACFGHI　患者因腹痛入院,查体有典型的腹膜炎体征,腹部立位片见膈下游离气体,可诊断消化道穿孔。血压较平素水平低,收缩压差值达 40mmHg,伴乳酸升高,感染性休克可诊断。患者氧合指数<300mmHg,可诊断呼吸衰竭。肌酐升高,可诊断急性肾损伤。白细胞 $1.9×10^9$/L、血小板 $20×10^9$/L,提示感染已经导致骨髓抑制。其余诊断依据不足。

第3问:ACDE　患者感染性休克诊断明确,按照 SSC 指南,早期需积极液体复苏、维持灌注压、经验性抗感染。腹腔原发病灶未处理,不宜开始肠内或肠外营养。患者腹腔脓毒症无局限趋势,不宜考虑穿刺引流,需要外科手术干预。

第4问:ACEF　术后保持引流管通畅,不需要冲洗,以免带入外源性病原菌引起院内感染。同时,由于是重症社区获得性腹腔感染,而且患者高龄,脓毒症也可引起器官功能损伤,且病原菌未明,需继续使用广谱抗感染药物,并且在监测腹内压时应早期开始肠内营养。

【案例 9】

第1问:D　理想体重的计算公式:男性=50+0.91×(身高 –152.4),女=45.5+0.91×(身高–152.4),患者理想体重为 66kg。潮气量按理想体重 6ml/kg 计算为 396ml。

第2问:ABE　患者平台压小于 $30cmH_2O$,可以按理想体重每次增加 1ml/kg 的潮气量,增加呼吸频率,降低吸气时间,延长呼气时间。

第3问:ABCDF　PCV 法是肺复张方法。

第4问:AE　$Cst=VT/(P_{plat}-PEEP)=396/(23-10)=30.5ml/cmH_2O$,$Raw=(P_{peak}-P_{plat})/$吸气流速(流速单位需换算为 L/s)$=(28-23)/(40÷60)=7.5cmH_2O/(L·s)$。

第5问:BCDE　降低 PEEP 可能会导致肺泡塌陷,氧合下降。VA-ECMO 针对心脏支持,不适合该患者。

附录二 重症医学模拟试卷(正高级)

一、多选题

1. 早期识别休克患者的临床评估窗口包括
   A. 皮肤灌注　　 B. 乳酸
   C. 每小时尿量　 D. 意识状态
   E. 低血压

2. 人体血管内的天然抗凝物质包括
   A. 蛋白 C
   B. 蛋白 S
   C. 抗凝血酶 II
   D. 组织因子途径活化抑制物
   E. 纤溶酶原激活物抑制物

3. 患者男,78 岁。因"感冒 1 周后气促、口唇发绀半天"收入 ICU。有 COPD 病史。入 ICU 后给予气管插管,机械通气。急查动脉血气:FiO_2 40%,pH 7.37,PO_2 85mmHg,PCO_2 67mmHg,HCO_3^- 42mmol/L。下列说法正确的是
   A. 单纯呼吸性酸中毒
   B. 呼吸性酸中毒合并代谢性碱中毒
   C. 增加呼吸机的分钟通气量,降低 PCO_2
   D. 暂时没有调整分钟通气量的必要
   E. 代谢性碱中毒需补充精氨酸,降低 HCO_3^-

4. 临床上可考虑实施早期肠内营养的患者包括
   A. 实施 ECMO 的患者
   B. 脓毒症患者
   C. 脑卒中患者
   D. 急性胰腺炎患者
   E. 肠梗阻患者

5. 机体总的能量消耗**不包括**
   A. 经消化道丢失的热量
   B. 静息能量消耗
   C. 食物的特殊动力效应
   D. 活动能量消耗
   E. 经呼吸道丢失的热量

6. 重症哮喘的病理生理机制**不包括**
   A. 遗传因素
   B. 严重的气道重塑
   C. 气道炎症异质性降低
   D. 气道炎症异质性增加
   E. 糖皮质激素反应性升高

7. AECOPD 患者在进行有创机械通气时,下列情况提示患者存在内源性 PEEP 的是
   A. 呼气末有持续的气流
   B. 患者出现吸气负荷增大的征象(如"三凹征"等)
   C. 难以用循环系统疾病解释的低血压
   D. 容量控制通气模式下,气道峰压和平台压升高
   E. 呼吸回路漏气

8. 关于呼吸功的说法,正确的是
   A. 呼吸功是对呼吸肌前负荷的一种评估

B. 分弹力功和阻力功

C. 监测包括生理功和附加功

D. 可通过 P-V 曲线内的面积来计算呼吸功

E. 机械通气时监测呼吸功,有助于临床医师了解患者的呼吸功能和呼吸机对患者的影响,及时调整机械通气

9. 关于 $Pcv-aCO_2$ 的说法正确的是

A. $Pcv-aCO_2$ 表示机体是否有足够血流来冲洗组织所产生的 CO_2

B. 是反映血流量的指标

C. 对于大循环而言,$Pcv-aCO_2$ 越高,心排血量越高

D. 对于微循环而言,$Pcv-aCO_2$ 越低,微循环血流越低

E. $Pcv-aCO_2$ 升高只能反映血流不足,并不能反映组织缺氧

10. 急性心肌梗死患者溶栓再通的判断标准为

A. 冠状动脉造影直接判断

B. 抬高的 ST 段于 2 小时内回降≥40%

C. 60~90 分钟内胸痛基本消失

D. 60~90 分钟内出现再灌注心律失常

E. 血清 CK-MB 峰值提前出现(24 小时)

11. 关于三尖瓣环收缩期位移(tricuspid annular plane systolic excursion,TAPSE),说法正确的是

A. TAPSE 是评估右心长轴运动功能的指标

B. 正常值>15mm

C. COPD 患者,TAPSE 是死亡率的独立危险因素

D. 与 RV EF(右心室射血分数)、RV FAC(右心室面积变化率)相关性好

E. 对图像质量要求较高,测量较难

12. 脑功能监测包括

A. 临床监测

B. 生化标志物监测

C. 脑电波监测

D. 脑微透析

E. 诱发电位监测

13. 关于肝肾综合征的发病机制,叙述正确的是

A. 有效循环血量增加,肾交感神经张力增高

B. 肾素-血管紧张素-醛固酮系统激活

C. 内皮素增多

D. 激肽系统激活的产物增多

E. 肾产生的 PG 和 TXA_2 失平衡,白三烯生成增加

14. 急性重症胰腺炎患者,呼吸衰竭进行机械通气,腹腔压力进行性升高,监测膀胱压达到 22mmHg。以下治疗措施正确的是

A. 加强镇痛

B. 开腹手术

C. 液体负平衡

D. 调高 PEEP 水平

E. 床头抬高>30°

15. 临床上**不能除外**出现肠坏死的情况包括

A. 突发剧烈持续腹痛伴呕吐、排血便,腹膜刺激征阳性

B. 肠梗阻患者自诉腹痛加重,腹腔穿刺见淡血性腹水

C. 脓毒症休克,治疗过程中使用去甲肾上腺素维持循环时,出现腹胀、排血便

D. 腹部超声监测:肠管扩张,肠内容物淤滞,肠壁增厚呈"双轨征"并可见肠壁积气,肠壁运动消失,肠间隙可见液性暗区

E. 腹主动脉夹层动脉瘤累及腹腔干,腹部增强 CT 见肠壁均匀增强

16. 脓毒症 DIC 可以出现
    A. 纤溶系统活化,FDP 增多
    B. 凝血系统被激活,血中凝血因子和血小板减少
    C. 凝血系统被激活,血中凝血酶增多
    D. 凝血系统被激活,血中 FDP 增多
    E. 继发性纤溶系统激活,血中凝血因子和血小板增多

17. 阿托品中毒样症状表现为
    A. 恶心
    B. 心动过速
    C. 狂躁
    D. 瞳孔扩大
    E. 惊厥

18. VA-ECMO 的适应证包括
    A. 急性心肌梗死引起的心源性休克
    B. 术后低心排血量综合征
    C. 脓毒症心肌病
    D. 高危的大面积肺栓塞
    E. 大量脑出血引起脑疝,呼吸、心搏骤停

19. 关于枸橼酸体外局部抗凝法(regional citrate anticoagulation,RCA),说法正确的是
    A. 属于体外抗凝
    B. 不诱导 HIT 发生
    C. CRRT 治疗可激活补体
    D. 需频繁监测钙离子浓度、电解质等,因此工作量较大
    E. 高钠血症的发生风险增加

20. 苯二氮䓬类药物的作用特点包括
    A. 有良好的抗焦虑作用
    B. 有抗癫痫作用
    C. 近似生理性睡眠的催眠作用
    D. 具有较强的水溶性
    E. 有逆行性遗忘作用

21. CRRT 治疗相关的营养代谢紊乱,包括
    A. 导致葡萄糖损失约 60g/d
    B. 脂肪额外丢失 10~20g/d
    C. 氨基酸额外丢失 10~25g/d
    D. 电解质、维生素、微量元素丢失
    E. 有能量底物的额外摄入

22. 脓毒症的病理生理机制包括
    A. 宿主反应
    B. 凝血异常
    C. 免疫抑制
    D. 器官功能衰竭、血管内皮和线粒体功能障碍
    E. 炎症反应

23. 侵袭性真菌感染的确诊标准包括
    A. 正常无菌的深部组织经活检或尸检证实有真菌侵袭性感染的组织学证据
    B. 痰培养发现白念珠菌
    C. 血液真菌培养阳性,并排除标本污染,同时存在符合相关致病菌感染的临床症状和体征
    D. 中心静脉导管半定量培养菌落计数$>10^5$CFU,与外周血培养为同一病原菌
    E. 中心静脉导管定量培养菌落计数$>10^4$CFU,与外周血培养为同一病原菌

24. 关于抗感染药物的 PK/PD 参数,以下评价说法正确的是
    A. 碳青霉烯类药物:%fT>MIC
    B. 喹诺酮类:$AUC_{0\sim24}$/MIC、C_{max}/MIC

C. 替加环素：C_{max}/MIC

D. 万古霉素：$AUC_{0~24}$/MIC

E. 达托霉素：$AUC_{0~24}$/MIC

25. 急性呼吸衰竭时进行机械通气的目的是
    A. 使肺泡通气量恢复正常水平
    B. 将二氧化碳分压降至生理范围内
    C. 改善动脉氧合
    D. 减少呼吸功
    E. 维持肺容积

26. ARDS 机械通气时个体化 PEEP 的设置方式是
    A. 氧合导向：氧合表、最佳氧合、最佳氧供
    B. 力学导向：最佳顺应性、PV 工具、驱动压、食管压等
    C. 循环导向：右心功能、最小分流
    D. 通气导向：最小死腔、呼气末 CO_2
    E. 影像学导向：CT、超声、EIT 等

27. 重症哮喘患者进行机械通气的原则是
    A. 设定 PEEP 为内源性 PEEP 的 40%~50%
    B. 减少吸气时间，降低呼吸频率
    C. 降低吸气流速，克服气道阻力
    D. 减少吸气暂停时间
    E. 设置较低的潮气量（4~6ml/kg）

28. 关于韦尼克脑病（Wernicke encephalopathy，WE）说法正确的是
    A. 维生素 B_1 缺乏所致的严重代谢性脑病
    B. 主要表现：神经精神障碍、眼肌麻痹和/或眼球震颤、共济失调
    C. 常见于长期酗酒者或腹部外科大手术后长期禁食者
    D. 头颅 CT 检查特异性高
    E. 早期诊断，及时补充维生素 B_1 可改善患者预后

29. 对创伤性凝血病（TIC）的治疗措施包括
    A. 损害控制性复苏
    B. 早期施行简化手术
    C. 快速复温
    D. 补充血液制品
    E. 纠正纤溶亢进

30. 目前认同度较高的体外心肺复苏（ECPR）适应证包括
    A. 年龄 18~75 周岁
    B. 心搏骤停发生时有目击者，并有旁观者进行 CPR，从患者心搏骤停到开始持续不间断高质量 CCPR 时间间隔不超过 15 分钟
    C. 导致心搏骤停的病因为心源性、肺栓塞、严重低温、药物中毒、外伤、急性呼吸窘迫综合征等可逆病因
    D. CCPR 进行 20 分钟无 ROCS、血流动力学不稳定或出现 ROCS 但自主心律不能维持
    E. 患者作为器官捐献的供体或即将接受心脏移植

31. IAH 与 ACS 相关病因中，属于腹腔内容物增加合并腹壁顺应性下降的疾病有
    A. 脓毒症休克
    B. 重症急性胰腺炎
    C. 腹部手术高张缝合
    D. 大量液体复苏
    E. 严重烧伤

二、案例分析题

【案例 1】患者女，65 岁。因"咳嗽、咳痰、气促 3 天，加重伴呼吸困难 1 天"入院。患者 3 天前出现咳嗽、咳痰，体温最高 38℃，曾于社区医院治疗，1 天前出现进行性加重的呼吸困难。有高血压病史 20 余年，血压最高达 180/110mmHg，服用培哚普利治疗，血压控制在 140~150/70~80mmHg。入院后查

体:T 38.1℃,PR 120 次/min,RR 36 次/min,BP 90/70mmHg,SpO₂ 88%(储气囊面罩吸氧10L/min),神志模糊,口唇发绀,两肺呼吸音粗,双下肺可闻及中等量湿啰音,未闻及哮鸣音。HR 120 次/min,律齐,二尖瓣听诊区可闻及Ⅲ级收缩期吹风样杂音。

第1问:为明确诊断,下一步应完善的必要的检查是

  A. 动脉血气分析   B. 血常规

  C. 心电图   D. 痰培养

  E. 肺功能   F. 胸片

  G. 心脏超声   H. 肺动脉造影

第2问:经检查,患者血常规提示WBC 9.0×10⁹/L,N 80.2%,L 10.1%,Hb 91g/L,PCT 0.35mmol/L。血气分析示:pH 7.38,PaO₂ 60.3mmHg,PaCO₂ 29.7mmHg,HCO₃⁻ 18mmol/L,Lac 3.8mmol/L,心脏彩超提示二尖瓣关闭不全,左心房左心室扩大,EF 35%,IVC 2.45cm。胸片见两肺渗出性改变。此时可进一步采取的措施是

  A. 高流量吸氧

  B. 无创呼吸机辅助通气

  C. 气管插管

  D. 完善血流动力学监测

  E. 扩容补液,维持组织灌注

  F. 使用去甲肾上腺素

  G. 使用利尿剂

  H. 使用硝酸酯类药物

  I. 使用广谱抗生素抗感染

第3问:给予患者气管插管有创通气,呼吸机模式为VCV模式:FiO₂ 40%,VT 360ml(6ml/kg),RR 12 次/min,PEEP 10cmH₂O,Ti 1.4秒,SpO₂ 97%,持续予以深度镇痛镇静治疗,复测HR 82 次/min,BP 112/68mmHg。血气分析:pH 7.28,PaO₂ 87mmHg,PaCO₂ 65mmHg,HCO₃⁻ 16mmol/L,Lac 6.8mmol/L。此时可进一步采取的措施是

  A. 提高 FiO₂ 60%

  B. 设置潮气量 480ml(8ml/kg)

  C. 增加 RR 至 20 次/min

  D. 应用升压药物

  E. 扩容补液,维持组织灌注

  F. 给予碳酸氢钠纠酸

  G. 应用呋塞米利尿

第4问:予以调整呼吸机参数:潮气量480ml,RR 20 次/min,并予以去甲肾上腺素1μg/(kg·min)泵入,呋塞米共80mg分次静脉注射。10小时后,尿量共150ml。心电监护示:T 37.2℃,PR 62 次/min,RR 20 次/min,BP 104/62mmHg,SpO₂ 98%。复测血气:pH 7.14,PaCO₂ 39mmHg,PaO₂ 84mmHg,血钾6.2mmol/L,HCO₃⁻ 12mmol/L,Lac 9.8mmol/L。此时可进一步采取的措施是

  A. 多巴酚丁胺 10μg/(kg·min)静脉持续泵入

  B. 肾上腺素静脉泵入

  C. 碳酸氢钠纠酸

  D. 葡萄糖酸钙静脉滴注

  E. 高糖+胰岛素静脉滴注

  F. 呋塞米持续静脉泵入

  G. 床边 CRRT 治疗

【案例2】患者男,76 岁。因"腹痛腹胀 3 个月,加重伴停止排气排便、少尿 2 天"入院。有高血压、糖尿病病史。查体:急性痛苦貌,精神不振,体温 38.5℃,呼吸 32 次/min,心率 120 次/min,血压 100/60mmHg,双肺呼吸音略粗,无啰音。腹肌紧张,有压痛、反跳痛,肠鸣音亢进,8 次/min。四肢活动自如,皮肤干瘪,末梢皮温凉。

第1问:对该患者下一步应进行的检查是

  A. 血常规

  B. 降钙素原及 CRP 检查

  C. 血生化

  D. 尿常规

  E. 血培养

F. 肠镜检查

G. 腹部 CT

第 2 问：在积极检查的同时应该

A. 5% 葡萄糖溶液快速扩容

B. 乳酸钠林格注射液快速扩容

C. 补充新鲜冰冻血浆

D. 广谱抗生素抗感染

E. 积极做好外科剖腹探查的术前准备

F. 利尿治疗防止心力衰竭

第 3 问：CT 结果提示是结肠肿块导致肠梗阻，梗阻局部肠管外已有脓液。急诊行结肠造瘘术、腹腔引流术，术后因血压低、带气管插管转入 ICU，呼吸机机械通气。患者心率 145 次/min，去甲肾上腺素 1μg/（kg·min）维持，血压 104/55mmHg，CVP 10mmHg，血乳酸 6mmol/L。接下来该做的处理是

A. 继续快速液体复苏

B. 建立血流动力学监测

C. 动静脉血气分析检查了解全身血流状态

D. 被动抬腿试验

E. 超声监测

F. 使用甲泼尼龙 200mg 抗炎

第 4 问：继续给予平衡盐液 2 000ml 复苏后，患者尿量 20ml/h，CVP 20mmHg。血气分析：FiO_2 80%，pH 7.24，$PaCO_2$ 39mmHg，PaO_2 64mmHg，血钾 6.0mmol/L，HCO_3^- 16mmol/L，但血压仍需大剂量去甲肾上腺素维持。这时应该马上采取的治疗措施是

A. 呋塞米 200mg 静脉滴注

B. 应用利尿合剂

C. 碳酸氢钠静脉滴注

D. 连续血液净化

E. 静脉使用高糖+胰岛素

F. 静脉使用氯化钙

【案例 3】患者男，62 岁。因"突发心悸、气促、口唇发紫"入 ICU。有高血压、冠心病病史。体格检查：意识模糊，T 38.2℃，HR 120 次/min，BP 80/40mmHg。听诊双肺呼吸音低，双下肺可闻及细小水泡音。腹软，无压痛、反跳痛，四肢末梢凉。入 ICU 后予以气管插管、呼吸机辅助呼吸。呼吸机参数如下：模式 SIMV，PC 12cmH_2O，PEEP 8cmH_2O，FiO_2 60%。血气分析：pH 7.25，PaO_2 80mmHg，$PaCO_2$ 40mmHg，Lac 5.2mmol/L。

第 1 问：结合现有资料，对患者目前考虑的诊断包括

A. Ⅰ型呼吸衰竭　　B. Ⅱ型呼吸衰竭

C. 休克　　　　　　D. 肺栓塞

E. 重症肺炎　　　　F. 乳酸酸中毒

第 2 问：为了进一步明确患者的诊断，有必要进行的检查是

A. 心电图

B. 床旁心肺超声

C. 血常规，PCT，血培养

D. CTPA

E. 颅脑 CT

F. 腰椎穿刺

G. 心肌酶学

第 3 问：急查心电图结果呈现Ⅱ、Ⅲ、AVF、$V_1 \sim V_5$ 显著的 ST 段弓背向上抬高，肌钙蛋白 1.98ng/dl，超声监测可能会出现

A. 节段性室壁运动障碍

B. 心肌球形心

C. 二尖瓣中量反流

D. 三尖瓣中量反流

E. 室间隔穿孔

F. 左心弥漫性收缩减低

G. 右心弥漫性收缩减低

第 4 问：重症超声可以帮助筛查的心肌梗死并发症是

A. 心室壁破裂　　　B. 乳头肌断裂

C. 流出道梗阻　　　D. 心包积液

E. 腱索断裂　　　　F. 心源性肺水肿

【案例4】患者男,48岁。建筑工地工人,被"高空坠落石头打中头部1天"入院。入院初期神志清,第二天出现剧烈头痛,伴呕吐,并进行性加重。查体:面色发绀,躁动,呕吐,浅昏迷,颈抵抗(+),左瞳孔直径5mm,右瞳孔直径3mm,左瞳孔对光反射消失,右瞳孔对光反射消失,右侧肢体少动,右侧肢体病理征(+),血压200/111mmHg,自主呼吸3次/min,心率60次/min,血氧饱和度89%。

第1问:目前对该患者最重要的诊断考虑是

A. 蛛网膜下腔出血

B. 外伤性颅内血肿

C. 小脑幕切迹疝

D. 高血压脑出血

E. 枕骨大孔疝

F. 原发性脑干损伤

G. 脑梗死

第2问:该患者需要进行的检查与监测包括

A. 超声监测 　　 B. 颅内压监测

C. 头颅CT 　　 D. 头颅MRI

E. 视觉诱发电位 　　 F. 瞳孔大小

第3问:此时应首选的辅助检查是

A. 颅脑超声

B. 头颅MRI

C. 头颅CT

D. 核素扫描

E. 标准12导联脑电图

F. 量化脑电图

第4问:对该患者采取的紧急措施包括

A. 气管插管,呼吸机辅助呼吸

B. 头正位,床头抬高30°

C. 甘露醇降颅压

D. 腰椎穿刺,测量颅压,必要时放脑脊液以降颅压

E. 积极行开颅术前准备

F. 适当过度通气,PaCO₂ 30~35mmHg

【案例5】患者男,56岁。因乙状结肠癌穿孔、腹腔感染、脓毒症、感染性休克行急诊手术治疗,术后转回ICU治疗。既往史无特殊。体格检查:躁动、挣扎,T 38.6℃,HR 128次/min,RR 29次/min。呼吸机辅助呼吸,FiO₂ 45%,SpO₂ 90%,氧合指数200mmHg。去甲肾上腺素0.5μg/(kg·min)持续维持,BP 110/60mmHg。肝肾功能正常。

第1问:该患者应首选的药物主要包括

A. 丙泊酚 　　 B. 咪达唑仑

C. 右美托咪定 　　 D. 吗啡

E. 芬太尼 　　 F. 瑞芬太尼

第2问:在瑞芬太尼+咪达唑仑联合镇痛镇静治疗下,患者处于安静状态,以下评分提示患者镇痛镇静指标满意的是

A. CPOT 1分 　　 B. CPOT 3分

C. CPOT 5分 　　 D. RASS-3分

E. RASS 0分 　　 F. RASS 3分

第3问:为及早脱机,逐渐停用咪达唑仑,加用右美托咪定,剂量0.5~1μg/(kg·h),使用1天后,患者可能出现的情况是

A. 可清醒交流 　　 B. 血压下降

C. 血压升高 　　 D. 心率减慢

E. 心率增快 　　 F. 抑制呼吸

第4问:第3天,患者突发躁动,CAM-ICU评估(+),若需改善患者的症状应采取的措施是

A. 早期在床上进行被动和主动活动

B. 服用褪黑素

C. 减少环境灯光刺激

D. 加强约束

E. 家属陪伴沟通

F. 预防性使用氟哌利多

【案例6】患者男,58岁。身高164cm,体重70kg。有高血压、冠心病、COPD病史。此次因"大量饮酒后出现上腹剧烈疼痛"就诊。

血淀粉酶、脂肪酶升高,CT 提示胰腺周围渗出,以急性胰腺炎收治入院。

第1问:对该患者的治疗正确的是

  A. 液体复苏

  B. 镇痛

  C. 美罗培南抗感染

  D. PPI 预防应激性溃疡

  E. 禁食

  F. 胃肠减压

[提示]入院后第2天出现腹胀加重,伴呼吸困难进行性加重,无发热、咳痰。查体:RR 35~40 次/min,HR 118 次/min,SpO₂ 88%(鼻导管 5L/min),NBP 146/90mmHg。双下肺未闻及细湿啰音,心律齐,腹部膨隆,压痛(+),双下肢轻度凹陷性水肿。

第2问:该患者可能并发

  A. HAP　　　　　B. AECOPD

  C. ARDS　　　　 D. 腹腔高压

  E. 急性左心衰竭　F. 急性支气管炎

  G. 气胸

第3问:患者呼吸困难和低氧血症进行性加重,紧急实施气管插管和机械通气治疗。呼吸机设置:模式 VCV,VT 560ml,RR 12 次/min,PEEP 3cmH₂O,FiO₂ 80%。充分镇静镇痛,无自主呼吸情况下,监测气道峰压 35cmH₂O,平台压 31cmH₂O,无内源性 PEEP 产生。通气 1 小时后查动脉血气:pH 7.34,PaCO₂ 46mmHg,PaO₂ 80mmHg,BE +2mmol/L。呼吸机参数设置**不恰当**的是

  A. 潮气量过大　　B. 潮气量过小

  C. 呼吸频率太慢　D. 呼吸频率太快

  E. PEEP 太高　　 F. PEEP 太低

第4问:上级医师指导调整呼吸机参数后,复查动脉血气,PaO₂/FiO₂=80mmHg,PaCO₂ 55mmHg。此时可考虑采取的措施有

  A. 肺复张

  B. 俯卧位通气

  C. 使用 VV-ECMO

  D. 使用肌松药物

  E. 灌肠通便,降低腹内压

  F. 应用糖皮质激素

【案例7】患者女,64 岁。身高 150cm,体重 65kg。居住于新型冠状病毒感染高风险区域。有糖尿病、冠心病病史。2 天前出现咳嗽、咳痰、发热,最高温度 39℃,同时伴有胸闷、明显乏力,卧床在家。隔离点检测新型冠状病毒核酸显示:阳性。门诊以新型冠状病毒感染收治入院。患者意识清楚,RR 25 次/min,予经鼻高流量氧疗吸氧,FiO₂ 50%,流量 50L/min,SpO₂ 90%。血气分析:pH 7.39,PaCO₂ 37mmHg,PaO₂ 80mmHg,SaO₂ 93%。

第1问:下列说法正确的是

  A. 患者氧合指数为 120mmHg

  B. 患者氧合指数为 160mmHg

  C. 患者氧合指数为 220mmHg

  D. 患者 ROX 指数为 3.2

  E. 患者 ROX 指数为 7.2

  F. 患者 ROX 指数为 8.0

第2问:为进一步改善患者氧合,下一步可采取的治疗措施是

  A. 非重复呼吸面罩吸氧

  B. 清醒俯卧位

  C. 文丘里面罩吸氧

  D. 进一步提高高流量氧浓度

  E. 无创机械通气

  F. 气管插管机械通气

第3问:清醒俯卧位及无创通气 2 小时后,患者氧合进一步下降,同时意识模糊,对患者紧急进行气管插管。关于机械通气参数设置的说法正确的是

  A. 潮气量应设置在 260~350ml

  B. 潮气量应设置在 300~480ml

  C. 潮气量应设置在 350~420ml

  D. 根据最佳顺应性法选择最佳 PEEP

E. 监测驱动压

F. 立刻开始进行肺复张

第 4 问:常用的肺复张方法有

A. 控制性肺膨胀法(SI 法)

B. 压力控制法(PCV 法)

C. 叹气法(Sign 法)

D. P-V 曲线法

E. PEEP 递增法

F. B 超导向法

第 5 问:患者气管插管后予深镇静镇痛,观察到患者自主呼吸较强,测量 $P_{0.1}$ 为−10cmH₂O,POCC 为−25cmH₂O。下列说法**错误**的是

A. 提高呼吸频率

B. 提高潮气量

C. 提高支持压力

D. 提高吸气流速

E. 提高 PEEP

F. 使用肌松剂打断自主呼吸

【案例 8】患者男,58 岁。因"腹痛半年、加重伴呕吐半个月"入院,诊断为胃癌。入院后行胃部分切除术,术后患者反复胃排空障碍未能正常饮食,继续予静脉营养治疗 1 个月,近 1 周来患者逐渐出现嗜睡、昏睡。查体:意识模糊,压眶面容痛苦,T 37.8℃,HR 92 次/min,NBP 148/60mmHg。听诊双肺呼吸音低,未闻及干、湿啰音。腹软,无压痛反跳痛,四肢末梢凉。四肢生理反射存在,双下肢肌力 4~5 级,肌张力正常,未引出病理反射。血气分析:pH 7.35,PaO₂ 80mmHg,PaCO₂ 40mmHg,Lac 2.2mmol/L。

第 1 问:对该患者的诊断考虑有可能是

A. 脑梗死

B. 脑出血

C. 脓毒症脑病

D. 肝性脑病

E. 缺血缺氧性脑病

F. 代谢性脑病

第 2 问:为明确诊断,需要做的检查是

A. CT

B. MRI

C. 脑电图

D. 胃镜

E. 超声

F. 肌电图

第 3 问:对该患者的诊断,有帮助的信息是

A. 术前长期进食不佳

B. 术后未能及时肠内营养

C. 存在精神障碍、眼肌麻痹和/或眼球震颤、共济失调等三联征

D. MRI:病灶主要对称性分布于双侧丘脑内侧、第三脑室周围、中脑导水管周围、穹窿柱及中脑、脑桥背侧

E. MRI: 病灶 T₁WI 呈等或低信号,T₂WI 呈高或稍高信号,FLAIR 呈明显高信号,DWI 呈高信号

F. 所有病灶治疗前 ADC 值均升高,治疗后病灶 ADC 值均下降

第 4 问:MRI 检查结果:病灶主要对称性分布于双侧丘脑内侧、第三脑室周围、中脑导水管周围、穹窿柱及中脑、脑桥背侧。此时应该采取的治疗措施是

A. 甘露醇脱水

B. 营养脑细胞

C. 静脉补充硫胺素

D. 尽快置入鼻空肠管,肠内营养

E. 继续加强静脉营养

F. 肌内注射甲钴胺

【案例 9】患者男,42 岁。因"发热、腹痛 1 周"入院。有糖尿病病史,血糖控制不佳。入院后查 CT,诊断为肝脓肿。给予头孢哌酮/舒巴坦钠抗感染治疗,但仍发热,1 天前患者出现意识障碍,转入 ICU。入 ICU 后查体:T 39℃,HR 150 次/min,BP 80/40mmHg,RR 28 次/min,SpO₂ 93%。

第 1 问:对患者需要立即进行的检查是

A. 血常规

B. 大便常规

C. 动脉血气

D. 乳酸

E. 血培养

F. 心电图

第2问：下一步治疗可考虑的是
- A. 高流量氧疗
- B. 留置中心静脉导管，监测中心静脉血氧饱和度
- C. 有创动脉血压监测
- D. 超声心动评价容量指标
- E. 被动抬腿实验
- F. 使用广谱抗生素
- G. 液体复苏

第3问：3小时内给予平衡盐液1500ml+20%白蛋白100ml扩容后，患者BP 85/48mmHg，HR降至138次/min。患者CVP自4mmHg升高至10mmHg，尿量20ml/h，Lac 5mmol/L，PLR（−）。下一步的治疗方案是
- A. 继续30ml/kg液体复苏
- B. 漂浮导管评估心脏和容量
- C. 超声评价心肺功能
- D. 利尿剂
- E. 加用激素
- F. 加用去甲肾上腺素

第4问：超声提示IVC 2.5cm，变异度30%。患者咳粉红色痰增加，呼吸加快至40次/min，SpO$_2$ 75%。此时应该立即进行
- A. 强心
- B. 利尿
- C. 有创机械通气
- D. 无创机械通气
- E. 吸痰
- F. ECMO

【案例10】患者男，68岁。因"心前区不适1天，气促2小时"入院。有糖尿病病史。入院后血氧饱和度进行性下降，紧急给予气管插管，并使用去甲肾上腺素0.25μg/(kg·min)维持血压。体格检查：神志清楚，面容痛苦，T 38.8℃，PR 132次/min，RR 30次/min，BP 85/50mmHg。双肺可闻及中小水泡音。腹软无压痛、反跳痛，叩诊鼓音，肠鸣音正常。心电图结果如下。

第1问：对该患者的诊断是
- A. 急性呼吸衰竭
- B. 急性心肌梗死
- C. 急性心力衰竭
- D. 心源性休克
- E. 心脏压塞
- F. 重症肺炎

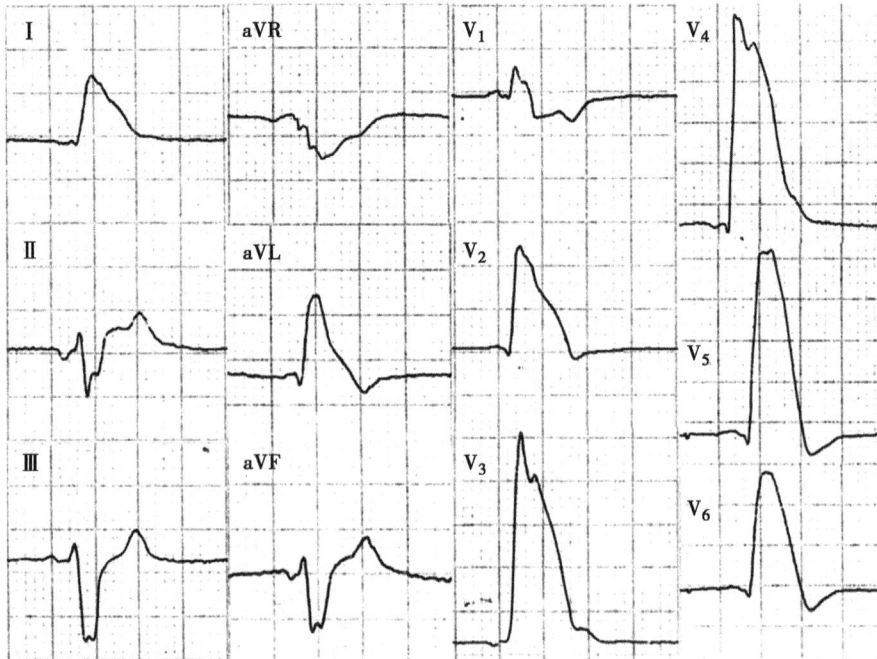

第2问:患者血压进行性下降,HR 升高至130 次/min,超声心动图提示 EF 30%。下一步可以选择的治疗方法包括

　　A. VV-ECMO　　　　B. VA-ECMO
　　C. 左西孟旦　　　　D. 肾上腺素
　　E. 去乙酰毛花苷　　F. IABP

第3问:患者留置 VA-ECMO 后,复查超声心动图提示主动脉瓣开放差,左心室自显影。进一步可实现左心卸负荷的方法包括

　　A. V-AV ECMO
　　B. 增加 VA-ECMO 转速
　　C. 拔除 IABP
　　D. 开胸左心房留置引流管
　　E. 人工房间隔缺损
　　F. Impella

第4问:患者联用 IABP 后,左心室卸负荷成功,下列选项是撤除 VA-ECMO 的参考指标的是

　　A. 左心室流出道 VTI>0.12m/s
　　B. CVP<10mmHg
　　C. LVEF>25%
　　D. 二尖瓣环峰流速≥6cm/s
　　E. MAP≥65mmHg
　　F. VA-ECMO 流量 3L/min

【案例 11】患者男,52 岁。胰十二指肠切除术后 7 天,突发高热、意识障碍转入 ICU。查体:意识模糊,体温 38.6℃,心率 143 次/min、血压 84/45mmHg、呼吸 33 次/min、血氧饱和度 88%,双肺呼吸音粗糙,双下肺可闻及湿啰音。腹部膨隆,压痛及反跳痛(+),胆肠吻合口下方引流管引出浑浊液体。

第1问:对该患者的诊断是

　　A. 腹腔感染　　　　B. 脓毒症
　　C. 感染性休克　　　D. AKI
　　E. 呼吸衰竭　　　　F. 术后胆瘘

第2问:为明确病因,需要做的检查是

　　A. 腹部 CT
　　B. 超声造影
　　C. 胃镜
　　D. 消化道造影
　　E. 口服亚甲蓝观察腹腔引流液性状
　　F. 引流液淀粉酶检测

第3问:患者急诊查引流液淀粉酶为20 987IU/L,腹部 CT 提示腹腔内有中量游离液体。对该患者需要采取的治疗措施有

　　A. 液体复苏
　　B. 使用去甲肾上腺素维持血压
　　C. 留取血液、腹腔引流液进行病原学培养
　　D. 尽早应用广谱抗生素
　　E. 呼吸机辅助呼吸
　　F. B 超引导穿刺引流腹腔内的积液
　　G. 开腹手术探查

[提示]经过机械通气、液体复苏、去甲肾上腺素[0.6μg/(kg·min)]维持血压,使用美罗培南抗感染、超声引导下放置腹腔引流管,患者病情有所稳定,经过会诊考虑为胰瘘引发的腹腔感染。

第4问:该患者目前需要的治疗措施是

　　A. 留置胃管,进行肠内营养
　　B. 留置空肠管,进行肠内营养
　　C. 全肠外营养
　　D. 使用生长抑素
　　E. 使用质子泵抑制剂
　　F. 保持腹腔引流通畅
　　G. 抗感染治疗

【案例 12】患者男,52 岁。车祸外伤急诊入院。诊断为脾破裂、低血容量性休克,急诊进行手术治疗,术中发现腹腔内积血3 000ml,术后转入 ICU。有高血压病史 20 年,平时血压达 160/90mmHg 左右。入 ICU

后查体:麻醉未醒,T 36.5℃、HR 74 次/min、BP 116/58mmHg,呼吸机辅助呼吸,SIMV 模式,F 15 次/min。术中尿量 100ml,术后 6 小时尿量 250ml,入 ICU 时急诊生化结果:肌酐 244μmol/L。

第 1 问:对该患者的诊断包括
　　A. 车祸伤
　　B. 低血容量性休克
　　C. 感染性休克
　　D. 急性肾损伤(1 期)
　　E. 急性肾损伤(2 期)
　　F. 急性肾损伤(3 期)

[提示]患者 CVP 7mmHg,Lac 4.5mmol/L,PLR(+)。

第 2 问:此时应该实施的治疗措施是
　　A. 液体复苏,晶体液
　　B. 液体复苏,胶体液
　　C. 液体复苏,晶体液+胶体液
　　D. 控制液体入量,避免心力衰竭
　　E. 呋塞米利尿
　　F. 升血压,使之维持在 140~160/70~85mmHg

[提示]在密切监测下,给予患者 1 000ml 平衡盐液+20% 白蛋白 100ml,使用去甲肾上腺素 0.2μg/(kg·min)维持血压在 140/80mmHg 左右。6 小时后患者尿量共 150ml,CVP 升高至 12mmHg,HR 115 次/min。超声监测提示双肺有较多 B 线。复查生化:血钾 5.9mmol/L,CO_2CP 12mmol/L,Scr 439μmol/L。

第 3 问:此时需要采取的治疗措施是
　　A. 继续液体复苏
　　B. 控制液体入量,避免心力衰竭
　　C. 呋塞米利尿
　　D. 碳酸氢钠纠正酸中毒
　　E. 钙离子拮抗高钾血症
　　F. 准备 CRRT 治疗

第 4 问:关于该患者的 CRRT 治疗,说法正确的是

　　A. 通路首选股静脉
　　B. 枸橼酸局部抗凝
　　C. 肝素全身抗凝
　　D. 液体管理目标:Ⅰ级
　　E. 液体管理目标:Ⅱ级
　　F. 液体管理目标:Ⅲ级

【案例 13】患者女,76 岁。外伤后右股骨头骨折行股骨头置换术。有冠心病病史。术后第 3 天患者下地活动后突然出现呼吸困难,立即给予面罩吸氧,流量 8L/min。心电监护:血氧饱和度为 79%,血压 80/45mmHg,心率 120 次/min。查体:意识模糊,口唇发绀。双肺呼吸音对称,未闻及干、湿啰音。

第 1 问:对该患者的诊断考虑是
　　A. 急性心肌梗死
　　B. 急性左心衰竭
　　C. 急性肺栓塞
　　D. 张力性气胸
　　E. 重症肺炎
　　F. 大量胸腔积液
　　G. 急性心脏压塞

[提示]血气分析:pH 7.30,PaO_2 55mmHg,$PaCO_2$ 50mmHg,BE−3.5mmol/L,Lac 2.2mmol/L。

第 2 问:该患者需要立即进行的处理是
　　A. 抗休克
　　B. 液体复苏
　　C. 纠正酸中毒
　　D. 去甲肾上腺素升血压
　　E. 无创机械通气
　　F. 有创机械通气

[提示]气管插管接呼吸机辅助呼吸,去甲肾上腺素 1.5μg/(kg·min)维持血压,患者血压仍低至 80/45mmHg,HR 120 次/min,SpO_2 93%,Lac 5.2mmol/L。

第 3 问:为了明确诊断,需要立即做的检查是

A. 心电图　　　　B. CTPA

C. 超声心动图　　D. 胸片

E. 心肌酶　　　　F. D-二聚体

[提示]胸片见双肺透过度可,肺动脉段增宽,心影增大。床旁心脏超声显示右心房和右心室增大,下腔静脉增宽,直径 2.5cm,左心室收缩良好。双下肢深静脉可见血栓。心电图显示Ⅲ导联 Q 波形成,T 波低平。D-二聚体 50.4μg/ml。

第 4 问:首先考虑的疾病是

A. 急性心肌梗死

B. 气胸

C. 下肢深静脉血栓

D. 主动脉夹层

E. 急性肺动脉栓塞

F. 急性心肌炎

第 5 问:确定患者为可疑高危(伴休克或低血压)急性肺动脉栓塞(PTE)的诊断。下一步应采取的诊疗是

A. 患者一旦病情稳定,应考虑 CTPA 确定诊断

B. 机械通气中需注意正压通气对循环的不利影响

C. 必须进行血流动力学监测

D. 抗凝治疗为 PTE 和 DVT 的基本治疗方法

E. 积极早期溶栓治疗

F. 立即放置下腔静脉滤器

【案例 14】患者女,30 岁。孕 1 产 0,停经 39⁺¹ 周,阴道流血 2 小时入院。外院产前检查为前置胎盘。急诊直接送入 ICU,查体:贫血貌,嗜睡状态,心率 130 次/min,呼吸 30 次/min,血压 90/45mmHg。

第 1 问:此时应采取的合理的处理方法为

A. 立即进行液体复苏

B. 输血,按照 MTP 原则(红细胞:血浆:血小板=1:1:1)输注

C. 输血,按照 MTP 原则(红细胞:血浆:血小板=2:1:1)输注

D. 首选人工胶体液体复苏,辅以晶体液补充容量

E. 使用去甲肾上腺素维持血压至 140/75mmHg,保证重要脏器的灌注

F. 尽快终止妊娠

[提示]经积极抗休克治疗,产科医师立即行剖宫产,成功娩出 1 活婴,术中剥离胎盘,创面渗血较多,放置宫腔球囊压迫止血,术后返回 ICU。产妇在返回 ICU 后 8 小时恶露约 800ml,心率维持在 120 次/min 左右,呼吸机辅助呼吸,SIMV 模式,F 16 次/min,BP 85/58mmHg。期间输注乳酸钠林格注射液 3 000ml,浓缩红细胞 4U,新鲜冰冻血浆 400ml,血小板 1U,纤维蛋白原 2g。复查血常规:Hb 65g/L,PLT 51×10⁹/L。出、凝血指标:PT 25 秒,APTT 87 秒,Fib 1.2g/L。血气分析:pH 7.32,PaO_2 120mmHg,$PaCO_2$ 40mmHg,BE −3.5mmol/L,Lac 5.5mmol/L。

第 2 问:患者可能存在的问题是

A. 早期产后出血

B. 晚期产后出血

C. 稀释性凝血病

D. 消耗性凝血病

E. 功能性凝血病

F. 低血容量性休克

第 3 问:应该选择的治疗措施有

A. 密切观察出血量,动脉复查血常规

B. 抗生素预防感染

C. 继续输注红细胞、凝血因子、血小板

D. 缩宫素加强宫缩

E. 请介入科行子宫动脉栓塞术

F. 立即行子宫切除术

[提示]经介入行子宫动脉栓塞止血,产妇恶露量明显减少,入 ICU 后 24 小时出入

量为:乳酸钠林格注射液 3 500ml,浓缩红细胞 8U,新鲜冰冻血浆 1 000ml,血小板 2U,纤维蛋白原 4g,尿量 1 800ml,恶露 1 050ml。

体格检查:心率 119 次/min,鼻导管吸氧,5L/min,呼吸 28 次/min,血氧饱和度 93%,血压 154/75mmHg。双肺呼吸音粗,下肺可闻及细小湿啰音。

第 4 问:应该选择的治疗措施有

 A. 控制液体入量

 B. 高流量氧疗

 C. 无创通气

 D. 有创通气

 E. 去乙酰毛花苷强心

 F. 呋塞米利尿

 G. 硝苯地平控制血压

【案例 15】患者男,49 岁。因"黑便 6 天,意识障碍 1 天"入院。有慢性乙型肝炎病史 20 年,不规律治疗,近几年曾反复因黑便在外院住院治疗。体格检查:神志不清,自发睁眼,对指令无应答,HR 89 次/min,RR 20 次/min,BP 154/75mmHg。SpO₂ 95%。皮肤巩膜重度黄染,双肺呼吸音粗,未闻及干、湿啰音。心律齐,腹胀明显,肠鸣音未闻及,移动性浊音(+),双下肢水肿。双侧病理征未引出。

第 1 问:对该患者可能的诊断是

 A. 肝硬化失代偿期

 B. 肝性脑病

 C. 药物性肝炎

 D. 消化道出血

 E. 慢性胃炎

 F. 脑梗死

第 2 问:为明确诊断应进行的检查是

 A. 转氨酶+肝代谢指标

 B. 出、凝血功能

 C. 腹部超声

 D. 肝炎系列

 E. 乙肝病毒 DNA

 F. 脑电图

 G. 头颅 CT

[提示]B 超检查结果:肝体积小,内有多个不规则结节,脾大,大量腹水。实验室检查结果:AST 251IU/L,ALT 509IU/L,ALB 22g/L,TBIL 543μmol/L,DBIL 243μmol/L,PT 35 秒,APTT 88 秒,Fib 1.5g/L,PTA 21.1%。血氨 152μmol/L。

第 3 问:下列处理正确的是

 A. 中成药疏肝利胆

 B. 输注白蛋白

 C. 使用利尿剂

 D. 补充凝血因子

 E. 腹腔穿刺引流腹水

 F. 抗感染

 G. 乳果糖灌肠

第 4 问:经过上述处理后,患者的消化道出血仍未停止,应采取的治疗措施是

 A. 内镜注射硬化剂

 B. 三腔双囊管压迫止血

 C. 内镜套扎治疗止血

 D. 急诊手术治疗

 E. 人工肝支持

 F. 肝移植

参考答案与解析

一、多选题

1. **ACD**　休克定义为危及生命的急性循环衰竭，伴有细胞氧利用障碍。急性循环衰竭的诊断应当根据临床表现、血流动力学及生化指标进行综合评估。休克通常伴有组织灌注不足的临床体征。目前对于以下3个器官能够较为容易地进行组织灌注的临床评价：皮肤（皮肤灌注程度）、肾（每小时尿量）、脑（意识状态）。

2. **ABD**　纤溶酶原激活物抑制物是抗纤溶物，在血栓形成患者中明显增高；抗凝血酶Ⅲ是天然抗凝物质，而抗凝血酶Ⅱ不是。

3. **BD**　经公式计算可知，患者为呼吸性酸中毒合并代谢性碱中毒。此时因为患者pH处于正常范围，考虑患者为慢性COPD，所以没有降低PCO_2和HCO_3^-的必要。

4. **ABCD**　肠梗阻患者在未解决梗阻的情况下，早期肠内营养会导致腹内压增高，有可能加重梗阻。

5. **AE**　人体能量消耗是人体为了维持其基础代谢、满足食物特殊动力作用和各种体力活动而消耗的体内能量。

6. **CE**　重症哮喘的病理生理机制包括严重的气道重塑、气道炎症异质性增加、遗传因素、糖皮质激素反应性降低。

7. **ABCD**　内源性PEEP（$PEEP_i$）的形成主要与气道阻力增加、肺部弹性回缩力下降、呼气时间缩短和分钟通气量增加等有关。可根据临床症状、体征及呼吸循环监测情况来判断$PEEP_i$存在：①呼吸机检测示呼气末有持续的气流；②患者出现吸气负荷增大的征象（如"三凹征"等）以及由此产生的人机不协调；③难以用循环系统疾病解释的低血压；④容量控制通气时气道峰压和平台压升高。

8. **BCDE**　呼吸功即为呼吸肌克服呼吸阻力维持通气量所做的功。正常情况下，自主呼吸时吸气是主动的、耗能的，呼气是被动的，不做功。因此，呼吸肌仅在吸气时做功，正常范围为0.4~0.6J/L。呼吸功实际上是对呼吸肌后负荷的一种评估。

9. **ABE**　动静脉二氧化碳分压差是中心静脉与动脉的二氧化碳差值（$Pcv\text{-}aCO_2$），又称CO_2 gap，正常范围为2~6mmHg。$Pcv\text{-}aCO_2$表示机体是否有足够血流来冲洗组织所产生的CO_2，是反映血流量的指标。对于大循环而言，$Pcv\text{-}aCO_2$越高，心排血量越低；对于微循环而言，$Pcv\text{-}aCO_2$越高，微循环血流越低。$Pcv\text{-}aCO_2 \geqslant 6mmHg$时，无论$ScvO_2$是否正常，都表明机体没有足够血流冲洗组织产生的$CO_2$，心排血量不足以维持外周组织灌注。临床中$Pcv\text{-}aCO_2 \geqslant 6mmHg$且乳酸升高时，可以通过增加心排血量来改善组织灌注。$Pcv\text{-}aCO_2 < 6mmHg$时表示机体有足够血流冲洗组织产生的CO_2，即使组织存在缺氧也不建议用增加心排血量的方法来改善组织灌注。$Pcv\text{-}aCO_2$升高只能反映血流不足，并不能反映组织缺氧。

10. **ACD**　临床评估溶栓成功的指标包括60~90分钟内冠状动脉造影直接判断；抬高的ST段回落≥50%；胸痛症状缓解或消失；出现再灌注性心律失常，如加速性室性自主心律、室性心动过速甚至心室颤动、房室传导阻滞、束支阻滞突然改善或消失，或下壁心肌梗死患者出现一过性窦性心动过缓、窦房传导阻滞，伴或不伴低血压；心肌坏死标志物峰值提前，如 cTn 峰值提前至发病后 12 小时内，肌酸激酶同工酶峰值提前至 14 小时内。

11. ABCD　三尖瓣环收缩期位移（tricuspid annular plane systolic excursion，TAPSE）是评估右心长轴运动功能的指标。正常值应在 15mm 以上。COPD 患者，TAPSE 是死亡率的独立危险因素。而且该指标在重症患者中的优势在于对图像质量要求较低，而且测量容易，可准确反映右心室的长轴功能。小于 16mm 反映右心室收缩功能不全。虽然测量的是长轴的功能，但这个指标与其他反映右心室收缩功能的指标相关性很好，例如 RV EF（右心室射血分数），RV FAC（右心室面积变化率）。

12. ABCE　脑微透析属于脑代谢监测，是有创实时评估局部脑组织中存在的代谢底物（乳酸、丙酮酸、葡萄糖、甘油和谷氨酸）的一种方法，有助于早期识别和潜在地预防继发性脑损伤。

13. BCE　肝肾综合征的发病机制：主要与肾血管收缩导致的肾血流动力学异常有关。肝肾综合征时肾血管的收缩与以下因素有关：①有效循环血量减少，使肾交感神经张力增高；②肾血流量减少使肾素释放减少，肝衰竭使肾素灭活减少，导致肾素-血管紧张素-醛固酮系统激活；③激肽系统活动抑制；④内皮素-1 生成增多；⑤内毒素血症；⑥假性神经递质引起血流重分布，使肾血流减少。

14. ABC　存在任何 IAH/ACS 危险因素的危重或创伤患者应测量 IAP；危重患者发生显性 ACS 时实施开腹减压术；对于危重或创伤患者或存在 IAH 或 ACS 危险因素的患者，在完成紧急液体复苏后，应采用避免液体正平衡的治疗方案；腹腔灌注压不作为复苏终点指标；增加腹壁顺应性：镇静、镇痛，使用神经肌肉阻滞剂，避免床头抬高>30°。

15. ABCD　腹痛是肠坏死最突出的临床表现。在原有疾病症状的基础上出现腹痛性质的变化应考虑出现肠系膜缺血。突发剧烈腹痛伴有呕吐、排血便应考虑为急性肠系膜动脉栓塞，如合并有腹膜刺激征时往往提示存在肠壁全层坏死。非阻塞性肠系膜病与导致肠系膜血管痉挛的病理生理反应及药物相关，往往发生在休克等严重疾病状态的基础之上，难以早期识别，病死率高。腹部二维超声可见肠管扩张，肠内容物淤滞，肠壁增厚呈"双轨征"并可见肠壁积气，肠壁运动消失，肠间隙可见液性暗区。肠系膜彩色多普勒超声血流信号减弱甚至消失。但超声诊断对操作者要求较高，且易受到肠道积气甚至腹腔游离气体的影响。腹部增强 CT 是确诊肠坏死的方法，其 CT 表现为肠道扩张和肠壁增厚，强化减弱甚至无强化，肠壁及门静脉积气，甚至存在腹腔内游离气体。

16. ABC　脓毒症 DIC 为血栓形成型，体内组织因子生成和释放增加，启动外源性凝血途径，生成凝血酶，进一步活化内源性凝血途径，起到自身放大作用，生成大量凝血酶，同时抗凝物质减少，体内形成大量血栓，活化纤溶系统，纤维蛋白（原）被降解，导致纤溶降解产物 D-二聚体和 FDP 增多。凝血因子和血小板参与血栓形成而被消耗，血中凝血因子和血小板减少。

17. BCDE　阿托品可与乙酰胆碱竞争副交感神经节后纤维突触后膜的乙酰胆碱 M 受体，从而拮抗过量乙酰胆碱对突触后膜刺激所引起的毒蕈碱样症状和中枢神经症状。临床上常用于抑制腺体分泌、扩大瞳孔、调节睫状肌痉挛、解除肠胃和支气管等平滑肌痉挛。中毒的主要临床表现有：①口干、咽干、皮肤干燥、夏天体温升高等，由腺体分泌减少所致；②心率加快;③瞳孔扩大,视力模糊,看近物不清;④腹胀、便秘、老年可有排尿困难;⑤颜面、皮肤潮红由血管扩张所致,严重中毒可因外周血管舒张、血管运动中枢麻痹而出现血压下降乃至休克;⑥出现烦躁、多语、幻觉、谵妄、惊厥等中枢兴奋症状,最后出现昏迷、呼吸抑制等危重征象,最终因呼吸衰竭死亡。其中①~④为乙酰胆碱受体被阻断所致。

18. ABCD VA-ECMO 的适应证包括:心肌梗死相关的心源性休克;暴发性心肌病;脓毒症相关心肌病;成人先天性心脏病合并急性失代偿心力衰竭;术后低心排血量综合征;左心室辅助装置置入时的右心辅助;心脏移植的桥梁和心脏移植术后的支持过渡;体外心肺复苏支持;心搏骤停后的心源性休克;难治性室性心律失常;合并右心衰竭的肺动脉高压;大面积肺栓塞等,基本均为具有可逆因素或有后续替代治疗手段的心功能异常。大量脑出血引起脑疝导致的呼吸、心搏骤停,病情不可逆,不是 VA-ECMO 的适应证。

19. ABDE RCA 的优点:具有局部抗凝优势,抗凝仅发生在体外,且抗凝效果佳,能显著延长滤器寿命,并且对体内凝血功能无影响,不会导致机体发生出血的风险增加。同时,RCA 具有生物相容性好、不会诱导发生 HIT,同时能抑制 CRRT 过程中的补体激活等特性,是当前最理想的抗凝方法。

缺点:需频繁监测钙离子浓度、电解质等,因此工作量较大;枸橼酸会代谢为碳酸氢盐,有致代谢性碱中毒的风险;高钠负荷,发生高钠血症的风险增加;如枸橼酸输入量过大或患者存在代谢障碍,可发生枸橼酸中毒。

20. ABC 苯二氮䓬类药物为 γ-氨基丁酸 A 型(GABA$_A$)受体激动剂,具有抗焦虑、抗癫痫、催眠和顺行性遗忘的作用,但脂溶性高,容易蓄积。

21. BCDE 血浆中的大多数脂质以脂蛋白(乳糜微粒、极低密度脂蛋白、低密度脂蛋白或高密度脂蛋白)的形式循环,因为其分子很大,CRRT 对它们的清除很少。短链或中链脂肪酸能通过滤器的膜孔,但这些分子 95% 与白蛋白结合,其实际丢失量少。CRRT 时能量底物的额外摄入包括置换液中葡萄糖/乳酸、抗凝使用的枸橼酸也是能量的底物来源。

22. ABCDE 患者对感染的反应既有促炎反应也有抗炎反应。宿主因素(遗传特征、年龄、基础疾病和用药情况等)和致病因素(病原微生物的载荷以及毒力等)对两种反应的发展方向、范围和持续时间造成影响。脓毒症与患者凝血功能异常具有密切相关,还容易导致弥散性血管内凝血情况发生,引发纤维蛋白积聚,容易导致凝血。

23. ACDE 侵袭性真菌感染的确诊标准包括:①深部组织感染。正常无菌的深部组织经活检或尸检证实有真菌侵袭性感染的组织学证据;或除泌尿系统、呼吸道、鼻窦外正常无菌的封闭体腔或器官中发现真菌感染的微生物学证据(镜检、培养或特殊染色)。②真菌血症。血液真菌培养阳性,并排除标本污染,同时存在符合相关致病菌感染的临床症状和体征。③导管相关性真菌血症。对中心静脉导管行体外培养,当导管尖端(长度 5cm)半定量培养菌落计数 $>10^5$CFU 或定量培养菌落计数 $>10^4$CFU,且与外周血培养为同一病原菌,并除外其他部位的感染者可确诊。

24. ABDE β-内酰胺类多属于典型的时间依赖性抗菌药物,多数无或具有短的 PAE,但碳青霉烯类例外;β-内酰胺类药物疗效的相关参数为游离抗菌药物的 %T>MIC,即 %fT>MIC;增加给药次数、延长滴注时间提高 %T>MIC。喹诺酮类是有一定 PAE 浓度依赖性抗生素;其 PK/PD 指标为 AUC$_{0-24}$/MIC 和 C_{max}/MIC。氨基糖苷类是浓度依赖性抗生素,其 PAE 较长,为 0.5~7.5 小时,PK/PD 指标主要为 C_{max}/MIC,比值应≥8~10 或 AUC$_{0-24}$/MIC≥100。

糖肽类是具有长 PAE 的时间依赖性杀菌剂，PK/PD 参数为 $AUC_{0\sim24}/MIC$。甘氨酰环素类是时间依赖性抗生素，具有较长的 PAE，其最佳 PK/PD 指标为 $AUC_{0\sim24}/MIC$。达托霉素为浓度依赖性抗生素，PK/PD 指标为 $AUC_{0\sim24}/MIC$。

25. ABCDE　机械通气的主要目的：①支持肺泡通气。使肺泡通气量恢复正常水平，动脉二氧化碳分压降至生理范围内，是机械通气的基本生理目标之一。②改善动脉氧合。机械通气能给予稳定的吸氧浓度，增加到达肺泡气体的氧分压，纠正严重的低氧血症，以避免生命危险，为原发病的治疗争取机会。③减少呼吸功。机械通气通过替代患者呼吸肌做功，减少呼吸氧耗，缓解呼吸肌疲劳，有助于让肺得到休息，同时改善其他重要器官或组织的氧供。④维持肺容积。肺泡容积明显减少主要见于肺不张、肺部感染、急性呼吸窘迫综合征（ARDS）等，是患者出现呼吸窘迫、低氧血症和肺顺应性降低的主要原因。通过肺复张、较高水平的呼气末正压（PEEP）和俯卧位通气等手段，能够增加呼气末肺泡容积，改善呼吸窘迫和低氧。⑤避免因呼吸衰竭而致的严重并发症。

26. ABCDE　个体化 PEEP 的设置方式：①PEEP-FiO_2 表格法。②最大顺应性法。通过 PEEP 递减观察肺顺应性变化，取顺应性最佳时对应的 PEEP。③低位转折点法。在描记肺静态压力-容积曲线基础上，取曲线吸气支低位转折点压力 +$2cmH_2O$ 作为选择的 PEEP。④跨肺压法。根据使用食管压监测技术测量跨肺压，从而设置维持肺泡开放的最低 PEEP。⑤影像学。肺电阻抗断层成像技术（EIT）、CT、超声导向的方法均能够通过床旁实时监测肺局部通气情况用于 ARDS 患者的 PEEP 滴定。

27. BCDE　由于支气管痉挛等压点内移、auto-PEEP 增加、动态肺过度充气（DPH）是哮喘的呼吸力学主要改变。机械通气干预原则：①增加呼气末正压（PEEP），以对抗内源性 PEEP，一般设定为内源性 PEEP 的 50%~80%；②减少吸气时间或降低呼吸频率，目的是使呼气时间足够，使肺泡内气体充分呼出；③不增加平台压的前提下，增加吸气流速，克服气道阻力；④减少吸气暂停时间。⑤给予较低的潮气量，如 4~6ml/kg。

28. ABCE　WE 是由于各种原因引起硫胺素（维生素 B_1）缺乏所致的一种少见而严重的代谢性脑病。主要表现为神经精神障碍、眼肌麻痹和/或眼球震颤、共济失调等三联征。常见于长期酗酒者或腹部外科大手术后长期禁食者。WE 的磁共振检查有一定的特异性：病灶主要对称性分布于双侧丘脑内侧、第三脑室周围、中脑导水管周围、穹窿柱及中脑、脑桥背侧；WE 的治疗为早期诊断，及时补充维生素 B_1 可改善患者预后。

29. ABCDE　TIC 的治疗包括损害控制性复苏（DCR）、快速复温、补充血液制品及纠正纤溶亢进等步骤，以控制出血、稳定血流动力学、重建凝血平衡等。
DCR 源自损害控制外科（DCS）概念。DCS 基本概念是对严重创伤，尤其是有凝血功能障碍患者，早期施行简化手术（如止血、引流、减压等），待病情稳定，凝血功能正常后，再进行确定性手术。DCR 包括低血压复苏和止血复苏。允许性低血压复苏时在保证组织灌注的前提下，限制液体的输入，防止血液稀释并将收缩压控制在 70~90mmHg，防止加重 TIC，在确切止血后，再将血压恢复至正常。

30. ABCDE　ECPR 适应证包括：①年龄 18~75 周岁；②心搏骤停发生时有目击者，并有旁观者进行 CPR，从患者心搏骤停到开始持续不间断高质量 CCPR 时间间隔不超过 15 分钟；③导致心搏骤停的病因为心源性、肺栓塞、严重低温、药物中毒、外伤、急性呼吸窘迫综合征等可逆病因；④CCPR 进行 20 分钟无 ROCS、血流动力学不稳定或出现 ROCS 但自主心律不能维持；⑤心搏骤停患者作为气管捐献的供体或即将接受心脏移植。

31. ABDE 腹部手术高张缝合导致 IAH/ACS 属于腹壁顺应性下降，与腹腔内容物增加无关，其余选项均与腹腔内容物增加、腹壁顺应性下降同时相关。

二、案例分析题

【案例1】

第1问：ABCDFG 患者老年女性，以咳嗽、咳痰、呼吸困难为主要表现，伴有低热，同时心脏听诊可闻及二尖瓣听诊区Ⅲ级收缩期吹风样杂音，应首先明确患者低氧严重程度，有无组织灌注不足表现，并重点鉴别感染性疾病及二尖瓣关闭不全，心功能不全所致低氧可能。

第2问：BCDFG 患者面罩吸氧 10L/min 条件下测得氧分压 60.3mmHg，提示存在严重呼吸衰竭，结合辅助检查结果考虑二尖瓣关闭不全，心功能不全，心源性肺水肿可能性大，此时合适的呼吸支持方式为提供一定的正压通气，即无创呼吸机或有创呼吸机辅助通气。同时完善血流动力学监测。患者存在休克，心脏超声提示容量过负荷可能性大，此时可适当应用升压药物，同时减轻心脏前负荷。患者感染依据不充分，暂不应用抗菌药物。

第3问：BCDG 该患者予以深镇静、有创通气后，缺氧得到改善，复测血气提示呼吸性合并代谢性酸中毒，故不需要提高吸氧浓度，但需增加分钟通气量，如增加潮气量、提高呼吸频率。循环波动，存在休克，休克类型考虑为心源性休克，容量充足，不建议扩容，可予以强心、利尿、升压药处理，升高血压。

第4问：ABCDEG 患者目前主要问题是心源性休克不能纠正，出现急性肾损伤，且伴有严重的高钾、代谢性酸中毒，故需加强强心治疗，多巴酚丁胺、肾上腺素均是可使用的，目前的高钾需紧急予以降钾处理。前期的呋塞米效果极差，故泵入利尿剂效果不佳，建议予以该患者 CRRT 治疗。

【案例2】

第1问：ABCDEG 患者急腹症不能除外肠梗阻，需要全面血液系统及影像学检查，但是如果已经有肠梗阻，则肠镜有加重梗阻甚至穿孔的风险，不宜进行肠镜检查。

第2问：BDE 患者有高血压病史，此时的血压已处于休克状态，结合腹部情况，首先考虑感染性休克。针对感染性休克，首先使用广谱抗感染药物主要针对革兰氏阴性菌感染，血浆和 5% 葡萄糖液不作为休克时常规的扩容选择。患者有急腹症表现，要做好外科手术准备。

第3问：ABCDE 患者仍处于感染性休克状态，需要在恰当评估容量状态下继续液体复苏并建立血流动力学监测，低剂量的激素可考虑，但不主张进行冲击治疗。

第4问：D 患者积极液体复苏后无尿，内环境已经严重紊乱，容量过负荷明显，需立刻进行血液净化治疗。

【案例3】

第1问：AC 明确氧分压低，且无 CO_2 潴留；Ⅰ型呼吸衰竭诊断明确，且患者乳酸升高，血压低，休克诊断明确。

第2问：ABCG 题干信息提供的既往病史高度怀疑患者存在急性心肌梗死，因此需要心电图，心肌酶来明确诊断，另外，需要除外肺部感染、感染性休克的可能，因此需要留取血常规以及感染的相关证据。

第3问：ABCE 患者急性心肌梗死的超声主要表现为梗死部位的功能下降，出现节段性室壁运动障碍。当患者出现广泛前壁心肌梗死时，会出现类似心肌球形心的表现，当心肌梗死影响腱索时,会导致二尖瓣反流,而累及室间隔时,可能会出现室间隔穿孔。

第4问:ABCDEF　以上选项均为急性心肌梗死可能会出现的并发症,都可以通过重症超声来明确诊断。

【案例4】

第1问:BC　小脑幕切迹疝临床表现为患者在原有病变基础上意识障碍加深,瞳孔变化,瞳孔两侧不等大,对光反射消失,出现一侧锥体束征,可以出现库欣三联征(血压上升、心率减慢和呼吸节律改变)。

第2问:ABCDE　颅内压监测包括:①神经影像学技术,如 CT 检查、磁共振成像(MRI)、正电子发射断层扫描(PET)、单光子发射计算机断层扫描(SPECT)动态观察影像学改变,可以为早期的诊断提供依据。②无创颅内压监测,如经颅多普勒(TCD)、测量视神经鞘直径(ONSD)、视觉诱发电位(VEP)。③有创颅内压监测。目前脑室内颅内压监测仍为金标准,根据传感器放置位置的不同,分为脑室内、脑实质内、硬膜下和硬膜外压力监测。没有条件颅内压放置传感器的可以通过腰椎穿刺压力监测颅内压力。

第3问:CF　CT 是颅脑外伤后的首选检查方法,MRI 检查对于急性外伤的诊断不如 CT。量化脑电图可以快速评估脑功能,对评估病情及预后均有较好帮助作用。

第4问:ABCEF　患者已具备小脑幕切迹疝的典型症状,且有明确头部外伤史,降颅压措施包括:头正位,床头抬高 30°;镇静镇痛;目标体温管理;根据病情选择渗透性脱水降颅压药物(甘露醇、高渗性盐水等);脑脊液引流;苯巴比妥致昏迷;过度通气所致二氧化碳下降 30~35mmHg 不超过半小时;外科手术去骨瓣减压等。腰椎穿刺引流脑脊液会使幕上、幕下的压力差进一步增大,从而加重脑移位。

【案例5】

第1问:BEF　该患者器官功能相对稳定,可以采用以镇痛为先的浅镇静治疗方案,镇痛可选择芬太尼或瑞芬太尼,循环相对不稳,吗啡不宜选择。同理,镇静药物选咪达唑仑对血流动力学影响更小。

第2问:AE　理想镇痛镇静应达到 CPOT<3 分,RASS−2~+1 分。

第3问:ABD　右美托咪定通过与蓝斑核的 α_2 肾上腺受体结合,抑制蓝斑核释放去甲肾上腺素,并激活内源性非快速眼动睡眠促进通路诱导产生一种类似于生理睡眠的状态而发挥镇静作用,能减轻交感应激。心动过缓和低血压是其常见的不良反应。

第4问:ACE　预防谵妄的方法主要为加强人文关怀、改善认知、改善睡眠、减少刺激、早期活动等非药物方法。

【案例6】

第1问:ABDEF　急性胰腺炎初期需进行禁食、胃肠减压,抑制消化液分泌。充分镇痛,预防应激性溃疡。早期为炎症反应期,不需要使用广谱抗生素。

第2问:CD　根据题意,可知该患者最有可能是急性胰腺炎加重导致并发腹腔高压,由此出现 ARDS。

第3问:ACF　ARDS 患者应行保护性机械通气,潮气量按理想体重 6ml/kg 计算,对于该患者而言约为 360ml,题中设置的潮气量明显偏大。肺外源性 ARDS 对 PEEP 的反应更好,对该患者设置过低的 PEEP 和很高的吸氧浓度不合适。

第4问:ABCDE　肺复张、俯卧位通气和 VV-ECMO 为常见的中重度 ARDS 挽救性治疗措施。肌松药物应用于呼吸窘迫的中重度 ARDS 患者,可能减轻呼吸机相关性肺损伤。降低腹内压可减少对肺部的压迫,改善肺不张。糖皮质激素不能改善低氧,且无明确循证医学证据应用于急性胰腺炎和 ARDS。

【案例 7】

第 1 问:BE 氧合指数 $=PaO_2/FiO_2=80/0.5=160mmHg$,ROX$=(SpO_2/FiO_2)/RR=(90/0.5)/25=7.2$,ROX 指数 ≥ 4.88 与机械通气低风险相关。

第 2 问:BEF 患者意识清楚,$PaO_2/FiO_2>150mmHg$,可尝试经鼻高流量联合清醒俯卧位治疗,无法配合持续低氧者可进行无创通气或气管插管。

第 3 问:AD 模式 VCV 或 PCV,保护性通气策略,设置潮气量(6~8ml/kg,理想体重约为 43kg)258~344ml。理想体重计算公式:男$=50+0.91 \times$(身高-152.4),女$=45.5+0.91 \times$(身高-152.4)。肺复张在应用前应评估患者的可复张性,可复张性好的患者可以进行肺复张,同时进行 PEEP 滴定以维持肺复张效果。

第 4 问:ABCEF P-V 曲线法是 PEEP 滴定方法。

第 5 问:ABCDE 过强的自主呼吸会导致 ARDS 患者自主呼吸相关性肺损伤,患者在充分镇静镇痛的情况下自主呼吸仍较强,增加呼吸机参数可能会一定程度掩盖过强的自主呼吸,同时导致肺泡过度通气及肺损伤加剧,因此可使用肌松药物打断自主呼吸。

【案例 8】

第 1 问:F 结合病史及体格检查,考虑韦尼克脑病(Wernicke encephalopathy,WE)。WE 是由于各种原因引起硫胺素(维生素 B_1)缺乏所致的一种少见而严重的代谢性脑病。主要表现为神经精神障碍、眼肌麻痹和/或眼球震颤、共济失调等三联征。常见于长期酗酒者或腹部外科大手术后长期禁食者。

第 2 问:AB 神经系统病变,需影像学检查明确,CT 或 MRI 能够帮助诊断。

第 3 问:ABCDE 欧洲神经病学会联盟(EFNS)制定的 WE 的诊断标准为:①有营养障碍或长期饮酒史;②眼征;③小脑症状;④精神意识改变或轻度记忆功能障碍等,4 项中有 2 项者即可诊断。WE 的磁共振检查有一定的特异性:病灶主要对称性分布于双侧丘脑内侧、第三脑室周围、中脑导水管周围、穹窿柱及中脑、脑桥背侧;病灶 T_1WI 呈等或低信号,T_2WI 呈高或稍高信号,FLAIR 呈明显高信号,DWI 呈高信号,所有病灶治疗前 ADC 值均下降,治疗后病灶 ADC 值均升高。

第 4 问:CD WE 的治疗:静脉补充维生素 B_1;远期来说必须通过饮食正常摄入,该患者胃排空障碍,需要留置鼻肠管进行幽门后喂养。

【案例 9】

第 1 问:ACDEF 患者感染后出现休克,需明确休克类型,血常规可评价有无失血,动脉血气、乳酸可评价目前灌注情况,血培养是加用抗生素前的治疗,心电图可明确有无心源性因素。大便常规不是紧急检查项目。

第 2 问:ABCDEFG 休克状态下氧疗可提高氧输送,液体治疗、血管通路、$ScvO_2$ 的监测是感染性休克早期处理的重要组成部分,抗生素使用更是适合及早进行。超声监测心脏功能及容量反应,被动抬腿实验简单易行可评价容量反应性。

第 3 问:BCDEFG 液体复苏已经 3 小时,循环无明显改善,CVP 升高,此时不宜再继续积极复苏,需要建立高一级的监测,适当加用缩血管药物提高灌注压,以及利尿。

第4问:ABCD 患者临床表现考虑心源性肺水肿可能,需要正压通气,有创/无创通气均可选择,强心利尿药物可选,进行 ECMO 为时尚早。

【案例 10】

第1问:BCD 患者明确有心脏不适,心电图支持急性心肌梗死,查体存在心力衰竭表现,血压低已经达到心源性休克的标准。

第2问:BF 患者增快的心率不适合再使用变时效应的药物,而洋地黄类可增加心脏耗氧,血压进一步降低左西孟旦不适合使用,VA-ECMO 和 IABP 可以选择。

第3问:DEF 左心卸负荷的目的是将左心系统引流,V-AV ECMO 目的是改善 VA-ECMO 时中枢神经系统氧供,手术以及介入的方法都可促进左心自 ECMO 引流(无论是直接连到离心泵还是通过房间隔缺损向右心房引流,之后经右心房自 ECMO 引流),IABP 本身可以降低左心室后负荷,具有一定卸负荷的效果,而 VA-ECMO 流量提高会进一步增加左心室后负荷。

第4问:ABCD 根据 2021 年 ELSO 的成人心脏病患者 VA-ECMO 指南:血压的要求为 MAP>60mmHg,当 VA-ECMO 流量逐渐递减至 0~1L/min 时可作为撤离 ECMO 指标。

【案例 11】

第1问:ABCDE 患者在胰十二指肠术后第 7 天突发高热,伴有腹膜刺激征,且胆肠吻合口下方引流管引出浑浊液体,提示发生继发腹腔感染。腹腔感染已经引起呼吸、循环、肾功能损伤。目前资料不能提示一定是胆瘘。

第2问:AEF 患者目前状态不能排除消化道瘘引起,腹腔 CT、口服亚甲蓝、引流液淀粉酶检测可以提供诊断证据。在未有明确消化道瘘的情况下,短期内术后的胃镜检查可能造成吻合口压力增加引发新的并发症,故不宜选用,超声造影、消化道造影不适合用于患者目前的状态。

第3问:ABCDE 该患者已经发生感染性休克,须立即启动感染性休克集束化治疗(BUNDLE),包括:动态监测血乳酸变化;立即进行液体复苏;立即留取血液、腹腔引流液进行病原学培养;尽早应用广谱抗生素等。低氧血症,需要机械通气提高氧输送。对于外科感染还需要积极引流感染物质,优先选择微创引流。循环不稳定,开腹手术探查不是优先选择的。

第4问:BDEFG 术后胰瘘治疗需要减少胰液分泌,因此使用生长抑素、质子泵抑制剂,保持引流管通畅,抗感染治疗是治疗腹腔感染的基本要素,经胃管喂养有增加胰液分泌的风险,因此需要经空肠管喂养,全肠外营养治疗对感染控制、肠黏膜屏障功能、器官功能保护均不利,不宜选用。

【案例 12】

第1问:ACD 患者车祸伤、低血容量性休克诊断明确,按照急性肾损伤的 KDIGO 诊断标准,为急性肾损伤(1 期)。

急性肾损伤的 KDIGO 标准如下。

1 期:SCr 为基线水平的 1.5~1.9 倍,或 SCr 增加值≥26.5μmol/L,尿量<0.5ml/(kg·h)6~12 小时。

2 期:SCr 为基线水平的 2~2.9 倍,尿量<0.5ml/(kg·h),维持 12 小时以上。

3 期:SCr 为基线水平的 3 倍以上,或 SCr≥353.6μmol/L,或开始肾替代治疗,或年龄<18 岁 eGFR<35ml/(min·1.73m²),尿量<0.3ml/(kg·h)24 小时以上或无尿 12 小时以上。

第2问：CF　患者 CVP 不高，PLR（+），乳酸偏高，加之外伤车祸导致失血多，均提示患者可能存在有效容量不足，可使用晶体胶体结合的液体复苏策略，此时利尿剂对增加尿量作用不大。此外，患者基础血压高，入 ICU 时低血容量+麻醉作用，血压偏低，导致肾灌注压也低，需要提高血压，在液体复苏的同时可以使用血管活性药物升高血压。

第3问：BDEF　该患者已经由于 AKI 并发严重内环境紊乱，有肺水肿的风险，不宜继续液体复苏，需要控制液体入量。肌酐迅速上升，利尿剂对目前状态作用较差，还有可能加重肾损伤，此刻不宜使用，在准备 CRRT 的同时需要同时纠正内环境的紊乱。

第4问：ABF　CRRT 血管通路首选股静脉，KIDGO 指南提倡首选枸橼酸局部抗凝，且该患者为手术当天，原发病为外伤出血，不宜选用肝素全身抗凝，危重患者的 CRRT 液体管理应实现Ⅲ级精准管理。

【案例13】

第1问：ACG　患者在下地活动后突发呼吸困难，不符合重症肺炎、大量胸腔积液的病程进展。未闻及干、湿啰音，说明左心衰竭的可能性不大，双肺呼吸音对称，说明没有张力性气胸。其余几个需要进一步排除。

第2问：ADF　患者呼吸循环衰竭，需立即抗休克，维持重要器官的供血、供养。但患者意识不佳，不适合选用无创通气。

第3问：ACDEF　高度可疑高危（伴休克或低血压）急性肺动脉栓塞的诊断，临床可能性评估分值较高的患者，如有条件，应首选 CTPA 以明确诊断。如无条件，首选床旁超声心动图检查。该患者血流动力学不稳定，不适合外出 CT 检查。心电图、胸片、心肌酶、D-二聚体可作为肺栓塞的辅助检查。

第4问：CE　根据患者发病过程及检查检验表现，考虑为下肢深静脉血栓和急性肺动脉栓塞。

第5问：ABCDE　可疑高危（伴休克或低血压）PTE 的诊断：临床可能性评估分值较高的患者，如有条件，应首选 CTPA 以明确诊断。如无条件，首选床旁超声心动图检查，以发现急性肺动脉高压和右心室功能障碍的证据。如有右心室负荷增加，病情稳定具备增强 CT 检查条件者，可行 CTPA 明确诊断。病情不稳定不能行 CTPA 者，超声心动图证实右心室功能障碍则可立即启动再灌注治疗，无需进一步检查。如果发现右心血栓则更明确 PTE 诊断。患者一旦病情稳定，应考虑 CTPA 确定诊断。溶栓应尽可能在 PTE 确诊的前提下慎重进行，但对有溶栓指征的患者宜尽早开始溶栓。溶栓治疗的禁忌证分为绝对禁忌证和相对禁忌证。对于致命性的高危 PTE，绝对禁忌证亦应被视为相对禁忌证。该患者血流动力学不稳定，存在休克，适合紧急溶栓治疗，之后抗凝治疗。该患者不适合放置下腔静脉滤器。

【案例14】

第1问：ABF　产科的前置胎盘在启动分娩后会很快并发失血性休克，最常用的推荐方案为红细胞∶血浆∶血小板以 1∶1∶1 的比例输注，尽量避免使用人工胶体进行液体复苏。液体复苏同时可加用血管活性药物维持血压，首选去甲肾上腺素，保证重要脏器的灌注，但是在出血原因未能解决之前，血压不宜维持过高，MAP 维持在 60mmHg 左右即可。因出血已危及产妇生命，需要在抗休克的同时尽快终止妊娠。

第2问：ACF　产妇产后 4 小时出血 600ml，血压低，乳酸高，因此仍存在低血容量性休克，未超过 24 小时，为早期产后出血，期间输注了较多的晶体液纠正低血容量性休克，导致凝血因子稀释致凝血功能障碍。

第3问:ABCDE 年轻产妇,第一胎,出血量及目前的循环状态仍可采用保守治疗方法,有可能通过介入栓塞子宫动脉后达到止血目的,因此暂时不宜立即切除子宫。

第4问:ABDEF 患者失血性休克治疗过程中经过液体复苏后循环稳定,加上产后早期组织间隙水分回吸收,出现明显的液体过负荷表现,因此需要减轻前后负荷+强心,严格控制入量,控制血压减轻心脏后负荷,低氧血症与心力衰竭相关,首先使用高流量氧疗,心力衰竭纠正后应能快速缓解低氧。

【案例15】

第1问:ABD 患者有慢性乙型肝炎病史20年,反复出现过消化道出血,不排除肝硬化食管-胃底静脉曲张可能。意识不清说明肝衰竭引起肝性脑病的可能性较大。

第2问:ABCDEG 明确引起患者昏迷的原因,需要头颅CT排除有无脑梗死、脑出血,脑电图对病因诊断没有帮助,不需要。其余抽血指标均为明确肝损伤的原因及程度的指标。腹部B超有助于了解肝脾大小、腹水情况。

第3问:BDG 患者因乙肝肝硬化失代偿引起的肝衰竭,使用中成药可能加重肝损伤,利尿剂及穿刺放腹水有可能加重肝性脑病。目前没有感染证据,抗感染药物暂不需要。补充白蛋白及凝血因子可稳定循环、降低出血风险,乳果糖灌肠可酸化肠道,促进氨的排出减少肠源性毒素吸收。

第4问:ABCDEF 所有选项均是肝硬化合并肝衰竭上消化道出血的治疗方法。对门脉高压性出血患者,为降低门脉压力,首选生长抑素类似物,也可使用垂体后叶素或联合应用硝酸酯类药物;可用三腔双囊管压迫止血,或行内镜下硬化剂注射或套扎治疗止血;内科保守治疗无效时,可急诊手术治疗。人工肝是指通过体外的机械、理化或生物装置清除各种有害物质,补充必需物质,改善内环境,暂时替代衰竭肝部分功能的治疗方法,能为肝细胞再生及肝功能恢复创造条件或等待机会进行肝移植。